AF 138151

Christoph Mundt
Michael Linden
Winfried Barnett (Hrsg.)

Psychotherapie in der
Psychiatrie

SpringerWienNewYork

Prof. Dr. med. Christoph Mundt
Psychiatrische Universitätsklinik
Heidelberg, Bundesrepublik Deutschland

Prof. Dr. med. Dipl.-Psych. Michael Linden
Psychiatrische Klinik und Poliklinik der Freien Universität
Berlin, Bundesrepublik Deutschland

Dr. med. Dipl.-Psych. Winfried Barnett
Psychiatrische Universitätsklinik
Heidelberg, Bundesrepublik Deutschland

Satz und Datenkonvertierung: Exakta GmbH, A-1180 Wien

Graphisches Konzept: Ecke Bonk

Geruckt auf säurefreiem, chlorfrei gebleichtem Papier – TCF

Mit 44 Abbildungen

ISBN-13:978-3-211-82980-6   e-ISBN-13:978-3-7091-6852-3
DOI:10.1007/978-3-7091-6852-3

ISBN **978-3-211-82980-6** Springer-Verlag Wien New York

Geleitwort

Das Referat *Psychotherapie* der Deutschen Gesellschaft für Psychiatrie, Psychotherapie und Nervenheilkunde *(DGPPN)* hat vom 22.–24.2.1996 in Heidelberg ein Statuskolloquium zum Thema *Psychotherapie in der Psychiatrie* organisiert. Bereits vor 16 Jahren hatte die Fachgesellschaft – als *DGPN* noch ohne „Psychotherapie" in ihrer Bezeichnung – unter ihrem damaligen Präsidenten, Prof. Dr. H. Helmchen (Berlin), ihren Kongreß 1980 in Berlin unter dem gleichen Thema abgehalten (Helmchen et al. 1982). Zwar hat sich in der Zwischenzeit die Versorgungslandschaft in Deutschland erheblich verändert – das Thema ist gleichwohl unvermindert aktuell geblieben.

Die weitgehende Umsetzung der im Enquetebericht 1975 aufgezeigten und in den Empfehlungen der Expertenkommission 1988 modifizierten Versorgungsempfehlungen hat zu einer fraglosen Verbesserung der stationären, teilstationären, komplementären und ambulanten Versorgungsbedingungen psychisch Kranker geführt und zu deren Entstigmatisierung beigetragen. Durch die Psychiatrie-Personalverordnung (1990) konnte im stationären Bereich die Struktur- und Prozeßqualität psychiatrisch-psychotherapeutischer Versorgung wesentlich verbessert werden. Mit der wissenschaftlichen Weiterentwicklung des Faches *Psychiatrie* in Diagnostik, Therapie, Rehabilitation und Prävention haben sich aber auch fachliche Sichtweisen und das Behandlungsspektrum psychischer Erkrankungen modifiziert und differenziert. Die ärztliche Weiterbildungsordnung hat 1992 mit der Einführung eines curricular breit weitergebildeten Arztes für *Psychiatrie und Psychotherapie* dieser Entwicklung Rechnung getragen. Insbesondere die Integration psychotherapeutischer Methoden in die Psychiatrie dürfte entscheidend zu einer weiteren Verbesserung der Versorgung psychisch Kranker beitragen.

Mit der gleichzeitigen Einführung eines Arztes für Psychotherapeutische Medizin ist andererseits die Notwendigkeit einer Angebotskoordination gewachsen. Diese Konsequenz gilt künftig auch im Hinblick auf das noch immer nicht verabschiedete psychologische Psychotherapeutengesetz, das neue Angebotskonstellationen im Versorgungssystem schaffen wird. Das Gesundheitsstrukturgesetz stellt schließlich mit seinen finanziellen Restriktionen das gesamte Gesundheitssystem vor neue Anforderungen, deren Auswirkungen auf die Versorgungsqualität genau zu beobachten sind.

Zunehmende ökonomische Zwänge erfordern eine therapeutische Beschränkung auf das Wesentliche und Notwendige und machen eine Besinnung auf Behandlungsstandards im Sinne einer bedarfsgerechten Versorgung besonders dringlich. Unter dem Stichwort *Qualitätssicherung* sind Therapie- und Versorgungs-Standards interprofessionell zu überdenken, zu formulieren und gegebenenfalls politisch einzufordern. Voraussetzung dieser notwendigen Entwicklung auf dem Gebiet der Psychotherapie ist nicht zuletzt eine Stärkung und Förderung der *Psychotherapieforschung* in Deutschland (DGPPN 1996).

In dieser Situation war eine erneute Bestandsaufnahme zum Forschungsstand psychotherapeutischer Methoden und ihrer systematischen Integration in den Behandlungsalltag seit längerem überfällig. Zunehmend wird die Entwicklung einer *Allgemeinen Psychotherapie* als einer schulenübergreifenden, störungsspezifischen, bedarfsgerechten und ergebnisorientierten Methode eingefordert, die lehrbar, lernbar und überprüfbar ist (Grawe et al. 1994). In einem am vielbeschworenen biopsychosozialen Konzept orientierten Modell psychischer Störungen ist Psychotherapie unverzichtbarer Bestandteil eines Gesamtbehandlungsplans, der nur multimethodal und multiprofessionell in einem gestuften Versorgungssystem zu realisieren ist. Psychotherapie, Soziotherapie und Psychopharmakotherapie sind keine Alternativen, sondern müssen individuumorientiert eingesetzt und kombiniert werden. *Individuumorientiert* bedeutet zum Beispiel, daß Versorgungsinstitutionen ein breites Methodenspektrum vorhalten müssen, anstatt Patienten nach ihrer Methodeneignung zu selektieren. Entsprechende integrative Entwicklungen im Versorgungssystem sind nur jenseits berufspolitischer Bestrebungen zu leisten. Die DGPPN ist bemüht, diese Entwicklung intensiv zu fördern (DGPPN 1997). Die Aufarbeitung des aktuellen Standes der Forschung dient wesentlich diesem Bemühen.

Den beiden Organisatoren, Prof. Dr. Ch. Mundt (Heidelberg) und Prof. Dr. M. Linden (Berlin) gebührt Dank, daß sie dieses Status-Kolloquium ausgerichtet und den vorliegenden Kongreßband herausgegeben haben. Möge dem Buch eine vergleichbar gute Resonanz wie der Tagung beschieden sein.

Literatur

Grawe K, Donati R, Bernauer F (1994) Psychotherapie im Wandel. Von der Konfession zur Profession. Hogrefe, Göttingen

Helmchen H, Linden M, Rüger U (1982) Psychotherapie in der Psychiatrie. Springer, Berlin Heidelberg New York

DGPPN (1996) DGPPN-Memorandum. Zur Verbesserung der Psychotherapieforschung in Deutschland. Nervenarzt 67: 707–709

DGPPN (1997) Die Behandlung psychischer Erkrankungen in Deutschland. Positionspapier zur aktuellen Lage und zukünftigen Entwicklung. Springer, Berlin Heidelberg New York

Prof. Dr. W. Gaebel
Vizepräsident der Deutschen Gesellschaft
für Psychiatrie, Psychotherapie und
Nervenheilkunde

Vorwort der Herausgeber

Anläßlich der neuen ärztlichen Weiterbildungsordnung mit der nunmehr um die Psychotherapie erweiterten Gebietsbezeichnung „Psychiatrie und Psychotherapie" hat das Referat Psychotherapie der Deutschen Gesellschaft für Psychiatrie, Psychotherapie und Nervenheilkunde (DGPPN) 1996 ein Statuskolloquium „Psychotherapie in der Psychiatrie" abgehalten. In dem Bemühen, einen Querschnitt durch die gegenwärtige Psychotherapieforschung innerhalb der deutschsprachigen Psychiatrie zu vermitteln, waren Einladungen an sämtliche psychiatrische Kliniken und Krankenhausabteilungen Deutschlands, Österreichs und der Schweiz versandt worden.

Daß die Psychotherapie in der Psychiatrie an Bedeutung stark zugenommen hat, wird allein schon daraus ersichtlich, daß sich die Zahl der Beiträge des Statuskolloquiums 1996, verglichen mit derjenigen des Berliner Kongresses von 1980 zu demselben Thema, mehr als verdoppelt hat. Für den vorliegenden Band mußte daher aus Platz- und Kostengründen eine Auswahl getroffen werden, die einen repräsentativen Querschnitt durch die Psychotherapieforschung innerhalb der deutschsprachigen Psychiatrie darstellen soll. Ob dies gelungen ist, muß der Leser entscheiden.

Wir möchten uns bei dieser Gelegenheit bei allen Mitwirkenden des Statuskolloquiums bedanken. Unser besonderer Dank gilt dem Vorstand der DGPPN für die tatkräftige Unterstützung bei der Vorbereitung und Durchführung des Statuskolloquiums und – last but not least – den Druckkostenzuschuß.

Ch. Mundt   M. Linden   W. Barnett

Inhaltsverzeichnis

I. Entwicklung der Psychotherapie seit 1980

Psychotherapie in der Psychiatrie

H. Helmchen

Psychiatrische Klinik und Poliklinik, Freie Universität Berlin,
Bundesrepublik Deutschland

Die Notwendigkeit eines Wandels der psychiatrischen Versorgung wurde in Deutschland, nicht zuletzt unter dem Eindruck des Erfolgs der neuen therapeutischen Möglichkeiten durch Pharmakotherapie und Soziotherapie, seit den sechziger Jahren zunehmend wahrgenommen. Sichtbares Zeichen dafür war die Enquete „Zur Lage der psychiatrischen und psychotherapeutisch-psychosomatischen Versorgung in der Bundesrepublik Deutschland" (1975). In diesem Kontext veränderte sich auch die Bedeutung der Psychotherapie in der Behandlung psychischer Krankheiten.

Die Wurzeln der psychiatrischen Psychotherapie reichen bis in den Beginn des vorigen Jahrhunderts zurück. Zu der in Deutschland tradierten, eher am Rande der Psychiatrie nur von einem Teil der Psychiater und fast ausschließlich für eine Gruppe der sogenannten neurotischen Erkrankungen betriebenen psychodynamischen Psychotherapie gesellten sich in den vergangenen dreißig Jahren weitere Psychotherapieformen, die zunehmende Anwendung in der Psychiatrie fanden. Dies gilt vor allem für die von dem Psychiater Wolpe eingeführte Verhaltenstherapie, die von dem Psychiater Beck entwickelte kognitive Therapie oder die wesentlich auf den Psychiater Klerman zurückgehende interpersonale Therapie. In Deutschland gingen wichtige Impulse für diese Neuentwicklungen vom Max-Planck-Institut für Psychiatrie in München, von psychiatrischen Universitätskliniken, wie beispielsweise in Hamburg, Münster, Freiburg oder Berlin, und von psychiatrischen Fachkrankenhäusern, z. B. in Weissenau oder Weinsberg, aus. Angeregt durch die Psychopharmakaforschung, in deren Rahmen die Methodik der Therapieevaluation große Fortschritte machte, wurde auch für die Psychotherapie zunehmend eine empirische Evaluation verlangt und insbesondere für die neueren Verfahren auch erbracht.

Die durch die Enquete eingeleiteten Verbesserungen der psychiatrischen Versorgungsstrukturen führten durch Verkleinerung der großen psychiatrischen Krankenhäuser und den Aufbau von zahlreichen psychiatrischen Abteilungen in Allgemeinkrankenhäusern zu einer Dezentralisierung der stationär-psychiatrischen Versorgung und damit zu größerer Wohnortnähe, zu einer angemesseneren Personalausstattung mit vermehrtem Weiterbildungsangebot und dementsprechend zu mehr und besseren Weiterbildungsstätten und vor allem zu einem Ausbau der ambulanten psychiatrischen Versorgung. Die Niederlassungszahlen für Psychiater waren seit Mitte der 70er Jahre regelhaft deutlich höher als die aller anderen medizinischen Fachbereiche. Damit wurde es möglich, auch im ambulanten Bereich das gesamte Spektrum psychischer Erkrankungen zu betreuen, d. h. neben den Psychosen auch Abhängigkeitserkrankungen, Angsterkrankungen, Anpassungsstörungen oder Persönlichkeitsstörungen.

Auf diesem Hintergrund wurde auch einer qualifizierten Weiterbildung von Psychiatern in psychotherapeutischen Methoden vermehrte Aufmerksamkeit geschenkt. Helmchen und Lauter forderten 1978 in einem Lernzielkatalog für die Weiterbildung in Psychiatrie auch eine integrierte Weiterbildung in Psychotherapie. Dieses Ziel wurde formal mit der Entscheidung des Deutschen Ärztetages 1992 erreicht, indem der Arzt für Psychiatrie zu einem Arzt für Psychiatrie und Psychotherapie erweitert und damit zugleich auch kurrikulare Vorschriften für die psychotherapeutische Weiterbildung des Psychiaters erlassen wurden.

In gleicher Weise wurde auch die wissenschaftliche Beschäftigung mit dem Thema der Psychotherapie in der Psychiatrie verstärkt. Dies fand u. a. seinen Ausdruck im Kongreß der Deutschen Gesellschaft für Psychiatrie und Nervenheilkunde (DGPN) 1980, der unter dem Thema „Psychotherapie in der Psychiatrie" in Berlin stattfand. Die Beiträge dieses Kongresses liegen publiziert vor (Helmchen 1982). Die Themen reichten von Angsterkrankungen über Abhängigkeitserkrankungen bis hin zur Schizophrenie, von Störungen im Kindes- und Jugendalter bis zur Gerontopsychiatrie. Auf dieser Tagung wurde als wesentliche neue Perspektive herausgearbeitet, daß nicht mehr nur Patienten vom Psychiater dem psychotherapeutischen, meist psychoanalytischen, Spezialisten für nur ausgewählte psychische Störungen zugewiesen werden, sondern daß vielmehr bei der ganzen Vielfalt psychischer Erkrankungen jeweils störungsspezifisch geeignete Psychotherapieverfahren zur Anwendung kommen sollten.

In den folgenden Jahren konnten auf diesem Wege erhebliche Fortschritte erzielt werden, wie nicht zuletzt das Statuskolloquium Psychotherapie in der Psychiatrie der Deutschen Gesellschaft für Psychiatrie, Psychotherapie und Nervenheilkunde (DGPPN) in Heidelberg 1996 ausweist, dessen Beiträge in diesem Buch wiedergegeben werden. Das Spektrum der psychotherapeutisch behandelten Störungen hat sich verbreitert, und auch die psychotherapeutischen Methoden haben sich weiter ausdifferenziert. Das Niveau der Evaluationsforschung und damit auch die Überprüfung von differentiellen Wirkungen der Psychotherapie haben wesentliche Fortschritte gemacht. Auch in der Psychotherapie kann auf der Basis empirischer Daten zunehmend präzise beantwortet werden, welche Behandlungserfolge bei welcher Störung erwartet werden können und wie eine differentielle Indikationsstellung zu erfolgen hat. Des weiteren wird auch zunehmend über die Integration psychotherapeutischer Verfahren in komplexe Gesamtbehandlungspläne geforscht, d. h. insbesondere eine Integration von Pharmakotherapie und Psychotherapie untersucht. Psychotherapie ist somit als ein Spektrum von Interventionsmöglichkeiten zu verstehen, das wiederum Teil eines breiteren Arsenals von Therapiealternativen und Therapiebausteinen ist.

Diese beeindruckende Entwicklung der vergangenen zwei Jahrzehnte stellt zugleich aber auch für die Zukunft neue Aufgaben, die zu lösen sind. Derzeit ist die Psychiatrie mit der Umsetzung der Weiterbildungsregelungen beschäftigt. Eine Reihe von Problemen sind noch nicht optimal gelöst, wie z. B. die quantitativ und gelegentlich auch qualitativ unzureichende Lehrkapazität in den Reihen der Psychiater selbst, die Integration der Psychotherapieweiterbildung in die Routineversorgung der psychiatrischen Patienten, die Finanzierung des durch die Psychotherapieweiterbildung erforderlichen Zusatzaufwandes oder die Integration psychotherapeutischer Weiterbildungsinhalte in die Gesamtweiterbildung des Psychiaters. Des weiteren sind auch die Forschungsmöglichkeiten im Bereich der Psychotherapie im Vergleich zu den für die Pharmakotherapie aufgewendeten Mitteln als ungenügend zu bezeichnen. Hierfür müssen deutlich mehr finanzielle Mittel zur Verfügung gestellt werden.

Zusammenfassend läßt gerade die Entwicklung der letzten Jahre die Schlußfolgerung zu, daß die Psychiatrie deutlich an Breite der Aufgabenstellungen wie auch der Interventionsmöglichkeiten dazugewonnen hat und daß der Psychotherapie hierbei eine wichtige Rolle zufällt.

Eine ebenfalls noch offene Frage ist die Abklärung der Kooperation von Psychiatern mit anderen psychotherapeutisch tätigen Berufsgruppen innerhalb und außerhalb der Medizin, wie beispielsweise dem Arzt für psychotherapeutische Medizin oder dem klinischen Psychologen, die inzwischen einen wichtigen Teil der psychotherapeutischen Versorgung mittragen. Es wird darauf zu achten sein, daß dabei optimale, integrierte Behandlungen nicht durch Berufsgruppenabgrenzungen behindert werden, sondern daß vielmehr diese Multiprofessionalität zu einer Erweiterung der Behandlungsmöglichkeiten für psychisch Kranke führt.

Literatur

Helmchen H, Lauter H (1978) Zur psychiatrischen Weiterbildung in der Bundesrepublik Deutschland. Nervenarzt 49: 2–8

Helmchen H, Linden M, Rüger R (Hrsg) (1982) Psychotherapie in der Psychiatrie. Springer, Berlin Heidelberg New York

Korrespondenz: Prof. Dr. med. Hanfried Helmchen, Psychiatrische Klinik und Poliklinik der Freien Universität, Eschenallee 3, D-14050 Berlin, Bundesrepublik Deutschland.

Psychotherapie in der Psychiatrie

Anmerkungen aus der Sicht eines Fachvertreters für Psychosomatische Medizin und Psychotherapie[1]

U. Rüger

Klinik und Poliklinik für Psychosomatik und Psychotherapie,
Universität Göttingen, Bundesrepublik Deutschland

Psychotherapie in der Psychiatrie – mit diesem Motto steht das vorliegende Buch in der Tradition des gleichnamigen 1982 erschienenen Bandes (Helmchen et al. 1982a). Während es damals um eine Bestandsaufnahme ging, wie Psychotherapie in der Psychiatrie verstanden und angewandt wird, und um eine Prognose der zukünftigen Entwicklung, geht es jetzt vornehmlich um „eine Bestandsaufnahme der Psychotherapieforschung in Deutschland" (Mundt und Linden). Von den Herausgebern aufgefordert, nehme ich die Möglichkeit gerne wahr, im vorgegebenen Rahmen und vor dem Hintergrund der Entwicklung seit 1982 einige Anmerkungen zu machen.

Psychotherapie hat in der Psychiatrie auf der einen Seite eine lange Tradition (vgl. z. B. Übersicht von Schrenk 1973). Spätestens seit der Kraepelin'schen Aera war aber die „offizielle Psychiatrie" nach Winkler „naturwissenschaftlich und somatologisch orientiert" (Winkler 1982, S. 12), und wer Psychotherapie betrieb, war nach Kronfeld (1930) „dem akademischen Klinizismus immer etwas verdächtig" (zit. nach Winkler 1982, S. 12). Auf der anderen Seite war es ein sehr angesehener Lehrstuhlinhaber für Psychiatrie, Ernst Kretschmer, auf dessen Initiative hin die Allgemeine Ärztliche Gesellschaft für Psychotherapie 1927 gegründet wurde; Kretschmer stand dieser bis 1933 vor und begründete die Gesellschaft nach 1945 wieder. Insgesamt blieb aber die Psychiatrie naturwissenschaftlich-biologisch orientiert. Zum therapeutischen und wissenschaftlichen Paradigma wurde dann in der zweiten Hälfte des Jahrhunderts, beginnend mit der Entdeckung des Chlorpromazins 1952, die Pharmakotherapie.

---

[1] Der Verfasser dieses Beitrages ist Facharzt für Psychiatrie und Neurologie, Facharzt für Psychotherapeutische Medizin und Psychoanalytiker. In seiner 30jährigen Tätigkeit als Arzt hat er Psychotherapie unter sehr unterschiedlichen Rahmenbedingungen kennengelernt und mitgestaltet. Er ist Mitherausgeber des 1982 erschienenen Buches „Psychotherapie in der Psychiatrie".

In diesem Zusammenhang dürfte es sicherlich nicht ohne Bedeutung sein, daß die Psychiatrie selbst keine psychogenetischen Ätiopathogenese-Modelle entwickelt hat, von denen sich eine Krankheitstheorie und darauf bezogene Behandlungstechnik ableiten ließe. Das ursprünglich in der Schizophrenie-Forschung entwickelte *Vulnerabilitäts-Streß-Konzept* (vgl. Zubin und Spring 1977) dürfte zwar als wichtiges Brückenkonzept zwischen biologischen und psychosozialen Prozessen eine große Bedeutung haben. Sein Pathogenese-Verständnis bleibt aber weitgehend biologisch orientiert; und Psychotherapie in diesem Rahmen hat im wesentlichen die sekundären psychosozialen Folgen einer primär biologisch bedingten Vulnerabilität zum Gegenstand. Mit dieser Feststellung soll die große klinische Bedeutung dieses Konzepts nicht bezweifelt, sondern nur seine Generalisierbarkeit in Frage gestellt werden.

Psychotherapie im Sinne einer Krankenbehandlung organisierte sich so in Deutschland zunächst weitgehend außerhalb der Mainstream-Psychiatrie – auch wenn ihre Protagonisten oft klinisch sehr erfahrene Psychiater waren. Die psychotherapeutische Tradition blieb zwar an einigen psychiatrischen Lehrstühlen erhalten, insbesondere aber auch an einzelnen außeruniversitären Einrichtungen. Im wesentlichen organisierte sich Psychotherapie aber zunächst außerhalb psychiatrischer Institutionen. Trotzdem blieben zwischen Psychiatrie und Psychotherapie immer Brücken erhalten; so war über lange Jahre eine maßgebliche Vertreterin der analytischen Psychotherapie, Annemarie Dührssen, Leiterin des Psychotherapie-Referates der Deutschen Gesellschaft für Psychiatrie und Nervenheilkunde (DGPN). Vor dem Hintergrund dieser Entwicklung wurde 1980 von dieser Gesellschaft ein erster Kongreß mit dem Rahmenthema „Psychotherapie in der Psychiatrie" organisiert. Die Tagung war Ausdruck einer beginnenden Neuorientierung. Psychotherapie begann ihre marginale Rolle innerhalb der Psychiatrie zu verlieren.

Vorausgegangen war allerdings eine stürmische Entwicklung in der psychotherapeutischen Versorgung und Forschung, die außerhalb der Psychiatrie stattgefunden hatte: die *Etablierung eines psychotherapeutischen Versorgungssystems* innerhalb der Bundesrepublik Deutschland 1967 nach entsprechenden evaluativen Vorarbeiten (u. a. von Dührssen 1962 sowie Dührssen und Jorswieck 1965). Im internationalen Rahmen hatten sich in der Society for Psychotherapy Research die in der Psychotherapieforschung aktiven Wissenschaftler unterschiedlicher Richtungen zusammengeschlossen. Mit der Tagung von 1980 suchte die Psychiatrie wieder Anschluß an diese Entwicklung.

1982 hatten die Herausgeber des damaligen Buches die *Psychiatrische Psychotherapie* gegenüber der Psychotherapie außerhalb der Psychiatrie definiert (Helmchen et al. 1982c, S. 340). Danach ist psychiatrische Psychotherapie als eine Behandlungsform für psychiatrische Erkrankungen zu verstehen; sie ist meist Teil eines mehrdimensionalen Therapieansatzes; und ihre Indikation orientiert sich an der mehrdimensionalen Genese psychiatrischer Erkrankungen. Damit wurde eine definitorische Abgrenzung zwischen psychiatrischer Psychotherapie und allgemeiner Psychotherapie vorgenommen. Inzwischen ist die Entwicklung weitergegangen – anscheinend in dem Sinne, daß für den neuen erweiterten Facharzt für Psychiatrie und Psychotherapie eine Gesamtzuständigkeit für den Bereich der Psychotherapie gefordert wird – zumindest im Hinblick auf Diagnostik, Behandlungsindikation und Erfolgsüberprüfung (vgl. hierzu z. B. „Entwurf zur künftigen psychiatrisch-psychotherapeutisch-psycho-somatischen Versorgung in Deutschland", 1996, unveröffentlicht). Hier entspricht die heutige Position nicht mehr völlig den Vorstellungen von Psychotherapie in der Psychiatrie von 1982. Dies kommt auch in einzelnen Beiträgen dieses Buches zum Ausdruck, die in ihrer Thematik z. T. deutlich über den engeren Bereich der psychiatrischen Psychotherapie hinausgehen.

Das vorliegende Buch soll insbesondere auch einer Bestandsaufnahme der *Psychotherapieforschung* dienen. Ohne die entsprechenden grundsätzlichen Erörterungen im Rahmen des Teils II vorwegzunehmen, stellt sich die Frage nach der Forschungsmethodik, die einer in der Psychiatrie verankerten Psychotherapie angemessen ist. Das in den letzten Jahrzehnten prävalente Forschungs-Paradigma der Psychiatrie war weitgehend am Modell der Pharmaforschung ausgerichtet. Als Standard gilt hier die randomisierte Studie. Diese führt allerdings zwangsläufig zu einer einseitigen Auswahl der überprüften Verfahren und Krankheitsbilder (monosymptomatische Krankheitsbilder und Kurzzeitverfahren). Die Praxisrelevanz solcher Studien ist dann oft eingeschränkt. Statt dessen plädieren heute Psychotherapieforscher wie z. B. Strupp und Howard (1992) dafür, „das Laboratorium der randomisierten Studien mit oft einschneidenden Selektionskriterien zu verlassen, um mehr alltagsweltliche, naturalistische Studien durchzuführen" (vgl. Kächele und Kordy 1992, S. 522, Rudolf 1996).

Inzwischen werden auch von maßgeblichen Vertretern der Psychiatrie die Vorteile von naturalistischen Studien hervorgehoben; so betont z. B. Pichot (1995) ihre größere Repräsentativität und Relevanz für die Versorgungspraxis und fordert von einer zukünftigen Forschung, hier Vor- und Nachteile des jeweiligen Forschungsdesigns sorgfältig abzuwägen. Selbstverständlich können randomisierte Studien in der Grundlagenforschung ihre Bedeutung haben; ihre klinische Relevanz für die Versorgungspraxis ist dann aber häufig aufgrund ihrer mangelhaften Repräsentativität eingeschränkt.

Die im vorliegenden Buch vorgestellten Therapiestudien sind überwiegend verhaltenstherapeutischer Provenienz. Dies dürfte mehrere Gründe haben. Einmal scheint die Verhaltenstherapie mit ihrer symptom- und störungsorientierten Vorgehensweise mit einer ICD-10-Diagnostik eher kompatibel zu sein als psychodynamische Behandlungsverfahren; zum anderen entspricht das meist randomisierte Forschungsdesign (im Hinblick auf Kontroll- und Vergleichsgruppen) den auch ansonsten üblichen psychiatrischen Forschungsdesigns. Demzufolge scheint auch der überwiegende Bereich von Studien zur Kombinationsbehandlung (Pharmakotherapie/Psychotherapie) sich auf verhaltenstherapeutische Psychotherapien zu beziehen.

Insofern psychiatrische Psychotherapie meist kombinierte Behandlungsansätze nötig macht (vgl. Helmchen et al. 1982a), wird damit der Rückgang an diesbezüglichen Untersuchungen und Publikationen aus dem Bereich psychodynamisch orientierter Psychotherapieverfahren gegenüber 1982 verständlich, muß aber zugleich bedauert werden. Während die meisten verhaltenstherapeutischen Studien, insofern sie Kurzzeitbehandlungen evaluieren, sich im quasi experimentellen Kontrolldesign durchführen lassen, trifft dies auf die Evaluation psychodynamisch orientierter Behandlungen nicht zu. Hier wird – sieht man von speziellen Fragestellungen ab – meist in einem naturalistischen Design vorgegangen; die Berliner Psychotherapiestudie (Rudolf 1991) ist ein prägnantes Beispiel für diese Vorgehensweise.

Die Durchführung solcher Studien setzt allerdings eine Änderung in den bisherigen diagnostischen Gepflogenheiten voraus: Die symptom- und störungsspezifische Diagnostik der ICD 10 bedarf dringlich einer Erweiterung (Rüger 1994), in der gerade die Psychotherapie-relevanten Aspekte berücksichtigt werden müssen. Hierauf hatten Helmchen und Rüger bereits 1980 im Hinblick auf eine zukünftige Revision der ICD hingewiesen. Inzwischen wurden von psychodynamischer Seite mit der Entwicklung eines multiaxialen Systems im Sinne einer Operationalisierten Psychodynamischen Diagnostik wesentliche Vorarbeiten geleistet (Cierpka et al. 1995, Rudolf et al. 1995, OPD 1996, vgl. Teil XI).

Psychotherapie findet – dies gilt nach Rudolf (1993) für alle Therapieschulen – immer „im Rahmen einer professionell gestalteten Beziehungssituation" statt (S. 297). Damit kann evaluative Psychotherapieforschung die Persönlichkeitsvariablen des Psychotherapeuten nicht außer acht lassen. Dies wird in den meisten psychoanalytisch orientierten Studien seit längerer Zeit berücksichtigt (vgl. z. B. Rudolf 1991). Unabhängig davon besteht schulenübergreifend darin Übereinstimmung, daß bestimmte Therapeutenmerkmale einer Behandlung förderlich sind (vgl. Orlinsky et al. 1996); schließlich spielen oft verborgene Wert- und Normvorstellungen des Therapeuten, seine „latente Anthropologie" (Dührssen 1995), für den Verlauf einer Behandlung eine nicht unerhebliche Rolle. Psychotherapieforschung, die diese Aspekte nicht berücksichtigt, gleicht einer Pharma-Forschung, die nur die Grundstruktur einer Substanzgruppe, nicht aber ihre Seitenketten beachtet.

Abschließend sind einige Fragen zur professionellen Identität des Arztes für Psychiatrie und Psychotherapie angezeigt: Wie bereits ausgeführt, hat die Psychiatrie in Deutschland keine sehr breite psychotherapeutische Tradition. Die therapeutische Grundhaltung des Psychiaters war immer ganz wesentlich auch – und zwar notwendigerweise – kustodial bestimmt, insofern häufig Verantwortung für den Patienten übernommen werden muß; sie war darüber hinaus nicht unerheblich durch ein administratives Denken geprägt, das die für besonders schutzbedürftige Kranke notwendigen institutionellen und juristischen Rahmenbedingungen zu gewährleisten hat; schließlich ist seit der Mitte dieses Jahrhunderts die therapeutische Haltung weitgehend am Paradigma der Pharmako-Therapie orientiert. In diesem Sinne steht die Psychiatrie „in der Denk- und Handlungstradition der klinischen Medizin, die dadurch gekennzeichnet ist, daß sie primär auf Behandlung und damit auf Effekte und Wirksamkeitsnachweise und erst in zweiter Linie auf Erklärungen und Theorien ausgerichtet ist" (Helmchen et al. 1982c, S. 345, vgl. auch Müller-Oerlinghausen und Linden 1981).

Mit dieser Handlungstradition unterscheidet sich der Psychiater von der Grundhaltung des Psychotherapeuten; denn dieser ist in der Tendenz „mehr wahrnehmungssensibel – rezeptiv, mitfühlend – und individuumsorientiert – nicht so sehr normorientiert und handlungsbezogen. Ein aktiv-zupackender

Gestaltungswille ... scheint selten zur Berufswahl des Psychotherapeuten zu führen" (v. Rad 1996, S. 84). Insofern psychiatrische Psychotherapie meist multimodale und kombinierte Behandlungsansätze nötig macht, stehen hier auf seiten des Behandlers zwei notwendige Haltungen miteinander in Konkurrenz. Dieser Widerspruch läßt sich auch nicht ohne weiteres durch eine Doppelqualifikation lösen, da es sich hier um gegensätzliche und im Rahmen der jeweiligen Vorgehensweise notwendige therapeutische Haltungen handelt.

Sicherlich gibt es verschiedene Wege, dieses Problem zu lösen: Man kann es verleugnen. Man kann es selektiv lösen, indem die Verfahren, die auf den ersten Blick am ehesten kompatibel erscheinen, miteinander kombiniert werden. Hier scheinen auf seiten der Verhaltenstherapie Vorteile zu liegen. Man kann auch versuchen, eine Integration politisch beschließen zu lassen; es muß bezweifelt werden, ob das ein guter Weg wäre. Am ehesten scheint es noch sinnvoll zu sein, historisch eigenständig gewachsene Traditionsstränge hinsichtlich ihrer Berührungspunkte und Schnittstellen zu überprüfen und so zu erfahren, wo der eine vom anderen lernen kann. Das setzt allerdings die gegenseitige Akzeptanz einer professionellen Eigenständigkeit voraus. Damit ist auch die Frage nach der Identität eines zukünftigen Arztes für Psychiatrie und Psychotherapie angesprochen. Identität aber läßt sich nicht verordnen. Dazu brauchen wir vor allem auch Ärzte, die beide Traditionen in sich verkörpern und die Lehrer und Vorbilder für eine kommende Generation sein können.

Literatur

Arbeitskreis OPD (1996) Operationalisierte Psychodynamische Diagnostik – Grundlagen und Manual. Hans Huber, Bern Göttingen Toronto Seattle

Cierpka M, Buchheim P, Freyberger HJ, Hoffmann SO, Janssen P, Muhs A, Rudolf G, Rüger U, Schneider W, Schüßler G (1995) Die erste Version einer Operationalisierten Psychodynamischen Diagnostik (OPD-I). Psychotherapeut 2: 69–78

Dührssen A (1962) Katamnestische Ergebnisse bei 1004 Patienten nach analytischer Psychotherapie. Zsch psychosom Med 8: 94–113

Dührssen A (1995) Die Bedeutung einer latenten Anthropologie für psychotherapeutische Behandlungen. Zsch psychosom Med 41: 279–283

Dührssen A, Jorswieck E (1965) Eine empirisch-statistische Untersuchung zur Leistungsfähigkeit psychoanalytischer Behandlung. Nervenarzt 36: 166–169

Helmchen H, Rüger U (1980) Neurosen und psychosomatische Erkrankungen als klassifikatorisches und diagnostisches Problem. Zsch psychosom Med 26: 205–216

Helmchen H, Linden M, Rüger U (1982a) Psychotherapie in der Psychiatrie. Springer, Berlin Heidelberg New York

Helmchen H, Linden M, Rüger U (1982b) Psychotherapie-Bedürfnis, Angebot und Bedarf. In: Helmchen H, Linden M, Rüger U: Psychotherapie in der Psychiatrie, S 1–10. Springer, Berlin Heidelberg New York

Helmchen H, Linden M, Rüger U (1982c) Psychiatrische Psychotherapie. In: Helmchen H, Linden M, Rüger U: Psychotherapie in der Psychiatrie, S 338–355. Springer, Berlin Heidelberg New York

Kächele H, Kordy H (1992) Psychotherapieforschung und therapeutische Versorgung. Nervenarzt 63: 517–526

Kronfeld A (1930) Psychotherapie. In: Birnbaum K: Handwörterbuch der Medizinischen Psychologie, S 453–458. Thieme, Leipzig; zitiert nach Winkler (1982)

Müller-Oerlinghausen B, Linden M(1981) Rationalität der Indikation zur psychopharmakologischen Behandlung. In: Baumann U (Hrsg) Indikation zur Psychotherapie, S 210–220. Urban & Schwarzenberg, München Wien Baltimore

Orlinsky ED, Willutzki U, Meyerberg J, Cierpka M, Buchheim P, Ambühl H (1996) Die Qualität der therapeutischen Beziehung: Entsprechen gemeinsame Faktoren in der Psychotherapie gemeinsamen Charakteristika von PsychotherapeutInnen? Psychother Psychosom Med Psychol 46: S 102–110

Pichot P (1995)Stellungnahme zum Schwerpunkt Depression. In: Heimann H, Hartmann-Lange D (Hrsg) Psychische Erkrankungen im Erwachsenenalter – Forschung zur Therapie und Rückfallprophylaxe, S 19–22. Gustav Fischer, Stuttgart Jena New York

Rad M v (1996) Psychotherapie als Beruf. Psychother Psychosom Med Psychol 46: 83–89

Rudolf G (1991) Die therapeutische Arbeitsbeziehung. Springer, Berlin Heidelberg New York

Rudolf G (1993) Psychotherapeutische Medizin. Enke, Stuttgart

Rudolf G, Buchheim P, Ehlers W, Küchenhoff J, Muhs A, Pouget-Schors D, Rüger U, Seidler GH, Schwarz F (1995) Struktur und strukturelle Störung. Zsch psychosom Med 41: 197–212

Rudolf G (1996) Psychotherapieforschung bezogen auf die psychotherapeutische Praxis. Psychother Forum 4: 124–134

Rüger U (1994) Zur Problematik der operationalen Diagnostik in der Psychosomatischen Medizin und Psychotherapie. In: Dilling H, Schulte-Markwort E, Freyberger HJ (Hrsg) Von ICD-9 zu ICD-10, S 193–200. Hans Huber, Bern Göttingen Toronto Seattle

Schrenk M (1973) Über den Umgang mit Geisteskranken. Springer, Berlin Heidelberg New York

Strupp H, Howard K (1992) A Brief History of Psychotherapy Research. In: Freedheim D (ed) A History of Psychotherapy. American Psychological Association, Washington DC

Winkler WT (1982) Zur historischen Entwicklung der Beziehung zwischen Psychotherapie und Psychiatrie in Deutschland seit 1900 unter besonderer Berücksichtigung der Psychoanalyse. In: Helmchen H, Linden M, Rüger U: Psychotherapie in der Psychiatrie, S 11–25. Springer, Berlin Heidelberg New York

Zubin J, Spring B (1977) Vulnerability – A New View of Schizophrenia. J Abnorm Psychol 86: 103–126

Korrespondenz: Prof. Dr. med. Ulrich Rüger, Klinik und Poliklinik für Psychosomatik und Psychotherapie der Universität, Von-Siebold-Straße 5, D-37075 Göttingen, Bundesrepublik Deutschland.

II. Grundlegende Probleme

Wie objektiv ist die Wirksamkeit der Psychotherapie?

U. Baumann

Institut für Psychologie, Universität Salzburg,
Österreich

1. Einleitung

Die Frage nach der Wirksamkeit von Psychotherapie ist seit den Veröffentlichungen von Klaus Grawe (Grawe et al. 1994) auf ein Interesse im deutschsprachigen Raum gestoßen wie bisher kaum ein Thema der Psychotherapieforschung (Fachgruppe Klinische Psychologie 1995, Grawe 1995a). Die Fachwelt, Versicherungsträger, aber auch Presse und Fernsehen haben sich dieses Themas angenommen. In meinem Beitrag werde ich die zentrale Frage nach der Wirksamkeit, als konstituierendes Element der Wissenschaftlichkeit von Psychotherapie, nicht bezüglich inhaltlicher, sondern aufgrund von strukturellen Gesichtspunkten diskutieren. Insbesondere werde ich darlegen, welche Variationsquellen mit dem Konstrukt Wirksamkeit verbunden sind. Aufbauend auf diesen Überlegungen werde ich eine Antwort zu geben suchen, wie objektiv die Wirksamkeit von Psychotherapie ist. Dabei kann aber die Frage nach der Objektivität nicht abschließend beantwortet werden.

Aus zeitlichen, aber auch aus Kompetenzgründen erfolgt hier keine wissenschaftstheoretische Abhandlung über den Objektivitätsbegriff (z. B. Popper 1972). Objektiv wird vielfach als wahr, von den BeurteilerInnen unabhängig, im Gegenstand begründet und nicht von den Gefühlen oder willkürlichen Setzungen des Subjektes – hier also der jeweiligen PsychotherapeutInnen – bedingt gesehen (Brugger 1963). Unter objektiv wird auch die Überprüfbarkeit, die Intersubjektivität verstanden. Naturwissenschaften wie Physik, Chemie gelten als objektiv, Geisteswissenschaften werden davon abgegrenzt. In der Psychologie und Psychiatrie spricht man z. T. von der Selbstbeurteilung als subjektivem und der Fremdbeurteilung als objektivem Verfahren; teilweise meint man damit, daß die Fremdbeurteilung richtig sei, während die Selbstbeurteilung eher verzerrt sein könne. Dieser Bewertungsunterschied ist aber methodisch nicht haltbar, da es sich um verschiedene, aber gleichwertige Datenzugänge handelt.

2. Wann ist Psychotherapie wissenschaftlich?

Die Wissenschaftlichkeit von Psychotherapie ist von einzelnen bis heute immer wieder in Zweifel gesetzt worden ist. Versteht man unter Wissenschaft ein System methodisch gewonnener Aussagen über einen bestimmten Gegenstand (Brugger 1963), so kann man das Attribut der Wissenschaftlichkeit aufgrund eines breit entwickelten und systematisierten Wissens zu Recht der Psychotherapie zuschreiben (z. B. Bergin und Garfield 1994, Freedheim 1992, Grawe et al. 1994).

Über die Wissenschaftlichkeit von Psychotherapie im allgemeinen ist vermutlich relativ leicht ein Konsens zwischen unterschiedlichen Experten/innen zu erreichen. Strittig ist – wie die Auseinandersetzungen um das Buch von Grawe et al. (1994) zeigen – die Zuordnung dieses Attributes zu einzelnen Psychotherapieansätzen. Daher ist es notwendig, sich darüber Gedanken zu machen, was die Wissenschaftlichkeit von Psychotherapie konstituiert. Die meisten Experten sind sich darüber einig, daß ein zentrales Moment der Wissenschaftlichkeit von Psychotherapie die nach den Regeln der Wissenschaft überprüfte *Wirksamkeit* darstellt (vgl. z. B. Baumann und Reinecker-Hecht 1991, Nr. 333 in Meyer et al. 1991, Task Force APA 1993). Wirksamkeit oder Effektivität umfaßt dabei das Ausmaß an Veränderung im Hinblick auf einen Zielzustand, die einer Intervention zugeschrieben wird.

Wie Meyer et al. (1991) zu Recht betonen, kann die Wissenschaftlichkeit von Psychotherapie nicht nur von der Wirksamkeitsüberprüfung her diskutiert werden. Vielmehr sind auch konzeptuelle Systeme vorzulegen, in denen psychotherapeutische Prozesse thematisiert werden. Auch Perrez (1991) formuliert, daß die Wirksamkeit allein noch nicht die Wissenschaftlichkeit konstituiert. Er hat daher verschiedene Punkte aufgestellt, die einen Diskussionsrahmen zur Beurteilung der Wissenschaftlichkeit von Psychotherapie abgeben. Neben der Wirksamkeit (inkl. Nebenwirkungen, Kosten-Nutzen und Kosten-Wirkung) stellt die Kompatibilität mit wissenschaftlichen Erkenntnissen ein weiteres Kriterium dar. Zusätzlich wird gefordert, daß die technologischen Regeln der Psychotherapie von wissenschaftlich bewährten Gesetzen hergeleitet sind. Im weiteren ist die ethische Legitimation von Zielen und Methoden erforderlich.

Das Attribut Wissenschaftlichkeit ist nicht kategorial zu verstehen, da die angeführten Punkte einen Diskussionsrahmen darstellen, in dem einzelne Ansätze diskutiert und bewertet werden können. Dennoch muß die Fachwelt zu kategorialen Entscheidungen gegenüber der Sozietät kommen, vergleichbar der Zulassung einzelner Medikamente. Es ist hier nicht der Ort, im folgenden einzelne Psychotherapierichtungen nach den Kriterien der Wissenschaftlichkeit, insbesondere der Wirksamkeit, inhaltlich zu diskutieren; dies ist in der Literatur verschiedentlich erfolgt (z. B. Bergin und Garfield 1994, Giles 1993, Grawe et al. 1994).

3. Wirksamkeit als zentrales Element der Wissenschaftlichkeit

Wenn auch die Wissenschaftlichkeit von Psychotherapie nicht allein von der Wirksamkeit her begründet werden kann, so stellt sie nach Meinung ein zentrales Element der Wissenschaftlichkeit dar. Dies gilt insbesondere dann, wenn das psychotherapeutische Handeln, wie auch die medikamentöse Therapie, als *Technologie* verstanden wird.

In der Psychologie wurde die Frage, inwieweit das psychotherapeutische Handeln direkt aus Grundlagentheorien ableitbar sei, im Zusammenhang mit der Verhaltenstherapie intensiv diskutiert. Die wissenschaftstheoretische Diskussion hat die Annahme, Verhaltenstherapie sei eine angewandte Lerntheorie, nicht bestätigt. Häufig wird daher psychotherapeutisches Handeln als Technologie verstanden, in der wissenschaftlich fundierte Handlungsregeln angewandt werden (s. oben, Perrez 1991, Westmeyer 1978). Für Technologien ist dabei – im Gegensatz zu Grundlagentheorien – das Kriterium der Wirksamkeit von zentraler Bedeutung. Aus der Sicht der abstrakten Wissenschaft ist eine Aussage ohne theoretische Erklärung unbefriedigend oder sogar unwissenschaftlich. In Technologien ist dagegen eine Handlungsregel auch dann legitimiert und gilt als wissenschaftlich, wenn die Wirksamkeit – ohne Erklärung – adäquat nachgewiesen wurde. Die Behandlung ohne eine Antwort auf die Warum-Frage ist durchaus in vielen Feldern der Medizin akzeptiert und gilt auch für die Psychotherapie. Voraussetzung ist aber, daß die Wirksamkeit nachgewiesen wurde.

Neben der Wirksamkeit werden in der Interventionsforschung – aus technologischer Sicht – als weitere Evaluationskriterien die Effizienz (Kosten-Nutzen-, Kosten-Effektivitätsüberlegungen; z. B. Yates 1995) und die Nutzer-Beurteilung (vgl. Seligman 1995) diskutiert. Auf diese beiden Kriterien kann – trotz ihrer Bedeutung – hier nicht eingegangen werden.

4. Freiheitsgrade des Konstruktes Wirksamkeit

Im folgenden Abschnitt werden einige Parameter angeführt, die die Freiheitsgrade des Konstruktes Wirksamkeit ausmachen. Daraus läßt sich bereits ableiten, daß es *die* Wirksamkeit nicht gibt.

4.1 Multimodalität der Wirksamkeit

Die klassische Psychotherapieforschung hat von *der* Wirksamkeit *der* Psychotherapie gesprochen – eine Formulierung, die Kiesler – neben verschiedenen anderen Punkten – in den 60er Jahren kritisiert hat. Er hat sich gegen die Pauschalierung der Wirksamkeit gewandt und eine komplexere Betrachtungsweise gefordert. Aus der Kritik von Kiesler wurde zu Recht gefolgert, daß der Psychotherapieerfolg multimodal zu konzipieren sei, d. h., es sind Variationen in unterschiedlichen Bezugsebenen anzustreben. Vielfach wird dabei zwischen folgenden Bezugssystemen unterschieden: Datenebenen, Datenquellen, Funktionsbereiche, Verfahren (Baumann und Reinecker-Hecht 1991).

In der Psychiatrie und Klinischen Psychologie gehört die Variation der *Datenebenen* – auch außerhalb der Psychotherapieforschung – seit langem zum Standard. Dabei wird unterschieden zwischen biologischer, psychischer, sozialer und ökologischer Datenebene. Auch die Variation der *Datenquellen* hat in der Psychotherapieforschung eine lange Tradition, indem – neben objektiven Daten – meist Aussagen von PsychotherapeutInnen, PatientInnen und teilweise auch von Bezugspersonen erhoben werden.

Wenn bei den meisten ForscherInnen der Psychiatrie und Klinischen Psychologie – für die Psychotherapie und andere Bereiche – formaler Konsens über die Einteilung der Datenebenen und Datenquellen herrscht, trifft dies für die *Konstrukte* nicht zu. Hier besteht zwar Konsens, daß bei klinischen Studien die Effekte (inkl. Nebenwirkungen) in unterschiedlichen Konstruktsystemen zu analysieren seien. Da Konstrukte theoriebezogen sind, erstaunt es nicht, daß die präferierten Konstrukte in unterschiedlichen Psychotherapieansätzen unterschiedlich ausfallen und sich damit Divergenzen ergeben.

Vergleichbares gilt auch für die Variation der *Untersuchungsverfahren*. In der medikamentösen Forschung sind bezüglich der Verfahren teilweise im Rahmen von Consensus-Konferenzen Empfehlungen ausgesprochen worden, die die Vielfalt an möglichen Verfahren eingrenzen. Vergleichbare Ansätze liegen bisher im Psychotherapiesektor nicht vor.

4.2 Unterschiedliche Abstraktionslevel von Wirksamkeit

Wie bereits betont, drückt sich in der Wirksamkeit das Ausmaß an Zielerreichung aus. Die im Rahmen einer Psychotherapie angestrebten Zielzustände können dabei auf unterschiedlichem Abstraktionslevel formuliert werden (Perrez und Baumann 1991): Theoretische Begriffe, Dispositionsbegriffe, Beobachtungsbegriffe. Theoretische Begriffe erschließen sich aus Theorien und sind nicht direkt beobachtbar. Dispositionen dagegen stellen für einen Teilbereich eine Verhaltenswahrscheinlichkeit dar (z. B. Angst, Selbstsicherheit), die auf Beobachtungsbegriffen aufbaut. Psychotherapieansätze differieren zum einen in der Auswahl der Konstrukte, zum andern aber auch im Abstraktionsgrad. Während die Psychoanalyse eine Tendenz zur Zielformulierung auf der Ebene der theoretischen Begriffe hat, finden wir bei der Verhaltenstherapie eher eine Verankerung in Beobachtungsbegriffen.

4.3 Zur Zeitabhängigkeit von Wirksamkeit

Kiesler hat mit seinen programmatischen Aufsätzen auch vehement die Miteinbeziehung der Zeitachse in die Psychotherapieforschung gefordert. Zum einen sollte sich die Psychotherapieforschung nicht nur auf eine Prä-/Post-Analyse beschränken, sondern die Zeitachse im Sinne einer Prozeßanalyse miteinbeziehen (Greenberg und Neweman 1996). Zum andern sollte die Betrachtung über das Therapieende hinaus bis zu einem Katamnesezeitpunkt gehen. Neuere Studien (z. B. Grawe et al. 1990) haben gezeigt, daß die kombinierte Prozeß-Erfolgsforschung zu differenzierteren Wirksamkeitsbeurteilungen führt als die alleinige Erfolgsforschung. Daher gehört heute die Analyse der Veränderungen der Wirksamkeitsmuster über die Zeit hinweg in Form von kombinierter Prozeß-/Erfolgsforschung zum Standard der Psychotherapieforschung.

Die Wirksamkeit ist nicht nur innerhalb der Psychotherapie – von Therapieanfang bis Ende – als dynamisches Geschehen zu sehen. Diese Dynamik geht über den Zeitpunkt des Therapieendes hinaus. In verschiedenen Psychotherapiestudien ist die Beurteilung einzelner Interventionen je nach Zeitpunkt (Therapieende, Katamnese) unterschiedlich ausgefallen. Daher können je nach Wahl des Zeitrasters unterschiedliche Wirkaussagen resultieren.

4.4 Wirksamkeit und klinische Bedeutsamkeit

In der Interventionsforschung ist immer wieder das Spannungsfeld „klinische Relevanz/Bedeutsamkeit versus statistische Signifikanz" diskutiert worden (z. B. Jacobson und Truax 1991). Dies gilt nicht nur für die Psychotherapieforschung, sondern auch für die medikamentöse Forschung. So wird z. B. in der medikamentösen Forschung das Überschreiten von Mindestveränderungen in Standardskalen (Hamilton-Skala, Beck-Inventar) als klinisch bedeutsam angesehen. Dabei ist aber anzumerken, daß vielfach die geforderten Mindestdifferenzen nicht an Außenkriterien validiert worden sind. Auch in der Psychotherapieforschung wird die Frage nach der klinischen Bedeutsamkeit bzw. nach der Rate an gebesserten Patienten/innen immer wieder gestellt und ähnlich wie in der medikamentösen Forschung mittels Mindestdifferenzen beantwortet. Trotz unterschiedlichster Lösungsvorschläge fehlen aber bisher allgemein akzeptierte Bedeutsamkeitsindikatoren, so daß auch hier zusätzliche Freiheitsgrade in der Wirksamkeitsbeurteilung hinzukommen.

4.5 Zum Vergleichsmaßstab der Wirksamkeit

Eysenck hat in seinem viel diskutierten Artikel zur Spontanremission für die Wirksamkeitsbeurteilung die Forderung nach einem Kontrollmaßstab in Form von Kontrollgruppen aufgestellt. Diese Forderung hat die empirische Psychotherapieforschung aufgenommen, so daß seither unterschiedlichste Formen von Kontrollgruppen diskutiert werden: unbehandelte Gruppen, Eigenwartegruppen, Placebo-Gruppen, Gruppen mit Routinebehandlung, andere Therapiemethoden etc. (Baumann und Reinecker-Hecht 1991). Je nach Kontrollmaßstab ergeben sich daher unterschiedliche Wirksamkeitswerte.

Neben der vielfach üblichen Form der Gruppenstudien, in denen eine Untersuchungsgruppe den Kontrollmaßstab abgibt, werden in der Psychotherapieforschung auch Einzelfallstudien gefordert und als sinnvoll betrachtet, wenn sie methodischen Standards genügen (s. unten). Trotz der Forderung nach kontrollierten Einzelfallstudien und deren Realisierung sind diese bisher in die Evaluation von Psychotherapiemethoden kaum eingeflossen. Dies gilt insbesondere für Metaanalysen, die sich jeweils auf Gruppenstudien stützen.

4.6 Wirksamkeit und Position im Forschungsprozeß

Bei der bisherigen Diskussion des Wirksamkeitsbegriffes wurde nicht berücksichtigt, daß eine Interventionstechnik in einem Forschungsprozeß entwickelt wird, wobei je nach Stufe des Prozesses methodische Vorgehensweisen unterschiedliches Gewicht erhalten. Agras und Berkowitz (1980) haben ein Konzept der Evaluierung einer Interventionstechnik aufgestellt, das bisher wenig beachtet wurde; vergleichbare Überlegungen sind von Müller-Oerlinghausen und Linden (1981) in Anlehnung an das medikamentöse Phasenmodell (Phasen 1 – 4) gemacht worden.

Die methodischen Überlegungen für die Wirksamkeit werden durch das Konzept eines Forschungsprozesses modifiziert. Eine relativ globale Wirksamkeitsüberprüfung – evtl. ohne Kontrollgruppe – ist in einer Anfangsphase (Phase 1) durchaus sinnvoll. Auch in der Phase 3 (Testphase: Überprüfung in Großversuchen) sind evtl. andere Wirksamkeitsnachweise erforderlich als in Phase 2 (Pilotphase). Die bisherige Diskussion der Wirksamkeit ist wenig von diesen Phasenmodellen beeinflußt, da sie auch in Psychotherapiekreisen strittig sind.

4.7 Wirksamkeit in Forschung und Praxis

Bisher wurde von Wirksamkeit gesprochen und dabei die Wirksamkeit in Forschungsprojekten gemeint. Dieser Wirksamkeitsbegriff ist aber in neuerer Zeit kritisiert worden. So haben Tschuschke et al. (1994) gefordert, daß die Effektivitätsprüfung, d. h. die kontrollierte Wirkung im experimentellen Vorgehen, nicht ausreiche und zu ergänzen sei durch sog. „Effizienz"-Prüfungen, d. h. Überprüfung von Methoden im klinischen Feld (vgl. Clarke 1995; Weisz et al. 1995). Auch Seligman (1995) hat in seinem kürzlich veröffentlichten Artikel eine Unterscheidung zwischen Wirksamkeit in Forschungsdesigns – efficacy – und Wirksamkeit in der Praxis – effectiveness – gefordert. Letzteres hat er durch eine umfassende Nutzerstudie analysiert. Die Wirksamkeitsüberprüfung außerhalb von Forschungsinstitutionen (vgl. Phase 4) ist bisher zu wenig beachtet worden und müßte stärker als bisher realisiert werden, ohne daß sich damit die anderen Ansätze erübrigen (vgl. das Phasenmodell bzw. Ablaufschema; s. Punkt 4.6). Im Konzept der Qualitätssicherung ist das Postulat der Überprüfung der Wirksamkeit in der Praxis miteingeschlossen und hat in neuerer Zeit verstärkt Beachtung gefunden (Haug und Stieglitz 1995, Richter 1994).

5. Synopsis unterschiedlicher Wirksamkeitswerte

5.1 Deskriptive und inferenzstatistische Verfahren

In der Forschung liegen in der Regel für eine Fragestellung mehrere Studien vor. Daher ist man genötigt, unterschiedliche Befunde zu integrieren. Zur Befundintegration wurden früher die narrativen Sammelreferate durchgeführt, in denen – in Abhängigkeit von der Findigkeit der zusammenfassenden Personen – die Literatur mehr oder weniger erschöpfend dargestellt wurde. Durch die Datenbanken ist die Beliebigkeit der Literaturagglutination gesunken, da die Literatur systematisch ausgeschöpft werden kann. Dies haben die sog. Metaanalysen, die ja nicht nur im Psychotherapiesektor an Bedeutung gewonnen haben, deutlich gezeigt. Metaanalysen suchen die vorhandene Literatur systematisch auszuwerten. Dabei wird der Begriff Metaanalyse im strengeren Sinne für alle Bemühungen gebraucht, die systematisierte Literatur mittels sog. Effektstärken aufzubereiten und zu komprimieren. Als Metaanalysen im weiteren Sinne sind systematische Literaturanalysen zu verstehen, deren Formalisierungsgrad geringer ist und nicht unbedingt auch Effektstärken miteinschließt.

Die formalisierte Literaturanalyse ist – wie alle anderen empirischen Untersuchungen – von einer Vielzahl an Entscheidungen begleitet; damit öffnen sich zusätzliche Freiheitsgrade in der Wirksamkeitsbeurteilung. Vor- und Nachteile der Metaanalysen sind vielfach diskutiert worden, so daß dieses Thema hier nicht aufzugreifen ist (z. B. Grawe et al. 1994, Lösel 1987). Metaanalysen im engeren Sinne stellen einen wichtigen Beitrag zur Evaluation der Wirksamkeit von Psychotherapie dar, doch kann sich eine Evaluation nicht auf Metaanalysen im engeren Sinne allein stützen, wie auch Grawe et al. (1994) zu Recht betont haben. Vielmehr müssen andere Beurteilungsgesichtspunkte hinzukommen.

5.2 Normative Verfahren: Kriterienkatalog

Metaanalysen bringen primär Deskriptionen, können aber auch Unterschiede in der Wirksamkeit unterschiedlicher Therapieformen nachweisen. Die Bewertung der Unterschiede ist aber – wie bei allen statistischen Entscheidungsfragen – von Konventionen abhängig (Alpha-Risiko etc.). Wir haben daher ein bisher zu wenig diskutiertes Kriterienproblem vor uns, welche Unterschiede zwischen Techniken in Metaanalysen bedeutsam sind.

Von der American Psychological Association (Task Force APA 1993) wurde kürzlich ein Kriterienvorschlag für gut belegte und wahrscheinlich gut belegte Techniken der Intervention vorgelegt. Es handelt sich hier um ein normatives Vorgehen, indem explizite Regeln zur Beurteilung von Verfahren formuliert werden. Erforderlich sind für das Prädikat „gut belegte Wirksamkeit" mindestens zwei fundierte Gruppenuntersuchungen aus unterschiedlichen Forschergruppen oder eine große Anzahl von experimentellen Einzelfallstudien; in beiden Varianten müssen die Studien bestimmten methodischen Gütekriterien genügen. Beachtenswert ist, daß explizite Kriterien vorgelegt werden und daß – unter bestimmten Randbedingungen – Einzelfallstudien bezüglich der Gruppenstudien als äquivalent angesehen werden. Dieser Gesichtspunkt ist bisher bei den Metaanalysen wenig diskutiert worden. Die Expertengruppe ist sich der Willkürlichkeit der Kriterien durchaus bewußt, begründet aber die Formulierung von Kriterien auf der Basis von Expertenwissen und stellt sogar eine Liste von Psychotherapieverfahren auf, die den aufgestellten Kriterien genügen. Derartige Listen sind selbstverständlich fortlaufend zu aktualisieren und zu überprüfen (vgl. Phase 4), so daß ein „Gütesiegel" nicht unbegrenzt verliehen werden kann.

6. Wünschenswerte Voraussetzungen für Wirksamkeitsvergleich

6.1 Wirksamkeitsprofile auf Konsensbasis

Die Zusammenfassung der Literatur würde massiv erleichtert, wenn ein Konsens bezüglich der anzustrebenden Zielbereiche und deren Operationalisie-

rungen möglich wäre. Aus verschiedenen Gründen, die teilweise grundsätzlicher (z. B. Unterschiede in der Theorie), teilweise aber auch organisatori-
scher Art (z. B. wenig Multicenter-Studien) sind, finden wir bisher im Psychotherapiesektor nur in Ansätzen Wirksamkeitsmaße, die sich überregional
durchgesetzt haben (vgl. Schulte 1993). Dies steht im Gegensatz zum For-
schungssektor der Psychopharmaka (vgl. AMDP und CIPS 1990, Stieglitz und
Baumann 1994), in dem der Grad an Vereinheitlichung deutlich höher ist.
Dafür sind nicht zuletzt strukturelle Gesichtspunkte verantwortlich, da die
Medikamentenforschung aufgrund von Firmeninteressen ein hohes Ausmaß
an Drittmittelförderung durch die Industrie erfährt, was die Forschungsbasis
verbreitert. Im Gegensatz dazu stehen für die Psychotherapieforschung in
geringerem Ausmaß finanzielle Mittel zur Verfügung, die vorwiegend auf
staatlicher Förderung (in Deutschland DFG, BMFT) beruhen.

6.2 Gemeinsame Basis anstelle von Schulen

Für einen übergreifenden Wirksamkeitsvergleich ist die Gliederung des Psycho-
therapiebereichs nach unterschiedlichen Richtungen, die sich z. T. als Schulen, z. T. sogar als Paradigmen verstehen, besonders erschwerend. Neben der
Schulenorientierung finden wir aber auch Bestrebungen, übergeordnete
Gesichtspunkte der Psychotherapie herauszuarbeiten und diese als Leitbild für
die Psychotherapieforschung zu nehmen. Stichworte wie Integration (Märtens
und Petzold 1995), Eklektizismus (Norcross 1995), gemeinsame/unspezifische
Faktoren, allgemeine Psychotherapie weisen auf derartige Bemühungen hin.
    Neben Integration und Eklektizismus ist als weiterer schulenübergrei-
fender Ansatz das Konzept der *gemeinsamen, unspezifischen Faktoren* zu nennen,
die in der Psychotherapieforschung häufig als übergeordnetes Konzept diskutiert worden sind. In neuerer Zeit werden unter den gemeinsamen Faktoren wesentliche Dimensionen verstanden, mittels deren Psychotherapie diskutiert und weiterentwickelt werden kann. Vorhandene Methoden können in
einem derartigen Ansatz dargestellt und beurteilt werden, ohne daß Unterschiede in Vorgehen und Wirkung verwischt werden. Derartige Konzepte,
aber auch Selbstverständnisse von Psychotherapie würden gemeinsame Ziel-
rahmen und Wirksamkeitskonzepte erleichtern (vgl. Grawe 1995b, Weinberger 1995).
    Für die Psychotherapie können wir – trotz der Vielzahl an wissenschaft-
lichen Befunden – bis jetzt nicht mit einer einheitlichen und umfassenden
Theorie im Sinne einer Grundlagentheorie rechnen, die das psychotherapeutische Handeln in unterschiedlichen Konstellationen beinhaltet und empirisch absichert. Dies gilt nicht nur für die Psychotherapie, sondern auch für
unterschiedlichste Anwendungsgebiete der Psychologie, ebenso aber auch
für andere Bereiche wie z. B. Medizin. Das Konzept einer allgemeinen Psychotherapie ist daher zur Zeit nicht als Psychotherapietheorie zu verstehen; vielmehr stellt es einen wesentlichen ersten Schritt in die Richtung einer Synopsis dar, indem die Vielzahl an wissenschaftlich belegten Einzelbefunden syste-
matisiert wird. Derartige Ansätze sind für die Integration der Einzelbefunde
und für die Strukturierung eines Forschungsfeldes äußerst wichtig. Sie bieten

einen Diskussionsrahmen an für die zentralen Konzepte unterschiedlicher Ansätze.

7. Bilanz

Nachdem im letzten Abschnitt eher eine Zukunftsvision vorgelegt wurde, für deren Realisierung durchaus wichtige Aktivitäten beobachtbar sind, soll abschließend die im Titel angesprochene Frage „wie objektiv ist die Wirksamkeit der Psychotherapie" im Sinne einer Bilanz beantwortet werden.

Die bisherigen Ausführungen haben gezeigt, daß das Konstrukt Wirksamkeit eine Vielzahl an Freiheitsgraden miteinschließt. Bisher wurde aber ein weiterer Freiheitsgrad in der Wirksamkeitsdiskussion noch nicht angesprochen, nämlich der der *wissenschaftstheoretischen* Position. Dieser Aspekt ist den bisher angeführten Gesichtspunkten übergeordnet, indem dadurch die „Spielregeln" formuliert werden, wie man zum Erkenntnisgewinn kommt. Die Frage nach der wissenschaftstheoretischen Position ist gerade im Psychotherapiebereich von besonderer Bedeutung, da sich zwei Grundpositionen für die Forschung unterscheiden lassen (Möller 1978), denen sich auch schwerpunktmäßig unterscheidbare Techniken zuordnen lassen:

- *Empirisch-statistische Grundposition,* wie sie in der Verhaltenstherapie realisiert wird. Aber auch in der Psychoanalyse finden wir diese Grundposition, obwohl die zweite Grundposition eher im Vordergrund steht.
- *Hermeneutische Grundposition,* wie sie vor allem in der Psychoanalyse ausformuliert wurde. Als markanter Vertreter für den deutschsprachigen Raum sei Lorenzer (1974) genannt. Neben der Psychoanalyse finden wir auch Vertreter/innen anderer Therapierichtungen für diese Position.

Bereits unabhängig von der wissenschaftstheoretischen Grundposition ergeben sich zur Festlegung der Wirksamkeit verschiedenste Freiheitsgrade, so daß man nicht von einer objektiven Wirksamkeit der Psychotherapie sprechen kann. Die Natur der Sache generiert nicht die Wirksamkeit, sondern sie stellt ein komplexes Konstrukt dar, das inhaltlich und formal in den einzelnen Punkten präzisiert und festgelegt werden muß. Nimmt man zu den angeführten Freiheitsgraden der Wirksamkeit noch den Freiheitsgrad der wissenschaftstheoretischen Grundposition hinzu, so verkompliziert sich die Situation zusätzlich. In Anbetracht dieser Schlußfolgerung könnte man sich fragen, ob damit der Wirksamkeitsbegriff beliebig und daher eine Beurteilung von Psychotherapieverfahren nicht möglich sei?

Dieser resignativen Schlußfolgerung soll mit Blick auf andere Wissenschaften entschieden widersprochen werden:

- Jede Wissenschaft schafft ein System von Konstrukten, die bei den Naturwissenschaften, aber auch den Humanwissenschaften wie Medizin, Psychologie etc., in der Realität, Empirie verankert sind.
- Geht es um technologische Wissenschaften (u. a. Medizin, Angewandte Psychologie), so ist die Wirksamkeit ein zentrales Element der Handlungsregeln.

– Die für einzelne Bereiche zutreffende Wirksamkeit wird jeweils von den
  zuständigen Fachsozietäten festgelegt.

Wirksamkeit als Konstrukt, das von der jeweiligen Fachsozietät formal und
inhaltlich zu füllen ist, ist daher kein Spezifikum der Psychotherapie, sondern
ein allgemeines Prinzip von Handlungswissenschaften (z. B. Wirksamkeit eines
Antidepressivums, Wirksamkeit einer Unterrichtsmethode). Besteht in einer
Fachsozietät bezüglich einer Wirksamkeit weitgehend Konsens, so ist damit
diese Wirksamkeit „quasi-objektiv", indem sie nicht mehr im Belieben des
einzelnen steht. „Quasi" als Kürzel vor der Objektivität, weil es sich um einen
definitorischen Akt handelt. Besteht kein Konsens und läßt sich auch nicht
durch akzeptierte Entscheidungsprozeduren (z. B. Zulassungsbehörde für
Arzneimittel, Experten/innen-Gremien, Gerichtswesen) eine Entscheidung
erreichen, so sind derartige Technologien nur begrenzt für die Anwendung
verwertbar, da der Zustand der „Quasi-Objektivität" für die NutzerInnen wünschenswert erscheint. Die Klärung von widersprüchlichen wissenschaftlichen
Aussagen ist primär Aufgabe der Wissenschaft und nicht der NutzerInnen; dies
gilt insbesondere für das Gesundheitswesen.

Wie die Diskussion um die Ergebnisse von Grawe et al. (1994), Grawe (1994)
und Meyer (1994) zeigt, ist ein Konsens bezüglich der Wirksamkeit der Psychotherapie zumindest in Teilbereichen nicht vorhanden; umgekehrt kann man
aber schließen, daß bezüglich der nicht monierten Gebiete ein Konsens
besteht. Ein Teil des Dissenses ist nach meiner Meinung aufgrund methodischer und inhaltlicher Überprüfungen lösbar; es wäre Aufgabe der Fachwelt,
diesen Dissensraum sachlich und ohne Polemik zu klären. Voraussetzung ist
dabei, daß der oberste Freiheitsgrad beim Konstrukt Wirksamkeit, nämlich die
wissenschaftstheoretische Position, einheitlich ist. Der Psychotherapiesektor,
aber auch das Gesundheitswesen täten gut daran, die Frage der Wirksamkeit
als empirisch-statistische Frage zu betrachten.

Die Kontroversen um die Befunde von Grawe et al. (1994) haben nach meiner Meinung das Ausmaß an Konsens bezüglich der Wirksamkeit von Psychotherapie, der sich aus den empirisch-statistischen Daten ergibt, in den Hintergrund treten lassen. Daher wird das Ausmaß an „Quasi-Objektivität" der
Wirksamkeit von Psychotherapie unterschätzt.

Erschwerend kommt dazu, daß es bisher an eingespielten und allgemein
akzeptierten Entscheidungsstrukturen fehlt, die, losgelöst von Interessensgruppen aus dem Sektor der Psychotherapieverbände, Aussagen über die
Wirksamkeit von Psychotherapiemethoden formulieren. Derartige Aussagen wären aber für die Sozietät als Orientierungshilfe von großer Wichtigkeit. Vorschläge dazu finden sich in Diskussionspapieren für ein Psychothe-
rapiegesetz in Deutschland, doch sind sie bisher noch nicht handlungsaktuell
geworden.

Zusammenfassend soll bezüglich der Wirksamkeitsdiskussion folgende
Position vertreten werden:

– Zu psychotherapeutischen Methoden sind auf der Basis empirisch-stati-
  stischer Befunde „quasi-objektive" Aussagen zur Wirksamkeit der Psychotherapie möglich.

– Im Psychotherapiesektor liegen trotz aller Kontroversen entsprechende Aussagen vor.
– Wünschenswert wären Expertengremien, die weitgehend unabhängig von Interessensgruppen Wirksamkeitsaussagen überprüfen und im Hinblick auf die Gesundheitsversorgung bewerten.

Literatur

Agras WS, Berkowitz R (1980) Clinical Research in Behavior Therapy Halfway There? Behav Ther 11: 472–487

AMDP and CIPS (eds) (1990) Ratingscales for Psychiatry (European Edition). Beltz-Test, Weinheim

Baumann U, Reinecker-Hecht Ch (1991) Methodik der klinisch-psychologischen Interventionsforschung. In: Perrez M, Baumann U (Hrsg) Lehrbuch Klinische Psychologie (Band 2), S 64–78. Huber, Bern

Bergin AE, Garfield SL (eds) (1994) Handbook of Psychotherapy and Behavior Change, 4th Ed. Wiley, New York

Brugger W (1963) Philosophisches Wörterbuch. Herder, Freiburg i Br

Clarke GN (1995) Improving the Transition from Basic Efficacy Research to Effectiveness Studies, Methodological Issues and Procedures. J Consult Clin Psychol 63: 718–726

Fachgruppe Klinische Psychologie (1995) Stellungnahme der Fachgruppe Klinische Psychologie der Deutschen Gesellschaft für Psychologie zur Auseinandersetzung um Forschungsergebnisse zur Psychotherapie. Z Klin Psychol 3: 229–230

Freedheim DK (ed) (1992) History of Psychotherapy. American Psychological Association, Washington

Giles TG (ed) (1993) Handbook of Effective Psychotherapy. Plenum, New York

Grawe K (1994) Psychoanalytische Illusionen und empirische Wirklichkeit. Psychother 39: 309–313

Grawe K (1995a) Psychotherapie und Statistik im Spannungsfeld zwischen Wissenschaft und Konfession. Z Klin Psycho 3: 216–229

Grawe K (1995b) Grundriß einer Allgemeinen Psychotherapie. Psychother 40: 130–145

Grawe K, Caspar F, Ambühl H (1990) Differentielle Psychotherapieforschung. Vier Therapieformen im Vergleich (Themenheft). Z Klin Psychol 19 (4)

Grawe K, Donati R, Bernauer F (1994) Psychotherapie im Wandel – Von der Konfession zur Profession. Hogrefe, Göttingen

Greenberg LS, Newman FI (eds) (1996) Psychotherapy Change Process Research (Special Section). J Consult Clin Psychol 64: (3)

Haug HJ, Stieglitz RD (Hrsg) (1995) Qualitätssicherung in der Psychiatrie. Enke, Stuttgart

Jacobson NS, Truax P (1991) Clinical Significance. A Statistical Approach to Defining Meaningful Change in Psychotherapy Research. J Consult Clin Psychol 59: 12–20

Lösel F (1987) Methodik und Problematik von Meta-Analysen. Mit Beispielen der Psychotherapieforschung. Gruppendyn 18: 323–343

Lorenzer A (1974) Die Wahrheit der psychoanalytischen Erkenntnis. Suhrkamp, Frankfurt

Märtens M, Petzold H (1995) Perspektiven der Psychotherapieforschung und Ansätze für integrative Orientierungen (Psychotherapy Research and Integrative Orientations). Integr Ther 1: 3–7

Meyer AE (1994) Über die Wirksamkeit psychoanalytischer Therapie bei psychosomatischen Störungen. Psychother 39: 298–308

Meyer AE, Richter R, Grawe K, Schulenburg JM Graf von, Schulte B (1991) Forschungs-
gutachten zu Fragen eines Psychotherapeutengesetzes. Universitäts-Krankenhaus,
Hamburg Eppendorf

Möller H-J (1978) Psychoanalyse – erklärende Wissenschaft oder Deutungskunst? Fink,
München

Müller-Oerlinghausen B, Linden M (1981) Rationalität der Indikation zu psychophar-
makologischer Behandlung. In: Baumann U (Hrsg) Indikation zur Psychotherapie,
S 210–220. Urban & Schwarzenberg, München

Norcross JC (1995) Psychotherapie-Integration in den USA. Überblick über eine Meta-
morphose (Psychotherapy Integration in the USA. An Overview of a Metamorphosis).
Integr Ther 1: 45–62

Perez M (1991) Wissenschaftstheoretische Grundbegriffe der klinisch-psychologischen
Interventionsforschung. In: Perrez M, Baumann U (Hrsg) Lehrbuch Klinische Psychologie (Band 2), S 51–62. Huber, Bern

Perrez M, Baumann U (1991) Systematik der klinisch-psychologischen Intervention. Einleitung. In: Perrez M, Baumann U (Hrsg) Lehrbuch Klinische Psychologie (Band 2),
S 19–29. Huber, Bern

Popper KR (1972) Objektive Erkenntnis. Hoffmann und Campe, Hamburg

Richter R (1994) Qualitätssicherung in der Psychotherapie (Themenheft). Z Klin Psychol
23: 233–235

Schulte D (1993) Wie soll Therapieerfolg gemessen werden? (Überblicksarbeit). Z Klin
Psychol 4: 374–394

Seligman MEP (1995) The Effectiveness of Psychotherapy. American Psychol 50: 965–974

Stieglitz R-D, Baumann U (Hrsg) (1994) Psychodiagnostik psychischer Störungen. Enke,
Stuttgart

Task Force APA (1993) Task Force on Promotion and Dissemination of Psychological Pro-
cedures. Washington, American Psychological Association (übersetzt in Auszügen:
Hahlweg K (1995) Zur Förderung und Verbreitung psychologischer Verfahren. Ein
APA-Bericht (Editorial). Z Klin Psychol 24: 275–284)

Tschuschke V, Kächele H, Hölzer M (1994) Gibt es unterschiedlich effektive Formen von
Psychotherapie? Psychother 39: 281–297

Weinberger J (1995) Common Factors Aren't so Common. The Common Factors Dilemma. Clinical Psychology 2: 45–69

Weisz JR, Donenberg GR, Han S, Weiss B (1995) Bridging the Gap Between Laboratory
and Clinic in Child and Adolescent Psychotherapy. J Consult Clin Psychol 63: 688–702

Westmeyer H (1978) Wissenschaftstheoretische Grundlagen klinischer Psychologie. In:
Baumann U, Berbalk H, Seidenstücker G (Hrsg) Klinische Psychologie – Trends in
Forschung und Praxis (Band 1), S 108–132. Huber, Bern

Yates BT (1995) Cost-Effectiveness Analysis, Cost-Benefit Analysis and Beyond Evolving
Models for the Scientist-Manager-Practitioner. Clin Psychol 4: 370–385

Korrespondenz: Prof. Dr. phil. Urs Baumann, Institut für Psychologie, Universität Salzburg,
Hellbrunner Straße 34, A-5020 Salzburg, Österreich.

Objektivierung des Subjektiven

Kommentar zum Beitrag von U. Baumann

G. Rudolf

Psychosomatische Universitätsklinik, Heidelberg,
Bundesrepublik Deutschland

1. Methodendiskussion in der Psychotherapie-Forschung

Der Beitrag von U. Baumann diskutiert die Objektivität der Wirksamkeit von Psychotherapien im Sinne von glaubwürdigen, unbestreitbaren, nachprüfbaren, also wirklich vorhandenen Wirkungen. Diese Art von Objektivität gilt als Gütekriterium für wissenschaftliches Vorgehen, welches weitgehend naturwissenschaftlich geprägt ist. Wie Baumann zeigt, setzt sich die objektive Wirkung aus dem Zusammenwirken vieler Teilbereiche zusammen; jeder von ihnen bedeutet zugleich einen Freiheitsgrad im Konstrukt objektiver Wirkung. Im einzelnen geht es ihm um

- den *statistischen Aspekt* von Wirkung (Stichworte: Reliabilität der Meßinstrumente, Alpha-Probleme, Beta-Überlegungen, statistische Power, Stichprobengröße)
- die klinische Validierung dieser statistischen Wirkung (Stichwort: *klinische Signifikanz* oder klinische Bedeutsamkeit von Veränderungen)
- die *Differenzierung* von Wirkung im Sinne von *efficacy* (Wirkung unter Forschungsbedingungen), *effectiveness* (Wirkung unter Praxisbedingungen) und *efficiency* (Wirkung unter Kosten-Nutzen-Gesichtspunkten)
- die Einbeziehung der *Patientenzufriedenheit* als weiteres Maß für Wirkung
- die Einbeziehung der *Zeit* in die Beschreibung von Wirkung. Hier geht es um Veränderungsmuster über die Zeit hinweg, was eine Verknüpfung der Outcome-Forschung mit der Prozeßforschung bedeutet; nicht erwähnt, aber als hierher gehörig zu ergänzen wäre die Menge von Therapie über die Zeit hinweg mit Blick auf die Wirkung: die Dosis-Wirkungs-Relation
- die Notwendigkeit, Wirkung *multimodal zu erfassen* im Sinne der Auflösung des Uniformitätsmythos: Was an Therapie bei welchem Patienten wirkt, wie, wann, wie sehr usw.?
- das Thema der *Kontrollmaße;* dieses wird sehr vorsichtig formuliert und verzichtet auf das heikle Stichwort Randomisierung

— die Berücksichtigung *zugrunde liegender Theorien* bei der Verwendung von Wirksamkeitsmaßen und die Einbeziehung der wissenschaftstheoretischen Position (empirisch-positivistisch versus hermeneutisch) bei der Bewertung von Befunden.

Baumanns Ausführungen stehen im Einklang mit anderen Veröffentlichungen, die in jüngerer Zeit das Feld der Psychotherapie-Evaluation methodisch abzustecken versuchten (z. B. Langenmayr und Kosfelder 1995, Schulte 1995). Solche Darstellungen empfinde ich als hilfreich, weil sie den aktuellen Stand der Methodendiskussion deutlich machen. Genaugenommen sind es die aktuellen *Fragen* der Methodendiskussion, die Baumann hier aufführt, und ich stimme mit ihm überein, daß ihnen in der Wirksamkeitsbeurteilung von Psychotherapien eine große Bedeutung zukommt.

2. Die Objekte messen – die Subjekte verstehen

Gleichwohl will ich zwei kritische Anmerkungen machen; sie betreffen die *Antworten* auf die methodischen Fragen, und sie berühren zugleich ihre Prämissen. Zunächst zu den Prämissen: Das sich geradezu aufdrängende Thema: „Was ist eigentlich objektiv?" (im Sinne von „Wie wirklich ist die Wirklichkeit der Wirkung?") wollte ich wegen seiner Abgegriffenheit eigentlich vermeiden, aber es ist doch nicht zu umgehen. In dem Beitrag heißt es: „Objektiv wird vielfach als wahr, von den Beurteilern unabhängig, im Gegenstand begründet und nicht von den Gefühlen oder willkürlichen Setzungen des Subjekts bedingt gesehen". Baumann hat offenbar keine gute Meinung von den Subjekten; er beschreibt, wie diese von Gefühlen und Willkür geleitet ihre Urteile abgeben und wie sie deshalb im Interesse der Objektivität kontrolliert werden müssen. Dieser Vorschlag der objektivierenden Versachlichung wird auch deutlich in den Schlußfolgerungen am Ende des Referats hörbar. Baumann betont, dort wo Dissens bestehe – und laut Grawes Ergebnissen herrscht er in einigen wichtigen Punkten –, „ist der Dissens aufgrund methodischer und inhaltlicher Überprüfungen lösbar; es wäre Aufgabe der Fachwelt, diesen Dissensraum sachlich und ohne Polemik zu klären". Auch hier werden die Subjekte zur Ordnung gerufen, sie sollen nicht gefühlshaft agieren, sondern sich sachlich einigen, der Dissens der Subjekte soll gewissermaßen objektiv beigelegt werden.

An dieser Stelle wird nach meinem Eindruck übersehen, daß die Subjekte nicht nur durch Eigenschaften wie Willkür oder Emotion gekennzeichnet sind, sie haben vor allem *Intention* und *Motivation*, d. h. sie wenden sich an andere, sie wollen bestimmte Ziele erreichen, und sie stützen sich dabei auf Ich-Funktionen wie ent-scheiden oder ur-teilen, um ihrem Ziel näherzukommen. Auch Baumann läßt neben seinen Objektivierungsbemühungen subjektive Intentionen erkennen, wenn er nachdrücklich seinen Standpunkt vertritt, daß die Frage der Wirksamkeit als empirische Frage zu betrachten und *empirisch-statistisch* zu lösen sei, und wenn er weiterhin darauf hinweist, daß bereits entsprechende Vorschläge von psychologischen Psychotherapieverbänden vorlägen, aber im Gesundheitswesen noch nicht handlungsaktuell geworden seien.

Immer wenn wir Personen *verstehen* wollen, müssen wir uns in ihre Intentionen einfühlen. So ist es auch in diesem Zusammenhang, wo Baumann als Vertreter einer (berufspolitischen) Interessengruppe spricht und deren Werte und Zielsetzungen argumentativ vertritt. Nebenbei wird daran deutlich, daß auch die Frage wissenschaftlicher Gütekriterien zwischen Interessengruppen ausgehandelt werden muß. Es sind letztlich Konventionen, die darüber entscheiden, was als richtig und wahr gelten soll.

Subjekte haben also ihre Intentionen, seien sie bewußt oder unbewußt. Immer wenn Subjekte sich sprachlich äußern, müssen andere zu verstehen versuchen: Welche Motivationen haben sie, was wollen sie erreichen, welche Ziele steuern sie an, was wollen sie uns sagen, wer spricht zu wem in welcher Absicht? Jede empirische Erfassung einer sozialen Situation muß durch dieses hermeneutische Nadelöhr der Sinnzuschreibung durch Verstehen hindurch, wie Faller und Frommer (1994) in der Einleitung ihres Buches „Qualitative Psychotherapie-Forschung" ausführen.

Diese kommunikative Logik gilt für ein soziales Ereignis, wie Psychotherapie es darstellt, in besonderem Maße. Hier spielt die Subjekthaftigkeit des Patienten ebenso wie die Subjektivität des Untersuchers, der sich seinerseits um Objektivität bemüht, eine wichtige Rolle. Die wissenschaftlichen Verfahren, die zur Erfassung dieses Bereichs zur Verfügung stehen, entstammen der qualitativen Sozialforschung, auch sie sind empirisch, wenngleich nicht empirisch-statistisch. Ihre Ansätze sind zunächst beobachtend, beschreibend, erzählend und letztlich verstehend. An die Stelle des klassischen Gütekriteriums Objektivität tritt das der „reflexiven Subjektivität". Subjektivität soll nicht eliminiert, sondern kritisch reflektiert und in dieser Form berücksichtigt werden. Damit nicht lediglich die Meinung eines Einzelinterpreten wiedergegeben wird, bedarf jede Aussage der „kommunikativen Validierung", d. h. der Anbindung an einen Konsens zwischen Patient und Untersucher oder an den Konsens einer Wissenschaftsgemeinschaft.

Unter dieser Voraussetzung eignen sich Methoden wie die der verdichtenden Beschreibung, der inhaltsanalytischen Kategorienbildung (z. B. Mayring 1983), der Idealtypenbildung in Anlehnung an Max Weber und andere Verfahren dazu, nicht das Ausmaß (wieviel) und die Ursachen (warum), sondern die Qualität (das Wie) zu erfassen. Die Frage in der Psychotherapieforschung lautet dann nicht nur, welches Maß an Wirkung die Therapie erzielt hat, sondern *welche* spezifischen Wirkungen erzielt wurden und wie diese zustandegekommen sind. Therapie-Outcome-Forschung (die Frage nach der Wirkung) verknüpft sich dabei mit Therapie-Prozeß-Forschung (der Frage nach dem Zustandekommen von Wirkungen und den Wirkfaktoren).

3. Methoden integrativer Psychotherapie-Forschung

Es scheint mir an der Zeit, Abschied zu nehmen von der Vorstellung der Psychotherapie als einer Ingenieurswissenschaft, in der es Wirkungen von Techniken zu objektivieren gilt; das Konzept wäre am ehesten angemessen in speziellen Interventionsstudien, die aber zwangsläufig eher experimentellen als klinischen Charakter tragen.

Auch müssen wir die Vorstellung aufgeben, daß Psychotherapie und Pharmakotherapie analog gesetzt und dementsprechend Psychotherapiestudien nach den Regeln kontrollierter klinischer Studien durchgeführt werden müssen. Die traditionelle kontrollierte klinische Studie folgt der Logik der Pharmaka-Prüfung. Vor Neueinführung eines Medikaments muß statistisch exakt nachgewiesen werden, daß das neue Mittel dem bislang Verwendeten mindestens ebenbürtig, möglichst sogar überlegen, auf keinen Fall aber unterlegen ist. Als Kriterien der Wirkung wird z. B. die Überlebensrate von Patienten oder ein anderer, möglichst eindeutiger Effekt herangezogen. Wie die Wirkung zustande kommt, ist dabei von geringerem Interesse als die Tatsache, daß die Wirkung möglichst objektiv nachgewiesen werden kann.

Die Situation der Psychotherapie ist eine völlig andere. Hierbei handelt es sich um ein soziales Geschehen, einen sich über lange Zeit erstreckenden Prozeß der Umstrukturierung und Neuentwicklung. Es sind daran zwei oder mehr Partner beteiligt, welche einander von der Wirklichkeit der eigenen Innenwelt zu überzeugen versuchen und dazu individuelle und gemeinsame Bedeutungen aushandeln müssen. Die Qualität solcher menschlicher Veränderungsprozesse wird weder durch die Ingenieursmetapher noch durch die Medikamentenmetapher angemessen beschrieben; statt der aus den Naturwissenschaften entlehnten Modelle werden daher zunehmend solche aus den Sozialwissenschaften, Kulturwissenschaften, Verhaltenswissenschaften, etc. übernommen. Der Überblick in Tab. 1 stellt qualitatives und quantitatives Vorgehen einander gegenüber.

Tab. 1 soll deutlich machen, daß die beiden Ansätze einander nicht ausschließen, sondern durch ihre Integration eine dem Gegenstand angemessene Vorgehensweise der Psychotherapieforschung zur Verfügung stellen. So bekommt es der quantifizierenden Forschung gut, wenn sie durch die Einbeziehung qualitativer Aspekte sinnvoll und klinisch valide gemacht wird, während umgekehrt die qualitativen Verfahren ein größeres Maß von Stringenz und eine systematische, selbstkritische Überprüfung ihrer Annahmen gebrauchen können, um sich nicht im Subjektiven zu verlieren. Dieses Thema spiegelt sich auch in der Frage nach der Angemessenheit von Meßinstrumenten. Neben den standardisierenden Instrumenten, die an vielen Untersuchungen und in Tausenden von Fällen erprobt sind und die den internationalen Vergleich erlauben, haben auch jene spezifischen Instrumente ihre Berechtigung, die theoriegeleitet auf das jeweils untersuchte Behandlungsverfahren zugeschnitten sind. So beschreibt z. B. das neue System „Operationalisierte Psychodynamische Diagnostik (OPD)" (1996) diagnostische Kategorien im Kontext psychodynamischer Annahmen.

In seinem Beitrag hat U. Baumann die notwendigen Bemühungen um Objektivität, aber auch die Grenzen von Objektivierbarkeit aufgezeigt; ein ergänzender zweiter Vortrag könnte heißen: „Wie subjektiv ist die Wirkung von Psychotherapien?" Nur aus der Verknüpfung beider Sichtweisen läßt sich ein dem psychotherapeutischen Gegenstand angemessenes Design zur Evaluierung entwickeln. Es geht nicht darum, den Objektivierungsbemühungen

Tabelle 1. Quantitatives und qualitatives Vorgehen im Vergleich

	quantitatives Vorgehen	qualitatives Vorgehen
Zielsetzung	das Objekt vermessen; objektive Fakten gewichten; Ursache-Wirkungszusammenhänge gegen Zufall absichern (Signifikanz)	das Subjekt verstehen; subjektive Fakten beschreiben; Veränderungsprozesse auf ihre Relevanz hin beschreiben
Psychotherapie	ein „Medikament" mit Dosis und Wirkung; eine professionelle Technik mit nachweisbaren Effekten	ein intersubjektiver Aushandlungsprozeß für Bedeutungen; ein Entwicklungsprozeß (Lernprozeß, Wachstumsprozeß)
Rahmenbedingungen	aktive, experimentelle Gestaltung der Untersuchungssituation	vorsichtige Annäherung an eine vorgefundene Situation
Vorgehensweise	beobachten, messen, gewichten, bewerten	erleben, einfühlen, verstehen, beschreiben
Ergebnisse	Fakten, Eigenschaften, Zustände, Änderungen, welche nach Schwere, Häufigkeit und Wahrscheinlichkeit gewichtet sind	Darstellung von Gestalten, Mustern, Bedeutungen, welche in Situationen und Abläufen erfahren werden
Gütekriterien	Objektivität, Reliabilität, Validität	reflexive Subjektivität, kommunikative Validität
positive Wertsetzung	vom Untersucher unabhängige, wahre und wirkliche Ergebnisse	bedeutsame Ergebnisse, welche die Sicht aller beteiligten Subjekte einbeziehen
wechselseitige Entwertungen	nur Unlebendiges kann objektiviert werden, es ist inhuman, Menschen zu objektivieren	Subjekte sind von Gefühlen und Willkür geleitet und können daher wissenschaftlich nicht erfaßt werden
wechselseitiger Nutzen	die objektivierbaren Fakten auch auf ihre Bedeutung hin prüfen	die subjektiven Bedeutungen auf ihre Intensität, ihre Häufigkeit, ihre Wahrscheinlichkeit hin untersuchen

weniger, sondern dem Subjektverständnis mehr Raum zu geben. Gleichwohl muß man einräumen, daß sich die qualitativen Methoden noch in einem Stadium der Entwicklung befinden, welches vermutlich noch etwa 10 Jahre benötigt, ehe jemand die qualitativen Standards so überzeugend darstellen kann, wie es U. Baumann hier für die quantitativen Standards getan hat.

Literatur

Arbeitskreis OPD (Hrsg) (1996) Operationalisierte Psychodynamische Diagnostik. Grundlagen und Manual. Huber, Bern

Faller H, Frommer J (Hrsg) (1994) Qualitative Psychotherapieforschung. Grundlagen und Methoden. Ansanger, Heidelberg

Langenmayr A, Kosfelder J (1995) Methodische Entscheidungen in der Evaluation von Psychotherapie. Zschr Klin Psychologie, Psychopathologie und Psychotherapie 43: 273–290

Manz R, Henningsen Ch, Rudolf G (1995) Methodische und statistische Aspekte der Therapieevaluation am Beispiel der Berliner Psychotherapiestudie. Psychother Psychosom med Psychol 45: 52–59

Mayring P (1983) Qualitative Inhaltsanalyse. Beltz, Weinheim Basel

Rudolf G (1990) Die Beziehung zwischen Psychotherapieforschung und psychotherapeutischer Praxis. In: Buchheim P, Cierpka M, Seiffert Th (Hrsg) Psychotherapie im Wandel. Lindauer Texte. Springer, Berlin Heidelberg New York

Rudolf G (1996) Psychotherapieforschung bezogen auf die psychotherapeutische Praxis. Psychotherapieforum 4: 124–134

Rudolf G, Manz R, Öri Ch (1994) Ergebnisse psychoanalytischer Therapien. Zschr Psychosom Med 40: 25–40

Rudolf G, Grande T, Oberbracht C, Jakobsen T (1996) Erste empirische Untersuchungen zu einem neuen diagnostischen System: Die operationalisierte psychodynamische Diagnostik OPD. Zschr Psychosom Med 42: 343–357

Schulte D (1995) How Treatment Success Could be Assessed. Psychother Res 5: 281–296

Korrespondenz: Prof. Dr. med. Gerd Rudolf, Psychosomatische Universitätsklinik, Thibautstraße 2, D-69115 Heidelberg, Bundesrepublik Deutschland.

Hat die Hermeneutik noch eine Chance?[*]

H. Lang

Institut für Psychotherapie und Medizinische Psychologie,
Universität Würzburg, Bundesrepublik Deutschland

Den provokativen Titel hat der Mitherausgeber Christoph Mundt gewählt. Als Schüler Hans-Georg Gadamers, des Begründers der modernen philosophischen Hermeneutik, ist eine affirmative Antwort auf diese Frage sozusagen eine Selbstverständlichkeit. Das soll im folgenden gezeigt werden. Von Gadamer stammt der Satz, jeder Mensch sei ein Philosoph, weil die Fragen, die Philosophie stelle, Grundfragen menschlichen Daseins schlechthin seien. Man könnte dieses Statement noch dahingehend differenzieren, daß jeder Mensch ein hermeneutischer Philosoph ist. Ist nämlich *Hermeneutik* als *„Kunst des Verstehens und der Verständigung"* zu definieren und ist Verstehen zugleich ein fundamentales Charakteristikum des Menschen überhaupt, ein Existenzial, wie Heidegger dies genannt hat, so wird das menschliche Subjekt zum *„animal hermeneuticum"*. Schon immer sind wir in unserem Selbst- und Weltbezug verstehend und zugleich in diesem Verstehen an bestimmte Perspektiven gebunden, selektiv und somit schon, ohne daß wir uns dessen bewußt sind, interpretativ existent.

Um indessen sich oder eine bestimmte Situation, oder was auch immer, verstehen zu wollen, ist bereits ein bestimmtes „Vorverständnis" Bedingung. So ist es nicht möglich, sich der Welt und den Dingen voraussetzungslos, quasi mit „purem", „nacktem" Bewußtsein, zu nähern. Um jetzt zu verhindern, daß Verstehen nur eigene Vormeinungen reproduziert, muß sich dieses Vorverständnis „an den Sachen selbst" bewähren und von daher, wenn notwendig, korrigiert und erweitert werden, um sich differenzierter verstehen zu lassen. So zeichnet sich bereits auf dieser existentiellen Stufe die Seinsweise menschlichen Daseins als *„hermeneutischer Zirkel"* ab. Die Bewegung des Verstehens läuft nämlich vom Ganzen zum Teil und zurück zum Ganzen. Nicht anders ist es nun um das Verstehen innerhalb eines psychotherapeutischen Geschehens bestellt.

Ja, im Dasein als Psychiater und Psychotherapeut kulminiert sozusagen der Mensch als „animal hermeneuticum". Denn sie sind, wie wohl keine andere Profession, mit „Unverständlichem" konfrontiert. Man denke nur an das

---

[*] Walter Bräutigam zum 75. Geburtstag gewidmet.

„Unverständlichkeitsaxiom" der Heidelberger Psychopathologenschule als Kriterium für die Diagnose psychotischen Erlebens, an die „Unsinnigkeit" eines Zwangs, an das „Seltsame", „Irrationale" einer Phobie. *Hermeneutik hat nun die universelle Aufgabe,* so der Kerngedanke Gadamers, *„all das zu verstehen, was in der menschlichen Weltorientierung als das ‚atopon', das Seltsame* (das Unverständliche) begegnet, das sich in den gewohnten Erwartungsordnungen der Erfahrung nirgends unterbringen läßt" (Gadamer 1967). Das Verstehen dieser „Unverständlichkeit", Voraussetzung für die nachfolgende psychotherapeutische Intervention, vollzieht sich im hermeneutischen Zirkel.

Hermeneutik als Methode psychotherapeutischen Vorgehens ist vor allem in der Psychoanalyse bzw. Tiefenpsychologie thematisiert worden. Ich bin auf diesen Punkt an anderer Stelle (Lang 1973, 1995) näher eingegangen und darf zugleich auf entsprechende Arbeiten von Binswanger (1955), Ricoeur (1965), Habermas (1968), Lorenzer (1970), Wyss (1982), Holm-Hadulla (1995), Schöpf (1996) u. a. verweisen. Hermeneutische Methodik betrifft allerdings nicht nur die Psychoanalyse. Denn meines Erachtens ist Hermeneutik gefordert, sobald Psychotherapie interpersonell strukturiert ist, und welche Psychotherapie ist das nicht! *Hermeneutik erscheint auf diese Weise als ein Grundprinzip, das Psychotherapie überhaupt essentiell mitzustrukturieren hat.*

Wie sieht nun hier der hermeneutische Zirkel aus, zunächst die Herausbildung eines Vorverständnisses, das uns eine erste Annäherung an den Patienten und seine Erkrankung erlaubt?

Studienjahre an der Universität, die sich daran anschließende Weiterbildung in Psychoanalyse, Tiefenpsychologie oder Verhaltenstherapie, klientenzentrierter Therapie, Gestalttherapie, Familientherapie usw. usw. vermitteln ein fundiertes Vorverständnis, worin das genannte Unverständliche und Seltsame vorverstanden und eingeordnet werden kann.

Das psychoanalytische Konfliktmodell des Über-Ich-Es-Konfliktes läßt uns z. B. verstehen, weshalb es in einer bestimmten Versuchungssituation bei einem 48-jährigen Lehrer zur Agoraphobie und zu einem Herzangstsyndrom kam. Die unmittelbare Möglichkeit der Aufnahme einer außerehelichen Beziehung läßt proportional zur lockenden Lust die Angst vor dem damit einhergehenden möglichen Verlust der familiären Geborgenheit wachsen. Die sich jetzt einstellende Symptomatik entschärft diesen Konflikt dahingehend, daß ein so herzkranker Mann sich solche Eskapaden nicht leisten kann und die sich des weiteren einstellende Agoraphobie zusätzlich an das familiäre Zuhause bindet. Lerntheoretisch könnte man hier von einer interaktionalen Funktionalität des Symptomes sprechen, zumal jetzt durch die Symptomatik die Ehefrau zu mehr Zuwendung gezwungen wird.

Psychodynamische Modelle, lernpsychologische Prinzipien, wie klassische und operante Konditionierung, Lernen am Modell, kognitive Konzeptionen können die Entstehung einer Phobie erklären, eine widersprüchliche Delegation im Sinne eines systemischen Familienmodells nicht weniger. Wir haben diese (und andere) Theorien im Kopf, wenn uns ein Patient mit entsprechenden Beschwerden gegenübertritt. Und sie vermitteln uns eine erste Orientierung. Nachdem eine Symptom- und Strukturdiagnose gestellt ist, geben Lehrbücher weiter Auskunft über Indikation und Prognose. Borderlinekranke und psychotische Patienten z. B. werden heute üblicherweise nicht mehr

im klassischen Couchsetting behandelt, ein Patient mit anankastischen Fremd-
schädigungsbefürchtungen auf der Symptomebene und vorrangig hysterisch-
depressiven Persönlichkeitsanteilen auf der strukturellen hat in der Regel
eine bessere Prognose als ein schizoid strukturierter Zwangsneurotiker, der nur
sich zu schädigen fürchtet.

„In der Regel" heißt indessen, daß es Ausnahmen geben kann, es sich
nicht um eine allgemeine Gesetzmäßigkeit handelt, wo es lediglich gälte, den
„Fall" des Patienten als Fall eines Gesetzes zu objektivieren. Sicherlich handelt
es sich bei diesem Wissen, in dessen Lichte wir jetzt den Fall des Patienten situ-
ieren, um systematisch verallgemeinerte Kenntnisse, abstrahiert aus vorgän-
gigen hermeneutischen Erfahrungen mit vielen individuellen Fällen, wobei
dann eine gewisse Typik resultierte. „Die einzelnen Vorannahmen stehen in
einem Gefüge, das in zunehmender Abstraktion, angefangen mit dem Einzelfall über ‚typische' Interaktionsmuster bis hin zu typisch-allgemein-
menschlichen Interaktionsmustern reicht" (Lorenzer 1976). So konnte die Vor-
annahme der ödipalen Strukturiertheit menschlicher Kinder, im Ausgang
von der ödipalen Struktur dieser oder jener Patientin, über die ödipale Strukturiertheit hysterischer und zwangsneurotischer Patienten entstehen.

Es handelt sich hier freilich um ein Wissen, das nicht aus einer am Ideal
begrifflicher Operationalisierung orientierten Forschungslogik erwuchs, nicht
aus empiristisch-behavioraler Direktbeobachtung hervorgegangen ist, sondern aus Erfahrungen einer vielfach bestimmten und gestimmten Gesprächs-
situation. Der Therapeut muß um die Grenze solch allgemeiner Vorannahmen
wissen, wenn er der immer einzigartigen Situation des jeweiligen Patienten
gerecht werden will. Das gilt erst recht für den konkreten therapeutischen
Prozeß.

Andererseits: Psychotherapie kann nicht in einem Geschehen aufgehen,
das sich völlig beliebig, wenn nicht gar chaotisch, darstellt. Wie sollte sonst psychotherapeutische Methodik überliefert werden, wie wäre es sonst möglich aus-
zubilden, bspw. zu den neuinaugurierten Fachärzten für „Psychiatrie und Psychotherapie" und „Psychotherapeutische Medizin". Eine entsprechende Lehre
und entsprechende Anleitungen sind unerläßlich.

Handelt es sich dabei um die Übermittlung einer objektivierten und jeder-
zeit und bei jedermann gültigen Arbeitstechnik? Gehen wir von der klassischen
Psychoanalyse aus: In der Festlegung auf den professionellen Rahmen eines
Settings mit festem Stundenplan, der Couch-Sessel-Anordnung, einer strikten
Vereinbarung über das Honorar, in der Auflage der Lehranalyse, die es dem
Psychotherapeuten erlauben sollte, seine Deutungen unbeeinflußt von eigenen Übertragungsemotionen zu halten – vermittels dieser Faktoren sollte der
psychotherapeutische Prozeß aus dem Bereich wissenschaftlich anstößiger
Subjektivität herausfinden. Eine objektivierbare Technik – Freud nannte
bekanntlich seine Anleitungen für die psychotherapeutische Praxis „Technische Schriften" – sollte dies ermöglichen. Die Weiterentwicklung der Psychoanalyse in den USA hat diesen Ansatz radikalisiert. Geschult in therapeutischer
Methodik und der entsprechenden dahinterstehenden Theorie wird der Therapeut zum Techniker, der, immun gegenüber Abstoßung und Anziehung, „mit
dem Skalpell seiner Deutungen die pathogenen Komplexe des Patienten

abzutragen sucht" (Weiß 1990). „Er sitzt an der Grenze wie ein Linienrichter beim Tennismatch, so daß er zum Patienten sagen kann, das ist das, was Du jetzt tust, hier ist ein Impuls, hier ist eine Abwehr, hier ist ein Widerstand ..." (Rangell 1954). Diesem neutralen entpersönlichten Ansatz steht eine puristisch-behavioristische Verhaltenstherapie nicht nach, wenn zwei gewichtige Vertreter wie Eysenck und Rachman noch 1978 betonen, daß „persönliche Beziehungen für die Heilungen neurotischer Störungen nicht wesentlich sind".

Gezwungen durch ökonomische Zwänge, ihre Daseinsberechtigung nachzuweisen, wie auch durch eigene Forschungsinteressen, hat in den letzten 20 Jahren Psychotherapieforschung einen enormen Aufschwung genommen. Um nicht nur Outcome-Studien zu betreiben, sondern auch den therapeutischen Prozeß selbst zu untersuchen, ist eine Festlegung der Behandlungstechnik und eine ausführliche Therapeutenanleitung zur Handhabung dieser Technik erforderlich. Luborskys (1988) Manual „Einführung in die analytische Psychotherapie" folgt bspw. dieser Zielsetzung. Verhaltenstherapieprogramme – man denke nur an das Konzept der „Systematischen Desensibilisierung" – geben hier wohl mit das Modell ab. Sozusagen analog zum schrittweisen Vorgehen, wie es die Systematische Desensibilisierung lehrt, postuliert Kernberg (1994) die Einhaltung einer bestimmten Reihenfolge in der psychoanalytischen Therapie, nämlich zuerst Klärung, dann Konfrontation, schließlich Deutung. Zugleich stellt er für die Behandlung einzelner Themen eine Prioritätenliste auf.

Tabelle 1. Die Hierarchie thematischer Priorität

---

1. Selbstmord- oder Tötungsdrohungen
2. Offenkundige Gefahren für die Fortsetzung der Behandlung (zum Beispiel finanzielle Schwierigkeiten, Pläne, die Stadt zu verlassen, Wünsche nach Verringerung der Sitzungsfrequenz)
3. Unehrlichkeit oder absichtliche Zurückhaltung in den Sitzungen (zum Beispiel den Therapeuten anlügen, die Weigerung, bestimmte Themen zu besprechen, Schweigen während der meisten Zeit der Sitzungen)
4. Brüche des Therapiekontraktes (zum Beispiel das Versäumnis, einen zusätzlichen Therapeuten zu treffen, obwohl dies vereinbart wurde, die Unterlassung der Einnahme verschriebener Medikamente)
5. Ausagieren innerhalb der Sitzungen (zum Beispiel der Mißbrauch der Praxiseinrichtung, die Weigerung, am Ende der Stunde zu gehen, Schreien)
6. Ausagieren zwischen den Stunden
7. Nichtaffektive oder triviale Themen
8. Übertragungsmanifestationen
   a) verbaler Bezug auf den Therapeuten
   b) „Acting-in" (zum Beispiel Körperhaltung in offensichtlich aufreizender, verführerischer Art und Weise)
   c) wie sie vom Therapeuten erschlossen werden (zum Beispiel Anspielungen auf andere Ärzte)
9. Affektiv bedeutsames Material, das nichts mit der Übertragung zu tun hat

---

In einer Arbeit (Lang 1990) über Wirkfaktoren bei der Behandlung depressiver Erkrankungen habe ich auf der Basis eines struktural-analytischen Ansatzes die Befolgung verschiedener Therapiestufen vorgeschlagen (Tab. 2).

Tabelle 2. Stufen der Psychotherapie depressiver Erkrankung („Major Depression")

I. *Akute Phase:* Neben thymoleptischer Therapie Bildung einer „holding function" durch Arzt-Patient-Beziehung (und stationäres Setting)

II. *Phase der Remission:* Sanierung der Auslösesituation – „Auseinandersetzung" mit den strukturierenden Bedingungen der Auslösesituation, „Trauerarbeit", Erarbeitung von Strategien künftiger Bewältigung bzw. Vermeidung, z. B. Amplifizierung der emotionalen Besetzung

III. *Biographische Aufarbeitung* der Abhängigkeits- und Verlustthematik mit entsprechender „Erinnerungs-" und Trauerarbeit; Reduktion der Ambiguitätsintoleranz

IV. *Auseinandersetzung mit und Emanzipation vom Therapeuten* im Hinblick auf eine durchgreifende Änderung der depressiven Persönlichkeitsstruktur (Durcharbeiten der Übertragungsaspekte)

Ebenfalls zur Behandlung depressiver Störungen geht Mundt (1996) von einer reduzierten Strukturdiagnostik aus, um dann jeweils den entsprechenden Strukturen (z. B. Typus melancholicus) Behandlungsfoci und Behandlungstechniken zuzuordnen (Tab. 3). Konkrete Interventionen für einzelne Therapieschritte finden sich bei Luborsky und Kernberg vorformuliert.

Solche Anleitungen sind nützlich, nicht zuletzt sind sie bei der Ausbildung eine Hilfe, vermitteln schon von der Theorie her konkrete exemplarische Einblicke, geben dem unsicheren Anfänger, wie ein „Treppengeländer" (Grawe) Halt und damit ein gewisses Selbstvertrauen in die eigene Kompetenz. Verhängnisvoll wäre es indessen, würden solche Anleitungen verabsolutiert und hätte entsprechend der Therapeut in der therapeutischen Situation nur ihre Applikation im Kopf.

An dieser Stelle ist jetzt hermeneutische Reflexion, das Weiterlaufen der Bewegung des hermeneutischen Zirkels, unerläßlich. Noch einmal: Wir können das, was vom Patienten kommt, seine Symptome, sein Verhalten usw. nur verstehen, wenn wir es in bestimmten Horizonten ansiedeln. Diese vorentworfenen Sinnhorizonte sind indessen beständig von dem her, was sich im weiteren Gesprächs- bzw. Therapieverlauf einstellt, zu revidieren. Um die Rede und das Verhalten eines Patienten genuin verstehen zu können, ist es entscheidend, „seine" Symptome, „seine" Situation, „seine" Geschichte und „seine" Traumata nicht im Schematismus von bestimmten psychoanalytischen, verhaltenstherapeutischen oder systemtheoretischen „Dogmen" nach Art eines Kanons zu verrechnen, sondern diese Symptome, diese Situation, diese Geschichte, diese Traumata gerade in ihrer Individualität, Andersheit gelten zu lassen, die dann wiederum das „Ganze" korrigieren und erweitern können. Eine zusammenhangstiftende Deutung bspw. muß sich in dem bewähren oder entsprechend korrigiert werden, was vom Patienten jetzt an einzelnen Einfällen

Tabelle 3. Vorschlag einer reduzierten Psychotherapie-orientierten Strukturdiagnostik der majoren Depression unter praktischen Gesichtspunkten

Struktur	Behandlungsfokus	Mögliche Behandlungstechnik	Mögliche Komplikation
Typus melancholicus (hypernome-heteronome Überanpassung)	akut: Zeitigungsstörung und Hypernomie	Spezifische Entlastung	Schuldhafte Verarbeitung der Therapie „Versager als Patient"
	postakut: Hypernomie, Rollenkonflikt-Intoleranz (Ambiguitätsintoleranz)	KVTh IPT weniger Tiefenps.	Fehlende Motivation durch Remission und Ich-Syntonie
Narzißtische Struktur (Prekäre Selbstwertregulation, abnorme Kränkbarkeit)	akut: „Satisfaktion"	Herausarbeiten des berechtigten Anspruchskerns; Autonomie-Zuweisung; Partnergespräche	Entwertung des Therapeuten, „narzißtische Wut", Lust am grandiosen Untergang, Aggressive Gegenübertragung
	postakut: „narzißtische Wunde", Selbstwertregulation	Tiefenpsychologische Arbeit an Selbstbild und Beziehung, auch KVTh IPT	Entidealisierung des Therapeuten, Aggressive Gegenübertragung
	chronisch: habituierte affekt-entleerte Entwertung von Selbst und Welt	KVTh: Kognitive Dissonanz, Repositivierung der „wegwerfen-den" Attitüde	Lustvolle Besetzung der Negativierung, Zynismus
Depressive Struktur (vermeidend-asthenisch, rückzugsorientiert, evtl. dependente Lebensstrategien)	akut: anaklitische Fürsorge	supportive Therapien	Ausnutzung der Therapeuten, Verwöhnung durch Therapeuten
	postakut: regressives Vermeidungsverhalten, Symbiosen als Reifungshemmnisse, geringe soziale Kompetenz	IPT VTh Tiefenpsychologische Psychotherapie	„Feindselige Abhängigkeit", „Coercion", Sucht

kommt, und in dem Maße, wie der therapeutische Prozeß von dieser Deutung beeinflußt wird. Der Therapeut muß danach trachten, – in einer „präsentisch-offenen Einstellung" (Bräutigam 1961) – sein Wissen zu überprüfen, es zu berichtigen und in Übereinstimmung zu bringen mit jenem, was vom Patienten kommt. Eine solche Erfahrung unterscheidet ihn grundsätzlich von dem zuvor genannten wissenden analytischen Techniker Rangellscher Provenienz oder einem Verhaltenstherapeuten, der nach abgeschlossener Problem- und Bedingungsanalyse, aufgestelltem Bedingungsmodell und jetzt davon abgeleitetem durchformalisiertem Therapieprogramm ganz genau weiß, wo es nun entlang zu gehen hat. Unter dem Stichwort „Apostolische Mission" des Arztes hat sich wiederholt Michael Balint (1976) gegen diesen wissenden, besser allwissenden und damit verkennenden Therapeuten gewandt: „Es war fast, als ob jeder Arzt eine Offenbarung darüber besäße, was das Rechte für seine Patienten sei, was sie also hoffen sollten, dulden müßten, und als ob es seine, des Arztes heilige Pflicht sei, die Unwissenden und Ungläubigen unter den Patienten zu diesem, seinem Glauben zu bekehren".

Eine zu rigid theoriegeleitete Therapie wird deshalb fraglich. Cremerius (1979) ist im Hinblick auf die psychoanalytische Therapie der Auffassung, daß therapeutische Innovationen nicht der unmittelbaren therapeutischen Praxis erwachsen, sondern unter dem Einfluß der psychoanalytischen Theorie und ihres Systems entstünden. Bräutigam et al. (1990) machen demgegenüber geltend, daß dies gerade nicht für die entscheidenden Schritte der Entwicklung der psychoanalytischen Behandlungstechnik zutreffe. So habe z. B. Freud die Hypnose aufgegeben, als er ihre nur vorübergehenden Erfolge registrierte, „und vor allem, weil eine Patientin ihm nahelegte, ihr zuzuhören, ‚talking-cure' mit ihr zu machen und sie nicht weiter mit bestimmten Suggestionen beeinflussen zu wollen. ... Der Patient ist nicht nur bloßes Objekt der Therapie, sondern ein den Prozeß erlebendes und gestaltendes Subjekt", spielt selbst „als sein eigener Interpret" (Faller 1994) mit.

Wie blockierend es zunächst sein kann, wenn der Therapeut sein Wissen primär setzt und versucht ist, die ausbleibende Akzeptanz des Patienten auf entsprechende Deutungen lediglich als Phänomen des Widerstands zu sehen, zeigt eine eigene Fallvignette.

Die berufliche Tätigkeit eines Assistenten in einem geisteswissenschaftlichen Fach war gefährdet, weil ihn das Ansinnen „seines Professors", mit ihm zusammen ein Seminar abzuhalten, in panische Ängste und in eine immer tiefer werdende depressive Verstimmung stürzte. In der Therapie war schnell herauszufinden, daß diese Ängste nichts mit den sachlichen Anforderungen zu tun hatten, sondern im Verhältnis zu seinem Chef begründet waren. Eine klassisch-ödipale Konfliktsituation drängte sich auf, der politisch eher links orientierte Patient fürchtete, im Verhältnis zu den ebenfalls eher linken Studenten mit seinem konservativ eingestellten Chef in ausweglose Loyalitätskonflikte zu geraten. In Anlehnung an Freuds „Totem und Tabu" tendierte er in meinen Interpretationen sozusagen zum Brüderclan, der den Urvater zu beseitigen suchte. Zugleich aber untergrabe er damit seine berufliche Existenz, die eben von diesem Vater abhängig war. Die biographische Aufarbeitung zeigte, daß auch Übertragungsphänomene für ein solches Verständnis sprachen, bereits die Beziehung zum eigenen konservativ-autoritären Vater nicht unproblematisch gewesen war und jetzt offensichtlich in der feindselig-rivalisierenden Haltung zu seinem Chef wiederaufgelegt wurde. Die Arbeit an diesem „Komplex" brachte

indessen nicht weiter. Die Ängste, die depressive Verstimmung und die damit verbundenen gravierenden Arbeitsstörungen persistierten. Erst als ein Traum sich einstellte, der
einen älteren großen Mann zeigte, der unbekleidet auf ihn zukam, begann sich etwas in
der Therapie zu bewegen. Es war ein „unbewußter" Hinweis darauf, daß die Ängste und
Hemmungen in einer bislang nicht bewußten Angst vor intimer Nähe des als latent
homosexuell empfundenen Hochschullehrers begründet sein konnten. Eine Fülle von Einfällen bestätigte diese Annahme. So eine panische Angstreaktion, als zwei Fünfzehn-
jährige den damals Zehnjährigen zu entkleiden suchten, um mit ihm homosexuelle Spie-
le zu treiben, die Erinnerung daran, daß es ihm schon immer unangenehm war, mit einem
Mann alleine zu sein, besonders wenn es sich um Autoritätspersonen handelte, schließlich die Erinnerung, daß er das alleinige Zusammensein mit dem Vater immer gescheut
hatte und heilfroh war, wenn die Mutter oder ein anderer Dritter diese Dyade sprengte.
Endlich wurden auf diesem Hintergrund auch einige bislang nicht recht verständliche
Distanzierungsmanöver in der therapeutischen Situation selbst verständlich. Die Verba-
lisierung dieser bislang nicht präsenten Erlebnisinhalte, die aber gleichwohl zu entsprechenden Symptomen und schließlich zur Behandlung geführt hatten, brachte eine Entlastung, ließ jetzt diese Symptome in einem ganz anderen Licht sehen und damit verstehen und schuf so die Voraussetzung dafür, daß die Beziehung zum Hochschullehrer auf
eine andere Basis gestellt werden konnte, Strategien der Nähe-Distanz-Regulierung jetzt
zu entwickeln waren, die es ihm schließlich ermöglichten, gemeinsam zu lehren und so
seine berufliche Selbstverwirklichung nicht zu gefährden.

Was lehrt uns dieses Beispiel? Eine Interpretation, mag sie sich noch so sehr
aus der Schulung des Therapeuten aufdrängen, kann den dynamischen Zen-
tralkonflikt verfehlen – vor allem dann, wenn alles, was ferner vom Patienten
kommt, in diesen Rahmen gepreßt und zur narzißtischen Bestätigung der eigenen Vorannahmen benutzt wird. Der Anspruch des Patienten, und damit eine
emanzipatorische Personalisierung der Beziehung, wird verfehlt und blockiert.
Fokal- bzw. kurztherapeutische Konzepte, die heute an allen Ecken propagiert
werden, laufen diese Gefahr.
Der Vollzug psychotherapeutischen Geschehens im hermeneutischen Zirkel kann eine solche Blockade verhindern. Wo dies nicht geschieht, wird es
zur Stagnation oder zum Abbruch oder zu sonstigen therapieschädigenden
Konsequenzen kommen.

In „Bruchstück einer Hysterieanalyse", dem berühmten Fall Dora, eine der fünf großen
Krankengeschichten Freuds (Freud 1905), sah Freud nicht bzw. wollte dies aus Gründen
der eigenen Gegenübertragung nicht sehen, daß das eigentliche Interesse dieser Patientin nicht dem männlichen Teil des ihr befreundeten Ehepaars K., also Herrn K., sondern
dessen Frau galt. Freud beharrte hier hartnäckig auf einer heterosexuellen Übertra-
gungslinie, die vom geliebten Vater über Herrn K. zu ihm, dem großen Therapeuten, reichen sollte. Freud war so von seiner ödipalen Konzeption voreingenommen, daß er auch
eine Schlüsselszene nicht verstand. Dora hatte Herrn K. geohrfeigt, als dieser ihr eröffnete,
er wolle sich von seiner Frau trennen. Das hätte für Dora bedeutet, daß auch der Kontakt
zu Frau K. verloren ginge. Freud hätte hier seine eingefahrene Orientierung, emotional
gefüttert durch den Übertragungswunsch, ein bevorzugtes Objekt heterosexuell-ödipaler
Zuwendung zu sein, aufs Spiel setzen müssen – so aber wurde diese Analyse zu einem
„Bruchstück". Die sich unverstanden fühlende Patientin brach die Therapie ab.

Natürlich läuft ein Verhaltenstherapeut nicht minder diese Gefahr der Ver-
kennung, wenn er einem entsprechenden Therapieprogramm sklavisch folgt,

obwohl „von der Sache selbst", in diesem Fall dem Patienten, inzwischen Signale kommen, die in eine andere Richtung weisen als der durchformalisierte Behandlungsplan.

So berichtet Tölle (1988) vom Fall eines in Verhaltenstherapie befindlichen Angstkranken, wobei der Therapeut an seinen Expositionstechniken beharrlich festhielt, obgleich immer deutlicher wurde, daß der Patient in ein schweres Rezidiv einer bereits früher diagnostizierten Melancholie geriet und nun die Intensität der Therapie Insuffizienz- und Schuldgefühle derart hervorrief, daß es zu einem Suizidversuch kam.

Deshalb ist es für den Prozeß einer Verhaltenstherapie nicht minder unerläßlich, dem hermeneutischen Zirkel zu folgen. Und das tut sie auch, wenn sie, gemäß einer „adaptiven Indikation" verfährt, wenn sie, wie Bastine ausführt, „… als ein diagnostisch-therapeutischer oder Problemlösungsprozeß konzipiert (wird), in der die Behandlung *fortlaufend* (Hervorhebung d. Ref.) anzupassen ist an die diagnostischen Gegebenheiten des Behandlungsfalles …" (Bastine 1990).

Und diese Gefährdung gilt nicht minder für andere Therapieverfahren, z. B. für Familientherapie. Mit dem Konzept der „schizophrenogenen Mutter" im Rucksack, machte man sich in den Hochzeiten familientherapeutischer Schizophrenietherapie auf den Weg, die armen Indexpatienten den Krallen dieser schrecklichen Mütter zu entreißen – man erlitt kläglich Schiffbruch, weil man die ganze Ambivalenz, die unsichtbaren Loyalitätsgefühle der jungen Patienten gegenüber diesen Müttern verkannte, mögen sie nun schizophrenogen gewesen sein oder nicht.

Hier gilt es, wie Gadamer schreibt, „der eigenen Voreingenommenheit inne zu sein, damit sich … der andere selbst in seiner Andersheit darstellt und derart in die Möglichkeit kommt, seine sachliche Wahrheit gegen die eigene Vormeinung auszusprechen" (Gadamer 1959).

An dieser Stelle votiert Hermeneutik natürlich auch für Selbsterfahrung, denn zu solchen Fixierungen theoretischer Vormeinungen können eigene Abwehrhaltungen, deren man sich selbst nicht bewußt ist und deshalb keine bewußte Korrigiermöglichkeit hat, beitragen. Freud z. B. hatte seine Gegenübertragungswünsche, von der jungen Patientin geliebt zu werden, zu wenig reflektiert.

Im Nichtverstehen des Anliegens der Patienten, im Versagen des hermeneutischen Zirkels, kann es also zum Beziehungsabbruch kommen. In der empirischen Psychotherapieforschung besteht heute – in Abhebung zur Ansicht Eysencks oder Rangells – Einigkeit darüber, daß die Therapeut-Patient-Beziehung einen entscheidenden Wirkfaktor darstellt. Um die Realisierung dessen zu ermöglichen, ist Hermeneutik als Kunst des Verstehens und der Verständigung unerläßlich. Freud hat dies übrigens selbst gesehen, wenn er in seinen allgemeinen Empfehlungen zur Behandlung schreibt: „Das erste Ziel der Behandlung bleibt, ihn (den Patienten) an die Kur und an die Person des Arztes zu attachieren. … Wenn man ihm ernstes Interesse bezeugt … und gewisse Mißgriffe vermeidet, stellt der Patient ein solches Attachement von selbst her … Man kann sich diesen ersten Erfolg allerdings verscherzen, wenn man von Anfang an einen anderen Standpunkt einnimmt als den der Einfühlung,

etwa einen moralisierenden, oder wenn man sich als Vertreter oder Manda-
tar einer Partei gebärdet, des anderen Eheteiles etwa usw." (Freud 1913). Im
Fall Dora ging allerdings der Wegweiser nicht den Weg, den er anzeigte.

Mit die wichtigste, aber besonders schwer operationalisierbare Einflußgröße
ist die hier anklingende Therapeutenvariable. Wenn eine „hilfreiche Beziehung" (Luborsky) den Generalfaktor schlechthin darstellt, ist von entscheidender Bedeutung, was der Therapeut selbst zur Bildung dieses Wirkfaktors
beitragen kann. Auch hier hat die empirische Psychotherapieforschung (u. a.
Frank 1974, Strupp und Hadley 1979, Smith et al. 1980, Bräutigam et al. 1990)
wichtige Ergebnisse geliefert. Was ein erfolgreicher Therapeut gemäß diesen
Forschungsresultaten mitzubringen hat, sind Geduld, menschliche Wärme, die
Fähigkeit, ein Klima des Vertrauens und des Verständnisses und der wechselseitigen Sympathie zu schaffen sowie den Respekt vor den Worten des anderen zu bewahren – Faktoren, zu deren Realisierung Hermeneutik zweifellos
notwendig ist. Sowohl in meinen Vorlesungen in Medizinischer Psychologie,
Psychosomatischer Medizin und Psychotherapie in der studentischen Ausbildung als auch in der Graduiertenweiterbildung zu den ärztlichen Zusatzbe-
zeichnungen, den neuen Fachärzten, zum Psychoanalytiker und psychologischen Psychotherapeuten kann ich nicht genug bekommen, diese Basisfak-
toren zu predigen: „Acceptance, warmth, respect, empathy, caring" (Strupp
1986). Doch auch hier „cave!". Die alltägliche Erfahrung eines Psychotherapeuten, der vor allem auch Borderline-Patienten, Schizophrene und Endogen-
Depressive behandelt hat, kann die immerwährende Gültigkeit dieser unspezifischen Faktoren nicht bestätigen. Ein Zuviel an Wärme und Empathie kann
bei einem schizoid-strukturierten oder gar psychotischen Patienten solch massive Ängste vor bedrohlicher intrusiver Nähe wecken, daß seine Identität zu
diffundieren droht.

Ein 32jähriger schizophrener Patient, dem es unter vierjähriger Therapie gelungen
war, ein geisteswissenschaftliches Studium abzuschließen, meinte in einer der letzten
Stunden, als der Rückblick auf die vergangenen vier Jahre zentrales Thema war: „Ich war
oft wütend auf Sie, weil Sie so eine Distanz zu mir hatten. Aber ohne diese Distanz wäre
ich schon nach dem zweiten Mal nicht mehr gekommen."

Bei der Behandlung von Neurosen und Persönlichkeitsstörungen kann, wie
ich anderenorts (Lang 1986, 1996) dargestellt habe, die Entwicklung eines
Stückes negativer Übertragung unerläßlich sein. Ein ständig mit großer Wärme
begegnender Therapeut wird es einem Patienten sehr schwer machen, sich
aggressiv zu äußern, sich damit überhaupt mit dem Therapeuten auseinanderzusetzen und sich auf diese Weise zu emanzipieren. Die Therapeut-Patient-
Beziehung kann sich auf diese Weise verfestigen, ohne daß noch eine durch-
schlagende Änderung eintritt.

Abzugrenzen ist Psychotherapie somit auch von einer naturwissenschaftlich orientierten Wissenschaft und Technik, wenn diese ein Regelwerk vorgeben, welches das zu Untersuchende, in diesem Fall den therapeutischen Prozeß, vorherbestimmt. Psychotherapie ist vielmehr ein Geschehen, das nicht eindeutig festzulegen ist, mit einer Wirklichkeit ohne eingeübte Absicherungen
konfrontiert, Regeln sich dabei so variiert finden müssen, wie es die jeweilige

Situation erfordert. Zum regelgeleiteten Wissen muß noch etwas, wie übrigens in der Medizin überhaupt, dazukommen, das nicht von vornherein festlegbar ist: die „Kunst" der Applikation dieses Wissens. Aristoteles (1970), selbst Sohn eines Arztes, sagte in diesem Zusammenhang: „Nicht einen Menschen heilt der Arzt, sondern den Kallias oder den Sokrates oder einen mit derartigen Namen, denen es zukommt, Mensch zu sein". Aristoteles unterscheidet zwischen dem Allgemeinbegriff „Mensch" und den mit Namen genannten einzelnen Menschen. So wesentlich für die ärztliche Diagnose Allgemeinbegriffe sein können, der Patient nur ein „Fall" innerhalb der Gattung „Mensch" ist, so wenig reichen diese Begriffe indessen aus, wenn es um die Therapie des einzelnen Kranken geht. „Der Patient ist ein Fall von ..." und zugleich ist zu sehen, „daß die Diagnose einer Krankheit, auch einer seelischen wie abnormen Trauerreaktion, Zwangsneurose oder Alkoholkrankheit, immer zugleich die Frage nach dem einzelnen besonderen Kranken offenhält, ja für die Therapie notwendig macht. Es ist immer die Frage, welcher Mensch mit welcher äußeren und inneren Lebensgeschichte in diesen Fall von Konfliktreaktion, Neurose und abnormer Persönlichkeitsentwicklung einmündet und wie sich seine einmalige Persönlichkeit in diesen Zusammenhängen darstellt" (Bräutigam 1994).

In die Objektivität des naturwissenschaftlichen Ansatzes bricht der weniger kontrollierbare subjektive Faktor ein. Deshalb ist Medizin nicht mit den in ihr dominierenden Naturwissenschaften identisch, sie ist auch „Heilkunst". Erst recht gilt dies für Psychotherapie, für Psychologie und Psychosomatik, denn schon letztere nehmen im „Reiche der Wissenschaften eine Sonderstellung ein, weil sich in ihnen objektivierende Naturwissenschaft und geisteswissenschaftliche Hermeneutik verbinden müssen, um der gestellten Aufgabe gerecht zu werden. Der Mensch ist zugleich Objekt für Naturforschung, Subjekt eines Sinnzusammenhanges und schließlich Persönlichkeit, die durch Innerlichkeit und Lebensschicksal einmalig ist" (Fahrenberg 1979). Gadamer bringt es auf den Punkt: „Auf eine fast unberechenbare Weise muß der Arzt für den Einzelfall das Richtige finden, nachdem die Wissenschaft ihm die allgemeinen Gesetzmäßigkeiten, Mechanismen und Regeln an die Hand gegeben hat. Es ist offenkundig, daß wir hier vor einer neuen Aufgabe stehen" (Gadamer 1993). Diese neue Aufgabe: *Heilkunst* – das bedeutet, daß es neben dem Erwerb fundierten Wissens, der Könnerschaft eines gediegenen Handwerks, auf Imagination, Takt, das Erfassen bestimmter wichtiger Augenblicke, bspw. auf die Stimmigkeit der *„persönlichen Gleichung"* (Bräutigam et al. 1990) zwischen Patient und Therapeut ankommt, damit sich eine durchgreifende Änderung, ein *„Neubeginn"* abzeichnen können. Charakteristisch dafür nach Balint (1968), daß hier etwas geschieht, das über das hinausgeht, was in der Schulpsychotherapie Programm, Norm ist, vielmehr Ereignis-Begegnungscharakter hat. Man denke hier auch an die ganz auf den einzelnen Fall abgestimmten kreativen Einfälle paradoxer Intervention des Hypnotherapeuten Milton Erickson.

Die Orientierung bspw. an einer rigiden Störungsspezifität, d. h. einer eindeutigen Zuordnung von Symptomatik und Therapieverfahren, ist schon in der somatischen Medizin fragwürdig, schon hier kann sie ein „medizinischer Kurzschluß" (Wagner 1995) sein. Erst recht gilt dies, wenn wir uns mit neurotischen, psychotischen und psychosomatischen Störungen beschäftigen. Zwei Patienten mit gleichem Zwang oder der gleichen Sexualstörung sind nicht zwei gleiche Menschen. In einem Fall von Ejaculatio praecox mag eine rein übende Technik genügen, in einem anderen nicht.

So in einem „Fall", den die bekannte Sexualtherapeutin Helen Singer-Kaplan (1978) berichtete. Bei Herrn A., der an vorzeitigem Samenerguß litt und dies auf seine Unfähigkeit zurückführte, die starken erotischen Wallungen zu empfinden, die den Orgasmus ankündigten, brachte das übende Verfahren der Stop-and-go-Technik schon nach vier Sitzungen einen Erfolg dergestalt, daß Herr A. bei der Frau-oben-Position zu einer guten Ejakulationskontrolle fähig war. Doch an diesem Punkt geriet die Behandlung in eine Sackgasse. Unerwarteterweise führten Herr und Frau A. die sexuellen Hausaufgaben nicht mehr durch. Erst die psychodynamische Aufarbeitung von Widerständen, welche die übende Behandlung provoziert bzw. freigelegt hatte, brachte dann weiter. Es zeigte sich, daß der Ehemann massive, ihm selbst nicht bewußte, feindselige Gefühle gegenüber Frauen im allgemeinen und seiner Frau im besonderen hatte und er ihr daher die Lust eines erfüllten Sexuallebens nicht gönnte. Auf der Seite der Frau hatte die behaviorale Therapie Ängste verstärkt, daß ein sexuell adäquat reagierender Mann sie anderer, begehrenswerterer Frauen wegen verlassen könnte. Erst die Berücksichtigung und entsprechende Bearbeitung dieser „Tiefenstruktur" des sexuellen Problems des Paares, das zunächst hinter dem präsentierten Symptom der Ejaculatio praecox und der bewußten Ursache der scheinbaren Unfähigkeit des Mannes, Gefühle zu empfinden, die den Orgasmus ankündigten, verborgen war, boten die Gewähr, daß das Paar eine befriedigende Sexualbeziehung erreichen konnte.

Die hier vorgetragenen Bedenken gegen eine zu rigide Zuordnung schließen natürlich nicht aus – und die in vielen Therapieverfahren üblichen Indikationsstellungen sind dafür Beleg –, daß manche Störungen, wie z. B. Suchterkrankungen, „störungsspezifischere" Verfahren verlangen als andere. Hermeneutik als Kunst des Verstehens wurde zuletzt zur „Tiefenhermeneutik". Tiefenpsychologische Ansätze – Ansätze also, die den Bereich des Unbewußten miteinbeziehen – sind ohne hermeneutisches Verstehen nicht denkbar. Aber die Notwendigkeit hermeneutischen Verstehens reicht darüber hinaus. Sie gilt z. B. nicht minder für ein humanistisches Therapieverfahren, wie die Daseinsanalyse. So schreibt Condrau im Hinblick auf die Frage der störungsspezifischen Zuordnung: „Im Bereich der psychischen und somit auch psychosomatischen Krankheiten liegt ein Verweisungszusammenhang mit dem jeweils existentiell ausgetragenen Weltverhältnis vor. Aus diesem Grunde ist auch der Versuch, gewisse Krankheitsentitäten a priori für bestimmte Therapieverfahren zu indizieren ..., fehl am Platze" (Condrau 1995). Hermeneutik lehrt, daß analog zur Kontextbestimmtheit eines Zeichens in der Sprache ein Symptom bzw. eine Störung ebenfalls in einem größeren Lebenskontext, sei er nun aktuell oder auch auf die Vergangenheit bezogen, angesiedelt werden muß, weil nur von daher das Unverständliche verständlich wird und deshalb dieser Kontext bei der entsprechenden therapeutischen Intervention zu berücksichtigen ist. Das lehrt wohl keine Therapie besser als die systemische Familientherapie. Sowohl Symptom als auch therapeutische Intervention sind im Lichte des gesamten Familiensystems zu sehen. Des weiteren: Angesichts dessen, daß die Mehrzahl unserer Patientenklientel polysymptomatisch begegnet – „Komorbidität" im Sinne des ICD-10 –, ist eine eindeutige Zuordnung oft schwierig. Schließlich können Symptome alternieren, „shiften" (vgl. Lang 1985, 1989).

Abhilfe gegenüber einer Symptom- und Störungsvielfalt, trete sie nun gleichzeitig oder hintereinander auf, könnte ein Psychotherapeut im Sinne eines in allen Therapiefarben schillernden Chamäleons schaffen. Die neuen Facharztbezeichnungen, insbesondere diejenige für „Psychotherapeutische Medizin" mit ihren überzogenen Anforderungen, sind auf dem Wege zu dieser „eierlegenden Wollmilchsau". Oder steht hier am Ende ein rundumgebildeter Dilettant? Flexibilität ist zweifellos für einen Psychotherapeuten unerläßlich – und deshalb ist ja gerade, wie wir gesehen haben, Hermeneutik unabdingbar, und deshalb ist ein guter Psychotherapeut kein psychotherapeutischer Fundamentalist, kein Vertreter einer reinen Lehre, im faktischen Handeln gleichen sich Schulen einander an (vgl. Bastine 1990). So hatten wir in unserer früheren Heidelberger Abteilung ein psychotherapeutisches Bulimieprojekt, das verhaltenstherapeutische Verfahren mit psychodynamischem Vorgehen kombinierte. Doch auch hier cave: ein mit allen psychotherapeutischen Wassern gewaschener „Hansdampf in allen Gassen" würde diese Offenheit gerade aufs Spiel setzen. Denn er ist ein Wissender, weiß immer, was zu tun ist, arbeitet nach dem Motto „Ich habe eine Antwort, hast Du eine Frage" – um so weniger hat dann das Subjekt, das er vor sich hat, die Chance, sich selbst ein und zur Sprache zu bringen (vgl. Lang 1995).

Literatur

Aristoteles (1970) Metaphysik. Reclam, Stuttgart

Balint M (1964) Der Arzt, sein Patient und die Krankheit. 1976. Klett, Stuttgart

Balint M (1968) Therapeutische Aspekte der Regression. Die Theorie der Grundstörung. 1973. Rowohlt, Reinbek

Bastine R (1990) Die Überwindung psychotherapeutischen Schulendenkens – Hindernisse und Hoffnungen. In: Lang H (Hrsg) Wirkfaktoren der Psychotherapie, 2. Aufl. Königshausen & Neumann, Würzburg

Binswanger L (1926) Erfahren, Verstehen, Deuten in der Psychoanalyse. In: Binswanger L (1955) Ausgewählte Vorträge und Aufsätze, Bd II. Francke, Bern

Bräutigam W (1961) Genetisch-deterministische oder präsentisch-offene Einstellung in der Psychotherapie? Jahrbuch für Psychologie, Psychotherapie und Medizinische Anthropologie 8: 262–274

Bräutigam W (1968) Reaktionen – Neurosen – Abnorme Persönlichkeiten. Seelische Krankheiten im Grundriß, 6. Aufl. 1994. Thieme, Stuttgart New York

Bräutigam W, Senf W, Kordy H (1990) Wirkfaktoren psychoanalytischer Therapien aus der Sicht des Heidelberger Katamneseprojekts. In: Lang H (Hrsg) Wirkfaktoren der Psychotherapie, 2. Aufl. 1994. Königshausen & Neumann, Würzburg

Condrau G (1995) Psychotherapie auf dem Prüfstand. Schweizerische Ärztezeitung 76: 1353–1363

Cremerius J (1979) Gibt es zwei psychoanalytische Techniken? Psyche 33: 559–577

Eysenck HJ, Rachman S (1968) Neurosen – Ursachen und Heilmethoden. Deutscher Verlag der Wissenschaften, Berlin

Fahrenberg J (1979) Komplementaritätsprinzip in der psychophysiologischen Forschung und psychosomatischen Medizin. Z f Klin Psych Psychother 27: 151–167

Faller H (1994) Das Forschungsprogramm „Qualitative Psychotherapieforschung". Versuch einer Standortbestimmung. In: Faller H, Frommer J (Hrsg) Qualitative Psychotherapieforschung. Asanger, Heidelberg

Frank JD (1974) Therapeutic Components of Psychotherapy. J Nerv Ment Dis 159: 325–342

Freud S (1905) Bruchstück einer Hysterie-Analyse, GW V. 1942. Imago, London

Freud S (1913) Zur Einleitung der Behandlung, GW VIII. 1945. Imago, London

Gadamer HG (1959) Vom Zirkel des Verstehens. Gesammelte Werke, Bd 2: Hermeneutik II. 1986. Mohr, Tübingen

Gadamer HG (1967) Rhetorik, Hermeneutik und Ideologiekritik. Metakritische Erörterungen zu Wahrheit und Methode. Gesammelte Werke, Bd 2: Hermeneutik II. 1986. Mohr, Tübingen

Gadamer HG (1993) Über die Verborgenheit der Gesundheit. Suhrkamp, Frankfurt/M.

Grawe K (1991) „Psychotherapie". ARD-Sendung „Gesundheitsmagazin"

Habermas J (1968) Erkenntnis und Interesse. Suhrkamp, Frankfurt/M.

Holm-Hadulla R (1995) Psychische Störungen von Studierenden und ihre Behandlung. Habilitationsschrift, Universität Heidelberg

Kernberg OF (1989) Psychodynamische Therapie bei Borderline-Patienten. 1994. Huber, Bern

Lang H (1973) Die Sprache und das Unbewußte, 3. Aufl. 1993. Suhrkamp, Frankfurt/M.

Lang H (1985) Zwang in Neurose, Psychose und psychosomatischer Erkrankung. Z f Klin Psychol Psychopathol Psychother 33: 65–76

Lang H (1986) Zur Struktur und Therapie der Zwangsneurose – Der Zwangsneurotiker als „gehemmter Rebell". Psyche 40: 953–970

Lang H (1989) Psychosomatik und Depression. Daseinsanalyse 6: 68–81

Lang H (1990) Wirkfaktoren bei der Psychotherapie depressiver Erkrankungen. In: Lang H (Hrsg) Wirkfaktoren der Psychotherapie, 2. Aufl. Königshausen & Neumann, Würzburg

Lang H (1995) Hermeneutics and Psychoanalytically Oriented Psychotherapy. Am J of Psychother 49: 224–231

Lang H (1996) Zwang. In: Senf W, Broda M (Hrsg) Praxis der Psychotherapie. Thieme, Stuttgart New York

Lorenzer A (1970) Sprachzerstörung und Rekonstruktion. Suhrkamp, Frankfurt/M.

Lorenzer A (1976) Die Wahrheit der psychoanalytischen Erkenntnis. Suhrkamp, Frankfurt/M.

Luborsky L (1984) Einführung in die analytische Psychotherapie. 1988. Springer, Berlin Heidelberg New York

Mundt C (1996) Die Psychotherapie depressiver Erkrankungen: Zum theoretischen Hintergrund und seine Praxisrelevanz. Nervenarzt 67: 183–196

Rangell L (1954) Similarities and Differences Between Psychoanalysis and Dynamic Psychotherapy. J Am Psychoanal Assoc 2: 734–747

Schöpf A (1996) Über historische Wahrheit. In: Weiß H, Lang H (Hrsg) Psychoanalyse heute und vor 50 Jahren. edition diskord, Tübingen

Singer Kaplan H (1979) Die „neue Sextherapie". Familiendynamik 4: 3–22

Smith ML, Glass GV, Miller TJ (1980) The Benefits of Psychotherapy. Johns Hopkins University Press, Baltimore

Strupp HH (1986) Psychotherapy. Am Psychol 41: 120–130

Strupp HH, Hadley SW (1979) Specific vs. Nonspecific Factors in Psychotherapy. Arch Gen Psychiatry 36: 1125–1136

Tölle R (1988) Neurose und Melancholie. Schweizer Archiv für Neurologie und Psychiatrie 139: 43–58

Wagner RF (1996) Die Person in der Psychologie: Vom Objekt zum reflexiven Subjekt. Vortrag auf der Fachtagung: Die Rolle der Person in der Verhaltenstherapie. IFKV, Bad Dürkheim

Weiß H (1990) Placebophänomen, Arzt-Patient-Beziehung und psychotherapeutischer Prozeß. Bemerkungen zu den psychischen Wirkungen ärztlichen Handelns. Daseinsanalyse 7: 102–113

Wyss D (1982) Der Kranke als Partner. Lehrbuch der anthropologisch-integrativen Psychotherapie, Bd 1. Vandenhoeck & Ruprecht, Göttingen

Korrespondenz: Prof. Dr. med. Dr. phil. Hermann Lang, Institut für Psychotherapie und Medizinische Psychologie der Universität Würzburg, Klinikstraße 3, D-97070 Würzburg, Bundesrepublik Deutschland.

Hermeneutik –
Verstehen in der psychotherapeutischen Praxis oder eine bestimmte Art, Psychotherapie zu erforschen?

Kommentar zum Beitrag von H. Lang

R. Bastine

Psychologisches Institut, Universität Heidelberg,
Bundesrepublik Deutschland

Hermann Lang hat uns auf die Frage „Hat die Hermeneutik noch eine Chance?" mit einem ganz klaren „Ja!" geantwortet, wenn auch mit der Nebenbemerkung, es bliebe ihm als Schüler Gadamers eigentlich auch gar nichts anderes übrig. Begründet hat er seine Antwort damit, daß er uns gezeigt hat, was zur *Kunst des Verstehens und der Verständigung in der Psychotherapie* dazugehört. Er hat sehr facettenreich und eindringlich ausgeführt, was Verstehen und Verständigung in der Psychotherapie bedeutet (oder bedeuten sollte), und wann und wie psychotherapeutisches Verstehen weiterhelfen kann, nämlich u. a.:

- unsere Klienten differenziert wahrzunehmen
- Klient oder Klientin zur Therapie zu motivieren
- Hypothesen zu bilden und sich deren vorläufigen Charakters bewußt zu bleiben
- die Fixierung auf theoretische Vormeinungen aufzulösen
- sich selbst (als Therapeut, als Therapeutin) in der eigenen Rollensituation besser zu verstehen und sich revidieren zu können
- nicht rigiden Indikationsstellungen zu verfallen, sondern das Besondere im einzelnen zu erkennen
- den größeren Lebenskontext von Klienten zu beachten, wie auch die polysymptomatischen Verflechtungen nicht zu übersehen
- wie Behandlungsinhalte zeitlich zu strukturieren seien usw.

Alle diese Punkte finde ich außerordentlich bedenkenswert und richtig; bzw. ich muß wohl besser sagen: Das alles kann ich sehr gut verstehen und nachvollziehen, obwohl ich mit einer ganz anderen Sozialisation versehen bin. Die Ausführungen Langs sind so anregend, daß ich sie mit eigenen Erfahrungen, Beobachtungen und Erkenntnissen ergänzen und mit ihnen weiterdenken kann. Allenfalls würde ich gelegentlich andere Akzente setzen und mir andere Fragen stellen. Beispielsweise: Wie ist das nun eigentlich mit dem Verhältnis zwischen Allgemeinem und Individuellem in der Psychotherapie, z. B.: *Wann* ist es sinnvoll, den allgemeinen Erkenntnissen über die adäquate Art der psychotherapeutischen Behandlung einer Störung zu folgen, wann (bzw. unter welchen Umständen) dagegen ist es sinnvoll, davon abzuweichen? Wo hört das Allgemeine auf, wo fängt das Individuelle an, und worauf gründet sich das ‚Individuelle'? Wer beurteilt im Zweifelsfall, ob eine als individuell begründete Behandlung *lege artis* erfolgt? Im Grunde scheint es mir bei diesen Fragen eher um das allgemeine Problem von (jeder) Wissenschaft und (jeder) Praxis zu gehen, keineswegs nur um die Psychotherapie!

Daher stelle ich mir die Frage: Bedarf es speziell der *Hermeneutik*, um solche Regeln für das psychotherapeutische Handeln zu formulieren? Sind die Schlußfolgerungen Langs, die aus reichhaltiger psychotherapeutischer Erfahrung und Reflexion entstanden sind, nicht schon eine Ethik der Psychotherapie (man denke nur an die verschiedenen *cavete*, die er uns mitgegeben hat)? Oder wird hier nicht wenigstens ein *heuristisches Handlungswissen* – ein Begriff, der mir näher liegen würde (Bastine 1992a) – vorgestellt, das im weiteren empirisch zu untersuchen wäre? Wird hier nicht ein präskriptives therapeutisches Modell von Handlungsregeln und therapeutischen Maximen formuliert, d. h. Aussagen darüber, wie Psychotherapeutinnen und Psychotherapeuten handeln sollen (Bastine 1992a)? Was ist das spezifisch Hermeneutische an diesem Vorgehen?

Ich möchte jedoch noch einen zweiten Punkt aufgreifen, der vielleicht noch grundsätzlicher ist. Dazu muß ich bekennen, daß ich zu der Frage, die im Titel gestellt wurde „Hat die Hermeneutik noch eine Chance?", etwas völlig anderes erwartet hatte.

Hermeneutik ist ja auch die *Lehre* vom Verstehen und Verständigen; sie bezeichnet also eine bestimmte *wissenschaftliche* Herangehensweise, d. h. sie ist eine bestimmte Art, Wissenschaft zu betreiben. Und dazu hat es ja im Bereich der Psychotherapie-Forschung in den letzten Jahren sehr lebhafte Diskussionen gegeben, die verbunden sind mit Stich- und Reizworten wie

- qualitative versus quantitative Forschungsmethodik,
- die unterschiedlichen Forschungsprogramme, die in den verschiedenen psychotherapeutischen Ansätzen vertreten und verfolgt werden (ja, so doppeldeutig kann man das durchaus sagen!),
- das Verhältnis von Erklären und Verstehen in einer – wissenschaftstheoretisch ausgedrückt – angewandten Wissenschaft wie der Psychotherapie.

Angesprochen ist damit ein ganzes Bündel brisanter Fragen, die anfangen bei grundsätzlichen methodologischen Problemen, sich bei forschungsstrategischen Entscheidungen fortsetzen und bei methodischen Alternativen enden. Ich möchte *zur Chance der Hermeneutik in der Psychotherapie-Forschung* nur zwei Aspekte aufgreifen und Ihnen dazu zwei Thesen vortragen:

(1) Hermeneutik hat in der Psychotherapie-Forschung eine Chance, wenn sie für ihr Forschungsvorgehen methodische Regeln und Standards entwirft. Auch die Hermeneutik braucht ein methodisch gut kontrolliertes Vorgehen, um nicht in ein Sammeln irgendwie gewonnener Einsichten abzuleiten. Die Interpretation

von Texten und anderen Formen sprachlicher und nichtsprachlicher Kommunikation kann eben auch mit mehr oder mit weniger methodischem Raffinement und ausgefeilten Verfahrensregeln durchgeführt werden und gerät in Mißkredit, wenn diese fehlen. Forschung ist immer angewiesen auf die Kommunizierbarkeit ihrer Ergebnisse, aber auch deren Replizierbarkeit und auf die methodische Eindeutigkeit des Vorgehens, mit dem ihre Ergebnisse erzielt wurden. Dies gilt *gerade* deshalb, weil die Psychotherapie so ein komplexes und schwer faßbares Geschehen ist.

Ein Beispiel dafür läßt sich für die *Inhaltsanalyse* geben, die ja vielfach auch zur Untersuchung psychotherapeutischer Prozesse herangezogen wurde und wird: Inhaltsanalysen können durchaus so durchgeführt werden, daß sich quantitative und qualitative Forschungsmethoden wechselseitig ergänzen (vgl. Groeben und Rustemeyer 1995).

(2) Hermeneutische Forschung hat eine Chance, wenn sie sich als Ergänzung zu anderen Forschungsprogrammen versteht und nicht als einziger Königsweg der Forschung. Auch hier hat N. Groeben (1986) wieder einen Weg gewiesen, indem er mit der „Konzeption einer verstehenden *und* erklärenden Psychologie" eine methodologische Integration vorschlägt: Beide Zugangsweisen werden als Forschungsstrategien aufgefaßt, die sich in einem *zweiphasigen Forschungsprozeß* ergänzen und sich gegenseitig vervollständigen. Um menschliches Handeln zu erklären – dem bleibenden Ziel psychologischen Forschens –, sind zunächst Vorarbeiten zu leisten, die sinnvollerweise durch Verstehensprozesse erbracht werden. In diesen Vorarbeiten sind die Begriffe zu explizieren, mit denen komplexe psychische Prozesse beschrieben werden, die Heuristiken der Handelnden können erschlossen sowie ‚indirekte Erklärungen' entwickelt werden. Indirekte Erklärungen beruhen auf den subjektiven Erklärungen der Akteure hinsichtlich vorausgehender Motivationsbedingungen, nachfolgender Wirkungseffekte und ihren subjektiven Theorien. Nach dieser Phase der systematischen hermeneutischen Erschließung setzen dann die *weiteren* Forschungbemühungen ein (z. B. in Form von experimentellen Untersuchungen, Verlaufsuntersuchungen usw.), um die psychologischen Sachverhalte zu *erklären* (zu dieser integrativen Sicht der psychotherapeutischen Interventionsforschung s. a. Bastine 1992b).

Die Konzeption eines solchen zweistufigen Forschungsprozesses könnte besonders für die Psychotherapie eine Chance sein, die fruchtlosen Kontroversen zwischen Vertretern aus dem hermeneutischen und aus dem experimentell-erklärenden Lager zu überwinden und einen integrativen Prozeß auch für den Prozeß der psychotherapeutischen Erkenntnisgewinnung zu entwickeln (Bastine 1997).

Literatur

Bastine R (1992a) Psychotherapie. In: Bastine R (Hrsg) Klinische Psychologie, Bd 2, S 179–301. Kohlhammer, Stuttgart

Bastine R (1992b) Klinisch-psychologische Intervention: Allgemeine Gesichtspunkte und Interventionsforschung. In: Bastine R (Hrsg) Klinische Psychologie, Bd 2, S 57–84. Kohlhammer, Stuttgart

Bastine R (1997) Klinische Psychologie, Bd 1: Grundlegung einer Allgemeinen Klinischen Psychologie, 3. Aufl. Kohlhammer, Stuttgart

Groeben N (1986) Handeln, Tun, Verhalten als Einheiten einer verstehend-erklärenden Psychologie. Francke, Tübingen

Groeben N, Rustemeyer R (1995) Inhaltsanalyse. In: König E, Zedler P (Hrsg) Bilanz qualitativer Forschung, Bd II: Methoden, S 523–554). Deutscher Studienverlag, Weinheim

Korrespondenz: Prof. Dr. phil. Reiner Bastine, Psychologisches Institut, Universität Heidelberg, Hauptstraße 47–51, D-69117 Heidelberg, Bundesrepublik Deutschland.

Psychotherapie – Störungsspezifische Indikation oder Perfektion in einer Technik?

G. Buchkremer und **A. Batra**

Universitätsklinik für Psychiatrie und Psychotherapie, Tübingen,
Bundesrepublik Deutschland

Zum Stand der Psychotherapieforschung

Die Frage, bei welchen Patienten (unabhängig von ihrer Erkrankung) eine indizierte und allgemein als wirksam erkannte Psychotherapie wirkt bzw. nicht wirkt, kann bis heute nicht einmal annäherungsweise beantwortet werden. Die Psychotherapieforschung steckt bezüglich der differentiellen Indikationsforschung bzw. der differentiellen Psychotherapiewirkung leider noch in den Kinderschuhen.

Die Frage nach einer „störungsspezifischen Indikation" oder einer „Perfektion in einer Technik" geht von einer künstlichen Dichotomie zwischen zwei an sich nicht vergleichbaren Konstrukten aus. Eine Perfektion in einer Technik kann nicht ein Gegensatz zu einer Indikationsstellung sein.

Allerdings ist von Bedeutung, ob zukünftig in der Psychiatrie und Psychotherapie eher Störungsspezialisten oder Methodenspezialisten zum Wohle der Patienten gefragt sind. Ungeachtet dieser ungerechtfertigten Dichotomie muß zudem erwogen werden, ob von einem Therapeuten sowohl eine Störungsspezialisierung als auch eine Methodenspezialisierung erwartet werden kann bzw. muß. Schließlich soll darauf hingewiesen werden, daß neben einer Spezifizierung im Störungs- bzw. Krankheitsbereich oder im Methodenbereich auch eine Spezifizierung hinsichtlich der Patienten bzw. der Person erfolgen müßte.

Die Diskussion lenkt zu der Frage, ob künftig Psychiater und Psychotherapeuten als „Universalisten" oder als „Spezialisten" gefordert sein werden. Während die „Universalisten" möglichst alle (oder zumindest sehr viele) therapeutische Methoden beherrschen, sollten die „Spezialisten" in der Lage sein, ihre eigenen Grenzen zu erkennen und je nach Bedarf, Patient, Störung und Situation an weitere Spezialisten überweisen, die sich wiederum in anderen Psychotherapietechniken oder -methoden perfektioniert haben.

Die Spannbreite der gegenwärtigen Spezialisierungsmöglichkeiten

Die gegenwärtigen Ausbildungsrichtlinien sehen eine Spezialisierung für Kinder und Jugendliche vor. Eine weitere Spezialisierung differenziert zwischen Ärzten, die weitgehend ausschließlich Medizin mit psychotherapeutischen Mitteln ausüben wollen, und den Psychiatern, die zusätzlich auf der biologischen und sozialen Ebene Behandlungsbausteine zu berücksichtigen haben. Schließlich gibt es in den meisten Bundesländern auch noch die Nervenärzte, für die eine spezifische Psychotherapie keinesfalls ein obligater Bestandteil ihrer Tätigkeit ist. Im Bereich der Psychotherapie gibt es zwei Zusatztitel, die „Psychoanalyse" und die „Psychotherapie". Letztere versteht sich entweder als „tiefenpsychologisch fundierte Psychotherapie" oder als „kognitive Verhaltenstherapie". Darüber hinaus gibt es den psychologischen Psychotherapeuten und in Zukunft die Ärzte, die im Rahmen der psychosomatischen Grundversorgung tätig werden (siehe auch Tab. 1). Noch ist nicht abzusehen, ob künftig noch mehr Varianten mit einer noch größeren Spezifizierung entstehen werden, wie z. B. Fachärzte für Suchtmedizin, Sexualmedizin, Neuropsychiatrie, forensische Psychiatrie oder Gerontopsychiatrie etc.

Da die besonderen Spezifika des Facharztes für Psychiatrie und Psychotherapie auf eine Patientenorientierung und nicht eine Methodenorientierung abzielen, d. h. störungsorientiert sind, und Behandlungspläne vorsehen, die in einen bio-psycho-sozio-therapeutischen Gesamtbehandlungsplan integriert werden, sind Psychiater per definitionem eher störungsspezifiziert. Die „psychotherapeutischen Mediziner" hingegen legen mehr Wert auf eine Perfektionierung ihrer psychotherapeutischen Technik.

Da es jedoch verschiedene Psychotherapiemethoden und Techniken gibt, stellt sich drängend die Frage, ob es eine „allgemeine Psychotherapie" für alle Patienten geben kann, wie es kürzlich Grawe (1994, 1995) meinte, oder ob die Modelle der „störungsspezifischen Psychotherapie" oder „methodenspezifischen Psychotherapie" zu besseren Ergebnissen führen.

Tabelle 1. Weiterbildungsmöglichkeiten

Arzt für
- Psychiatrie und Psychotherapie
- Psychotherapeutische Medizin
- Kinder- und Jugendpsychiatrie
- Nervenheilkunde

Zusatztitel für
- Psychotherapie
- Psychoanalyse

Psychologische Psychotherapie

Psychosomatische Grundversorgung

Die „allgemeine Psychotherapie"

Unter einer „allgemeinen Psychotherapie" wird eine Therapieform verstanden, die die Psychotherapie der Person des Patienten individuell anpaßt. Wäre ein solcher Ansatz möglich, so würde sich die Frage nach der Perfektion in *einer* Technik erübrigen. Vielmehr müßte ein Psychotherapeut universal ausgebildet und in der Lage sein, aus einem Koffer, der mit vielen Psychotherapiemethoden und -techniken gefüllt ist, die richtige Komposition für den einzelnen Patienten herauszusuchen.

Grawe geht von vier Wirkprinzipien einer „allgemeinen psychotherapeutischen Veränderungstheorie" aus, der Ressourcenaktivierung, der Problemaktualisierung, der aktiven Hilfe zur Problembewältigung und der Klärungsperspektive. Kritisch anzumerken ist, daß dieses Konzept der „allgemeinen „Psychotherapie" vollkommen störungsunspezifisch und deshalb aus der Sicht eines Psychiaters kaum akzeptabel ist. Auch wenn in den heutigen Klassifikationssystemen (ICD 10, DSM IV) nicht mehr von Krankheit, sondern von Störungen gesprochen wird, kann nicht geleugnet werden, daß auch „psychische Störungen" Krankheiten entsprechend dem medizinischen Krankheitsmodell bzw. Krankheitsbegriff darstellen können. Psychischen Störungen kann demnach durchaus ein „Krankheitsprozeß" zugrundeliegen, der eine Indikation zu einer bestimmten Therapiemaßnahme nahelegen kann (Grawe 1982). Dies soll an einem Beispiel verdeutlicht werden: Bei einem schizophrenen Patienten, der nach akuter Krankheitsphase endlich remittiert ist, würde man bei einer Panikattacke nicht vorrangig nach einer Klärungsperspektive oder gar einer Problemaktualisierung suchen, sondern vielleicht die neuroleptische Dosierung etwas erhöhen. Die spezifische Vulnerabilität schizophrener Menschen würde bei einer Problemaktualisierung leicht zu einer Dekompensation führen. Aus diesem Grunde ist ein problemaktualisierendes konfrontatives Vorgehen, das bei sehr vielen nicht-schizophrenen Menschen ein äußerst probates Mittel darstellt, um Angstzustände zu bewältigen und überstarkes Vermeidungsverhalten zu reduzieren, nicht indiziert und möglicherweise sogar schädlich.

Dieses Beispiel weist auch auf eine weitere Schwäche des von Grawe kreierten Modells einer allgemeinen Psychotherapie hin: In der sogenannten allgemeinen Psychotherapie von Grawe wird die biologische Ebene, die neben der psychologischen und der sozialen Ebene auch allen psychischen Störungen immanent ist, geleugnet. Manchen Patienten jedoch kann erst nach einer medikamentösen Behandlung durch Psychotherapie geholfen werden. Zahlreiche Untersuchungen belegen, daß in bestimmen Fällen eine Kombination von Pharmaka und Psychotherapie die besten Ergebnisse zu erbringen vermag – ein aktuelles Beispiel stellt der Einsatz der Anti-cravingsubstanzen in der Suchttherapie dar.

Das Modell einer „allgemeinen Psychotherapie" legt nahe, daß man bei der individuellen Gestaltung der Psychotherapie verschiedene Techniken aus ganz unterschiedlichen Psychotherapiemethoden miteinander kombinieren kann. Dieses Vorgehen wäre dann sinnvoll, wenn es zwischen den Therapiemethoden bzw. -techniken untereinander keine Inkompatibilitäten gäbe. Ein permissives, empathisches Eingehen auf das Klagen eines Menschen kann für manche Therapiestrategien gefordert werden, es kann jedoch z. B. eine intermittierende Verstärkung für ein Vermeidungsverhalten darstellen und somit mögliche verhaltenstherapeutische Therapieziele ad absurdum führen. Umgekehrt könnte der manchmal aktive leitende Führungsstil in einer Verhaltenstherapie, der das Geben von Ratschlägen nicht scheut, mit dem Vorgehen anderer Therapiearten, die eine Selbstmotivation zur Veränderung erzeugen wollen, nicht vereinbar sein.

Eine „allgemeine Psychotherapie" darf deshalb nicht automatisch eklektisch werden, zumindest solange nicht, solange die Kombination der verschiedenen Techniken nicht sowohl unter theoretischen Gesichtspunkten als auch unter Wirksamkeitsgesichtspunkten betrachtet und überprüft wurde.

Es darf zuletzt nicht außer acht gelassen werden, daß sich die Wirkungen verschiedener Techniken bei gleichzeitiger oder eventuell auch bei sukzessiver Darbietung aufheben können. Ob und unter welchen Bedingungen und in welcher Reihenfolge es sinnvoll ist, verschiedene Methoden bei den verschiedenen Störungen synchron oder sukzessiv anzuwenden, ist eine noch ungeklärte Frage, die zukünftiger Forschungsanstrengungen bedarf.

Die „störungsspezifische Psychotherapie"

Untersuchungen zeigen, daß erfahrene Psychotherapeuten trotz unterschiedlicher theoretischer Ausbildung sich kaum in ihrem Interventionsverhalten und im Umgang mit ihren Patienten unterscheiden (Garfield 1974). Der psychotherapeutische Umgang mit Suchtkranken, mit persönlichkeitsgestörten Menschen, mit schizophren psychotischen Menschen oder mit Menschen mit Angststörungen ruft bei Psychotherapeuten unabhängig von ihrer Ausbildung psychotherapeutische Umgangsformen hervor, die eine hohe Störungsspezifität aufweisen (Buchkremer und Windgassen 1987). In einer eigenen Studie konnten wir feststellen, daß unabhängig von den Therapieschulen die Umgangsformen schizophrenieerfahrener Therapeuten den in Tab. 2 dargestellten *Leitlinien im psychotherapeutischen Umgang* mit schizophrenen Menschen in hohem Maße entsprechen. Das störungsspezifische Wissen um die Vulnerabilität schizophrener Menschen, um ihre Störungen bei der Informationsverarbeitung oder ihre Ich-Störungen führt Psychotherapeuten

Tabelle 2. Leitlinien des psychotherapeutischen Umgangs mit schizophrenen Patienten

– Einfache, übersichtliche Information
– Klarer, eindeutiger Kommunikationsstil
– Klarheit des Therapieziels
– Transparenz der Verantwortlichkeit im Team
– Zeitliche und personelle Konsistenz des Therapeuten
– aktives therapeutisches Vorgehen
– Interpretation vieler Symbole als Bewältigungsversuche
– Stützung gesunder Ich-Anteile

im Endresultat unabhängig von ihrer bevorzugten Psychotherapiemethode, mit der sie sich identifizieren, zu weitgehend übereinstimmenden Strategien im therapeutischen Umgang mit dem spezifisch gestörten Patienten.

Die Nichtberücksichtigung störungsspezifischer Faktoren bei den Wirksamkeitsuntersuchungen bzw. Metaanalysen (z. B. Grawe et al. 1994) führt zu einer erheblichen Verzerrung in der Gesamtbeurteilung von Therapiemethoden. Eine affektaktualisierende und problemaktualisierende Methode, wie z. B. die Gestalttherapie, mag bei gesunden Menschen eine sehr wirksame Methode zur Selbsterfahrung sein, kann jedoch in anderen Fällen, z. B. bei präpsychotischen Menschen, schädlich wirken. Eine Methode, sei es z. B. die Gesprächstherapie, Verhaltenstherapie oder Psychoanalyse, kann deshalb nicht sinnvoll als wirksam oder nicht ausreichend wirksam beurteilt werden. Vielmehr müßte die Frage beantwortet werden, welche Therapiemethode einen Wirksamkeitsnachweis bei welchen Menschen, mit welchen Erkrankungen bzw. Störungen in welcher Lebenssituation, in welcher Zeit geführt hat. Dieser Wirksamkeitsnachweis muß grundsätzlich in dem hohen methodologischen Niveau von Therapiestudien, wie sie z. B. im Pharmakotherapiebereich angelegt werden, geführt werden.

Eine störungsspezifische Psychotherapie geht davon aus, daß spezifische Störungen auch spezifische Interventionen benötigen. Dabei wird oft vergessen, daß fast alle Psychotherapiemethoden unspezifische Anteile gemeinsam haben und daß alle Psychotherapiemethoden nur unter bestimmten Bedingungen Erfolge aufweisen können. Nach Ambühl (1993) haben Psychotherapien bzw. psychotherapeutische Interventionen nur dann einen positiven Effekt auf Patienten (im Sinne von neuem Bewußtsein, besserem Zugang zu sonst vermiedenen Gefühlen oder größeren Handlungsmöglichkeiten), wenn die Patienten dafür offen und aufnahmebereit sind. Nach Tschuschke et al. (1994) ist für die Wirksamkeit von Psychotherapie die „Güte der Therapiebeziehung und die Offenheit und engagierte Mitarbeit des Patienten" von besonderer Bedeutung. Die Therapiebeziehung vor allem aus der Sicht der Patienten hat demnach einen direkten Einfluß auf das Therapieergebnis. In einer eigenen Untersuchung (Lewandowski et al. 1994) konnten wir Studien bestätigen, die zeigten, daß eine aus der Sicht der Patienten positive Therapiebeziehung während der ersten fünf Therapiesitzungen der beste Prädiktor für den Therapieerfolg war. Dieser Befund belegt, daß es auch bei einer störungsspezifischen Therapie unspezifische Wirkelemente gibt. Die Compliance-Forschung zeigt dies sogar für rein medikamentöse Therapien.

Die „methodenspezifische Psychotherapie"

Es soll im folgenden am Beispiel einer Studie dargelegt werden, daß die störungs- und methodenunspezifischen Wirkelemente der Psychotherapie alleine nicht ausreichen, um langfristige optimale Psychotherapieerfolge bei den einzelnen Störungen zu erreichen. In einer multizentrischen Therapiestudie (Hornung et al. 1995) bei schizophrenen Patienten wurden 191 Patienten in vier spezifischen Behandlungsstrategien und einer unspezifisch behandelten Kontrollgruppe miteinander verglichen. Alle Patienten der vier spezifischen Behandlungsgruppen und der Kontrollgruppe erhielten Neuroleptika und ein psychoedukatives Medikamententraining, um den Selbstumgang mit der neuroleptischen Medikation und die Compliance zu verbessern. Eine dieser Gruppen wurde zusätzlich mit einer kognitiven Therapie (Problemlösetherapie zur Verbesserung der Bewältigungsstrategien) und eine andere Gruppe zusätzlich mit Bezugspersonen-Beratung behandelt. Bei dem letztgenannten Therapiebaustein erhielten Angehörige das Angebot einer Angehörigengruppe. Allen Patienten, die keine Angehörigen hatten, wurden Laienhelfer zugeteilt, die dann ebenfalls an der Angehörigengruppe teilnahmen. Die letzte spezifische Therapiegruppe erhielt neben der neuroleptischen Therapie und dem Medikamententraining auch die kognitive Therapie und die Bezugspersonen-Beratung. Die Verläufe dieser vier Patientengruppen wurden miteinander und mit denen der „Kontrollgruppe" verglichen. Die Patienten der Kontrollgruppe erhielten von Schülern einer Fachhochschule für Sozialpädagogik eine intensive und sehr engagierte „Therapie" aus unterhaltenden und spannenden Freizeitprojekten. Mit diesem unspezifischen Zuwendungseffekt sollte in Anlehnung an Voltaire die These überprüft werden, „die Kunst des Arztes sei, den Patienten so lange zu amüsieren, bis die Natur ihn heile".

Im Verlauf des ersten Jahres waren die Rehospitalisierungsraten aller fünf Gruppen, also auch der Kontrollgruppe, sehr niedrig und wiesen keine bedeutsamen Unterschiede auf (vgl. Hornung et al. 1995). Im weiteren Verlauf der Studie nach zwei Jahren zeigte sich dann aber ein additiver Effekt der spezifischen Therapiemaßnahmen: Patienten, die sowohl ein psychoedukatives Medikamententraining als auch eine Problemlösetherapie und eine Angehörigen- bzw. Bezugspersonen-Beratung erhielten, hatten signifikant (> 25 %) weniger psychotische Rezidive als die Patienten mit der unspezifischen Freizeitaktivität (Buchkremer et al., im Druck).

Offenbar kann eine einzelne Behandlungsmethode im Vergleich mit einer Kontrollbedingung keine hinreichende Wirksamkeit aufweisen. Werden jedoch verschiedene Psychotherapiemethoden kombiniert, können sie sich als hochwirksam erweisen.

Die im Vergleich zur Literatur sehr niedrige Rückfallrate im 1. Jahr sowohl der Therapiegruppen als auch der unspezifisch behandelten Kontrollgruppe weist darauf hin, daß unspezifische Wirkfaktoren sowohl in der Therapiegruppe als auch in der Kontrollgruppe wirksam waren und evtl. spezifische Therapieeffekte verwischten. Offensichtlich verblassen aber die unspezifischen Wirkfaktoren im Laufe der Zeit. Diese Studie wird deshalb als ein Beispiel dafür herangezogen, daß eine störungsspezifische und methodenspezifische Psychotherapie *einer* unspezifischen Therapie langfristig überlegen ist, wenn auch unspezifische Therapieanteile vor allem kurzfristig eine bedeutsame Wirksamkeit entfalten können. Außerdem belegt diese Studie, daß es nicht ausreicht, eine Perfektion in nur einer Methode zu haben, sondern daß drei verschiedene Psychotherapieansätze dann, wenn sie zusätzlich zur Neuroleptika-Therapie kombiniert werden, zur besten Rezidivprophylaxe führen.

Die besten Therapiemethoden taugen aber wenig, wenn sie nicht professionell und gekonnt durchgeführt werden. Auch der Erfolg einer chirurgischen Operation hängt nicht nur von der Operationsmethode, sondern auch davon ab, wie perfekt der Chirurg die Operationsmethode beherrscht. Deshalb kann die Forderung nach einem störungsspezifischen Vorgehen in der Psychotherapie nicht heißen, daß die angewandte Psychotherapietechnik nicht mit hoher Perfektion ausgeübt werden muß.

Patienten- oder Methodenorientierung?

Die Frage, ob innerhalb einer Psychotherapiemethode ein eher patientenorientiertes Vorgehen besser ist als ein methodenorientiertes (d. h. manchmal sogar standardisiertes Vorgehen), bleibt noch offen, zumindest bei manchen verhaltenstherapeutischen Techniken. Das überraschende Ergebnis, das Schulte et al. (1991) bei der Behandlung von Angsterkrankungen gefunden haben, zeigt, daß ein individuelles verhaltensanalytisches Vorgehen bei der verhaltenstherapeutischen Angstbehandlung einem standardisierten, streng methodenorientierten Vorgehen unterlegen ist. Dieser Befund spricht dafür, daß eine Patientenorientierung nicht automatisch *immer* besser ist als eine Methodenorientierung, und dieser Befund spricht auch dagegen, daß die Qualität der therapeutischen Beziehung *immer* das wichtigste Element in der Psychotherapie ist (vgl. Federschmidt 1996).

Auf die Eingangsfrage, ob eher Störungsspezialisten oder eher Methoden-Perfektionisten gebraucht werden, soll abschließend folgende Antwort gegeben werden: In Zukunft werden sicher zahlreiche Störungsspezialisten gefragt sein, da die verschiedenen Psychotherapiemethoden bei den verschiedenen Störungen unterschiedlich wirksam sind und da die einzelnen Störungen ganz unterschiedliche Kombinationen zwischen den Therapiemethoden erfordern. Wir werden deshalb in Zukunft z. B. Sexualtherapeuten, Suchttherapeuten, Angst- oder Zwangsspezialisten sowie Spezialisten für psychotische Menschen, Borderline-Therapeuten oder Spezialisten für affektive oder Eß-Störungen etc. benötigen. Demgegenüber werden Spezialisten in einzelnen Methoden (z. B. kognitive Verhaltenstherapie, tiefenpsychologisch fundierte Psychotherapie, Psychodrama, Gestalttherapie, Gesprächspsychotherapie etc.) zwar weiterhin benötigt, aber in der Psychiatrie und vermutlich auch in der Psychosomatik eher an Boden verlieren. Schon heute ist es den methodenspezialisierten Psychotherapeuten kaum mehr möglich, alle störungsspezifischen Weiterentwicklungen kontinuierlich aufzunehmen. Als Beispiel hierfür sei die depressionsspezifische interpersonelle Therapie nach Klermann und Weismann (vgl. Schramm und Berger 1994) genannt. Diese Psychotherapieform wurde spezifisch für depressive Störungen entwickelt und bezüglich ihrer Effizienz überprüft. Sie beinhaltet verhaltenstherapeutische, psychodynamische, psychoedukative, systemische und supportive Behandlungselemente, die spezifisch auf affektive Störungen hin zugeschnitten bzw. kombiniert wurden.

Es scheint allerdings z. Z. noch nicht möglich, daß ein Psychotherapeut in der Lage ist, bei allen psychischen Störungen eine störungsspezifische Indikation zu allen effizienten Psychotherapiemethoden zu stellen und diese dann mit hoher Perfektion auch selbst durchzuführen.

Wir wissen auch heute noch nicht sicher, ob es zukünftig gelingen wird, mit einer störungsspezifischen Indikation und perfekt durchgeführten Methoden, die von Subspezialisten per delegationem oder in Teamarbeit (vgl. Sonntag 1996) ausgeübt werden, zu besseren Ergebnissen zu kommen, als dies heute die Methodenspezialisten oder die psychiatrischen Universalisten schaffen. Auch hier liegen die klinischen Forschungsfelder der Zukunft.

Um trotz dieses Wissensmangels und Forschungsdefizits auch in der gegenwärtigen Praxis zu einem rationalen Vorgehen in der Therapie psychisch Kranker zu kommen, werden immer häufiger Konsensus-Konferenzen durchgeführt, um Leitlinien für ein therapeutisches Vorgehen bei verschiedenen Störungsbereichen unter verschiedenen Bedingungen zu entwickeln. Das Ergebnis von Konsensus-Konferenzen hängt jedoch häufig von der Zusammensetzung der Expertenrunde ab. „Leitlinien" stellen immer nur den gegenwärtigen Stand eines kontinuierlichen Irrtums dar. Häufig müssen verschiedene Konsensus-Konferenzen untereinander wieder einen Konsensus finden. Umfangreiche Bücher über Qualitätsstandards aus dem anglo-amerikanischen Bereich zeugen von der Problematik und der Schwierigkeit dieses Ansatzes.

Schon heute scheint es für eine psychiatrische Psychotherapie unabdingbar, die verschiedenen therapeutischen Ansätze in einen Gesamtbehandlungsplan, der auch die biologischen Behandlungsmöglichkeiten berücksichtigt, zu integrieren. Wir müssen lernen, störungsspezifische psychotherapeutische Verfahren in einen Gesamtbehandlungsplan zu integrieren und dabei nicht vor Kombinationen, wie z. B. Psychopharmakotherapie plus Psychotherapie oder der Kombination von spezifischen und unspezifischen Wirkfaktoren, zurückzuscheuen. Dies wird nicht ohne Teamwork (Sonntag 1996) zwischen Ärzten für Psychiatrie und Psychotherapie, Dipl.-Psychologen und Sozialarbeitern, Krankenpflegepersonal und Arbeits- und Beschäftigungstherapeuten gehen. In Zeiten des Geldmangels und der Ressourcenknappheit werden Kostenersparnisgründe uns dazu zwingen, immer zu überlegen, wie man mit dem geringsten therapeutischen Aufwand einen möglichst großen Nutzen für den Patienten und für die Gesellschaft erreichen kann. Die Psychotherapieforschung wird uns dabei helfen, ineffiziente Therapien, die aufgrund von ungünstigen Therapiebeziehungen oder störungsspezifischen oder methodenspezifischen Fehlern ein ungünstiges Therapieergebnis erwarten lassen, früher abzubrechen und durch heilsamere Vorgehensweisen zu ersetzen.

Literatur

Ambühl H (1993) Was ist therapeutisch an Psychotherapie? Z Klin Psychol Psychopathol Psychother 41: 285–303

Buchkremer G, Klingberg S, Holle R, Schulze Mönking H, Hornung WP (in press) Psychoeducational Psychotherapy for Schizophrenic Patients and Their Key Relatives or Care-Givers: Results of a 2-Year Follow-Up. Acta Psych Scand

Buchkremer G, Schulze Mönking H, Holle R, Hornung WP (1995) The Impact of Therapeutic Relatives' Groups on the Course of Illness of Schizophrenic Patients. Eur Psychiatry 10: 17–27

Buchkremer G, Windgassen K (1987) Leitlinien des psychotherapeutischen Umganges mit schizophrenen Patienten. Was ist den verschiedenen Schulen und Methoden gemeinsam? Psychother Psychosom Med Psychol 37: 407–412

Federschmidt H (1996) Wirksamkeit und Nutzen von psychotherapeutischen Behandlungsansätzen. Dt Ärztebl 92: A-41–45

Garfield SL (1974) What Are the Therapeutic Variables in Psychotherapy? Psychother Psychosom 24: 372–378

Grawe K (1982) Implikationen und Anwendungsmöglichkeiten der Vertikalen Verhaltensanalyse für die Sichtweise und Behandlung psychischer Störungen: Forschungsbericht 5/1982. Institut für Psychologie, Univ. Bern

Grawe K (1995) Grundriß einer Allgemeinen Psychotherapie. Psychotherapeut 40: 130–145

Grawe K, Donati R, Bernauer F (1994) Psychotherapie im Wandel. Von der Konfession zur Profession. Hogrefe, Göttingen

Hornung WP, Buchkremer G, Holle R, Schulze Mönking H, Klingberg S (1995) Psychoedukativ-psychotherapeutische Behandlung von schizophrenen Patienten und ihren Bezugspersonen, Ergebnisse einer Ein-Jahres-Katamnese. Nervenarzt 66: 828–834

Lewandowski L, Buchkremer G, Stark M (1994) Das Gruppenklima und die Therapeut-Patient-Beziehung bei zwei Gruppentherapiestrategien für schizophrene Patienten – Ein Beitrag zur Klärung differentieller Therapieeffekte. Psychother Psychosom Med Psychol 44: 115–121

Schramm E, Berger M (1994) Zum gegenwärtigen Stand der interpersonellen Psychotherapie. Nervenarzt 65: 2–10

Schulte D, Künzel R, Pepping G, Schulte-Bahrenberg T (1991) Maßgeschneiderte Psychotherapie versus Standardtherapie bei der Behandlung von Phobikern. In: Schulte D (Hrsg) Therapeutische Entscheidungen, S 15–42. Hogrefe, Göttingen

Sonntag R (1996) Ohne Teamwork geht es nicht. Dt Ärztebl 93: A-96–98

Tschuschke V, Kächele H, Hölzer M (1994) Gibt es unterschiedlich effektive Formen von Psychotherapie? Psychotherapeut 39: 281–297

Korrespondenz: Prof. Dr. med. Gerhard Buchkremer, Universitätsklinik für Psychiatrie und Psychotherapie, Osianderstraße 24, D-72076 Tübingen, Bundesrepublik Deutschland.

Störungsspezifische Indikation oder Perfektion einer Technik?

Kommentar zum Beitrag von G. Buchkremer und A. Batra

I. Hand

Psychiatrische und Nervenklinik, Universitätskrankenhaus Eppendorf, Hamburg, Bundesrepublik Deutschland

Als ich eingeladen wurde, den verhaltenstherapeutischen Kommentar zu dem Beitrag von Buchkremer und Batra zu übernehmen, wurde mir angedeutet, daß man sich für sowohl den verhaltenstherapeutischen wie auch den psychoanalytischen Kommentar jeweils einen „Hardliner" der entsprechenden Richtung ausgesucht habe. Ich habe die Anfrage so interpretiert, daß ich die Rolle eines Hofnarren aus dem Mittelalter übernehmen möge, der Provozierendes, vielleicht auch naiv Klingendes, auf jeden Fall aber „Wahres" sagen soll (hier: gegen eine möglicherweise von der DGPPN favorisierte störungsspezifische Indikation?). Dieses zeichnet den Hofnarren ja im Vergleich zum etablierten Hofstaat aus. Auch in diesem Sinne die nachfolgenden Überlegungen.

Was wollen die Herausgeber mit dem vorgegebenen Titel eigentlich fragen?

– Was haben die Herausgeber mit dem Begriff der „Störung" gemeint?
Vermutlich wurde der Störungsbegriff aus den Klassifikationssystemen ICD und DSM zugrundegelegt. Für so definierte Störungen kann es jedoch nur mit Einschränkungen (s. u.) störungsspezifische Verhaltenstherapie geben. Diese Klassifikationssysteme beschreiben phänomenologisch-syndromal, verzichten explizit auf ätiologisch fundierte Ordnungsschemata und ermöglichen dementsprechend keine (auch) ursachenbezogene Behandlungsableitung.
Verhaltenstherapie – als kausal wie auch symptomorientierte, individuumbezogene wie auch systemische Behandlungs*strategie* – basiert demgegenüber auf eigenständigen, die klassifikatorischen Ordnungsschemata durchaus berücksichtigenden, Störungsmodellen. Deren Beherrschung ist Voraussetzung für ihre verantwortliche und effektive Anwendung (Ausnahmen: s. u.).

– Was haben die Herausgeber mit „Perfektion einer Technik" gemeint?
Es ist zu trennen zwischen Verhaltenstherapie als Behandlungsstrategie und ihren (durchaus auch störungs-)spezifischen Techniken. „Perfektion ihrer Techniken" ist natürlich ein wesentliches Ziel der Verhaltenstherapie. Techniken sollten in der Regel aber nur angewendet werden, wenn die Störungsmodelle, sowie die diagnostische und Behandlungsstrategie dieser Therapierichtung beherrscht werden – und damit neben den Indikationen auch die Kontraindikationen zum Einsatz etwa symptomspezifischer Verfahren festgestellt werden können.

– Weshalb haben die Herausgeber die Frage überhaupt gestellt?
Es darf vermutet werden, daß die Fragestellung sich gleichwertig sowohl auf das zukünftige Verhaltenstherapie-Verständnis in der Psychiatrie wie auch auf die Inhalte der jetzt begonnenen Weiterbildungs-Curricula bezieht. Der Aspekt der Weiterbildung spielt daher in dieser Stellungnahme eine wesentliche Rolle.

Die einfache Antwort

Aufgrund der dargestellten Operationalisierung der Begriffe läßt sich die Frage „störungsspezifische Indikation oder Perfektion in einer Technik?" für die Verhaltenstherapie schlicht auflösen:

Aus den Störungsmodellen der Verhaltenstherapie wird die Indikation für die individuumspezifische Durchführung einer multimodalen Therapie – mit Festlegung des jeweiligen Stellenwertes störungs- und symptomspezifischer, sowie anderer Techniken – abgeleitet. Die Strategie und die Techniken werden durch Erfahrungssammlung und Forschung kontinuierlich hinsichtlich ihrer Effizienz hinterfragt und optimiert.

Im Rahmen einer solchen multimodalen, strategisch-systemischen Verhaltenstherapie werden für die Therapieplanung u. a. folgende Aspekte bzw. Bereiche berücksichtigt: Beziehungsaspekte (einschließlich Patient-Therapeut-Beziehung); Motivations-Variablen (beim Patienten, seinem sozialen Umfeld und auch seinem Therapeuten); biographische Entwicklung; intrapsychische und interpersonale Funktionalität des Krankheitsverhaltens; Mikroanalyse des Symptomverhaltens; Komorbidität auf Achse I und II der Klassifikationssysteme; Hierarchisierung der definierten Störungen, auch unter Kausalitätsaspekten.

Bei gleicher Störung nach ICD oder DSM können für unterschiedliche Patienten u. U. sehr unterschiedliche Behandlungsprogramme abgeleitet werden. Andererseits können für mehrere Patienten, die jeweils unter unterschiedlichen ICD- oder DSM-Störungen leiden, gleiche oder ähnliche Interventionen aus den Analysen resultieren.

Darüber hinaus ergibt sich aus diesen Analysen: ob eine alleinige Einzel- oder Gruppentherapie erfolgen soll; ob paar- oder familientherapeutische Interventionen zusätzlich erforderlich werden; ob die einzelnen Interventionsformen sequentiell oder parallel eingesetzt werden (Darstellung dieses Modells u. a. in Hand 1996; systematische Anwendung des Modelles am Beispiel der Zwangsstörung in Hand 1993). In Abb. 1 wird eine schematische Übersicht zum Modell gegeben.

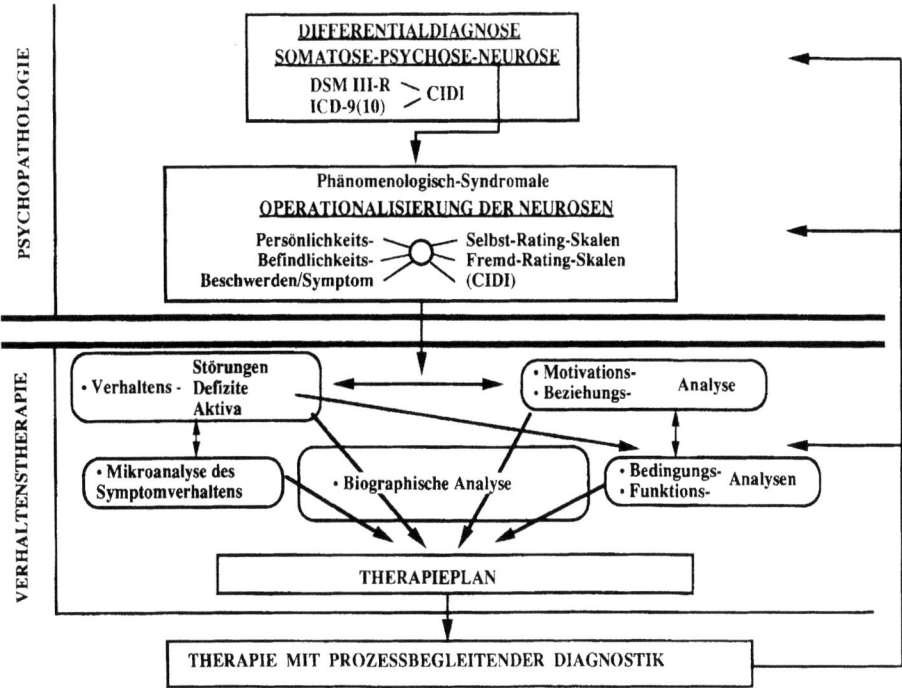

Abb. 1. Hierarchisierung diagnostischer Entscheidungsprozesse bei der Verhaltenstherapie von „Neurosen"

Sachliche und semantische Mißverständnisse behindern klare Lösungen auf der Basis einfacher Antworten

Mit der obigen Antwort könnte mein verhaltenstherapeutischer Kommentar eigentlich enden. Leider ist dieses Modell von Verhaltenstherapie – wie es ähnlich auch in der Richtlinien-Verhaltenstherapie der gesetzlichen Krankenversicherungen (s. Faber und Haarstrick 1991) vorgegeben ist – selbst innerhalb der Verhaltenstherapie nicht immer verstanden oder verständlich dargestellt (s. u.).

In den letzten Jahren wurden *Studien zur Therapieforschung* publiziert, für die aus psychotherapeutisch-verhaltenstherapeutischen Arbeitsgruppen *standardisierte Manuale* zur Verfügung gestellt worden sind – z. B. für so unspezifische Störungen wie Depression oder Panik. Damit wurde die Hoffnung genährt, daß es ICD/DSM-störungsspezifische Psychotherapie geben könne. Eine solche Vorstellung ist deshalb (auch berufspolitisch, s. u.) verlockend, weil sie ein Instant-Therapeutentraining machbar erscheinen läßt: In der Weiterbildung lernen Arzt und Psychologe (oder auch Pflegepersonal) im Rahmen der Rotation jeweils z. B. auf der Schizophrenie-, der Depressions-, der Sucht- oder Angst-Station (auch) die störungsspezifische Verhaltenstherapie. Dadurch wird Weiterbildungszeit eingespart (es können z. B. nur einzelne dieser Therapien vermittelt werden), die Kliniken bleiben unabhängig von außerklinischen Weiterbildungsinstituten, und auf eine psychotherapeutisch-verhaltenstherapeutische Grundorientierung des psychiatrischen Denkens und Handelns kann verzichtet werden.

Besondere Bedeutung scheint in diesem Rahmen die in der NIMH-Studie zu Depressionen erstmals eingesetzte „Interpersonale Psycho-Therapie (IPT)" – mit Inhalten aus Sullivans Neoanalyse, Bowlbys Bindungstheorie und Verhaltenstherapie (aktueller Stand in Frank und Spanier 1995) – gewonnen zu haben. Aus dieser Studie wurde abgeleitet, IPT sei bei Depressionen – bei leicht verzögertem Wirkungseintritt – gleich wirksam wie Pharmakotherapie, und beide seien wirksamer als Placebo oder kognitive Verhaltenstherapie. Nun kann aufgrund der gravierenden inhaltlichen und methodischen Mängel aus dieser Studie nahezu nichts gefolgert werden – außer, daß alle eingesetzten Verfahren zu unterschiedlichen Meßzeitpunkten wirksamer als die Vergleichsverfahren waren. Im kaum zur Kenntnis genommenen Langzeit-Follow-up dieser Studie waren kognitive Verhaltenstherapie und Placebomedikation (mit stützenden Gesprächen) aber deutlich wirksamer als Antidepressiva oder IPT. So man diese Studie ernst nimmt, müßten also entsprechende Schlußfolgerungen gezogen werden (detaillierte Übersicht über diese und ähnliche Studien in Hand 1994).

Neben den „klassischen" störungsspezifischen Techniken der Verhaltenstherapie wurden *störungsspezifische Therapien* inzwischen u. a. für *affektive Störungen, Schizophrenie, Eßstörungen, Angststörungen, posttraumatische Streßstörungen, Substanzmißbrauch und Persönlichkeitsstörungen* beschrieben. Häufig handelt es sich dabei um „integrative Therapiepakete" mit Elementen aus verschiedenen Therapie-„Schulen" (s. IPT).

In einer neuen Literaturrecherche fanden Albaniz und Holmes (1996) etwa 250 Publikationen zur „Integration von Psychotherapien". Ihre Schlußfolgerung beinhaltet: In der Praxis bewährt sich die Integration von Elementen anderer Therapierichtungen in die eigene Schwerpunktrichtung. Für klare Konzeptbildungen und Strategien, sowie für die Erhaltung „kreativer Konflikte" sollten die Therapierichtungen jedoch ihre unterschiedlichen Identitäten, bei enger Kooperation, behalten. Es folgt eine klare Empfehlung, die Therapieschulen-spezifische Weiterbildung als Grundlage für schwerpunktmäßig psycho- bzw. verhaltenstherapeutisches Arbeiten beizubehalten – und zugleich die Entwicklung störungsspezifischer „Psychotherapiepakete" (mit begrenzter Anwendungs-Indikation) durchaus zu fördern („… psychotherapy needs to cultivate both purity and integration"). Im gleichen Sinne äußern sich Senf und Broda (in Senf und Broda 1996) in ihrem „integrativen Lehrbuch für Psychoanalyse und Verhaltenstherapie". Sie fordern einerseits, eine „gemeinsame Definition des Gegenstandes … und erprobtes und auch evaluiertes Wissen … anderer Schulen zu integrieren". Zugleich wenden sie sich „gegen unreflektierten Eklektizismus oder Integratismus – es werden nach wie vor auch große Unterschiede zwischen den Verfahren bestehen bleiben".

Auch *Studien aus der Verhaltenstherapie* (einschließlich unserer eigenen Arbeitsgruppe) können mißverstanden werden, z. B. wenn bei Phobien die *Effekte symptomspezifischer Techniken (als Schwerpunktintervention)* mit hervorragenden Langzeitergebnissen dargestellt wurden. Aufgrund solcher Ergebnisse ist innerhalb der Verhaltenstherapie ein Verwirrung-stiftender Disput darüber ausgebrochen, ob wir eine multimodale, individualisierte Therapiestrategie benötigen, oder aber umschriebene symptomorientierte bzw. „störungsspezifische" Technikpakte standardisiert zur Anwendung bringen sollten. So stellt Margraf in dem von ihm herausgegebenen Lehrbuch (1966) zwar zu Recht fest, daß „die störungsbezogene Indikationsstellung … in der Verhaltenstherapie eine lange Tradition" habe. Mißverständlich formuliert er aber weiter: „Da die nun vermehrt angewandten Therapieprogramme auf der nosologischen Diagnostik aufbauen …, (wird) der Stellenwert der ursprünglichen verhaltens-therapeutischen Problemanalyse relativiert." Mit der Schlußfolgerung, daß die verhaltenstherapeutische „Behandlung je nach Störungsbild des Patienten sehr unterschiedlich ausfällt", wird die (ICD, DSM) störungsspezifische Indikation zur Verhaltenstherapie unterstützt. Erfahrene Praktiker und praxiserfahrene Theoretiker der Verhaltenstherapie sehen in diesem Modell eher einen Rückfall in Konzepte aus den 60er und frühen 70er Jahren. Das Kernproblem liegt bei Margrafs Darstellung darin, daß der Autor nicht unterscheidet zwischen Therapie-Strategie (die „Problemanalyse" ist nur ein Teil derselben) versus -Technik einerseits und Störungsmodell der Klassifikationsysteme versus Störungsmodell der Verhaltenstherapie andererseits. Der Entwicklungsstand der diagnostischen und der Behandlungs-Strategie der Verhaltenstherapie (spätestens seit Anfang der 80er Jahre) ergibt eindeutig: Patienten mit Phobien haben die niedrigste Komplikationsrate durch „Zusatzprobleme" wie: Komorbidität auf Achse I und/oder Achse II; Veränderungs-Ambivalenz; Intraindividuelle und interaktionale Funktionalität usw. Daraus resultiert eine hohe Erfolgsquote „störungsspezifischer Techniken", die aber weder auf alle Patienten mit Phobien noch gar auf Patienten mit anderen Störungen generalisiert werden kann. Es ist einfach, Phobiker für symptomspezifische Techniken so zu selektieren, daß Erfolgsquoten bis zu 90 % erreicht werden. Daraus läßt sich jedoch nicht die entsprechende Indikation für alle Phobiker oder gar für andere Störungsbereiche ableiten. Wird dies dennoch getan, dann resultieren daraus z. B. unsinnige und kostenträchtige Expositions-Trainings von 60–80 Sitzungen.

Begrenzte Indikation für die Anwendung störungsspezifischer, verhaltenstherapeutischer Techniken

Eine störungsspezifische, verhaltenstherapeutische Arbeitsweise wie auch Weiterbildung kann bei begrenzter Zielsetzung indiziert sein. Ärzte, Psychologen und Pflegepersonal, die Verhaltenstherapie nicht schwerpunktmäßig, sondern in Ausschnitten als „Adjuvans" einsetzen wollen, können dies u. a. in folgenden Bereichen tun:

- verhaltenstherapeutisch orientierte Förderung der Selbsthilfekompetenz z. B. bei Patienten mit Angst- oder Zwangsstörungen oder mit Depressionen (unter Zuhilfenahme entsprechender VT-Selbsthilfe-Manuale)

- Durchführung von Trainingsprogrammen für die Reduktion von Symptomatik oder den Aufbau von Kompetenzen, z. B.:
  - zeitlich begrenzte „Angst-Informationsgruppen", vor allem bei Phobien
  - „Angst-/Panik-Management" (einschließlich in-vivo Exposition bei Phobien)
  - Soziales Kompetenztraining bei sozialen Defiziten mit und ohne phobische Komponente
  - Problemlösetraining
  - Kommunikationstraining für Paare
  - Angehörigengruppen z. B. bei Patienten mit Angst-, Zwangs-Störungen, Depression oder Schizophrenie.

Diese Aufzählung ist nicht vollzählig und auch innerhalb der Verhaltenstherapie möglicherweise strittig. Zur verantwortlichen Übernahme entsprechender verhaltenstherapeutischer Elemente gehört die Teilnahme an entsprechenden Weiterbildungsmodulen. Darüber hinaus ist sicherzustellen, daß aufgrund der eigenen psychiatrisch-psychotherapeutischen Weiterbildung oder durch verhaltenstherapeutische Supervision die Indikationsstellung gesichert und die Durchführung bei Bedarf unterstützt werden kann.

Prognostische Überlegungen und Empfehlungen für eine auch verhaltenstherapeutische Psychiatrie

Zumindest in der universitären Psychiatrie war bis vor kurzem ein eher a-psychotherapeutisches Selbstverständnis in den Leitungsstrukturen vorhanden. Nun wurde die Psychiatrie „über Nacht" durch einen Beschluß des Ärztetages in die „Zwangsjacke" der neuen WBO mit dem siamesischen Zwillingsfacharzt Psychiatrie-Psychotherapie gepreßt. Da taucht natürlich sowohl bei den psychotherapiebegeisterten wie auch bei den psychotherapieskeptischen Psychiatern die Frage auf: „Und nun?"

Wird sich die Psychiatrie gewaltsam oder trickreich vor einer wirklichen psycho-verhaltenstherapeutischen Durchdringung schützen wollen, wird sie sich passiv ergeben oder wird sie in der Zwangsjacke nachreifen, aus ihr ein kleidsames neues Gewand machen und ihrerseits die Psychotherapien konstruktiv mit weiterentwickeln? Die Antwort auf diese Frage wird zum einen von der Entwicklung der Machtstrukturen in den Universitäts- und übrigen Weiterbildungskliniken abhängen – konkret: Werden diese Kliniken streng hierarchisch nach dem orthodoxen Ordinarien-Modell geführt oder betriebswirtschaftlich modern als kommunizierendes Expertensystem koordiniert. Zum anderen ist die Antwort aber auch davon abhängig, ob es in den Psychotherapie„schulen" (gemeinsam) gelingt, die Indikationen für die jeweilige Behandlungsstrategie und deren Techniken (Verfahren) auf empirischer und Datenbasis weiter zu klären und zu vermitteln.

Auf der sachlich-fachlichen Ebene möchte ich abschließend – u. a. auf der Basis unserer Hamburger Erfahrungen über 2 Jahrzehnte – einen Rezeptvorschlag zur verhaltenstherapeutischen Gesundheitsförderung für bio-soziale Psychiatrie vorlegen:

- Einrichtung eigenständiger Verhaltenstherapie-Arbeitsgruppen (Abteilungen?) an den Weiterbildungs-Kliniken, unter Leitung entsprechend vollkompetenter Oberärzte (Überwindung der bisherigen Struktur: „Was wollen Sie denn, wir haben doch auch einen Verhaltenstherapeuten").
- Durchführung der Weiterbildung, insbesondere der supervidierten Therapien, weitgehend innerhalb der Klinik. Verhaltenstherapie wird nur so allmählich Teil der Denk- und Versorgungsroutine i. R. der psychiatrischen Gesamtbehandlung.
- Im Rahmen der Weiterbildung Durchführung von 20 supervidierten und dokumentierten Verhaltenstherapien. Die WBO der BÄK ist diesbezüglich dringend veränderungsbedürftig, da die VT-Qualifikation der verhaltenstherapeutischen Psychiater der der verhaltenstherapeutischen Psychologen zumindest gleichwertig sein muß.
- Enge Kooperation mit den psychologischen Verhaltenstherapeuten (deren Weiterbildung im biopsychiatrischen Bereich erheblich zu verbessern ist).
- Weiterbildung (eines Teiles) des Krankenpflege-Personals zu weitgehend eigenständigen Team-Verhaltenstherapeuten (s. Hand und Schröder-Hartwig 1985).
- Intensive bio-behaviorale Forschungsprogramme i. R. der Krankenversorgung (Überwindung von Berührungsängsten und Kompetenzdefiziten auf beiden Seiten).

Verhaltenstherapie durch voll ausgebildete Verhaltenstherapeuten umfaßt ein breites Anwendungsspektrum, das von ausschließlicher Förderung von Selbsthilfekompetenz bis zur intensiven Langzeit-Einzeltherapie (bis zu 80 Sitzungen, in Ausnahmefällen auch mehr) reicht. In ähnlicher Weise kann auch die Weiterbildung von umschriebenen Modulen zur Vermittlung von Teilkompetenzen für Nicht-Verhaltenstherapeuten bis zum universal einsetzbaren „großen" Verhaltenstherapeuten reichen. Letzteres sollte im Interesse des Faches Psychiatrie/Psychotherapie der Anspruch an die entsprechende, verhaltenstherapeutisch orientierte Facharztweiterbildung sein.

Möge uns die von Buchkremer und Batra angekündigte Entwicklung – „in Zukunft werden sicher zahlreiche Störungsspezialisten gefragt sein, da die verschiedenen Psychotherapiemethoden bei den verschiedenen Störungen unterschiedlich wirksam sind und da die einzelnen Störungen ganz unterschiedliche Kombinationen zwischen den Therapiemethoden erfordern" – im Interesse der die Psychiatrie und Verhaltenstherapie Ausführenden, ihrer Patienten und der Kostendämpfung erspart bleiben.

Literatur

Albaniz A, Holmes J (1966) Psychotherapy Integration – Its Implication for Psychiatry. Brit J Psychiat 169: 563–570

Faber F, Haarstrick R (1991) Psychotherapie-Richtlinien, Kommentar, 2. Aufl. Jungjohann, Neckarsulm Stuttgart

Frank E, Spanier L (1995) Interpersonal Psychotherapy for Depression: Overview, Clinical Efficiency and Future Directions. Clinical Psychology: Science and Practice 2: 349–369

Hand I (1993) Verhaltenstherapie für Zwangskranke und deren Angehörige. In: Möller HJ (Hrsg) Therapie psychiatrischer Erkrankungen, S 508–528. Enke, Stuttgart

Hand I (1994) Verhaltenstherapie und/oder Pharmakotherapie bei Depression? Kritische Anmerkungen zu publizierten Therapie-Vergleichsstudien. Fortschr Neurol Psychiat 62: 44–52, Sonderheft 1

Hand I (1996) Multimodale Verhaltenstherapie. In: Ahrens St (Hrsg) Lehrbuch der psychotherapeutischen Medizin, S 560–568. Schattauer, Stuttgart New York

Hand I, Schröder-Hartwig K (1985) Krankenpflege und Verhaltenstherapie in Psychiatrie und Medizin. Deutsche Krankenpflegezeitschrift 10: 650–654

Margraf J (1996) Lehrbuch der Verhaltenstherapie, Band 1. Springer, Berlin Heidelberg New York

Senf W, Broda M (1996) Praxis der Psychotherapie – Ein integriertes Lehrbuch für Psychoanalyse und Verhaltenstherapie. Thieme, Stuttgart New York

Korrespondenz: Prof. Dr. med. Iver Hand, Psychiatrische und Nervenklinik, Universitätskrankenhaus Eppendorf, Martinistraße 52, D-20246 Hamburg, Bundesrepublik Deutschland.

Psychotherapie – Störungsspezifische Indikation oder Perfektion in einer Technik?

Kommentar zum Beitrag von G. Buchkremer und A. Batra

M. von Rad

Städtisches Krankenhaus München-Harlaching, Bundesrepublik Deutschland

Als erstes ist Buchkremer und Batra zu danken für die entschlossene Differenzierung und Präzisierung der gefährlich vereinfachenden Titelfrage und vor allem auch dafür, daß sie sich simplifizierende Schwarz-weiß-Alternativen und billige Werbung für was auch immer versagt haben. Denn es ist auch meine feste Überzeugung, daß wir heraus müssen aus den (zum Teil von unseren Vätern noch übernommenen) Schützengräben des entweder/oder, daß wir voneinander zu lernen haben, daß also undogmatische Differenzierung und Präzisierung in der Anwendungsforschung angesagt ist. Unter dieser Perspektive hatte ich spontan das Gefühl, daß wir in den letzten 20 Jahren doch etwas vorangekommen sind mit der patientenzentrierten Medizin.

Folgende Alternativen sollen diskutiert werden, die sich bei näherem Hinschauen jedoch bestenfalls als Polaritäten, im wesentlichen jedoch als Schein-Alternativen erweisen.

1. Psychiatrischer Universalist versus psychotherapeutischer Spezialist.

2. Allgemeine Psychotherapie-Methode versus spezifische Technik.

3. Unter dem Signum der Spezialisierung: Methodenorientiertes Vorgehen – das ist natürlich auch eine Spezialisierung! – versus störungsbezogenem Ansatz. (Wer noch Freude an alten Schlachtgesängen hat, der kann bei dieser Perspektive als Hintergrundmusik auch noch ein bißchen tiefenpsychologische Psychotherapie versus Verhaltenstherapie mitklingen lassen.)

In der Psychosomatik, in der ich mich besser auskenne als in der Psychiatrie – Sie sehen schon: der Glaube an die Utopie des Universalismus, der in meinen Augen eher eine unauffällige Form von Selbstüberschätzung darstellt, liegt mir nicht so – in der Psychosomatik gab es schon einmal eine (seinerzeit von F. Alexander ausgelöste) und über Jahre hinweg erbittert ausgetragene Spezifitäts-Debatte, die dann etwas später von der nicht weniger kontrovers geführten Alexithymie-Diskussion abgelöst wurde. Dabei ging es (in der Spezifitäts-Debatte) zunächst um die Frage, ob und inwieweit es ein *spezifischer* (unbewußter) Konflikt ist, der bei der Auslösung psychosomatischer Erkrankungen (im engeren Sinne) entscheidend ist, oder ob nicht vielmehr (Alexithymie-

Diskussion) ein *allgemeiner* und bei verschiedenen Erkrankungen gleichförmig sich auswirkender Defizit-Faktor pathogenetische Priorität hat.

Gegenwärtig stehen störungsspezifische Therapie-Ansätze ganz hoch im Kurs – es ist fast eine Frage der „political correctness", sich dazu zu bekennen. Um also nicht noch mehr in den Verdacht verstaubter Methodenantiquiertheit zu geraten, beeile ich mich zu versichern, daß auch wir (als psychoanalytisch orientierte Therapeuten) Anorexien anders behandeln als Angstneurosen, Borderliner anders als Colitiker. Warum wir aber nur deshalb nicht auch unsere psychotherapeutische Methode und Technik vervollkommnen sollten, das kann ich (zusammen mit Buchkremer und Batra) nicht verstehen.

Im übrigen wäre die vom Thema überflüssig und falsch eingeengte und von Buchkremer und Batra mit Recht zurückgewiesene Scheinalternative – störungs- versus methodenspezifisch – in vieler Hinsicht zu erweitern. Warum sollen wir denn nicht auch z. B.

– persönlichkeitsspezifisch (etwa nach dem Strukturniveau der Persönlichkeitsorganisation im Sinne Kernbergs); oder
– konfliktspezifisch; oder
– alters- bzw. schichtspezifisch oder …

bei der Indikation zu einem bestimmten Psychotherapie-Verfahren vorgehen? Das geschieht doch – zumindest teilweise – längst in allen psychotherapeutischen Schulen!

Die neuentfachte Spezifitätsdebatte ist also unendlich erweiterbar. Sie stützt sich unausgesprochen auf die uralte Annahme oder Hoffnung, daß es für *eine* Störung auch *eine* Ursache oder *einen* Konflikt oder Defekt, jedenfalls *eine* optimale Behandlungsform geben müsse. Dabei sollten wir aus den Fehlern der vergangenen Debatte um den spezifischen Konflikt Alexanders bzw. die Alexithymie lernen: Es ist ja nicht so, daß die Vertreter der einen oder anderen Richtung einfach recht oder unrecht gehabt hätten. Vielmehr traf ihre Beobachtung für jeweils *eine bestimmte Untergruppe* von Patienten einer nosologischen Einheit zu und für andere nicht. Wenn Angst nicht gleich Angst und Anorexia nervosa nicht gleich Anorexie ist, dann werden wir uns rasch einigen können, daß das gleiche auch für die Behandlung gelten muß. Der Begriff der störungsspezifischen Behandlung – soviel Richtiges er auch sicher enthält – fußt indirekt auf einer globalen, rein symptomatisch orientierten medizinischen Terminologie, vernachlässigt andere relevante Parameter und suggeriert eine Einheitlichkeit und Spezifität, von der wir noch weit entfernt sind. Dem ist – wie Buchkremer und Batra es vorschlagen – durch möglichst vielschichtige diagnostische Differenzierung und Erprobung therapeutischer Modifikationen entgegenzusteuern.

Dabei ist den genannten Autoren gegen Grawe zuzustimmen, daß eine einfache Addition allgemeiner, als wirkungsvoll erkannter Technik-Bausteine der verschiedenen Psychotherapie-Schulen nicht sinnvoll ist. Es scheint mir ganz evident zu sein, daß man als Psychotherapeut erst in der Theorie und Praxis *einer* Therapie-Richtung kompetent und „zu Hause" sein muß, bevor man sinnvolle Modifikationen und Ergänzungen – z. B. störungs- oder persönlichkeitsspezifisch orientiert – einfügen kann. (Das muß aber die Kenntnis inkompatibler Therapie-Elemente miteinschließen.) Eine Fragebogenstudie des Collaborative Research Network der SPR (von Ambühl et al. 1995) an 1225 deutschsprachigen Psychotherapeuten mit im Durchschnitt 9jähriger Berufserfahrung zeigt als allgemeine Tendenz, daß sie das auch tun, nämlich „mit zunehmender Erfahrung dazu neigen, sich in ihrer therapeutischen Arbeit mit Patienten von mehreren theoretischen Ansätzen leiten zu lassen".

„Bei den vier erfaßten Hauptorientierungen zeigt sich, daß ein großer Teil der Psychotherapeutinnen und Psychotherapeuten ihrem ursprünglichen theoretischen Ansatz treu bleiben, wobei sie ihn allerdings oft modifizieren oder um andere Orientierungen erweitern. Bei den analytisch-psychodynamisch orientierten Therapeuten ist die Tendenz, innerhalb dieses theoretischen Rahmens zu bleiben, mit Abstand am ausgeprägtesten. Behavioral-kognitiv orientierte Therapeuten bleiben zur Hälfte diesem Ansatz treu, während ein Drittel die theoretische Orientierung ausweitet. Am wenigsten konservativ verhalten sich zu Beginn humanistisch oder systemisch orientierte Therapeuten." (Ambühl et al. 1995).

In meinen Augen signalisiert die Aktualität des Interesses an unserer heutigen Fragestellung eine zunehmende Wahrnehmungs- und Diskussionsbereitschaft, aber vielleicht auch eine wachsende Orientierungs-Unsicherheit über die verschiedenen Psychotherapie-Schulen hinweg. Dabei ist als notwendige Voraussetzung festzuhalten, daß man sich erst in *einer* psychotherapeutischen Orientierung und Methode und deren allgemeinen therapeutischen Regeln (theoretisch und praktisch) wirklich auskennen muß, daß aber eine starre Anwendung nicht sinnvoll ist – sie muß vielmehr modifiziert werden nach den spezifischen Gegebenheiten der Störung, die sie behandeln will; nach der Persönlichkeit (und deren Organisation), die diese Störung entwickelt hat; nach der Art des erkennbaren Konfliktes und besonders des gegebenen Behandlungsauftrages und nicht zuletzt auch nach der spezifischen Struktur des möglichen Behandlungssettings und den Kompetenzen des Therapeuten, – um nur einige Gesichtspunkte zu nennen. Dabei ist es wichtig, unspezifische und spezifische, miteinander kompatible Elemente verschiedener Techniken zu integrieren und inkompatible zu vermeiden – also nicht auf eine Art psychotherapeutischen Intensivcocktail zu setzen, dessen miteinander unverbundene Bestandteile als additives Mixtum compositum ihrem ursprünglichen Nährboden entfremdet worden sind.

Literatur

Ambühl H, Orlinsky D, Cierpka M, Buchheim P, Meyerburg J, Willutzki U (1995) Zur Entwicklung der theoretischen Orientierung von PsychotherapeutInnen. Psychother med Psychol 45: 109–121.

Korrespondenz: Prof. Dr. med. Michael von Rad, Abteilung für Psychosomatische Medizin und Psychotherapie, Städtisches Krankenhaus München-Harlaching, Sanatoriumsplatz 2, D-81545 München, Bundesrepublik Deutschland.

III. Schizophrenie

Psychoedukativ-psychotherapeutische Behandlung von schizophrenen Patienten und ihren Angehörigen

Ergebnisse einer Zwei-Jahres-Katamnese

W. P. Hornung[1], **S. Klingberg**[2] und **G. Buchkremer**[2]

[1] Klinik und Poliklinik für Psychiatrie,
WWU Münster, Bundesrepublik Deutschland
[2] Klinik und Poliklinik für Psychiatrie und Psychotherapie,
Universität Tübingen, Bundesrepublik Deutschland

1. Einleitung

In der Behandlung schizophrener Patienten haben sich in den letzten Jahren, zusätzlich zur Gabe von Neuroleptika, systematische Psychotherapiestrategien durchgesetzt (Penn und Mueser 1996). In bezug auf eine Optimierung der Rückfallprophylaxe hat es sich dabei als besonders effektiv erwiesen, das soziale Umfeld der Patienten in die Behandlung miteinzubeziehen. Dazu eignen sich familien- und/oder gruppentherapeutische Interventionen (Dixon und Lehman 1995). Aufgrund ihrer inhaltlichen Gestaltung werden sie gemeinhin als psychoedukative Maßnahmen bezeichnet (Hatfield 1988). Hauptkomponenten dieser Interventionen sind einerseits Informationsvermittlung und andererseits spezifische (kognitiv-)verhaltenstherapeutische Techniken mit dem Ziel einer Reduktion der Rückfallhäufigkeit (Hornung und Buchkremer 1992).

In bezug auf Praktikabilität und Ökonomie müssen die sogenannten bifokalen Therapieverfahren besonders hervorgehoben werden (Lewandowski und Buchkremer 1988). Dabei werden psychoedukative Gruppen für die Patienten und getrennt davon Gruppen für deren Angehörige gebildet. Eine frühere Studie in Münster wies auf die langfristige rezidivprophylaktische Wirksamkeit dieser Interventionsform hin (Lewandowski und Buchkremer 1988). Untersuchungen mit einem kontrolliert randomisierten Studiendesign lagen bislang jedoch noch nicht vor.

2. Patienten und Methodik

2.1 Probanden

In die vom BMFT geförderte Untersuchung wurden 191 ambulant behandelte schizophrene Patienten aufgenommen. Mit einem Durchschnittsalter von 31,3 (SD 7,0) Jahren, einer mittleren Krankheitsdauer von 8,3 (SD 5,7) Jahren und einer mittleren Zahl von 4,7 (SD 3,6) stationären Aufenthalten vor Studienbeginn handelte es sich um eine Gruppe vorwiegend chronisch Kranker.

2.2 Gruppenzuteilung

Die Patienten wurden anhand einer balancierten Randomisation vier Therapiebedingungen und einer Kontrollbedingung zugeordnet. Auf der Basis eines „Matching"-Algorithmus mit definierten Randomisationskriterien wurden vergleichbare Gruppen von sechs bis acht Patienten gebildet. Die Gruppentreffen fanden in den Räumen der beteiligten Zentren (Abteilungen bzw. Landeskrankenhäuser für Psychiatrie in Dortmund, Herten, Lengerich, Münster, Osnabrück, Rhede) statt.

2.3 Studiendesign

Die Studienbedingungen beinhalteten, neben der pharmakologischen Behandlung, die in Tab. 1 aufgeführten Therapiestrategien (Näheres bei Hornung et al. 1995).

Tabelle 1. Studiendesign

Studienbedingung	N (Patienten)
PTS[1]	32
PTS[1] + KP[2]	34
PTS[1] + AG[3]	35
PTS[1] + KP[2] + AG[3]	33
Kontrollgruppe	57

[1] PTS = Psychoedukatives Training
[2] KP = Kognitive Psychotherapie
[3] AG = Angehörigengruppe

2.4 Auswertung

Die Patienten wurden zu vier verschiedenen Meßzeitpunkten untersucht: vor Studienbeginn, unmittelbar nach Beendigung, sowie ein und zwei Jahre nach Ende der rund achtmonatigen Therapiephase. Hauptzielkriterium war die Zahl der Patienten, welche im Katamnesezeitraum wenigstens einmal erneut stationär psychiatrisch behandelt wurden. Nebenzielkriterien waren u. a. der psychopathologische Befund, die psychosoziale Adaptation und die Krankheitskonzepte (Linden et al. 1988). In die Auswertung wurden alle diejenigen Patienten miteinbezogen, die an wenigstens einer der Gruppensitzungen in der Therapie- rsp. Kontrollbedingung teilgenommen hatten.

Randomisation und Datenauswertung wurden von einem unabhängigen Methodenzentrum (ZMBT der Universität Heidelberg, Leiter: Univ.-Prof. Dr. Victor) durchgeführt. Bei Auswertung des Hauptzielkriteriums wurde unter Einbeziehung der Stratifikationsfaktoren als Kovariate ein multipler logistischer Regressionsansatz angewendet. Für die Auswertung der Nebenzielkriterien wurden je nach Datenniveau der Mann-Whitney-U-Test oder der t-Test für unverbundene Stichproben angewandt, bei kategorialen Daten der chi^2-Test. Das Signifikanzniveau wurde auf $p < 0{,}05$ festgelegt.

3. Ergebnisse

3.1 Stationäre Wiederaufnahmerate

Im Verlauf von zwei Jahren nach Beendigung der Intervention wurden insgesamt 40,9 % *aller* Studienpatienten erneut stationär behandelt, 37,8 % aus der Therapiegesamtgruppe und 50 % in der Kontrollgruppe. Der Unterschied ist statistisch nicht signifikant.

Betrachtet man die Rehospitalisierungsraten in den einzelnen Behandlungsbedingungen, finden sich folgende Zahlen: 44 % in der Bedingung PTS, ebenfalls 44 % in der Bedingung PTS + KP, 39 % in der Bedingung PTS + AG und nur 24 % in der Bedingung PTS + KP + AG. Der Unterschied zwischen der letztgenannten Behandlungsgruppe und der Kontrollgruppe (Rehospitalisierungsrate 50 %, s. o.) ist statistisch signifikant ($chi^2 = 4{,}09$; $df = 1$; $p = 0{,}043$).

3.2 Nebenzielkriterien

Hinsichtlich der Nebenzielkriterien fanden sich signifikante Verbesserungen der Therapiegesamtgruppe bei der psychosozialen Adaptation, während der von Residualsymptomatik geprägte psychopathologische Befund kaum beeinflußt werden konnte.

Ein günstiger Effekt der psychoedukativ-psychotherapeutischen Intervention zeigte sich auch bei den kognitiven Konstrukten. Gemessen mit der Krankheitskonzeptskala, hatten die Patienten der Therapiegesamtgruppe im Vergleich zur Kontrollgruppe zwei Jahre nach Therapieende ein statistisch signifikant größeres „Medikamenten-" und „Arztvertrauen", allerdings auch ein stärkeres Gefühl der „Zufallskontrolle".

4. Zusammenfassung und Diskussion

Bei der Bewertung der Ergebnisse ist u. a. kritisch zu würdigen, daß die an der Studie beteiligten Patienten eine gewisse Selektion darstellten. Sie waren chronisch krank und besaßen überwiegend eine gute Medikamentencompliance.

Die meisten wurden in nicht-universitären Einrichtungen ambulant behandelt und gleichen dem Klientel des komplementären Versorgungsbereichs (Eikelmann 1991). Diese Faktoren dürften u. a. für die insgesamt sehr niedrige Rehospitalisierungsrate (41 %) mitverantwortlich sein.

Deshalb ist es besonders bemerkenswert, daß die *bifokal psychoedukativ-psychotherapeutisch* behandelte Gruppe die weitaus geringste stationäre Wiederaufnahmerate (24 %) aufwies. Dieser Befund steht in Übereinstimmung mit den Beobachtungen anderer Autoren (Lewandowski und Buchkremer 1988, Hogarty et al. 1991, Bäuml et al. 1996). Er weist darauf hin, daß die Verbindung von psychoedukativ-psychotherapeutischer Patientenbehandlung, psychoedukativer Angehörigenarbeit und Pharmakotherapie *langfristig* zu Verlaufsverbesserungen schizophrener Psychosen führt.

Literatur

Bäuml J, Kissling W, Buttner P, Pitschel-Walz G, Boerner R, Engel R, Welschehold M, Bender W (1996) Psychoedukative Gruppen bei schizophrenen Psychosen: Gemeinsamkeiten und spezifische Unterschiede zwischen Patienten- und Angehörigengruppen. In: Olbrich R, Bohrer E (Hrsg) Abstractband des VI. Symposiums „Angehörigenarbeit in der Psychiatrie", Mannheim, 29.3.–30.3.1996, S 25

Dixon LB, Lehman AF (1995) Family Interventions for Schizophrenia. Schizophrenia Bull 21: 631–643

Eikelmann B (1991) Gemeindenahe Psychiatrie. Tagesklinik und komplementäre Einrichtungen. Urban und Schwarzenberg, München Wien Baltimore

Hatfield AB (1988) Issues in Psychoeducation for Families of the Mentally Ill. Int J Ment Health 17: 48–64

Hogarty GE, Anderson CM, Reiss DJ, Kornblith SJ, Greenwald DP, Ulrich RF, Carter M (1991) Family Psychoeducation, Social Skills Training, and Maintenance Chemotherapy in the Aftercare Treatment of Schizophrenia, II. Two-Year Effects of a Controlled Study on Relapse and Adjustment. Arch Gen Psychiatry 48: 340–347

Hornung WP, Buchkremer G (1992) Psychoedukative Interventionen zur Rezidivprophylaxe schizophrener Psychosen. In: Rifkin A, Osterheider M (Hrsg) Schizophrenie – aktuelle Trends und Behandlungsstrategien, S 205–217. Springer, Berlin Heidelberg New York

Hornung WP, Buchkremer G, Holle R, Schulze Mönking H, Klingberg S (1995) Psychoedukativ-psychotherapeutische Behandlung von schizophrenen Patienten und ihren Bezugspersonen. Ergebnisse einer Ein-Jahres-Katamnese. Nervenarzt 66: 828–834

Lewandowski L, Buchkremer G (1988) Therapeutische Gruppenarbeit mit Angehörigen schizophrener Patienten. Ergebnisse zweijähriger Verlaufsuntersuchungen. Klin Psychol 17: 210–222

Linden M, Nather J, Wilms HU (1988) Zur Definition, Bedeutung und Messung der Krankheitskonzepte von Patienten. Die Krankheitskonzeptskala (KK-Skala) für schizophrene Patienten. Fortschr Neurol Psychiat 56: 35–43

Penn DL, Mueser K (1996) Research Update on the Psychosocial Treatment of Schizophrenia. Am J Psychiatry 153: 607–613

Korrespondenz: Priv.-Doz. Dr. med. W. Peter Hornung, Klinik und Poliklinik für Psychiatrie und Psychotherapie, WWU Münster, Albert-Schweitzer-Straße 11, D-48129 Münster, Bundesrepublik Deutschland.

Prädiktoren für Therapieerfolg bei psychoedukativ-psychotherapeutischen Interventionen mit schizophrenen Patienten

S. Klingberg[1], **W. P. Hornung**[2] und **G. Buchkremer**[1]

[1] Universitätsklinik für Psychiatrie und Psychotherapie, Universität Tübingen,
Bundesrepublik Deutschland
[2] Klinik für Psychiatrie, Universität Münster,
Bundesrepublik Deutschland

1. Einleitung

Angesichts der zunehmend besseren empirischen Fundierung verhaltensthe-rapeutisch orientierter Psychotherapie mit schizophrenen Patienten (Hogar-ty et al. 1991, Kuipers et al. 1992, Liberman und Green 1992, De Jesus Mari und Streiner 1994, Wiedemann et al. 1995) wird die Frage immer wichtiger, bei welchen Patienten in besonderer Weise Erfolge erzielt werden können. Die vorliegenden Effektivitätsstudien können diese Frage noch nicht ausreichend beantworten (Penn und Mueser 1996).

Im Rahmen einer Interventionsstudie mit schizophrenen Patienten (vgl. Hornung et al., in diesem Band) wurden ein psychoedukatives Medikamententrai-ning, kognitive Psychotherapie und Bezugspersonenberatung in unterschied-lichen Kombinationen angeboten und in einem randomisierten Design mit der Wirkung einer strukturierten Freizeitgruppe verglichen (Hornung et al. 1995).

In Ergänzung der Hauptauswertung werden im folgenden Erfolgsprädik-toren und differentielle Therapieeffekte gesondert untersucht. Insbesonde-re soll untersucht werden, ob sich schon bei Therapiebeginn prognostizieren läßt, welche Patienten von den beschriebenen psychoedukativ-psychothera-peutischen Maßnahmen profitieren.

2. Methodik

2.1 Studiendesign

Das Studiendesign sah eine randomisierte Zuweisung in verschiedene Thera-piegruppen (Kombinationen aus psychoedukativem Medikamententraining, kognitiver Psychotherapie sowie Bezugspersonenberatung) sowie eine Kontrollgruppe (strukturierte Freizeitgruppe) vor. Die unterschiedlichen Therapiebedingungen wurden für diese Fragestellung zusammengefaßt. Bezüglich der Frage nach den Erfolgsprädiktoren wurde analysiert, inwieweit eine statistische Wechselwirkung von Prädiktoren und Gruppenzugehörigkeit aufzuzeigen ist. Somit wurden Variablen aus der Therapieeingangsuntersuchung, unterschieden nach der Zugehörigkeit des Patienten in Therapie- und Kontrollgruppe hinsichtlich ihres multiplen Zusammenhangs mit dem Hauptzielkriterium der Studie – der Rehospitalisierung –, überprüft.

Aus methodischen Gründen wurde darauf verzichtet, sämtliche vor Therapiebeginn erhobenen Daten in diese Untersuchung einzubeziehen. Zur Vermeidung bloßer Zufallsergebnisse wurde eine begrenzte Zahl von Prädiktoren a priori ausgewählt und mit erzwungener Variablenaufnahme in die Regressionsanalyse einbezogen. Während der Therapiedurchführung entstand die Vermutung, daß prognostisch günstigere, weniger symptombelastete und sozial besser angepaßte Patienten von der Teilnahme an der Therapiebedingung in besonderer Weise profitieren. Daher wurden folgende Prädiktoren für die nähere Analyse ausgewählt:

- Der Münsteraner Prognose-Score, eine einfache Prognoseskala, die in einer Vorstudie entwickelt und validiert wurde (Schulze Mönking et al. 1986). Dieser Score war der insgesamt stärkste Prädiktor in der Gesamtstichprobe und wurde deshalb hier ausgewählt.
- Die Global Assessment Scale – GAS (Endicott et al. 1976).
- Die Psychopathologieeinschätzung gemäß AMDP (Arbeitsgemeinschaft für Methodik und Dokumentation in der Psychiatrie, 1981).
- Die Compliance-Einschätzung.

Für diese Variablen sowie die jeweiligen Interaktionen mit der Therapiegruppenzugehörigkeit wurde ein Proportional-Hazards-Regressionsmodell nach Cox mit erzwungener Variablenaufnahme berechnet. Das Zielkriterium ist dabei die Zeit bis zur ersten Rehospitalisierung. Für die psychopathologische Symptomatik als weiteres Zielkriterium wurde ein logistisches Regressionsmodell berechnet. Zur Zwei-Jahres-Katamnese wurden AMDP-Gesamtscores < 10 als geringes, Scores > 10 als hohes Ausmaß psychopathologischer Symptomatik bezeichnet.

2.2 Stichprobe

Die Stichprobencharakteristika sind in Tab. 1 aufgeführt. Es handelt sich um eine Gruppe stark rückfallgefährdeter schizophrener Patienten, die schon relativ lang erkrankt sind, wenig produktiv-psychotische Symptome aufweisen und vergleichsweise gut sozial angepaßt sind.

Tabelle 1. Patienten-, Verlaufs- und Behandlungsdaten ($N = 191$)

	Mean	Std. Dev.	Median	Quartile (1/3)
Alter (Jahre)	31,3	7,0	30	26/36
Ersterkrankungsalter (Jahre)	22,9	5,8	22	19/26
Anzahl stationärer Aufnahmen vor Studienbeginn	4,7	3,6	4	2/6
Stationäre Behandlungsdauer insgesamt (Wochen)	56,4	52,5	42	23/77
Strauss-Carpenter-Score	47,8	7,4	48	42/53
CPZ-Äquivalenzdosis	463,9	680	272	150/476
GAS	55,1	10,4	55	50/61
AMDP total	15,3	9,5	14	8/20
BPRS	29,4	7,4	28	24/34
SANS total	6,6	4,0	5	4/9

3. Ergebnisse

3.1 Rehospitalisierung

In Tab. 2 werden die Partialkorrelationen des Proportional-Hazards-Regressionsmodells angegeben. Die Interaktion von Münsteraner Prognose-Score und Therapiegruppe, die Interaktion von GAS und Therapiegruppe sowie die Compliance als genereller Faktor stehen in diesem multiplen Regressionsmodell in signifikantem Zusammenhang mit der Rehospitalisierung. Die anderen 5 Variablen bringen darüber hinaus keinen nennenswerten Beitrag.

Bei Betrachtung der entsprechenden absoluten Rehospitalisierungsraten zeigt sich diese Wechselwirkung von günstiger Prognose und Therapie in der niedrigen Rehospitalisierungsrate von 26 % bei den prognostisch günstigen

Tabelle 2. Multiple Regression (Cox): Dauer bis zur ersten Rehospitalisierung

Variable	p	R
MPS * Therapie	0,0014	0,1063
Compliance	0,0212	0,0641
GAS * Therapie	0,0476	0,0489
AMDP	0,2611	0
MPS	0,2952	0
GAS	0,4901	0
AMDP * Therapie	0,5059	0
Compliance * Therapie	0,6878	0

Erzwungene Variablenaufnahme

Patienten, die in der Therapiegruppe behandelt wurden. Die prognostisch günstigen Patienten in der Kontrollgruppe weisen dagegen eine Rehospitalisierungsrate von 60 % auf. Die prognostisch ungünstigen Patienten unterscheiden sich mit 51 % (Therapiegruppe) und 45 % (Kontrollgruppe) nicht wesentlich.

3.2 Psychopathologie

Zur Überprüfung, ob die beschriebene Wechselwirkung allein bezüglich der Rehospitalisierung zu beobachten ist, wurde ein logistisches Regressionsmodell zur psychopathologischen Symptomatik berechnet. Bei erzwungener Variablenaufnahme fand sich hier keine signifikante Modellanpassung, bei schrittweiser Variablenaufnahme war die Interaktion von GAS und Therapie sowie die psychopathologische Symptomatik bei Studienbeginn prädiktiv.

4. Diskussion

Die Interaktionen von Prädiktoren und Therapiegruppenzugehörigkeit belegen, daß die durchgeführten Interventionen differentielle Effekte hatten und nicht bei allen Patienten in gleicher Weise wirkten. Insbesondere scheinen die prognostisch günstigeren und sozial besser angepaßten Patienten von diesem psychoedukativen und psychotherapeutischen Ansatz mehr zu profitieren als von alleinigen freizeitstrukturierenden Maßnahmen. Die niedrige Rehospitalisierungsrate der prognostischen günstigen Patienten in der Therapiegruppe kann nicht allein auf die Tatsache zurückgeführt werden, daß die Patienten eine günstige Prognose hatten, denn dann wäre auch in der randomisierten Kontrollgruppe bei günstiger Prognose ein besseres Ergebnis zu erwarten gewesen. Hier wurde dagegen eher ein schlechteres Ergebnis, eventuell aufgrund von Unterforderung der Patienten, beobachtet. Bei den prognostisch ungünstigen Patienten fand sich kein vergleichbarer differentieller Therapieeffekt.

Ein nahezu identisches Bild ergab sich, so eine nachträgliche Analyse, auch für die Strauss-Carpenter-Prognoseskala. Der beschriebene differentielle Therapieeffekt kann somit nicht auf das verwendete Prognosemaß zurückgeführt werden.

Inhaltlich ging es in der Therapie um die Erarbeitung angemessener Krankheitskonzepte, Wissen um die Behandlungsmöglichkeiten, Einübung in Medikamentenmitbestimmung, Aufbau von Problemlöse- und Krisenbewältigungsstrategien sowie die Einbeziehung von Angehörigen und Bezugspersonen. Angesichts unserer Ergebnisse ist zu vermuten, daß diese Inhalte nur von den prognostisch günstigeren und somit weniger vulnerablen Patienten angemessen nutzbar gemacht werden können. Die Patienten mit ungünstiger Prognose konnten möglicherweise über die Freizeitstrukturierung und therapeutische Zuwendung hinaus keinen Nutzen aus dem Therapieangebot ziehen. Dagegen könnten die prognostisch günstigen Patienten mit der Freizeitgruppe sogar unterfordert worden sein.

Eine weitere Überlegung bezieht sich auf die Charakteristika des Krankheitsverlaufs der Patienten. Es ist denkbar, daß das skizzierte Therapieprogramm vor allem den Patienten nützt, die einen episodischen Krankheitsverlauf haben und insofern von besseren Fähigkeiten zur Krisenbewältigung profitieren. Patienten mit ungünstiger Prognose weisen oft Residualsymptome auf und können die Therapieinhalte möglicherweise nicht so gut umsetzen. Für diese Patienten wäre eine noch intensivere Bearbeitung von Bewältigungsstrategien bei persistierenden Krankheitssymptomen sinnvoll.

Bezüglich der Compliance wurde oft gefragt, ob solche Trainings nicht eher für die complianten Patienten geeignet sind. Die Ergebnisse zeigen eine Tendenz, daß compliante Patienten vom Therapieangebot mehr profitieren, diese Wechselwirkung ist jedoch nicht signifikant, die Compliance somit keine unverzichtbare Eingangsvoraussetzung. Die Patienten müssen also nicht schon mitbringen, was in der Therapie erarbeitet werden soll.

Insgesamt sind diese Ergebnisse ein deutlicher Hinweis darauf, daß insbesondere die Patienten mit günstiger Prognose und guter sozialer Anpassung von einem psychoedukativ und verhaltenstherapeutisch orientierten Therapieangebot profitieren und die vermittelten Inhalte zur erfolgreichen Belastungsbewältigung nutzen können.

Literatur

Arbeitsgemeinschaft für Methodik und Dokumentation in der Psychiatrie (1981) Das AMDP-System. Manual zur Dokumentation psychiatrischer Befunde, 4. Aufl. Springer, Berlin Heidelberg New York

De Jesus Mari J, Streiner DL (1994) An Overview of Family Interventions and Relapse on Schizophrenia: Meta-Analysis of Research Findings. Psychological Medicine 24: 565–578

Endicott J, Spitzer RL, Fleiss JL, Cohen J (1976) The Global Assessment Scale. A Procedure for Measuring Overall Severity of Psychiatric Disturbance. Arch Gen Psychiatry 33: 766–771

Hogarty GE, Anderson CM, Reiss DJ, Kornblith SJ, Greenwald DP, Ulrich RF, et al. (1991) Family Psychoeducation, Social Skills Training, and Maintenance Chemotherapy in the Aftercare Treatment of Schizophrenia, II. Two-Year Effects of a Controlled Study on Relapse and Adjustment. Arch Gen Psychiatry 48: 340–347

Hornung WP, Holle R, Schulze Mönking H, Klingberg S, Buchkremer G (1995) Psychoedukativ-psychotherapeutische Behandlung von schizophrenen Patienten und ihren Bezugspersonen. Ergebnisse einer Ein-Jahres-Katamnese. Nervenarzt 66: 828–834

Kuipers L, Birchwood M, McCreadie RG (1992) Psychosocial Family Intervention in Schizophrenia: A Review of Empirical Studies. Br J Psychiatry 160: 272–275

Liberman RP, Green MF (1992) Whither Cognitive-Behavioral Therapy for Schizophrenia? Schizophr Bull 18: 27–35

Penn DL, Mueser KT (1996) Research Update on the Psychosocial Treatment of Schizophrenia. Am J Psychiatry 153: 607–617

Schulze Mönking H, Rook A, Stricker K, Buchkremer G (1986) Der Münsteraner Prognose-Score. Ein prognostisches Instrument zur Einschätzung des Rehospitalisierungsrisikos ambulanter schizophrener Patienten. Psycho 12: 395–396

Wiedemann G, Rechsteiner-Fiesel D, Buchkremer G (1995) Verhaltenstherapeutische
    Ansätze bei schizophrenen Störungen. Verhaltensmodifikation und Verhaltensmedi-
    zin 16: 187–222

Korrespondenz: Dr. phil. Stefan Klingberg, Universitätsklinik für Psychiatrie und Psychotherapie, Osianderstraße 24, D-72076 Tübingen, Bundesrepublik Deutschland.

Das „Training emotionaler Intelligenz"

Ein neuer Therapieansatz in der Gruppenpsychotherapie schizophrener Patienten

R. Vauth, M. Dreher-Rudolph, R. Ueber und H. M. Olbrich

Abteilung für Psychiatrie und Psychotherapie mit Poliklinik,
Universitätsklinik für Psychiatrie und Psychosomatik,
Freiburg, Bundesrepublik Deutschland

Berichtet wird über die Konzeption und Voruntersuchung einer breiter ange-legten Studie, in der die differentielle Wirksamkeit des etablierten Integrier-ten Psychologischen Trainingsprogramms (IPT) verglichen werden soll mit einem neu entwickelten Training „Emotionale Intelligenz" (TEI) und einer Placebo-Attention-Control-Group (ergotherapeutische Projektarbeit). Das Design entspricht einer Kontrollgruppenstudie mit Prä-post-Messung sowie randomisierter, fortlaufender Zuweisung der Patienten zu den Therapie-bedingungen. Die Behandlungsdauer beträgt 8 Wochen mit zwei Doppel-stunden à 90 Minuten/Woche.

Das Integrierte Psychologische Trainingsprogramm

Das Integrierte Psychologische Trainingsprogramm (IPT) wurde als Kon-trollbedingung v. a. aus drei Gründen ausgewählt: Das IPT ist im deutsch-sprachigen Raum das wohl am stärksten verbreitete Gruppenverfahren in der Rehabilitation Schizophrener; sein Einsatz im postakuten Bereich von Reha-Stationen erfordert allerdings eine Adaptation an ein Zeitintervall von ca. 6–8 Wochen durch eine Akzentuierung der Kernbereiche soziale Fertigkei-ten (SFT) und Problemlösen (PLT) (Brenner 1995, persönliche Mitteilung); dazu soll die Evaluation um Instrumente der modernen Psychotherapie-Pro-zeß-Forschung ergänzt werden. Das IPT wird manualgemäß (Roder et al. 1992) mit den Akzenten SFT und PLT realisiert. Die Elemente sind in Tab. 1 skizziert.

Tabelle 1. Behandlungskomponenten des Integrierten Psychologischen Trainingsprogramms (Roder et al. 1992)

Ablaufschema des Integrierten Psychologischen Trainingsprogrammes

Themenkarussell der sozialen Problemsituationen über den Gesamtverlauf der Therapie
- sich bedanken (Situation 6)
- Kritik üben (Situation 2, 3 oder 4)
- Lob, Anerkennung äußern, ein Kompliment machen (Situation 2 oder 6)
- sich entschuldigen (Situation 1 oder 6)
- eine Bitte, einen Wunsch äußern, ein Anliegen vorbringen (Situation 5)
- ein Ansinnen ablehnen, eine Bitte abschlagen (Situation 3)
- Kontakt aufnehmen (Situation 3, 4 oder 6)
- eine gemeinsame Unternehmung initiieren (Situation 4, 5 oder 6)

1. Doppelstunde: Training sozialer Fertigkeiten	2. Doppelstunde: Interpersonelles Problemlösen
Erste Einheit: Kognitive Aufarbeitung - Vorgabe der zu übenden Situationen - Präzisierung von Handlungszielen für die Übungssituation - Dialogerarbeitung - Finden einer Überschrift - Antizipation der Schwierigkeiten - Vergabe von Beobachtungsfunktionen an die Gruppenmitglieder - Einschätzung der Schwierigkeit der Übungssituation *Zweite Einheit: Praktische Umsetzung* - Modellhafte Durchführung der Übungssituation durch Therapeut und Co-Therapeut - Rollenspiel - Rückmeldung - Hausaufgaben	- Identifikation des Problems - Problemanalyse - kognitive Aufbereitung - Erarbeitung von Lösungsalternativen - Diskussion der Lösungsalternativen - Entscheidung für eine Lösungsalternative - Umsetzung in die Praxis - Feedback über Erfolg bzw. Mißerfolg in der nächsten Therapiesitzung (Evaluation)

Das Training Emotionaler Intelligenz

Das Training Emotionaler Intelligenz (TEI) fokussiert Fertigkeiten, die der präzisen Einschätzung, dem angemessenen Ausdruck von Emotionen dienen sowie der effizienten Regulation emotionaler Prozesse (Salovay und Mayer 1990). Teilkompetenzen umfassen die Bereiche Selbstwahrnehmung emotionaler Prozesse, Affektexpression (verbal, non-verbal), Dekodierung non-verbaler Affektsignale, Fähigkeit zur emotionalen Perspektivenübernahme, Selbstregulation emotionaler Prozesse sowie die Regulation von Belastungsemotionen in sozialen Interaktionen (Salovay et al. 1993). Trotz der Bedeutung von affektiv aufgeladenen Situationen (High Expressed Emotion) für den Rückfall schizophrener Patienten (Kavenagh 1992, Nuechterlein 1992), der Bedeutung von Affektveränderungen in der Prodromalphase, der Beeinträchtigung der Handlungssteuerung durch eine verminderte Fähigkeit zur Diskrimination von Emotionen in der Personenwahrnehmung (Bellack et al. 1992, Mueser 1993), der verminderten Fähigkeit, Emotionen und Handlungsintentionen korrekt zu erschließen (z. B. Corrigan 1994), sowie der Einschränkung sozialer und beruflicher Anpassung durch negative Affekte bei persistierender Produktivsymptomatik und postpsychotischer Depression wurden emotionale Prozesse im Rehabilitationsprogramm bisher erst in Ansätzen mit einbezogen (z. B. Hodel und Brenner 1996, Rechsteiner-Fiesel et al. 1994). Das Training Emotionaler Intelligenz geht dabei v. a. in zwei Aspekten über die bisherigen Ansätze hinaus: Emotionale Intelligenz wird nicht nur in Teilaspekten (Brenner und Hodel, 1994: Emotionswahrnehmung, Bewältigung von Belastungsemotionen, Rechsteiner-Fiesel et al. 1994: Emotionale Perspektivenübernahme), sondern umfassend trainiert. Dazu handelt es sich um einen *integrierten Bewältigungsansatz* (Folkman et al. 1991), der über ein bloßes Belastungs-Bewältigungstraining (z. B. Brenner und Hodel 1994) hinausgeht: Explizit einbezogen werden Prozesse der Interpretation der Belastungssituation (Fehlwahrnehmung der eigenen Einflußmöglichkeiten), soziale Unterstützungsformen, Aufrechterhaltung positiver Emotionen sowie die Bewertung einer Coping-Strategie nach ihren Auswirkungen auf Selbstwertempfinden und soziale Beziehungen. Legitimiert wird die Bedeutung eines solchen Trainings für den Langzeitverlauf durch zahlreiche Studien, die Defiziten bei der Verarbeitung sozialer und v. a. emotionaler Informationen einen festen Platz im Behinderungsprofil schizophrener Patienten zuweisen (z. B. Bellack et al. 1992, Archer et al. 1992). Die Komponenten des TEI sind in Tab. 2 dargestellt.

Tabelle 2. Komponenten des Trainings Emotionaler Intelligenz

1. Themenkarusell: Belastungsemotionen: Depression, Ärger, Umgang mit nicht erwarteten Situationen (Überraschung), Angst, Scham und Schuld; Aufbau von positiven Alltagsaktivitäten/Selbstverstärkungen (Freude); Aufbau aktiver Freizeitaktivitäten (Interesse).

1. Doppelstunde:	**2. Doppelstunde:**
– Emotionale Perspektivenübernahme: Schriftliche Bearbeitung sozialer Vignetten – Emotionsdekodierung und -ausdruck: „Regisseurübungen" zu Bildern des Pictures of Facial Affect-Tests (Eckman und Friesen 1976) – Selbstwahrnehmung differentieller Emotionen: „Reporterübungen"/ Verhaltensanalyse im Paarinterview	– Klassifikation emotionaler Auslösesituation nach subjektiver Kontrollmöglichkeit und individuellen Regulationszielen – Coping-Sichtung (selbst, interpersonell, soziale Unterstützung) – ggf. Training der Bewältigung im Rollenspiel und gelenkten Dialog/ Imagery

Ergebnisse der Vorstudie

Die Vorstudie vergleicht in einem Prä-post-Kontrollgruppendesign mit rando-
misierter, fortlaufender Zuweisung zu den offenen Treatment-Gruppen IPT und
TEI den differentiellen Therapieerfolg über das Behandlungsintervall von 8
Wochen für die Bereiche Psychopathologie (BPRS), Soziale Unsicherheit (U-
Fragebogen) und Umgang mit negativen Emotionen (Negativ Mood Regula-
tion). Für die genannten Outcome-Bereiche konnten aufgrund der geringen
Stichprobengröße (IPT $N = 7$, TEI $N = 8$) bei der relativ großen Streuung
weder signifikante Änderungen über die Zeit noch zwischen den Gruppen nach-
gewiesen werden. Für die Prozeßanalyse mit dem Gruppenerfahrungsbogen
zeigten sich ohne statistische Signifikanzprüfung nach z-Transformation der
Rohwerte trendgemäß bessere Werte für das TEI gegenüber dem IPT für die
Bereiche Aufbau von Änderungsoptimismus (Zuversicht), High Expressed
Emotion-Klima (Ärger, Kritik), Gruppenstimmung, Bereitschaft sich einzu-
bringen (Gehemmtheit). Keine Unterschiede fanden sich für den Bereich der
Gruppen-Kohäsion; letztere war in beiden Fällen hoch. Insgesamt – vorbe-
haltlich der statistischen Auswertung nach Abschluß – schienen die Werte im
TEI stabiler im Zeitverlauf. Weiterreichende Interpretationen sind aus den
Daten nicht ableitbar; gezeigt werden konnte, daß beide Behandlungen und
Meßinstrumente Akzeptanz finden und in verschiedenen Dimensionen des
Gruppenerlebens das TEI dem IPT tendentiell überlegen zu sein scheint, was
sich aber zumindest im Prä-post-Intervall nicht auf eine signifikante Änderung
von Psychopathologie, soziale Unsicherheit (Zielvariable für das IPT) oder
Bewältigung negativer Emotionen (Zielvariable für das TEI) auswirkte.

Literatur

Archer G, Hadzi-Pavlovic D (1992) Expressed Emotion Predictor of Schizophrenic Relapse:
    Analysis of Aggregated Data. Psych Med 20: 961–965
Bellack AS, Mueser KT, Wadel J, Sayers S, Morrison RL (1992) The Ability of Schizo-
    phrenics to Perceive and Cope with Negative Affect. Brit J of Psych 160: 473–480
Brenner HD, Hodel B, Genner R, Roder V, Corrigan PW (1992) Biological and Cognitive
    Vulnerability Factors in Schizophrenia: Implications for Treatment. Brit J of Psych 161
    (Suppl. 18): 154–163
Eckman P, Friesen WV (1976) Pictures of Facial Affect. Consorting Psychologies' Press,
    Palo Alto CA; Folkman S, Chesney M, McKusick L, Ironson G, Johnson DS, Coates TJ
    (1991) Translating Coping Theory into an Intervention. In: Eckenrode J (ed) The
    Social Context of Coping, S 239–260. Plenum Press, New York
Hodel B, Brenner H (1996) Ein Trainingsprogramm zur Bewältigung von maladaptiven
    Emotionen bei schizophren Erkrankten. Nervenarzt 67: 564–571
Kavanagh DJ (1992) Recent Developments in Expressed Emotion and Schizophrenia.
    Brit J of Psych 160: 601–620
Mueser KT (1993) Schizophrenia. In: Bellack AS, Hersen M (eds) Handbook of Behaviour
    Therapy in the Psychiatric Setting, S 260–291. Plenum Press, New York
Nuechterlein KH, Dawson ME, Gitlin M, Ventura J, Goldstein MJ, Snyder KS, Yee CM, Minz
    J (1992) Developmental Processes in Schizophrenic Disorders: Longitudinal Studies
    of Vulnerability and Stress. Schizophr Bull 18 (3): 387–427

Rechsteiner-Fiesel D, Frittrang T, Unzen M, Straube ER, Wiedemann G (1994) Effekte des sozial-emotionalen Trainings (SET) bei schizophrenen Patienten im Vergleich zum kognitiven Training und zur stationären Standardbehandlung. Vortrag gehalten auf der 5. Wissenschaftlichen Tagung zur Angehörigenarbeit und psychosozialen Intervention in der Psychiatrie, 18. und 19.3.1994, München

Roder V, Brenner HD, Kienzle N, Hodel B (1992) Integriertes Psychologisches Trainingsprogramm für schizophrene Patienten. Psychologie-Verlags-Union, Weinheim

Salovey P, Hrsee C, Mayer JD (1993) Emotional Intelligence and Self-Regulation of Affect. In: Wegner DM, Peenebaker JW (eds) Handbook of Mental Control, S 258–277. Prentice-Hall, Englewood Cliffs, NJ

Salovey P, Mayer JD (1990) Emotional Intelligence. Imagination, Cognition, and Personality 9: 185–211

Korrespondenz: Dr. med. Dipl.-Psych. Roland Vauth, Abteilung für Psychiatrie und Psychotherapie mit Poliklinik, Universitätsklinik für Psychiatrie und Psychosomatik, Hauptstraße 5, D-79104 Freiburg, Bundesrepublik Deutschland.

Bewältigungsorientierte Therapie bei psychisch Erkrankten*

Ein gruppentherapeutisches Konzept zum Umgang mit einer schizophrenen Psychose

A. Schaub[1], K. Andres[2], H. D. Brenner[2], G. Donzel[2] und F. Schindler[2]

[1] Psychiatrische Klinik und Poliklinik der Ludwig-Maximilians-Universität, München, Bundesrepublik Deutschland
[2] Direktion Mitte / West der Universitären Psychiatrischen Dienste, Bern, Schweiz

1. Überblick über psychoedukative Ansätze

In den letzten 15 Jahren sind neben Therapien zur Verbesserung kognitiver und sozialer Funktionen insbesondere psychoedukative Ansätze in Kombination mit Psychopharmakotherapie stärker in den Mittelpunkt der Behandlung schizophren Erkrankter gerückt (Schaub und Brenner 1996). Diese Ansätze haben folgende Gemeinsamkeiten (Schaub et al. 1996a): Der Erkrankte wird als aktiver Partner in die Behandlung integriert. Die Vermittlung von Informationen zur Erkrankung und Behandlung auf der Grundlage des Vulnerabilität-Streß-Bewältigungs-Modells (Nuechterlein und Dawson 1984) sowie die Verbesserung der Bewältigungskompetenz im Umgang mit der Erkrankung und spezifischen Symptomen (z. B. Frühwarnsignalen, chronischen Symptomen), Belastungen und potentiellen Krisen spielen eine wichtige Rolle. Liegt der Akzent auf der Informationsvermittlung, bezeichnet man diese Ansätze als psychoedukativ, bei stärkerer Akzentuierung des Copingaspekts als bewältigungsorientiert. Es liegen einige deutschsprachige Gruppentherapiemanuale vor: Module zum Medikations- und Symptom-Management der Arbeitsgruppe um Liberman (1986, 1988, dt. Übersetzung Brenner 1989, 1990), Psychoedukatives Training für schizophrene Patienten (PTS) (Kieserg und Hornung 1996), Psychoedukative Gruppenarbeit mit schizophren und schizoaffektiv erkrankten Menschen (PEGASUS) (Wienberg et al. 1995) und Psychoedukative Gruppen für Patienten und Angehörige (Bäuml et al. 1996). In diesem Zusammenhang erwähnenswert ist zudem das einzeltherapeutische Vorgehen von Süllwold und Herrlich (1990). Zwei Arbeitsgruppen in Münster (Hornung und

* Die Studie an der Psychiatrischen Universitätsklinik Bern wurde durch den Schweizerischen Nationalfonds zur Förderung der wissenschaftlichen Forschung (NF 32-39762.93) unterstützt.

Buchkremer, in diesem Band) und München (Bäuml et al. 1996) belegten die Überlegenheit psychoedukativer Patienten- und Angehörigenarbeit gegenüber anderen Kontrollbedingungen auch in der 2-Jahres-Katamnese.

2. Die bewältigungsorientierte Gruppentherapie für schizophren oder schizoaffektiv Erkrankte

Die folgende Gruppentherapie, in die bereits erprobte sowie eigens entwickelte Elemente eingingen, ist gegenüber rein psychoedukativen Ansätzen stärker auf Streßbewältigung und den Aufbau positiver Ressourcen fokussiert (Schaub et al. 1996b). Zu den inhaltlichen Kernelementen gehört der Aufbau eines funktionalen Krankheits- und Selbstkonzeptes, d. h. all jener krankheitsbezogenen Kognitionen, die eine konstruktive Auseinandersetzung mit der Erkrankung und der Lebenssituation begünstigen. Die Therapie wurde für schizophren oder schizoaffektiv erkrankte Patienten konzipiert, die sich in einem postakuten Stadium befinden. Ausschlußkriterien sind hirnorganische Schädigung und gegenwärtige Drogen- oder Alkoholabhängigkeit. Sie dauert durchschnittlich 24 Sitzungen, die über einen Zeitraum von ca. drei Monaten zweimal wöchentlich stattfinden, und wird von psychoedukativ ausgerichteten Familiengesprächen begleitet. Die Therapie umfaßt folgende drei Unterprogramme:

2.1 Aufklärung über die Krankheit und die Behandlung auf der Basis des Vulnerabilität-Streß-Bewältigungs-Modells

Dieses Modell berücksichtigt mehrere Entstehungs- und Verlaufsbedingungen: gestörte Stoffwechselfunktionen des Gehirns, Schwierigkeiten der Informationsverarbeitung, Stressoren im Sinne belastender Umweltfaktoren sowie die Bewältigungskompetenz des Betroffenen und des sozialen Umfeldes. Es wird mit der subjektiven, persönlichen Lebens- und Krankheitsgeschichte der Patienten in Verbindung gebracht. Symptome schizophrener Psychosen werden diskutiert. Ansatzpunkte für verschiedene psychopharmakologische und psychosoziale Behandlungsformen und eigene Bewältigungsstrategien werden anhand dieses Modells erarbeitet. Verschiedene Medikamente, deren Wirkungsweise und Nebenwirkungen sowie der Umgang mit Nebenwirkungen werden besprochen. Situationen, die dem Beginn psychotischer Symptome vorausgegangen sind, sowie das Auftreten von Früh- und Warnsignalen werden analysiert und ein individueller Krisenplan zur Rückfallprophylaxe erarbeitet.

2.2 Umgang mit Belastungen

Die Patienten werden angeleitet, ihre persönlichen Belastungen und individuellen Reaktionsmuster zu erkennen und hilfreiche Bewältigungsstrategien zu erlernen. Individuelle Hierarchien zeigen Belastungen durch die Erkrankung und ihre Symptome (z. B. „Stimmen hören", Energielosigkeit, Konfrontation mit der Diagnose, Angst vor einem Rückfall), aber auch durch das soziale Umfeld und Selbstwertprobleme (z. B. Spannungen mit Angehörigen, Angst vor sozialer Diskriminierung). Die Patienten werden zu einer Analyse belastender Situationen im Hinblick auf physiologische, kognitive, emotionale und verhaltensbezogene Parameter angeleitet. Im Rahmen des Streßmanagements werden soziale Fertigkeiten trainiert und Bewältigungsstrategien aufgebaut (z. B. Problemlösen, Entspannungstechniken, Vermeiden zu belastender Situationen, Planen regelmäßiger körperlicher Aktivitäten). Aber auch die Identifizierung und kognitive Umstrukturierung fehlangepaßter Denkstile spielt eine zentrale Rolle. Die Patienten sind aufgerufen, ihre Lösungsversuche im Alltag zu erproben und in den folgenden Gruppensitzungen darüber zu berichten.

2.3 Gesundheitsverhalten

Zum Aufbau eines der Gesundheit und der Lebensqualität förderlichen Lebensstils werden die Patienten auf die Wichtigkeit des Ausgleichs zwischen Anforderungen und angenehm erlebten Aktivitäten hingewiesen. Analog der Beschreibung belastender Situationen werden sie zur Protokollierung positiv erlebter Situationen aufgefordert. Persönliche Bedürfnisse und Interessen werden anerkannt und gefördert und insbesondere im Freizeitbereich zu konkretisieren versucht. Die ressourcenorientierte Ausrichtung soll die gesunden Anteile entfalten helfen.

3. Erste Ergebnisse

Derzeit liegen die Ergebnisse von zwei Pilotstudien vor, die die klinische Anwendbarkeit des bewältigungsorientierten Programms belegen (Schaub et al. 1996b). Es zeigte sich eine Abnahme psychopathologischer, insbesondere negativer Symptome sowie maladaptiver Bewältigungsformen, wie sozialer Rückzug und Bagatellisieren. An der Psychiatrischen Universitätsklinik Bern wurde 1994 ein vom Schweizerischen Nationalfonds unterstütztes Projekt begonnen, das die bewältigungsorientierte Therapie mit einer supportiven Gruppentherapie vergleicht. Vorläufige Ergebnisse belegen in der Experimentalbedingung einen signifikant höheren Wissenszuwachs, der auch in der 6-Monats-Katamnese stabil bleibt, sowie mehr positive Veränderungen der Lebensqualität gegenüber der Kontrollbedingung. Auch die Hospitalisierungsdauer im Katamnesezeitraum nach der Therapie hat im Vergleich mit einer entsprechenden Zeitspanne vor Therapiebeginn substantiell abgenommen. Aussagen zur rezidivprophylaktischen Wirkung dieses Programms stehen noch aus. An der Psychiatrischen Universitätsklinik München wurden seit 1995 bewältigungsorientierte Gruppen in einer verkürzten Fassung implementiert (Schaub im Druck). Erste Ergebnisse sprechen für ihre Durchführbarkeit und klinische Wirksamkeit.

4. Zusammenfassung und Ausblick

Studien zu psychoedukativen bzw. bewältigungsorientierten Ansätzen belegen die Effizienz eines derartigen Vorgehens. Es gilt weiterhin zu klären, für welche Patienten, zu welchem Zeitpunkt und in welcher Strukturierung bzw. Individualisierung diese Therapien den größtmöglichen Nutzen zeigen und ob die Effekte auch über eine Verbesserung der Compliance hinausgehen. Neben der Symptombehandlung und der Rezidivprophylaxe sollten in der Behandlung schizophren Erkrankter auch die Verbesserung der sozialen Integration und der Lebensqualität eine zentrale Rolle spielen.

Literatur

Bäuml J, Pitschel-Walz G, Kissling W (1996) Psychoedukative Gruppen bei schizophrenen Psychosen für Patienten und Angehörige. In: Stark A (Hrsg) Verhaltenstherapeutische und psychoedukative Ansätze im Umgang mit schizophren Erkrankten, S 217–255. dgvt-Verlag, Tübingen

Kieserg A, Hornung WP (1996) Psychoedukatives Training für schizophrene Patienten (PTS). dgvt-Verlag, Tübingen

Liberman RP (1986) Social Independent Living Skills: The Medication Management Module. Trainer's Manual and Patient's Handbook. Dt. Übersetzung: Brenner HD (1989) Abteilung für Theoretische und Evaluative Psychiatrie an der Psychiatrischen Universitätsklinik Bern

Liberman RP (1988) Social Independent Living Skills: The Symptom Management Module. Trainer's Manual and Patient's Handbook. Dt. Übersetzung: Brenner HD (1990) Abteilung für Theoretische und Evaluative Psychiatrie an der Psychiatrischen Universitätsklinik Bern

Nuechterlein KH, Dawson ME (1984) A Heuristic Vulnerability-Stress Model of Schizophrenic Episodes. Schizophr Bull 10: 300–312

Schaub A (im Druck) Bewältigungsorientierte Gruppentherapie bei schizophren und schizoaffektiv Erkrankten unter Einbezug ihrer Angehörigen. In: Trenckmann U, Lasar M (Hrsg) Psychotherapeutische Strategien der Schizophreniebehandlung. Pabst Science Publishers, Lengerich Berlin Düsseldorf

Schaub A, Brenner HD (1996) Aktuelle verhaltenstherapeutische Ansätze zur Behandlung schizophren erkrankter Menschen. In Stark A (Hrsg) Verhaltenstherapeutische Ansätze im Umgang mit schizophren Erkrankten, S 37–65. dgvt-Verlag, Tübingen

Schaub A, Andres K, Brenner HD, Donzel G (1996a) Entwicklung einer bewältigungsorientierten Gruppentherapie für schizophrene Patienten. In: Böker W, Brenner HD (Hrsg) Integrative Therapie der Schizophrenie, S 330–352. Huber, Bern

Schaub A, Andres K, Schindler F (1996b) Psychoedukative und bewältigungsorientierte Gruppentherapien in der Behandlung schizophren und schizoaffektiv Erkrankter. Psycho 22: 713–721

Süllwold L, Herrlich J (1990) Psychologische Behandlung schizophren Erkrankter. Kohlhammer, Stuttgart

Wienberg G, Schünemann-Wurmthaler S, Sibum B (1995) Schizophrenie zum Thema machen. Psychoedukative Gruppenarbeit mit schizophren und schizoaffektiv erkrankten Menschen/PEGASUS. Manual und Materialien. Psychiatrie-Verlag, Bonn.

Korrespondenz: Dr. phil. Annette Schaub, Psychiatrische Klinik und Poliklinik der Ludwig-Maximilians-Universität, Nußbaumstraße 7, D-80336 München, Bundesrepublik Deutschland.

Ein Therapieprogramm zur Bewältigung von maladaptiven Emotionen bei schizophren Erkrankten

Ergebnisse einer Multicenter-Studie

B. Hodel[1], **A. Zanello**[2], **A. Welling**[3], **R. Müller-Szer**[1], **M. Sander**[4], **A. Wohlwend**[1] und **Y. Wechsler**[1]

[1] Direktion Mitte/West der Universitären Psychiatrischen Dienste, Bern, Schweiz
[2] Hôpitaux Universitaires de Genève, Ambulante Psychiatrie, Genf, Schweiz
[3] Landeskrankenhaus Osnabrück, Bundesrepublik Deutschland
[4] Psychiatrische und Nervenklinik, Universitäts-Krankenhaus Eppendorf, Hamburg, Bundesrepublik Deutschland

Heutzutage wird allgemein angenommen, daß verschiedene Störungen, insbesondere jene der Affektivität und der Verarbeitung von emotionalen Informationen, die Schizophrenie charakterisieren. Erstaunlicherweise bestehen dazu nur wenige empirisch überprüfte Ansätze. Deshalb haben wir in den letzten Jahren ein Training entwickelt, welches durch das Erarbeiten von individuellen Strategien die Bewältigung von maladaptiven Emotionen bei schizophrenen Patienten zu optimieren versucht (siehe Hodel et al. 1995, 1996a, b).

1. Das Therapieprogramm zur Bewältigung von maladaptiven Emotionen (TBE)

Nachfolgend soll das Therapieprogramm zur Bewältigung von maladaptiven Emotionen (TBE) vorgestellt werden:

In einer Gruppe von 5–7 Patienten werden unter Anleitung eines Haupt- und eines Co-Therapeuten folgende acht Interventionsschritte durchgeführt:

Im *1. Schritt* werden Bilder mit Emotionen (welche Emotion ist erkennbar; was hat sie ausgelöst etc.) besprochen. Dieser Schritt soll die Wahrnehmung von Fremd-Emotionen verbessern. Im *2. Schritt* beschreiben die Patienten aus ihrer eigenen Erfahrung thematisch vergleichbare Emotionen. Damit soll die Wahrnehmung eigener Emotionen verändert werden. Im *3. Schritt* berichten die Patienten über ihren spontanen Umgang mit diesen Emotionen. Damit soll die Verknüpfung „Emotionen–Kognitionen–Verhalten" bewußt werden. Im *4. Schritt* werden diese Bewältigungsvorschläge mit Alternativen ergänzt. Dadurch soll das Reflektieren über das individuelle Bewältigungsrepertoire erweitert werden. Im *5. Schritt* werden alle Bewältigungsstrategien nach den Kriterien „konstruktiv und anwendbar" bzw. „nicht anwendbar" in Gruppendiskussionen sortiert. Dieser Schritt soll den kritischen Umgang mit der Äquivalenz von Bewältigungsmustern fördern. Im *6. Schritt* wählt jeder Patient eine von diesen konstruktiven Bewältigungsstrategien aus. Dabei wird darauf geachtet, daß die Strategie neu und angstfrei ist. Im *7. Schritt* wird diese Strategie in Rollenspielen ausprobiert. Im *8. Schritt* wird sie in weiteren Rollenspielen mit dem Co-Therapeuten bis zur Habituation gezielt eingeübt. Zur Förderung des Transfers wird den Patienten nahegelegt, die eingeübten Bewältigungsstrategien im Alltag anzuwenden.

1.1 Evaluationsstudien

Das TBE ist bisher in einer kontrollierten Haupt- und in drei Replikationsstudien bei insgesamt 68 chronisch schizophren Erkrankten evaluiert worden.

Die 68 Patienten wurden nach folgenden Kriterien ausgesucht: Schizophreniediagnose nach DSM-III-R (residualer Typ); keine Positivsymptomatik (BPRS, CIPS 1981); vor der Studie bereits stabilisierte Langzeitpsychopharmako-Therapie; Alter zwischen 18–45 Jahren; normale Intelligenz; Hospitalisationsdauer von minimal zwei Jahren.

In der Hauptstudie ($n = 31$) wurde das TBE zuerst mit einer Bewegungstherapie (nach Andres et al. 1992), anschließend mit funktionsbezogenen kognitiven Trainingsaufgaben verglichen (Übungen aus dem IPT-Unterprogramm „Kognitive Differenzierung", welche sowohl auf die kognitiven Prozesse wie auch auf die Psychopathologie positiv einwirken, siehe Roder et al. 1995). In den Replikationsstudien ($n = 37$) wurde das TBE nur den kognitiven Trainingsaufgaben gegenübergestellt. Alle Therapien wurden von einem Haupt- und einem Co-Therapeuten geleitet und dauerten acht Wochen, mit zwei Sitzungen à 60 Minuten pro Woche. Folgende Variablen wurden in allen Studien vor und nach den jeweiligen Therapien mit spezifischen Kontrollmitteln erfaßt: Emotionswahrnehmung; Befindlichkeit; kognitive Verarbeitungsprozesse; Verhalten; Psychopathologie.

Die Resultate der Hauptstudie zeigten, daß, abgesehen von der Befindlichkeit, die TBE-Patienten in allen Kontrollmitteln signifikant höhere Verbesserungen hatten als die Patienten der Kontrollgruppe. (Ausführliche Darstellung bei Sandner 1995 und bei Hodel et al. 1996.) Die Replikationsstudien wiesen ebenfalls signifikant höhere Verbesserungen der TBE-Patienten im Vergleich mit den Kontrollpatienten bezüglich kognitiver Verarbeitungsprozesse und der Psychopathologie auf (Welling, unveröff. Manuskript, 1995, Müller-Szer, unveröff. Manuskript, 1995, Zanello, unveröff. Manuskript, 1996).

Im folgenden sollen die Ergebnisse einer statistischen Sekundäranalyse über die erwähnten Studien dargestellt werden. Da in den Studien aus klinikinternen Gründen mit nur teilweise vergleichbaren Kontrollmitteln gearbeitet wurde, liegen nur zwei studienübergreifende Tests vor: der FBF (Süllwold und Huber 1986) zur Messung kognitiver Verarbeitungsprozesse sowie die BPRS (CIPS 1981) zur Erfassung der Psychopathologie. Für die Sekundäranalyse wurden die FBF- und die BPRS-Daten der Haupt- und der Replikationsstudien zusammengefaßt. Somit konnten insgesamt 30 TBE-Patienten einer Gruppe von 38 Kontrollpatienten gegenübergestellt werden.

Die erste statistische Auswertung überprüfte die Vergleichbarkeit des Ausgangsniveaus zwischen den beiden Patientengruppen. Es zeigten sich keine signifikanten Unterschiede in den Prä-Messungen. Die zweite Auswertung bezog sich auf die Frage, ob und wie sich die beiden Patientengruppen verbesserten. Die Resultate sind in Tab. 1 abgebildet.

Tabelle 1. Multicenter-Studie: t-Test über die mittleren Verbesserungen ($M_{\text{prä-post}}$) der TBE-Patienten ($n = 30$) und Kontrollpatienten ($n = 38$) bezüglich Frankfurter Beschwerde-Fragebogen (FBF) und Brief Psychiatric Rating Scale (BPRS)

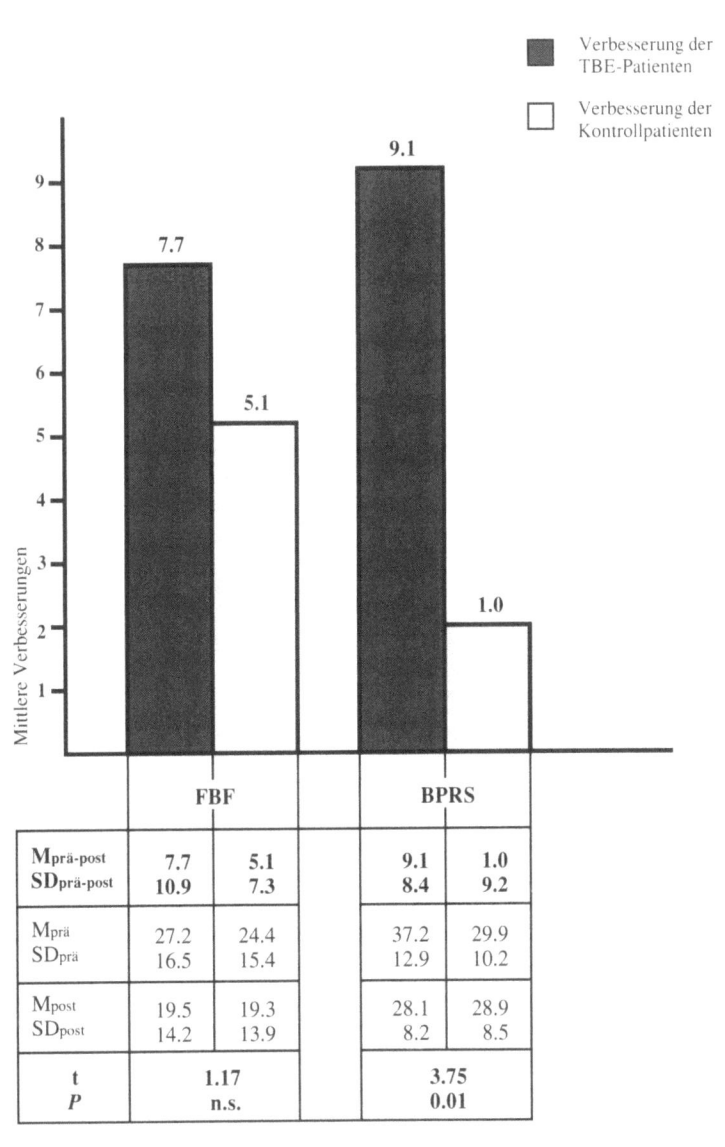

	FBF			BPRS	
$M_{\text{prä-post}}$	7.7	5.1		9.1	1.0
$SD_{\text{prä-post}}$	10.9	7.3		8.4	9.2
$M_{\text{prä}}$	27.2	24.4		37.2	29.9
$SD_{\text{prä}}$	16.5	15.4		12.9	10.2
M_{post}	19.5	19.3		28.1	28.9
SD_{post}	14.2	13.9		8.2	8.5
t	1.17			3.75	
P	n.s.			0.01	

Der Vergleich der FBF-Verbesserungen der TBE- mit denjenigen der Kontrollpatienten ergab keine signifikante Differenz. Allerdings liegt eine tendenziell höhere FBF-Verbesserung bei den TBE-Patienten vor (siehe Tab. 1). Im BPRS unterscheiden sich die Gruppen signifikant von einander, und nur die TBE-Patienten zeigen eine hohe Abnahme der psychopathologischen Symptome (siehe Tab. 1).

2. Zusammenfassung

Zusammenfassend kann die Schlußfolgerung gezogen werden, daß das TBE im Vergleich mit einem Entspannungstraining und einem kognitiven Training positiver auf mehrere schizophrenierelevante Variablen einwirkt. In einer Sekundäranalyse konnte belegt werden, daß das TBE mindestens so günstig auf kognitive Verarbeitungsprozesse einwirkt wie ein kognitives Training. Bezüglich psychopathologischer Symptome konnten demgegenüber nur unter dem TBE signifikant höhere Verbesserungen nachgewiesen werden. Demnach beeinflußt das TBE positiv Kognitionen und die Psychopathologie schizophren Erkrankter. Wir nehmen deshalb an, daß das TBE als ein wirkungsvolles zusätzliches Vorgehen innerhalb der rehabilitativen Schizophreniebehandlung betrachtet werden kann.

Literatur

Andres K, Brenner HD, Bellwald L (1992) Körperzentrierte Arbeit mit schizophrenen Patienten. Swiss Med 1-S/92: 40–42
CIPS, Collegium Internationale Psychiatriae Scalarum (Hrsg) (1981) Brief Psychiatric Rating Scale (BPRS). Beltz, Weinheim
Hodel B, Brenner HD (1996a) Ein Trainingsprogramm zur Bewältigung von maladaptiven Emotionen bei schizophren Erkrankten. Nervenarzt 67: 564–571
Hodel B, Brenner HD (1996b) Weiterentwicklungen des „Integrierten Psychologischen Therapieprogrammes" für schizophrene Patienten (IPT): Erste Ergebnisse zum Training „Bewältigung von maladaptiven Emotionen". In: Böker W, Brenner HD (Hrsg) Integrative Therapie der Schizophrenie, S 170–188. Huber, Bern
Hodel B, Zanello A, Brenner HD (1995) Zur Weiterentwicklung des Integrierten Psychologischen Therapieprogrammes für schizophrene Patienten (IPT): Eine Vergleichsstudie zwischen der Neuentwicklung „Bewältigung von maladaptiven Emotionen" und dem IPT-Unterprogramm „Kognitive Differenzierung". In: Bender W, Hubmann W, Mohr F (Hrsg) Neuere Entwicklungen in der Behandlung schizophrener Psychosen. VTS, München-Haar
Roder V, Brenner HD, Kienzle N, Hodel B (1995) IPT: Integriertes Psychologisches Therapieprogramm für schizophrene Patienten. Beltz, PVU, Weinheim
Sandner M (1995) Training zur Bewältigung maladaptiver Emotionen: Eine kontrollierte Gruppenstudie. Inauguraldissertation, Universität Bern
Süllwold L, Huber G (1986) Schizophrene Basisstörungen. Springer, Berlin Heidelberg New York

Korrespondenz: Dr. phil. Bettina Hodel, Direktion Mitte/West der Universitären Psychiatrischen Dienste Bern, Bolligenstraße 111, CH-3000 Bern 60, Schweiz.

Streß-/Angstmanagement und Selbstkonzeptstabilisierung bei persistierender Wahnsymptomatik

K. Eickhoff, R. Vauth und H. M. Olbrich

Abteilung für Psychiatrie und Psychotherapie mit Poliklinik,
Universitätsklinik für Psychiatrie und Psychosomatik, Freiburg,
Bundesrepublik Deutschland

1. Streß und Angst bei Wahnkranken

Erste ermutigende empirische Untersuchungen zur Wirksamkeit kognitiv-behavioraler Behandlungsverfahren bei persistierender Wahnsymptomatik, die trotz neuroleptischer Medikation und Compliance persistiert, sind in den vergangenen Jahren insbesondere durch britische Forschungsgruppen publiziert worden (z. B. Chadwick und Lowe 1990, Tarrier 1992, Kingdon und Turkington 1994, Sellwood et al. 1994, zur Übersicht vgl. Vauth und Stieglitz 1994). Das von uns entwickelte Behandlungsprogramm geht auf eine Anregung von Alford und Beck zurück (vgl. auch Vorarbeiten von Vauth und Olbrich 1993). Alford und Beck (1994) äußern die Erwartung, daß ein effektives kognitives Streßmanagement per se für die Reduktion wahnhafter Überzeugungen und deren Prävention signifikante therapeutische Effekte haben könnte. Es stimme im übrigen mit Diathese-Streß-Modellen überein, wonach Streßerfahrungen bei entsprechender Disposition krankheitsauslösend sein können. Wahnkranke sind einer besonderen Streßkonstellation ausgesetzt. Die Einstellungen und Grundüberzeugungen, die sie in ihrer Lerngeschichte über sich selbst und die Welt erworben haben („Ich bin verletzlich und wehrlos in einer bedrohlichen Welt", vgl. Beck und Freeman 1990, Alford und Correia 1994, „Streß-Teufelskreis bei etablierter Paranoia", Abb. 1), bewirken, daß sie anhaltend vulnerabel gegenüber Zurückweisung bzw. Autonomieverlust sind (Chadwick et al. 1996) und v. a. in spezifischen Belastungssituationen („life events", mehrdeutige Interaktionen) mit maladaptiven wahntypischen Wahrnehmungs-, Interpretations- und Handlungsmustern reagieren (s. Abb. 1). Darüber hinaus stellt das Wahnerleben selbst (z. B. Bedrohung durch Verfolgung, Vergiftung, Verstrahlung) einen „Dauerstreß" dar mit entsprechenden distressenden Emotionen (Angst/Ärger), die eine Schlüsselrolle im Verständnis wahnhafter Störungen spielen (Chadwick, et al. 1996). Ein Streß-/Angstmanagementtraining, das die kognitiven, emotionalen und interpersonellen Besonderheiten der Wahnstörung berücksichtigt (s. Kap. 5.), eröffnet die Möglichkeit zu einer fokussierten Störungsbehandlung, da es sowohl den besonderen Erregungsfaktoren wie der exemplarischen Verzerrung der Realität bei Wahnstörungen Rechnung tragen kann.

2. Kognitive Beeinträchtigungen bei Streß

Nach dem Verständnis der kognitiven Therapie ist die Konstruktion einer Situation („cognitive set") ein aktiver, kontinuierlicher Prozeß, der sukzessive Einschätzungen der externen Situation und der Risiken, Kosten und Nutzen einer bestimmten Reaktion beinhaltet (Beck et al. 1993). Streß und Angst sowie entsprechende Handlungsimpulse entstehen in dem Maße, wie die betroffene Person ihre Bewältigungsfähigkeit im Verhältnis zur Wahrscheinlichkeit und Schwere der Gefahr einschätzt. Wenn – wie im Streß – die vitalen Interessen auf dem Spiel zu stehen scheinen, führt dieser kognitive Prozeß zu einer höchst selektiven Konstruktion der Wirklichkeit. Nach Beck (1985) führen Stressoren zu einer funktionalen Verschlechterung der kognitiven Organisation, die gekennzeichnet ist durch eine Aktivierung des primitiven, egozentrischen kognitiven Systems mit der Folge extremer, einseitiger, absolutistischer und globaler Beurteilungen sowie durch den Verlust der willentlichen Kontrolle über die Denkprozesse und durch eine verminderte Fähigkeit, intensives, idiosynkratisches Denken abzustellen.

3. Kognitive Beeinträchtigungen bei Wahnkranken

Die kognitiven Beeinträchtigungen, die bei paranoiden Patienten unter Streß ausgelöst werden, unterscheiden sich nur graduell in Intensität, Dauer und Akzentuierung von denen Nicht-Wahnkranker und können auf einem Kontinuum als Extremvariante des Normalverhaltens eingeordnet werden („normalizing rationale", Kingdon und Turkington 1991). Während beim Nicht-Wahnkranken eine streßbedingte Beeinträchtigung der kognitiven Organisation nur temporär auftritt (z. B. bei Schlafdeprivation, Überarbeitung) und schnell wieder verschwindet, rastet bei Wahnkranken gewissermaßen langfristig ein „life danger"-Schema ein und führt zum Haften an paranoiden Denkinhalten (vgl. Teasdale in press). Die Vermittlung eines solchen nicht stigmatisierenden („normalisierenden") Krankheitsmodells eröffnet dem Patienten wie dem Therapeuten einen besseren Zugang zur Verstehbarkeit und Akzeptanz des Wahns. Sie vermindert bei Wahnpatienten, die aufgrund ihrer besonderen Vulnerabilität in der Selbstwertregulierung oft krankheitsuneinsichtig und wenig compliant sind, den Widerstand und die Reaktanz gegenüber psychiatrisch-psychotherapeutischer Behandlung.

Als wahntypisch bekannt sind bestimmte funktionale Verschlechterungen der kognitiven Organisation, die das Streßerleben bei etablierter Paranoia kennzeichnen und zu teufelskreisartigen Eskalationen auf den verschiedenen

Reaktionsebenen führen (emotional, physiologisch, behavioral, interpersonell; vgl. Abb. 1): v. a. Wahrnehmungs- und Denkverzerrungen bzw. -verengungen, wie Hyperscanning, selektive Gefahrwahrnehmung und -interpretation, willkürliches Schlußfolgern („jumping to conclusions"), Gleichsetzung von Gedanken und Realität, Ablenkung durch Wahngedanken („off task focusing"), Beziehungsideen. Bei vielen Patienten hat das Verfolgungssystem eine unbewußte kompensatorische Schutzfunktion gegenüber einem tiefen Gefühl des Ungenügens (Bentall et al. 1994). Die Täter-Opfer-Definition, die Entlastung von Verantwortung und Unzulänglichkeit bewirken soll, erweist sich jedoch als „Damoklesschwert", weil sie die Grundüberzeugung der eigenen Verletzlichkeit und Bedeutungslosigkeit aktiviert und immer wieder von neuem bestätigt.

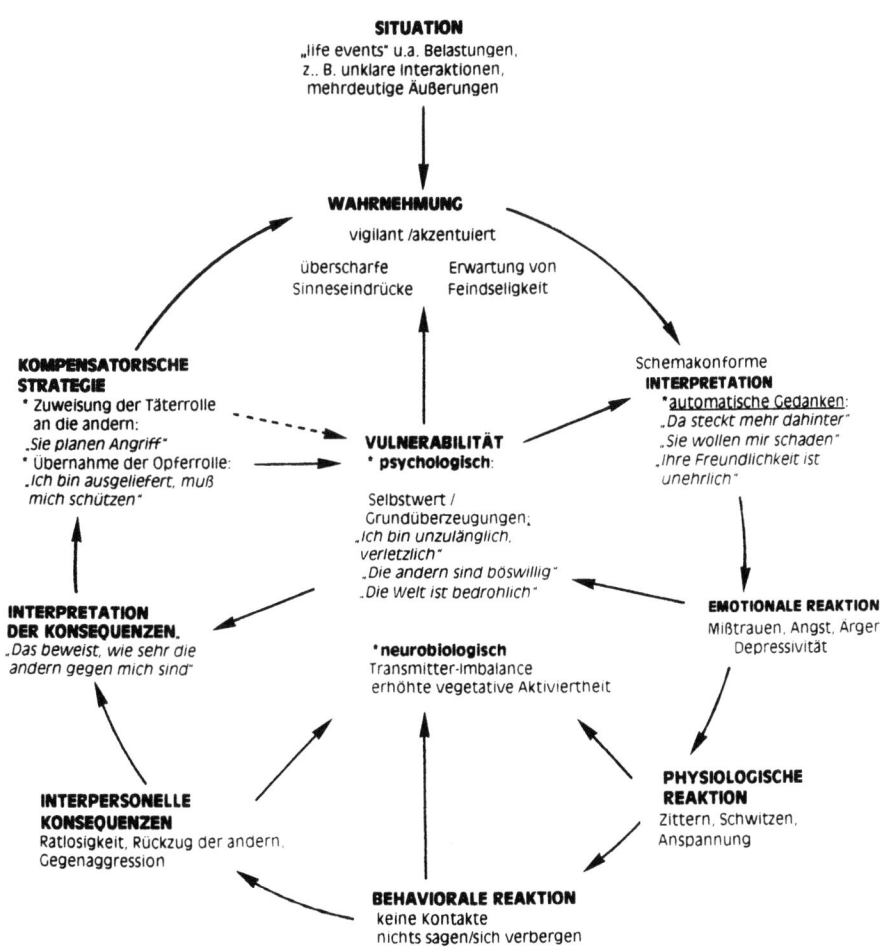

Abb. 1. Streß-Teufelskreis bei etablierter Paranoia

4. Behandlungsziele

Die Therapie kann an den unterschiedlichen Punkten des Teufelskreises der Paranoia ansetzen. Hauptziel der Behandlung ist die Veränderung des vulnerablen Selbstkonzepts durch Stärkung der Selbstwirksamkeitserwartung und Stabilisierung des Selbstwerterlebens. Dabei kommt es vor allem auf eine Verbesserung der mentalen und behavioralen Selbstregulation an, d. h. auf die Herrschaft über das eigene Denken und Handeln, auf den Wiedergewinn von Autonomie. Der Patient soll „die Fäden, die Regie wieder in die eigenen Hände nehmen", d. h. im Sinne des „Empowermentansatzes" (Wallerstein und Bernstein 1988) vom „Patienten" zum „Aktienten" (Kulzer 1992) werden und in „kollaborativer" Interaktion mit dem Therapeuten Expertenwissen erwerben, Ressourcen aufdecken und selbsteffizient nutzen. Durch Erhöhung von Streßtoleranz und Erregungsreduzierung sollen die Lebensqualität und die soziale Funktionsfähigkeit des Patienten (privat und beruflich) verbessert werden.

5. Strategien und Techniken

Erreicht werden sollen diese Therapieziele durch kognitive Strategien zur Flexibilisierung des Denkens, d. h. zur Korrektur einseitiger und verzerrter (v. a. interpersoneller) Wahrnehmungen und Bewertungen, durch Streßtoleranztechniken und Aufmerksamkeits-Focusing bzw. -Shifting sowie durch Exposition in sensu und in vivo. Mit Hilfe der kognitiven Techniken sollen die Patienten in den Stand versetzt werden, Grundmuster ihres paranoiden Denkens zu erkennen und *selbständig* ihre eingeengte Perspektive zu erweitern, d. h. ihr Denken zu ent-automatisieren, zu ent-katastrophisieren, zu ent-personalisieren, Gedanken von der Realität zu unterscheiden („Distanzieren"), alternative Sichtweisen zu generieren, z. B. die Perspektive eines (freundlich gesonnenen) Dritten einzunehmen („Dezentrieren"), eigene Stärken wahrzunehmen. Da bei Wahnkranken insbesondere die interpersonelle Perspektive negativ verzerrt ist, wird zur Unterstützung der klassischen kognitiven Techniken das „Nachrichtenquadrat" und das „4-Ohren-Modell der Kommunikation" von Schulz von Thun (1991) benutzt, das in einer Metapher die verschiedenen Kommunikationsaspekte vereint (Sachinhalt, Selbstkundgabe, Beziehung und Appell) und die Analyse und Modifikation von interpersonellen Wahrnehmungsverzerrungen und Kommunikationsdefiziten erleichtert. Ein weiteres neues Element in der Paranoia-Behandlung stellt das Einüben von Streßtoleranztechniken zur Emotionsregulation (v. a. von Angst/Ärger) und zur Aufmerksamkeitskontrolle dar (vgl. „Achtsamkeitstraining" von Kabat-Zinn 1995, Linehan 1993 bzw. die Angstbewältigungsstrategien von Beck und Emery 1985). Von zentraler Bedeutung ist das – anfangs therapeutengeleitete – graduierte Expositionstraining, das nach Erlernen der o. g. Strategien durchgeführt wird. Es erfüllt neben der Verbesserung der Angsttoleranz und dem Abbau von Vermeidungsverhalten vor allem die Aufgabe, durch geleitetes Realitätstesten und durch Vermittlung von Kompetenzerfahrungen Einfluß auf die Informationsverarbeitung zu nehmen und die Bedeutung von Wahngedanken zu verändern. In allen Therapiestadien sollen die vorhandenen Ressourcen und Spontanbewältigungsstrategien genutzt und optimiert werden (vgl. Tarrier 1992, „Coping Strategy Enhancement").

6. Therapiephasen

Das vorliegende Therapieprogramm wurde als Komponentenmodell für neuroleptisch medizierte Patienten mit persistierender Wahnsymptomatik entwickelt. Es fokussiert die Behandlung auf den Streß-/Angstkern der Erkrankung und wurde in Anlehnung an das Streßimpfungstraining von Meichenbaum (update 1993) in drei Therapiephasen konzipiert (Abb. 2).

---

1. Phase: Psychoedukation und Konzeptualisierung

Psychoedukation

– Destigmatisierende Störungsdefinition: kognitives Streß-Rational
– „4-Ohren-Modell" (Schulz von Thun) zur Erweiterung der interpersonellen Wahrnehmung
– Streß-/Angst-Teufelskreis
– Information über Streßtoleranz- und Aufmerksamkeitskontrollübungen

Konzeptualisierung

– Therapeutische Beziehungsgestaltung i. S. von „kollaborativem Empirismus" und „Empowerment"
– Kognitive Verhaltensanalyse/ subjektive „Geschichte des Wahnerlebens"
– Identifizierung vorhandener Stärken und Ressourcen

---

2. Phase: Fertigkeitenerwerb und Einübung

– Streßtoleranzübungen
  Atemübungen
  Übungen zur Aufmerksamkeitslenkung
– Kognitive Strategien zur Identifizierung und Modifikation verzerrten Denkens
– Erarbeiten individueller Teufelskreise zwischen Denken, Empfinden und Handeln
– Kommunikationsstrategien zur Erweiterung der interpersonellen Wahrnehmung und des interpersonellen Verhaltens/ Empathie-Übungen

---

3. Phase: Anwendungs- und Beendigungsphase

– Graduierte Exposition kritischer Situationen mit Realitätskontrolle (in sensu und in vivo; zunächst therapeutengeleitet)
– Stabilisierung von Therapieeffekten durch Aufrechterhaltung der Übungsrate
– Rückfallprophylaxe/Selbsttherapie

Abb. 2. Therapie-Phasen

7. Design

Das Programm ist als manualisierte Kurztherapie mit 25 Einzelstunden und 6 gruppentherapeutischen Sitzungen konzipiert. Die der Psychoedukation und dem „Skill-Training" gewidmeten Gruppen führen ein in das Rational des Streß-Angstmanagementansatzes einschließlich der aufrechterhaltenden Teufelskreise und der wesentlichen Therapieelemente (kognitive Umstrukturierung, Streßtoleranzverbesserung/„Achtsamkeit", Exposition in sensu und in vivo). Das Training ist ambulant oder stationär und mit entsprechenden Veränderungen auch ohne Gruppen einsetzbar. Zur Evaluierung ist eine Untersuchung mit Wartekontrollgruppendesign geplant.

Literatur

Alford BA, Beck AT (1994) Cognitive Therapy of Delusional Beliefs. Behaviour Research and Therapy 32: 369–380

Alford BA, Correia CJ (1994) Cognitive Therapy of Schizophrenia: Theory and Empirical Status. Behavior Therapy 25: 17–33

Beck AT (1985) Cognitive Therapy. In: Kaplan und Sandrock (Hrsg) Comprehensive Textbook of Psychiatry/IV, vol. 2, 4th Ed., pp 1432–1438. Williams & Wilkins, Baltimore

Beck AT, Emery G (with Greenberg RL) (1985) Anxiety Disorders and Phobias: A Cognitive Perspective. Basic Books, New York

Beck AT, Freeman A, et al. (1993) Kognitive Therapie der Persönlichkeitsstörungen. Psychologie Verlags-Union, Weinheim

Chadwick PD, Lowe CF (1990) Measurement and Modification of Delusional Beliefs. J of Consulting and Clinical Psychology 58: 225–232

Chadwick P, Birchwood M, Trowe P (1996) Cognitive Therapy for Delusions, Voices and Paranoia. Wiley, Chichester

Kabat-Zinn J (1995) Gesund durch Meditation. Scherz, Bern (engl. 1990)

Kingdon DG, Turkington D (1991) The Use of Cognitive Behavior Therapy with a Normalizing Rationale in Schizophrenia. J of Nervous and Mental Disease 179 (4): 207–211

Kulzer B (1992) Schwierigkeiten und Bewältigungsformen bei der Therapie des Typ II-Diabetes aus Patientinnensicht. Verhaltenstherapie und psychosoziale Praxis: 221–237

Linehan MM (1993) Cognitive Behavioral Treatment of Borderline Personality Disorder. Guilford, New York

Meichenbaum D (1993) Stress Inoculation Training: A 20 Year Update. In: Lehrer, Woolfolk (Hrsg) Principles and Practice of Stress Management, pp 333–372. Guilford, New York

Sellwood W, Haddock G, Tarrier N, Yusuppoff L (1994) Advances in the Psychological Management of Positive Symptoms of Schizophrenia. Int Re Psych 6: 201–205

Schulz von Thun F (1981) Miteinander reden, Bd. 1. Allgemeine Psychologie der Kommunikation. Rowohlt, Reinbeck

Tarrier N (1992) Management and Modification of Residual Positive Psychotic Symptoms. In: Birchwood M, Tarrier N (Hrsg) Innovations in the Psychological Management of Schizophrenia. Wiley, Chichester

Teasdale J (in press) The Relationship Between Cognition and Emotion: The Mind-in-Place in Mood Disorders. In: Clark, Fairburn (Hrsg) Cognitive Behavior Therapy: Science and Practice. OUP, Oxford

Vauth R, Olbrich HM (1994) Neue Aspekte in der Psychotherapie wahnhafter Störungen. Nervenheilkunde 13: 36–39

Vauth R, Stieglitz RD (1994) Verhaltenstherapeutische Interventionen bei persistierender halluzinatorischer und wahnhafter Symptomatik schizophrener Patienten. Verhaltenstherapie 4: 177–185

Wallerstein N, Bernstein E (1988) Empowerment Education: Freire's Ideas Adapted to Health Education. Health Quarterly 15: 379–394

Korrespondenz: Dipl.-Psych. Karen Eickhoff, Abteilung für Psychiatrie und Psychotherapie mit Poliklinik, Universitätsklinik für Psychiatrie und Psychosomatik, Hauptstraße 5, D-79104 Freiburg, Bundesrepublik Deutschland.

IV. Affektive Störungen

Identitätstherapie Melancholischer

A. Kraus

Psychiatrische Universitätsklinik, Heidelberg,
Bundesrepublik Deutschland

Was hier unter dem Titel einer Identitätstherapie behandelt werden soll, stellt den Versuch dar, aus Ergebnissen der empirischen Persönlichkeitsforschung sowie klinisch-psychopathologischen Beobachtungen, die ein bestimmtes Konzept der Identitätsbildung Melancholischer nahelegen, Richtlinien für eine psychotherapeutische Führung Melancholischer (endomorph Depressiver) abzuleiten.

Identitätskonzept und Melancholie

Menschliche Identität als stets werdende Identität ist keine unveränderliche, ein für allemal festgelegte Struktur, sondern bildet sich in einem ständigen Prozeß der Identifikation und Identifikationsauflösung immer wieder neu. Sie ist daher nicht nur durch Identifikationsauflösung, mangelnde Konsistenz und Abgrenzung, Instabilität und Diffusion, sondern auch durch Überidentifikation, eine „Identitätssklerose" gefährdet. Sowohl persönlichkeitstypologische Untersuchungen als auch die Life-event-Forschung zur Auslösung depressiver Phasen weisen unseres Erachtens auf eine überidentifizierende Identitätsbildung Melancholischer hin. Was eine überidentifizierende Identitätsbildung ist, läßt sich an den in jeder Selbstreflexion erkennbaren beiden Polen des Selbst deutlich machen. Es lassen sich in Anlehnung an G. H. Mead ein stets sich neu entwerfendes Subjekt-Ich („I") und ein jeweils schon gegebenes Objekt-Ich („me") unterscheiden, in welch letztem wir entweder angeboren oder durch erworbene Identitätsrepräsentanzen, wie unsere sozialen Rollen aber auch raum-zeitliche Konstanten unseres Lebens, Besitz etc., mehr oder weniger festgelegt sind in dem, was wir jeweils sind. Ein hier besonders wichtiger Aspekt unseres Objekt-Ich sind unsere sozialen Rollen. Normalerweise besteht ein gewisses Spannungsverhältnis bzw. eine Balance zwischen Person (Ich-Identität) und Rolle (Rollenidentität). In der Soziologie wird diese Spannung durch den Begriff der Rollendistanz zum Ausdruck gebracht. Rollendistanz ist die Voraussetzung für die Entfaltung von Ich-Leistungen im Sozialverhalten und stellt selbst eine Ich-Leistung dar.

Nach unserem Identitätskonzept (Kraus 1977) sind Melancholische, teilweise auch Manisch-Depressive, generell durch eine sich mit dem Objekt-Ich („me"), d. h. mit externalen Identitätsrepräsentanzen, überidentifizierende Identitätsbildung gekennzeichnet. Dabei dient jene Überidentifikation mit dem Objekt-Ich der Kompensation eines nur schwach ausgebildeten Subjekt-Ich zur Aufrechterhaltung des Selbst.

Hypernomischer Verhaltensstil Melancholischer

Letztes wird u. a. an dem von uns als hypernomisch (nomos = Gesetz, Regel) gekennzeichneten Stil des Sozialverhaltens dieser Patienten erkennbar. Dabei handelt es sich um eine übergenaue Erfüllung sozialer Normen bzw. normativer Erwartungen, wie sie in den Sozialrollen gegeben sind. Das hypernomische Verhalten entspricht mit einem außerordentlichen Fleiß, übertriebener Ordentlichkeit und Genauigkeit inhaltlich dem Typus Melancholicus Tellenbachs (Tellenbach 1983), wird von uns jedoch nicht wie bei Tellenbach als anankastisches Verhalten sondern als Coping-Verhalten zur Aufrechterhaltung und Absicherung von Rollenidentität gesehen. Hypernomisches Verhalten ist durch einen Mangel an Ich-Leistungen gekennzeichnet und geht gewöhnlich mit einem Mangel an Autonomie, Überanpassungsbereitschaft und hoher Abhängigkeit von anderen (Matussek und Feil 1983) sowie mit konformistischen Haltungen (English 1949, Cohen et al. 1954, Gibson 1959, Arieti 1959) einher.

Emotionale und kognitive Ambiguitätsintoleranz

Eine Reihe von klinischen Beobachtungen und empirischen Untersuchungen (Baer 1975, Hell 1982, Ortuño und Kraus 1990, Heerlein und Richter 1991, Mundt et al. 1994) weisen auf eine kognitive und emotionale Ambiguitätsintoleranz nicht nur in der depressiven Phase sondern auch außerhalb derselben hin. Nach der Soziologin Frenkel-Brunswick (1949/50) handelt es sich bei der Ambiguitätstoleranz, die sie als allgemeine Persönlichkeitsvariable beschrieb, um die Fähigkeit, sowohl positive als auch negative Gefühle gegenüber ein und demselben Objekt zu empfinden und dementsprechend sowohl dessen positive als auch negative Aspekte wahrzunehmen. Die Ambiguitätsintoleranz Melancholischer hat unseres Erachtens die Funktion, alles Negative, Trennende und Störende aus der Interaktion herauszuhalten, um hierdurch die symbiotisch-syntonen Bezüge zu anderen und die in diesen Bezügen gefundene Identität zu stabilisieren.

Auslöser depressiver Phasen

Unser Konzept der Identitätsbildung Melancholischer läßt die Auslösesituationen depressiver Phasen besser verstehen und gegenüber unspezifischen und

psychotherapeutischen Interventionen theoriegeleitete therapeutische Maßnahmen ergreifen, die durch die objektivierende Forschung abgestützt sind.
So lassen sich Depressionen nach Rollenwechsel oder -verlust (Glassner et al.
1979, Finlay und Brown 1981), Pensionierungsbankrott (Stauder 1955/56),
Beförderungsdepressionen, Depressionen nach der Heirat oder dem Weggang
eines Kindes („empty nest depression") (Deykin et al. 1966) als Zusammen-
bruch einer Rollenidentität verstehen, durch den es wegen eines mangelnden
Subjekt-Ich bzw. mangelnder kompensierender Ich-Leistungen zu einer schweren Identitätskrise kommt mit der Folge einer Depression.

Psychotherapeutische Führung

Für die psychotherapeutische Führung Melancholischer ist es entscheidend,
im hypernomischen Verhalten wie auch in der emotionalen und kognitiven
Ambiguitätsintoleranz Coping-Mechanismen für mangelnde Ich-Leistungen
zu erkennen. Sie dienen dazu, die in den jeweiligen Identitätsrepräsentanzen
gefundene Identität abzustützen und abzusichern. Andererseits stellen sie auf
lange Sicht paradoxerweise zugleich Vulnerabilitätsfaktoren dar, weil es durch
die in diesen Verhaltensweisen erfolgende Überidentifikation mit dem Objekt-
Ich, z. B. mit einer bestimmten Sozialrolle, zu einer Atrophie des Subjekt-Ich
kommt, der Melancholische sich aller Ich-Leistungen entwöhnt. Die psychotherapeutische Führung Melancholischer muß daher einerseits, vor allem im
Umkreis der depressiven Phase, auf eine Wiederherstellung, Unterstützung
und Kompensation bisheriger Identitätsstrukturen gerichtet sein, andererseits eine Entwicklung von Ich-Leistungen anstreben, um damit das Subjekt-
Ich zu stärken.

Auf dem Hintergrund der aufgewiesenen Identitätsstruktur bzw. der
hypernomischen Einstellung läßt sich verständlich machen, daß die Krankheit
selbst durch mangelnde Leistung auf unterschiedlichen Aufgabenfeldern zu
zahlreichen Normverletzungen und damit einhergehend zu einer Beschädi-
gung der jeweiligen Rollenidentität führt. Weil die Depression damit gewissermaßen selbst zum Life-event wird, erklärt dies zum Teil deren autonomen
Verlauf. Durch Akzeptieren der Störung als Krankheit und Zuschreibung
einer Krankenrolle wird der Patient nicht nur von den sonst unausweichlichen
Norm-Verletzungen befreit, „entlastet", sondern es erfolgt ein Reframing
(frame = Rahmen) (Goffman 1974), ein neues Verständnis des Patienten seiner Behinderungen und Leiden sowie eine Legitimation seines Nichtstuns. Ein
zu frühes Aufmuntern, zu frühe positive Verstärkungen können sich, was häufig nicht beachtet wird, depressiogen auswirken, weil der Kranke sie aufgrund
seiner hypernomischen Struktur als ihn verpflichtende Gesundheitserwar-
tungen des Therapeuten interpretiert, die er nicht erfüllen kann. Blankenburg
(1964) hat daher sogar paradoxe Strategien empfohlen, die erst auf der Basis
der aufgewiesenen Identitätsstruktur verständlich werden.

Während der ersten Behandlungsphase sollte man sich ganz auf die hypernomischen und emotional sowie kognitiv ambiguitätsintoleranten Bedürfnisse dieser Patienten einstellen. Vor allem in schweren Melancholien können

kreative Leistungsanforderungen einer Beschäftigungstherapie oder kontroverse Meinungen und Auseinandersetzungen in Gruppentherapien, Familiengesprächen etc. zu einer Verschlimmerung der Krankheit führen. Schon wegen ihrer Angst vor allem Neuen sollten sie daher eher mit gewohnten Routinetätigkeiten betraut und Konfliktgespräche vermieden werden. Die Entwicklung von Ichleistungen, wie solche vor allem in kreativen und spielerischen Tätigkeiten etwa einer Beschäftigungs- und Musiktherapie sowie in Gruppentherapien gefordert sind, ist ein Therapieziel, das häufig erst in einer zweiten Phase verfolgt werden kann, wenn bereits ein gewisser Gesundungsprozeß in Gang gekommen ist. Dabei kommt es darauf an, daß die Patienten lernen, nicht nur eigene Wünsche zu äußern, sondern überhaupt erst solche zu haben, etwas tun zu wollen, was ihnen wirklich Spaß macht. Nur sehr vorsichtig – wobei ständig die Gefahr der Selbstentwertung droht – kann beim Patienten eine Selbstreflektion auf seine Verhaltensweisen herbeigeführt werden, die dazu führen, sich gegenüber anderen oder im Beruf überzuverpflichten, sich in Arbeitsleistungen zu verausgaben, eigene Wünsche und Erwartungen gegenüber jenen der anderen zurückzustellen, ein harmonisches Verhältnis mit anderen um jeden Preis anzustreben. Besonders wichtig ist es, mit Hinblick auf diese Verhaltensweisen die Auslösesituation depressiver Phasen zu bearbeiten und Lösungsstrategien für solche Situationen zu entwickeln. Melancholische neigen dazu, Ereignisse, die eine Depression auslösen, wie z. B. einen Verlust, nur negativ zu sehen. Durch eine Positivierung des Negativen, durch Erkennen der durch das Verlustereignis bewirkten positiven Möglichkeiten eines Neubeginns, eines Freiheitszuwachses etc. kann eine Trauerarbeit als dialektische Bewegung zwischen einer Identifikation mit dem Objekt und Auflösung dieser Identifikation in Gang gesetzt werden. Eine Reflexion der Auslösesituation kann aber auch dazu dienen, solche zu vermeiden oder durch die rechtzeitige Einführung eines kompensatorischen Identifikationsobjektes einen drohenden Identitätsverlust etwa bei der Pensionierung und personalen Verlusten vorzubeugen.

Die vorwiegend in den sozialen Rollen fundierte Identität Melancholischer und damit die große Bedeutung der Arbeit für diese Patientengruppe sollte vor allem auch die Rehabilitation Melancholischer leiten. Die Rehabilitation sollte überwiegend auf eine möglichst schnelle Rekonstruktion früherer Identität gerichtet sein. Deshalb sollen die Patienten möglichst in ihre frühere Arbeit und in ihre familiäre Umgebung entlassen werden, um an der Erfüllung gewohnter Rollenerwartungen weiter zu genesen. Nur identitätstheoretisch ist zu verstehen, warum eine Kur oder Urlaub im Anschluß an eine Depression oder während einer Depression sich meist als ungünstig für den Heilungsprozeß erweisen. Bei der Wiederaufnahme der beruflichen Tätigkeit sollte auch auf lange Sicht eine Überforderung durch einen zu großen Umfang der Arbeit (Quantität) mit der Gefahr einer Atrophie von Ich-Identität als auch durch zu hohe Ich-Leistungen (Qualität) vermieden werden.

Die sog. HEE-Forschung (HEE = High Expressed Emotion) hat in mehreren Studien die negative Auswirkung von Auseinandersetzungen mit dem Partner, kritischer Kommentare gegenüber dem Patienten usw. auf die Auslösung und den Verlauf depressiver Phasen gezeigt. Auch diese Forschungsergebnisse lassen sich am besten identitätstheoretisch im Sinne eines inneren Rollenverlustes und damit einer Einbuße an Identität infolge eines Zusammenbruchs der Coping- bzw. Abwehrstrategien der Ambiguitätsintoleranz durch ein HEE-Verhalten der Partner interpretieren.

Literatur

Arieti S (1959) Manic-Depressive Psychosis. In: Arieti S (ed) American Handbook of Psychiatry, Vol I, pp. 419–454. Basic Books, New York

Baer R (1975) Die sozialpsychiatrische Prognose der zyklothymen Depression. Thieme, Stuttgart

Blankenburg W (1990) Wirkfaktoren paradoxen Vorgehens in der Psychotherapie. In: Lang H (Hrsg) Wirkfaktoren der Psychotherapie. Springer, Berlin Heidelberg New York

Cohen MB, Baker G, Cohen RA, Fromm-Reichmann F, Weigert EW (1954) An Intensive Study of 12 Cases of Manic-Depressive Psychosis. Psychiatry 17: 103–137

Deykin EY, et al. (1966) The Empty Nest: Psychosocial Aspects of Conflict Between Depressed Women and Their Grown Children. Am J Psychiatry 22: 1422–1426

English OS (1949) Observation of Trends in Manic Depressive Psychosis. Psychiatry 12: 125–134

Finlay Jones R, Brown GW (1981) Types of Stressful Life Event and the Onset of Anxiety and Depressive Disorders. Psychological Medicine 11: 803–815

Frenkel-Brunswik E (1949/50) Intolerance of Ambiguity as an Emotional and Perceptual Personality Variable. J Pers 18: 108–143

Gibson RW, Cohen MB, Cohen RA (1959) On the Dynamics of the Manic-Depressive Personality. Am J Psychiatry 115: 1101–1107

Glassner B, Haldipur CV, Dessauersmith J (1979) Role Loss and Working-Class Manic Depression. J Nerv Ment Dis 167: 530–541

Goffman E (1977) Rahmen-Analyse. Suhrkamp, Frankfurt/Main

Heerlein A, Richter P (1991) Ambiguitätsintoleranz bei affektiven und schizophrenen Störungen. Nervenarzt 62: 269–273

Hell D (1982) Ehen depressiver und schizophrener Menschen. Springer, Berlin Heidelberg New York

Kraus A (1977) Sozialverhalten und Psychose Manisch-Depressiver. Enke, Stuttgart

Matussek PA, Feil WB (1983) Personality Attributes of Depressive Patients. Arch Gen Psychiatry 40: 783–790

Mundt C, et al. (1994) Premorbid Personality and Observed Marital Interaction of Endogenous Depressive Patients: First Results. Neurology, Psychiatry and Brain Research 2: 81–86

Ortuño F, Kraus A (1990) El compartaniento de humor de pacientes melancolicos en comparacion con el de depressivos, neuroticos, maniacos y schizophrenicos. Psicopatologia 10 (3): 123–132

Stauder KH (1955/56) Über den Pensionierungsbankrott. Psyche 9: 481–497

Tellenbach H (1983) Melancholie. Problemgeschichte, Endogenität, Typologie, Pathogenese, Klinik, 3. erw. Aufl. Springer, Berlin Heidelberg New York

Korrespondenz: Prof. Dr. med. Alfred Kraus, Psychiatrische Universitätsklinik, Voßstraße 4, D-69115 Heidelberg, Bundesrepublik Deutschland.

Effekte einer kombinierten Einzel- und Paartherapie in Gruppen bei zyklothymen Patienten mit „ungünstigem" Verlauf

L. Adler, M. Ulrich, D. Meyer, M.-H. Yeon, K. Lehmann, H. J. Kunert und **G. Hajak**

Thüringisches Landesfachkrankenhaus für Neurologie und Psychiatrie, Mühlhausen/Thüringen, Bundesrepublik Deutschland

Einleitung

Psychotherapeutische Behandlungen als Ergänzung zur Psychopharmakotherapie haben sich bei bipolaren affektiven Psychosen – anders als bei Depressionen – nicht etablieren können (Übersicht: Kröber 1996). Das Interesse erster größerer psychoanalytischer Studien galt der Genese der Störung (z. B. Cohen et al. 1954). Nach Einführung u. a. von Lithium und nachdem klar wurde, daß ca. ein Drittel der Patienten Nonresponder sind, schlossen spätere psychotherapeutische Arbeiten an diese erste „psychogenetische" Phase an. Im Zentrum standen erneut die Beziehungsstörungen bipolarer Patienten, die aber mehrdimensional unter Einbeziehung der Auswirkungen der Erkrankung interpretiert wurden (Demers und Davis 1971, Ablon et al. 1974, Davenport et al. 1977, Mayo 1979, Lesser 1983, Weber et al. 1988, Clarkin et al. 1990).

Zunehmend pragmatische Therapien zielten vorrangig auf die Verbesserung der Krankheitsverarbeitung und Compliance für Lithium (Benson 1975, Davenport et al. 1977, Shakir et al. 1979, Lesser 1983, Cochran 1984, Miklowitz et al. 1986) bzw. auf Streßminderung als Auslöser für weitere Phasen (Silverstone und Romans-Clarkson 1989, Kahn 1993). Technisch haben sich Psychotherapien eher auf die Bearbeitung des Hier-und-Jetzt in Partnerschaften bzw. auf kognitive Verhaltenstherapien bis hin zu eher edukativem Vorgehen entwickelt. Galten früher Zyklothyme als eine der schlimmsten Komplikationen für Gruppen (Wulsin et al. 1988), werden zunehmend Paar- und Gruppentherapien bevorzugt und der Wert von Einzelbehandlungen bezweifelt (Prien und Potter 1990).

Der derzeitige wissenschaftliche Kenntniszustand ist sehr unbefriedigend (Kröber 1996). Vereinzelte kontrollierte Studien (Davenport et al. 1977, Haas et al. 1988) wurden wegen anderer methodischer Mängel kritisiert (Prien und Potter 1990), andere umfaßten nur wenige Behandlungstunden und/oder kurze Verlaufsbeobachtungen (Cochran 1984, v. Gent et al. 1988). Sie wurden generell in Frage gestellt: „A longterm naturalistic study might be the only practical approach since well controlled prospective studies may be impossible in the target population" (Prien und Potter 1990, S. 422). Auch naturalistische Studien wurden selten durchgeführt, waren dann selektiv, von geringem Umfang oder sehr kurzer Dauer und sehr heterogen.

Wir interessierten uns u. a. für die Effekte einer einfach durchzuführenden Psychotherapie bei weitgehend unselektierten Zyklothymen, bei denen Routinebehandlungen nicht „ausreichten". Hier werden erste Ergebnisse einer naturalistischen, langfristig angelegten, kombinierten Einzel- und Paartherapie in Gruppen bei 33 Zyklothymen vorgestellt, die der Frage galt, ob adjunktive Psychotherapie zu einer Verlaufsverbesserung führt. „Besserung" wurde als Veränderung von basalen Parametern wie Liegezeit und Rehospitalisierungsfrequenz im Ante-post-Vergleich geprüft.

Behandlungskonzept

Das Behandlungskonzept entwickelte sich aus der Versorgungspraxis heraus. Es hat sich nur bei Patienten bewährt, die fähig waren, langfristig irgendeine Form von Partnerschaft einzugehen; Versuche mit „Single"-Gruppen scheiterten. Die Patienten wurden zusammen mit ihren Angehörigen in Gruppen in einer 1. Informationsphase über Symptome, Ursachen, derzeitige Möglichkeiten und Grenzen der Therapie mit allen offenen Fragen aufgeklärt. Ohne Limitierung der Stundenzahl wurde Raum für unbegrenzte Diskussionen gegeben. Daraus entwickelte sich fließend eine 2. Behandlungsphase, bei der die Paargruppen überwiegend themenzentriert arbeiteten. Gleichzeitig wurden Einzelpaargespräche und Krisensitzungen z. B. bei drohenden Rezidiven angeboten. Diese Phase ging offen in eine 3. über, in der langjährig fast wie in Selbsthilfegruppen gearbeitet wurde, man aber auf einen Experten nicht verzichten mochte.

Gruppenbeschreibung

In Tab. 1 werden Gruppenumfang, drop-out, anamnestische und soziodemographische Daten und Dauer der Behandlung dargestellt. Der Zugang erfolgte über die Stationen der Klinik für Psychiatrie, Universität Göttingen, oder auf Initiative der Patienten selbst. Die Gründe reichten von häufig rezidivierenden/langen Phasen oder entsprechenden prognostischen Befürchtungen über Partnerkonflikte bis hin zum Gefühl, „so" nicht mit der Krankheit leben zu können.

Gruppensitzungen wurden wöchentlich mit 1,5 Stunden Dauer während des ganzen Jahres zu günstigen Zeiten durchgeführt; die Gruppengrößen betrugen ca. 6–7 Paare. Die Inanspruchnahme unterschritt wechselnd selten 2/3 der Teilnehmer. Die Leitung nahm eine Verhaltenstherapeutin, die Supervision ein ärztlicher Psychoanalytiker wahr. Nervenärztliche Behandlungen wurden beibehalten; wir nahmen aber ggf. rasch nötige medikamentöse Ein- und Umstellungen vor. Unser zeitlicher Aufwand betrug stark wechselnd etwa 20 Arbeitsstunden/Woche.

Tabelle 1. Soziodemographische und anamnestische Daten der in die kombinierte Einzel- und Paartherapie in Gruppen aufgenommenen Patienten. Gesamtgruppe, drop-out und Geschlecht, Alter bei Erstmanifestation, Dauern der Behandlung und Nachuntersuchung

Aufgenommen insgesamt	41 (24 F., 17 M.)
– drop-out	8 (4 F., 4 M.)
technische Gründe[a]	1
Behandlungsdauer unter 6 Monate	7
Ausgewertete Behandlungen	33 (20 F., 13 M.)
Erster stationärer Aufenthalt	32,8 ± 9,8 Lj.
– Dauer bis Eintritt in Gruppe	7,91 ± 2,78 J.
– Anzahl (n) stationärer Behandlungen dabei	4,38 ± 0,73
Dauer des Beobachtungszeitraumes	5,36 ± 2,78 J.
– Anzahl (n) stationärer Behandlungen dabei	1,85 ± 0,38 Bh.
Behandlungsdauern[b]	
0,5 bis 1 Jahr	3
1 bis 2 Jahre	3
2 bis 4 Jahre	16
4 Jahre und länger	11

[a] Verweigertes Einverständnis zur Akteneinsicht bei anderen Institutionen
[b] Bis 31. 12. 1994

Verlaufsveränderungen

Die Daten zum Behandlungsverlauf im Ante-post-Vergleich sind Tab. 2 zu entnehmen. Wichtigstes Ergebnis ist, daß sich die mittlere Hospitalisationsdauer/Jahr auf ein Drittel verkürzte. Der Befund einer Reduktion der Rehospitalisierungen wird von der abnehmenden Zahl ambulant durchgestandener Phasen (vorher: $n = 46$; nachher: $n = 14$) unterstrichen.

Aus der Fülle der diskutierten wirksamen Faktoren muß zunächst an die verbesserte Prophylaxe gedacht werden. Von 10 bei oder kurz nach Eintritt in die Gruppe auf Prophylaktika eingestellten Patienten wurden 7 rezidivfrei, bei einem reduzierte sich die Frequenz deutlich, blieb aber bei zweien unverändert. Zusätzlich konnten 5 Patienten erst später auf Prophylaktika eingestellt werden; in der dann kürzeren Nachuntersuchungszeit wurden 3 rezidivfrei und 2 vermindert häufig krank. 13 Patienten waren vorher z. T. seit einem Jahrzehnt und länger auf Prophylaktika eingestellt gewesen. Nach Eintritt in die Gruppe kam es nur bei 5 Patienten zu keiner Verlaufsänderung; 3 Patienten erzielten eine Phasenreduktion und 5 wurden völlig rezidivfrei. Fünf Patienten mit niedriger Phasenhäufigkeit wurden nicht prophylaktisch behandelt; sie rezidivierten nicht. Insgesamt waren von den schließlich auf Prophylaktika eingestellten Patienten ($n = 8$) immerhin 15 (54 %) völlig ohne Rezidive, 6 (21 %) deutlich seltener krank und 7 (25 %) Nonresponder.

Tabelle 2. Vergleich des Behandlungsverlaufs vor und nach Aufnahme in die Psychotherapie. Auffälligkeiten vor stationärer Aufnahme, Art und Schwere der Erkrankung dabei, Anzahl stationärer Aufenthalte und -dauern, Einstellung zur Medikation und intraindividuelle Dosierungsunterschiede

	vorher	nachher	Wilcoxon
Psych. -soz. Fehlverhalten vor Aufnahme[1]	1,76 ± 0,18	1,29 ± 0,11	p<0,05
Schwere der Erkrankung bei Aufnahme[2]	2,28 ± 0,09	2,05 ± 0,11	p<0,05
Formaler Aufnahmemodus[3]	1,33 ± 0,09	1,28 ± 0,09	n.s.
% Liegetage während eines Jahres (x ± s)	15,8 ± 23	5,04 ± 6,8	p<0,005
– Stationäre Aufnahmen/Jahr (n)	0,55	0,34	p<0,05
– Behandlungstage/Jahr (n)	56,2	18,1	p<0,05
Phasenart bei stationärer Behandlung			
– Manien	54,6	57,4	–
– Depressionen	41,8	36,1	–
– gemischt, biphasisch	3,6	6,5	–
offene Ablehnung der Medikamente[4]	1,30 ± 0,06	1,37 ± 0,09	n.s.
Wirksamkeitseinschätzung der Medikation[5]	1,14 ± 0,05	1,32 ± 0,08	n.s.
Compliance während der Behandlung[6]	1,37 ± 0,09	1,42 ± 0,13	n.s.
Intraindividueller Dosisvergleich (x ± s)			
– Haloperidol-Äqui. (mg) bei Manie (n = 12)	16,4 ± 12	17 ± 12	n.s.
– Amitriptylin-Äqui. (mg) bei Depres. (n = 10)	119 ± 33	138 ± 63	n.s.

[1] Psychosoziales Verhalten: unbekannt = ∅; keine = 1, Bagatellen = 2, erheblich, aber behebbar = 3, erheblich mit anhaltenden Folgen = 4, körperliche Gewaltanwendung = 5

[2] Schwereeinschätzung: unbekannt = ∅, leicht = 1, mittel = 2, schwer = 3

[3] unbekannt = ∅, freiwillig = 1, auf Drängen anderer = 2, zwangsweise nach Ländergesetz = 3

[4] Ablehnung Medikation durch Patienten: unbekannt = ∅, nein = 1, ja = 2

[5] Wirksamkeit der Medikation laut Patienten: unbekannt = ∅, gut = 1, fraglich = 2, schlecht = 3

[6] Ärztliche Einschätzung der Compliance: unbekannt = ∅, gut = 1, fraglich = 2, schlecht = 3

Ursachen für die kürzeren Liegezeiten könnten ein nur relatives Prophylaxeversagen, aber auch die verbesserte Behandlungsbereitschaft gewesen sein. Nach Einschätzung der behandelnden Ärzte wurden die Patienten tatsächlich mit leichteren Erkrankungen aufgenommen und hatten im Vorfeld der Aufnahme signifikant weniger psychosoziale Fehlhandlungen begangen. Zudem wurde im intraindividuellen Vergleich eher mit höheren Dosierungen behandelt.

Während der Behandlung erschienen den behandelnden Ärzten Compliance und Einstellung zu den Medikamenten eher schlechter. Diese nicht signifikanten Unterschiede erklären sich aus der zunehmenden Informiertheit der Patienten und Wiederherstellung von Kontrollerwartungen; sie wurden zu emanzipierten Experten ihrer Behandlung. Nicht immer rationale Vorstellungen der Patienten kollidierten mit nicht immer rationalen Behandlungsroutinen der Ärzte.

Die Relationen von Manien zu Depressionen hatten sich kaum geändert. Eine positive Auswirkung der Therapie auf basale soziale Faktoren wie Ehestand, Arbeit, Wohnungssituation etc. war bei vorläufiger Auswertung nicht zu sichern.

Kommentar

Die Ergebnisse müssen bei fehlender Kontrollgruppe mit Vorsicht interpretiert werden, auch wenn unser Vorgehen das einzige praktikable sein mag (Prien und Potter 1990) und spontan eher mit einer Zunahme der Phasenhäufigkeit und -dauer zu rechnen ist. Die jetzigen Ergebnisse bestätigen bei größerer Fallzahl und längerer Beobachtungsdauer trotz aller Unterschiede zuvor publizierte Studien, die positive Verlaufsbeeinflussung für Liegezeit und Phasenhäufigkeiten beschrieben (Davenport et al. 1977, Shakir et al. 1979, Graves 1993).

Der wichtigste Wirkungsfaktor für die Verminderung der Phasenhäufigkeit und Liegedauer dürfte die verbesserte Phasenprophylaxe gewesen sein. Die erstmals auf Prophylaktika eingestellten/einstellbaren Patienten profitierten davon in üblicher Weise. Zusätzlich normalisierte sich die Response auf Prophylaktika auch bei den Patienten, die vor Aufnahme in die Gruppe absolute oder relative Nonresponder waren.

Weiterhin wurde deutlich, daß die Patienten signifikant weniger schwer erkrankt zur Behandlung kamen und weniger psychosoziale Fehlhandlungen begingen. Damit scheint ein Therapieziel erreicht worden zu sein, das besonders mit der Erkennung von Frühsymptomen (Davenport et al. 1977), der eher „glaubhaft" wirkenden Einflußnahme von Gruppenmitgliedern (Shakir et al. 1979) und der früher möglichen Intervention der Therapeuten (Benson 1975) zusammenhängen könnte. Geringes psychosoziales Fehlverhalten hatte die Paare weniger belastet, so daß sie tatsächlich rationaler mit der Erkrankung umgehen konnten – ein Aspekt, den fast alle eingangs zitierten Untersuchungen zur Paardynamik unterstreichen. Verbesserte Phasenprophylaxe kann auch bei relativem Therapieversagen als biologisch wirksamer Faktor zu einer Abmilderung der Erkrankungsschwere und Verkürzung der Liegedauer beigetragen haben (Adler et al. 1996).

Generell gelten verbesserte Krankheitseinsicht und Compliance als wichtige Therapieziele (z. B. Benson 1975, Davenport et al. 1977, Shakir et al. 1979, Lesser 1983, Cochran 1984, Graves 1993). Ob die zahlreichen anderen, bei Therapieprozeßstudien beschriebenen und auch hier gesehenen Aspekte über den Faktor „Compliance für Prophylaxe" hinaus einen unabhängigen Liegezeiteffekt haben, ist derzeit nicht zu beantworten und bleibt künftigen Untersuchungen vorbehalten. Bei der einzigen kontrollierten Studie (Davenport et al. 1977) mit etablierter Li-Prophylaxe wurden in der Prüfgruppe (wöchentliche Paartherapie) bei 12 Patienten 4 ambulant behandelbare Phasen registriert, während in der Kontrollgruppe (monatliche Kontakte zur Überprüfung medikamentöser Behandlung) 2 von 11 Patienten Rehospitalisierungen benötigten. Diese von den Autoren als Verlaufsunterschied interpretierte Differenz erscheint fraglich, könnte aber bei unterschiedsloser Lithiumeinstellung – pauschal mit 0,8–1,3 mmol/l angegeben – reiner Psychotherapieeffekt sein. Gruppenunterschiede, unterschiedliche Betreuung, unklare Beobachtungszeiten etc. machen eine Interpretation schwierig (Prien und Potter 1990). Shakir et al. (1979) sahen bei 15 auf Lithium eingestellten Patienten nach etwa 1jähriger Gruppentherapie eine Reduktion der Liegezeit von 16,4 auf 3,2 Wochen/Jahr und der Rehospitalisierungsfrequenz auf ein Drittel. Die Lithiumprophylaxe war vor Aufnahme in die Gruppe im Mittel auf 0,53 mmol/l eingestellt gewesen und wurde auf 0,98 mmol/l erhöht. Diese Erhöhung könnte entscheidend gewesen sein. Graves (1993) fand bei 14 gruppentherapeutisch behandelten Zyklothymen ebenfalls eine Reduktion der Rehospitalisierungsrate und diskutierte ursächlich die Verbesserung der Compliance – neben Streßreduktion –, publizierte entsprechende Daten aber nicht.

Positive Verlaufseffekte unter Einbeziehungen des Lithium wurden auch bei nicht direkt vergleichbaren Studien gefunden. Benson (1975) fand bei 31 auf Lithium (0,9–1,5 mmol/l) eingestellten Patienten (verschiedene Psychotherapieformen) nur 7 Rückfälle; alle hatten die Prophylaxe unterbrochen. Andererseits traten aber bei 5 „Unterbrechern" mit guter psychosozialer Integration binnen 13 Monaten keine Rückfälle auf. Lesser (1983) sah bei 7 Patienten nach 7jähriger Paartherapie nur dann „good outcome", wenn auch die Lithiumcompliance „good" war.

Selbst wenn bessere Compliance für die Prophylaxe der zentrale Interventionspunkt wäre, mindert dies nicht die Bedeutung der Psychotherapie. Die Prophylaxe steht oft im Mittelpunkt des Widerstandes gegen eine rationale Einstellung zur Erkrankung (Jamison und Goodwin 1984), und dieser zuweilen zähe Widerstand bedarf differenzierter Bearbeitung. Insgesamt ist jedoch Shakir et al. (1979) zuzustimmen, daß psychotherapeutische Behandlungen Zyklothymer einfach, erfolgreich und zudem ökonomisch sind. Sie sollten nicht länger eine „forgotten treatment modality" sein, wie es schon vor 20 Jahren Benson (1975) beklagte.

Literatur

Ablon SL, Davenport YB, Gershon ES, Adland ML (1974) The Married Manic. Am J Orthopsychiat 45: 854–866

Adler L, Ulrich M, Lehmann K, Nordeck I, Anger C, Thomas RS, Hajak G, Koller M (1996) Die stationäre medikamentöse Akutbehandlung von Manien. Nervenarzt 67: 235–243

Benson R (1975) The Forgotten Treatment Modality in Bipolar Illness: Psychotherapy. Diseas Nerv Syst. 36: 634–638

Clarkin FJ, Glick ID, Haas Gl, Spencer JH, Lewis AB, Peyser J, DeMane N, Good-Ellis M, Harris E, Lestelle V (1990) A Randomized Clinical Trial of Inpatient Family Intervention. J Affect Disorders 18: 17–28

Cochran SD (1984) Preventing Medical Noncompliance in the Outpatients Treatment of Bipolar Affective Disorder. J Consult Clin Psychol 52: 873–878

Cohen MB, Baker G, Cohen RA, Fromm-Reichmann F, Weigert EV (1954) An Intensive Study of Twelve Cases of Manic-Depressive Psychosis. Psychiatry 17: 103–137

Davenport YB, Ebert MH, Adland ML, Goodwin FK (1977) Couples Group Therapy as an Adjunct to Lithium Maintenance of the Manic Patient. Am J Orthopsychiat 47: 495–502

Demers RG, Davis LS (1971) The Influence of Prophylactic Lithium Treatment on the Marital Adjustment of Manic-Depressives and Their Spouses. Compreh Psychiat 12: 348–353

v Gent EM, Vida SL, Zwart FM (1988) Group Therapy in Addition to Lithium Therapy in Patients with Bipolar Disorders. Acta Psychiat Belg 88: 405–418

Graves JS (1993): Living with Mania: A Study of Outpatient Group Psychotherapy for Bipolar Patients. Am J Psychother 47: 113–126

Haas GL, Glick ID, Clarkin FJ, Spencer JH, Lewis AB, Peyser J, DeMane N, Good-Ellis M, Harris E, Lestelle V (1988) Inpatient Family Intervention: A Randomized Clinical Trial: II. Results at Hospital Discharge. Arch Gen Psychiatry 45: 217–224

Jamison KR, Goodwin FK (1984) Psychotherapeutic Issues in Bipolar Illness. Psychiatry Update 2: 319–337

Kahn DA (1993) The Use of Psychodynamic Psychotherapy in Manic-Depressive Illness. J Am Acad Psychoanal 21: 441–455

Kröber HL (1996) Psychotherapie bei bipolar manisch-depressiven Erkrankungen – eine Übersicht. Fortschr Neurol Psychiat Abstacts DGPPN Statuskolloquium Psychotherapie in der Psychiatrie: 14

Lesser AL (1983) Hypomania and Martial Conflict. Can J Psychiat 28: 362–366

Mayo JA (1979) Martial Therapy with Manic-Depressive Patients Treated with Lithium. Comprehensive Psychiat 20: 19–426

Miklowitz DJ, Goldstein MJ, Neuchterlein KH, Snyder KS, Doane JA (1986) Express Emotion, Affective Style, Lithium Compliance, and Relapse in Recent Onset Mania. Psychopharmacol Bull 22: 628–632

Prien RF, Potter WZ (1990) NIMH Workshop Report on Treatment of Bipolar Disorder. Psychopharmacol Bull 26: 409–427

Shakir SA, Volkmar FR, Bacon S, Pfefferbaum A (1979) Group Psychotherapy as an Adjunct to Lithium Maintenance. Am J Psychiat 136: 455–456

Silverstone T, Romans-Clarkson S (1989) Bipolar Affective Disorder: Causes and Preventing of Relapse. Brit J Psychiat 54: 321–335

Weber G, Simon FB, Stierlin H, Schmidt G (1988) Therapy for Families Manifesting Manic-Depressive Behavior. Fam Process 27: 33–49

Wulsin L, Bachop M, Hoffman D (1988) Group Therapy in Manic-Depressive Illness. Am J Psychother 52(2): 263–271

Korrespondenz: Dr. med. Lothar Adler, Thüringisches Landesfachkrankenhaus für Neurologie und Psychiatrie, Pfafferode 102, D-99974 Mühlhausen/Thüringen, Bundesrepublik Deutschland.

Differentielle Inanspruchnahme von Psychotherapie und Lithiumprophylaxe bei depressiven Patienten nach stationärer Behandlung[*]

M. Backenstraß[1], K.-T. Kronmüller[1], Ch. Mundt[1] und P. Fiedler[2]

[1] Psychiatrische Klinik der Universität, Heidelberg,
Bundesrepublik Deutschland
[2] Psychologisches Institut, Universität Heidelberg,
Bundesrepublik Deutschland

Einleitung

Depressive Störungen gehen häufig mit Rückfällen oder einer Tendenz zur Chronifizierung der Symptomatik einher (Angst 1988, Piccinelli und Wilkinson 1994). Prinzipiell bestehen zwei Behandlungsansätze zur Rezidivprophylaxe depressiver Störungen: (a) medikamentöse Rückfallprophylaxe mit Lithium, Carbamazepin oder Antidepressiva und (b) psychotherapeutische Behandlungsansätze. Für beide Verfahren liegen zahlreiche Effektivitätsstudien vor (Hand 1994). Aus diesen kontrollierten Studien ergeben sich Anhaltspunkte für ein differenziertes Therapie- und Wirkschema beider Behandlungsverfahren und damit differentielle Indikationshinweise (APA 1993).

Dem differentiellen Indikationswissen auf der Behandlerseite steht das tatsächliche Inanspruchnahmeverhalten der Patienten gegenüber. Für den Bereich der Depression existiert bisher kaum Wissen, wie viele und welche Patienten die unterschiedlichen Therapieangebote in Anspruch nehmen. Insbesondere liegen keine naturalistischen Studien zum Inanspruchnahmeverhalten depressiver Patienten nach stationär-psychiatrischer Behandlung vor. Inwieweit psychopathologische und psychologische Merkmale auf Patientenseite mit unterschiedlichem Inanspruchnahmeverhalten einhergehen und inwieweit sich dies mit den Indikationsregeln der Behandler deckt, ist weitestgehend ungeklärt. In der Heidelberger Studie zur Rückfallprädiktion der Depression (Mundt et al. 1994) wurde deshalb untersucht, wie viele und welche Patienten eine Psychotherapie oder eine Lithiumprophylaxe oder beide Behandlungen in einem Zeitraum von zwei Jahren nach stationärer Behandlung in Anspruch nehmen und ob sich die verschiedenen Inanspruchnahmegruppen hinsichtlich psychopathologischer und psychologischer Merkmale unterscheiden.

[*]   Gefördert vom Bundesministerium für Forschung und Technologie (FKZ 0701478)

Methode

Im Rahmen der Heidelberger Studie „Verlaufsstudie zur Erforschung psychosozialer Rückfallprädiktoren der Depression: Psychopathologischer Verlauf, Expressed Emotion und Beziehungsmuster in den Ehen depressiver Patienten" wurden $n = 50$ Patienten in einem prospektiv-naturalistischen Studiendesign nach stationär-psychiatrischer Behandlung über einen Zeitraum von zwei Jahren untersucht. Einschlußkriterien zur Aufnahme der Patienten in die Studie waren die Diagnose einer endogenen Depression (ICD-9: 296.1) und die Diagnose einer Major Depression nach den DSM-III-R Kriterien (DSM-III-R: 296.2 und 296.3). Ausschlußkriterien waren Chronizität, Dysthymie, Substanzmißbrauch, organische Grunderkrankungen und bipolare affektive Störungen. Es wurden 33 Frauen und 17 Männer im Alter von durchschnittlich 44,74 (25–63) Jahren in die Studie aufgenommen [genaueres bei Mundt et al. (1994) und Fiedler et al. (1994)].

Um das Inanspruchnahmeverhalten untersuchen zu können, wurden im Follow-up-Zeitraum von 2 Jahren die Patienten vierteljährlich anhand eines Fragebogens bezüglich der Inanspruchnahme von psychotherapeutischen Behandlungen und medikamentöser Phasenprophylaxe befragt. Zusätzlich wurde im Rahmen von Folgeuntersuchungen halbjährlich eine Expertenbeurteilung hinsichtlich des Inanspruchnahmeverhaltens der Patienten vorgenommen.

Die Depressivität der Patienten wurde einerseits als Fremdrating mit der Hamilton Depression Rating Scale (Hamilton 1967), der Bech-Rafaelsen-Melancholieskala (Bech und Rafaelsen 1986) und andererseits als Selbstbeurteilung anhand des Beck Depressionsinventars (Beck et al. 1961) bestimmt. Persönlichkeitsmerkmale wurden mit dem Minnesota Multiple Personality Inventory (MMPI; Hathaway und McKinley 1951) erhoben.

Die erhobenen Daten wurden als einfaktorielle ANOVAs mit Hilfe des SAS (SAS Institute Inc. 1989) ausgewertet. Dabei wurden sowohl das unbalancierte Design als auch die Verteilungsvoraussetzungen der einzelnen Variablen adäquat berücksichtigt. Aufgrund des explorativen Charakters der vorliegenden Fragestellung und des relativ geringen Stichprobenumfangs der Subgruppen wurden alle auf dem 10%-Niveau signifikanten Unterschiede zwischen den untersuchten Merkmalen berücksichtigt und mit Hilfe des Duncan-Tests auf a posteriori Einzelvergleiche analysiert.

Ergebnisse

In der von uns untersuchten Stichprobe wurden nach stationärem Aufenthalt die meisten Patienten ($n = 43$) ambulant-psychiatrisch weiterbehandelt. Von diesen Patienten erhielten 13 eine medikamentöse phasenprophylaktische Behandlung mit Lithium. Insgesamt wurde im Untersuchungszeitraum bei 18 Patienten nach dem stationär-psychiatrischen Aufenthalt eine ambulante Psychotherapie durchgeführt. Während sieben Patienten ausschließlich Lithium als phasenprophylaktische Medikation erhielten und zwölf der Patien-

Tabelle 1. Inanspruchnahme von Psycho- und Lithiumtherapie im Zeitraum von 2 Jahren nach stationär-psychiatrischer Behandlung

Anzahl der Patienten mit	
ausschließlich Psychotherapie	12 (33,3 %)
ausschließlich Lithiumtherapie	7 (19,4 %)
Kombination Lithium- und Psychotherapie	6 (16,7 %)
Dauer der Psychotherapien (in Monaten)	
Minimum – Maximum	3–24
Median	15
Dauer der Lithiumtherapien (in Monaten)	
Minimum – Maximum	9–24
Median	21

ten eine ambulante Psychotherapie ohne medikamentöse Phasenprophylaxe für sich in Anspruch nahmen, wurden sechs Patienten sowohl medikamentös als auch psychotherapeutisch behandelt (vgl. Tab. 1).

Bei dem statistischen Vergleich der unterschiedlichen Inanspruchnahmegruppen ergaben sich hinsichtlich der soziodemographischen Merkmale Geschlecht und Alter keine bedeutsamen Unterschiede. Wie Tab. 2 zeigt, unterschieden sich aber die vier Gruppen hinsichtlich der untersuchten Merkmale zur Vorerkrankung. So hatten die Patienten mit der Kombinationsbehandlung (Psycho- und Lithiumtherapie) signifikant mehr vorausgehende Episoden und waren zur Indexepisode bereits länger erkrankt. In diesen beiden Merkmalen unterschieden sie sich nicht nur von den Patienten ohne Behandlung, sondern auch von denjenigen Patienten, die im Zwei-Jahres-Zeitraum ausschließlich eine psychotherapeutische Behandlung in Anspruch nahmen. Hinsichtlich der erhobenen Depressivität der Patienten am Ende der Indexepisode zeigten sich tendenzielle Unterschiede (vgl. Tab. 2). Die Gruppe der Patienten mit Kombinationsbehandlung hatte auch hier die auffälligeren Werte.

Neben den Merkmalen zur Vorerkrankung der Patienten waren es vor allem die Skalen des MMPI, bei denen sich die Inanspruchnahmegruppen unterschieden (vgl. Abb. 1, zur besseren Veranschaulichung wurden z-transformierte und an einer gesunden Referenzpopulation relativierte MMPI-Werte dargestellt).

Bei der Rangvarianzanalyse ergaben sich signifikante Differenzen in den Persönlichkeitsmerkmalen Psychopathie ($\chi^2(3) = 6{,}32$; $p = 0{,}10$), Psychasthenie ($\chi^2(3) = 6{,}28$; $p = 0{,}10$, Hypomanie ($\chi^2(3) = 7{,}83$; $p \leq 0{,}05$), Paranoia ($\chi^2(3) = 6{,}86$; $p = 0{,}08$) und der Unterdrückungsskala ($\chi^2(3) = 9{,}43$; $p \leq 0{,}05$). Die Psychotherapiepatienten wiesen dabei durchweg die auffälligeren Persönlichkeitsmerkmale auf.

Tabelle 2. Univariate Vergleiche zwischen den unterschiedlichen Inanspruchnahmegruppen

Variablen	keine T A (n=11)	PT B (n=12)	LT C (n=7)	PT u. LT D (n=6)	p	signifikante Einzelvergleiche
Soziodemographische Merkmale						
Geschlecht						
Frauen	8	6	4	4	n.s.	
Männer	3	6	3	2		
Alter	$47,09 \pm 8,79$[1]	$42,08 \pm 10,43$	$51,00 \pm 9,88$	$41,83 \pm 5,49$	n.s.	
Vorerkrankung						
Ersterkrankungsalter	$43,36 \pm 10,19$	$38,58 \pm 12,24$	$40,57 \pm 17,11$	$23,83 \pm 8,04$	$p = 0,03$	$D < A, B, C$
Erkrankungsdauer	$3,73 \pm 6,44$	$3,59 \pm 5,23$	$10,69 \pm 8,94$	$17,83 \pm 10,19$	$p < 0,01$	$A, B < D$
Episodenanzahl	$0,45 \pm 0,82$	$1,67 \pm 1,97$	$2,29 \pm 1,80$	$4,83 \pm 3,49$	$p < 0,01$	$A, B, C < D$
Depressivität am Ende der Indexepisode						
Beck-Depressionsinventar	$6,27 \pm 4,58$	$10,42 \pm 7,43$	$7,17 \pm 4,62$	$13,17 \pm 13,30$	n.s.	
Hamilton-Depressions-Skala	$5,40 \pm 6,24$	$6,45 \pm 7,81$	$6,86 \pm 6,69$	$14,33 \pm 10,52$	$p = 0,07$	$A < D$
Bech-Rafaelsen-Melancholieskala	$3,40 \pm 6,02$	$5,50 \pm 8,57$	$4,71 \pm 4,89$	$13,00 \pm 9,30$	$p = 0,10$	

[1] Werte sind Mittelwert ± Standardabweichung

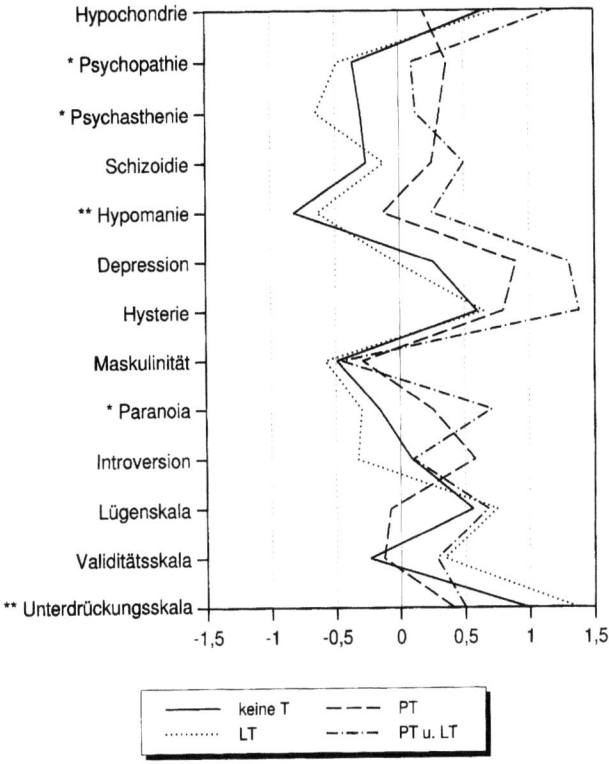

Abb 1. MMPI-Profile der verschiedenen Inanspruchnahmegruppen
(keine T: keine Therapie; PT: ausschließlich Psychotherapie; LT: ausschließlich
Lithiumtherapie; PT u. LT: Kombinationsbehandlung Psycho- und Lithiumtherapie;
$*p \leq 0,10$; $**p \leq 0,05$)

Diskussion

Zusammenfassend konnten wir in unserer Untersuchung feststellen, daß die
Hälfte aller Patienten in einem Zeitraum von 2 Jahren nach stationär-psychiatrischer Behandlung eine Psychotherapie in Anspruch nahmen. Bei etwas
weniger als der Hälfte aller Patienten wurde eine Lithiumprophylaxe durchgeführt. Ein Drittel aller Patienten wurde ausschließlich psychotherapeutisch
phasenprophylaktisch weiterbehandelt. Ca. 20 % erhielten eine alleinige Lithiumtherapie, während bei 17 % eine Kombination von Lithium- und Psychotherapie durchgeführt wurde. Bei diesen Zahlen ist zu berücksichtigen, daß
die Anzahl der Psychotherapiepatienten wahrscheinlich etwas überschätzt
wird, denn von den Drop-outs war niemand bis zum Zeitpunkt des Studien-
abbruchs in psychotherapeutischer Behandlung.

Der Vergleich der verschiedenen Inanspruchnahmegruppen kann dahingehend zusammengefaßt werden, daß für die Gruppe mit keinen oder nur
wenigen Vorepisoden keine prophylaktische Therapie, weder mit Psycho-

therapie noch mit Lithium, durchgeführt wurde. Eine Hochrisikogruppe, die durch eine lange Krankheitsvorgeschichte, residuale Depressivitätssymptome nach stationärer Behandlung und zahlreiche Vorepisoden gekennzeichnet war, nahm häufiger eine Kombinationsbehandlung mit Lithium und Psychotherapie in Anspruch. Die übrigen Patienten, die in den untersuchten Merkmalen weitestgehend zwischen den beiden Extremgruppen lagen, wurden schließlich entweder psychotherapeutisch oder mit Lithium phasenprophylaktisch behandelt.

Da bisher weitestgehend keine empirischen Untersuchungen zur differentiellen Wirksamkeit der phasenprophylaktischen Therapiemethoden mit Lithium- und/oder Psychotherapie in der Langzeitbehandlung vorliegen – insbesondere fehlen hierzu Studien mit einem naturalistischen Design –, muß an dieser Stelle offen bleiben, ob die gefundenen Gruppenunterschiede einer optimalen Versorgung entsprechen. Inwieweit die gefundenen Unterschiede zwischen den Inanspruchnahmegruppen Merkmale beschreiben, die eine adäquate Inanspruchnahme der Therapieangebote ungünstig beeinflussen, muß ebenfalls in weiteren Studien beantwortet werden.

Unsere Untersuchungen weisen einige Einschränkungen auf. Neben den relativ kleinen Stichprobengruppen und der geringen Differenzierung innerhalb der Psychotherapiegruppen scheint ein wesentlicher Mangel darin zu bestehen, daß kein Zusammenhang zum Verlauf der Depression hergestellt werden konnte. Dies scheint jedoch für weitere Verlaufsstudien dringend notwendig. Insbesondere sollte in zukünftigen Studien stärker das Therapie-Inanspruchnahmeverhalten der Patienten und seine Auswirkungen auf den Krankheitsverlauf unter naturalistischen Bedingungen berücksichtigt werden.

Literatur

Angst J (1988) Risikofaktoren für den Verlauf affektiver Störungen. In: v. Zerssen D, Möller H-J (Hrsg) Affektive Störungen: Diagnostische, epidemiologische, biologische und therapeutische Aspekte, S 99–100. Springer, Berlin Heidelberg New York

APA (1993) Practice Guideline for Major Depressive Disorder in Adults. Am J Psychiatry 150 (Suppl): 1–26

Bech P, Rafaelsen OJ (1986) The Melancholia Scale: Development, Consistency, Validity, and Utility. In: Sartorius N, Ban TA (eds) Assessment of Depression, S 259–269. Springer, Berlin Heidelberg New York

Beck AT, Ward CH, Mendelson M, Mock J, Erbaugh J (1961) An Inventory for Measuring Depression. Arch Gen Psychiatry 4: 561–571

Fiedler P, Leeb B, Ernst S, Kohlhoff A, Mundt Ch (1994) „Verdeckte Kritik" als „Expressed Emotion" (EE) in der Partnerschaft depressiver Patienten: Eine Konstruktvalidierung mittels SASB. Z Klin Psychol 23: 52–60

Hamilton M (1967) Development of a Rating Scale for Primary Depressive Illness. Br J Social Clin Psychol 6: 278–296

Hand I (1994) Verhaltenstherapie und/oder Pharmakotherapie bei Depressionen? Kritische Anmerkungen zu publizierten Therapievergleichsstudien. Fortschr Neurol Psychiatr 62: 44–52

Hathaway SR, McKinley JC (1951) The Minnesota Multiphasic Personality Inventory, Revised. Psychological Corp, New York

Mundt Ch, Fiedler P, Ernst S, Kohlhoff A (1994) Premorbid Personality and Observed Marital Interaction of Endogenous Depressive Patients: First Results. Neurology, Psychiatry and Brain Research 2: 81–86

Piccinelli M, Wilkinson G (1994) Outcome of Depression in Psychiatric Settings. Br J Psychiatry 164: 297–304

SAS Institute Inc. (1989) SAS/STAT User's Guide, Version 6, 4th Ed. SAS Institute Inc., Cary, NC

Korrespondenz: Dipl.-Psych. Matthias Backenstraß, Psychiatrische Universitätsklinik, Voßstraße 4, D-69115 Heidelberg, Bundesrepublik Deutschland.

Zur Wirkung der Interpersonellen Psychotherapie in der stationären Behandlung der Depression

M. Fritzsche[1], D. Czogalik[2], P. Vanger[2] und J. Aldenhoff[3]

[1] Zentralinstitut für Seelische Gesundheit, Mannheim,
Bundesrepublik Deutschland
[2] Forschungsstelle für Psychotherapie, Stuttgart,
Bundesrepublik Deutschland
[3] Klinik für Psychiatrie und Psychotherapie, Universität Kiel,
Bundesrepublik Deutschland

1. Die Interpersonelle Psychotherapie (IPT) von Klerman und Weissman

IPT ist eine Kurzzeittherapie, die von Klerman et al. (1984) zur ambulanten Behandlung der Major Depression nach DSM III entwickelt wurde. Die individuelle Lebenssituation der Patienten wird einem von vier Problembereichen zugeordnet, die nach den Ergebnissen empirischer Studien (Übersicht in Klerman et al. 1984) mit Entstehung oder Aufrechterhaltung einer Depression in Zusammenhang gebracht werden: Trauer und Verlust, Rollenwechsel, Rollenkonflikt und soziale Defizite.

IPT arbeitet fokussiert auf zwischenmenschliche Beziehungen im Hier-und-Jetzt.

2. IPT als stationär-ambulantes Behandlungsangebot einer psychiatrischen Klinik

2.1 Therapiesetting

Das ambulante IPT-Setting von Klerman et al. wurde an die Erfordernisse einer stationären Therapie depressiver Menschen angepaßt. Hierbei haben wir Ergebnisse aus Langzeitstudien in den USA berücksichtigt, die in der Katamnese die geringe Wirksamkeit von psychotherapeutischen und medikamentösen Kurzzeittherapien der Depression zeigten (Shea 1992), aber auch die Effizienz einer gut fokussierenden, niederfrequenten IPT über einen längeren Zeitraum zur Vermeidung erneuter depressiver Episoden erwiesen (Frank 1991).

Die IPT-Sitzungen finden während des stationären Aufenthaltes der Patienten zweimal wöchentlich für jeweils fünfzig Minuten statt. Die stationäre Phase dauert durchschnittlich acht Wochen. Der Zeitpunkt der Entlassung wird gemeinsam in den psychotherapeutischen Gesprächen geplant. Es schließt sich eine ambulante Phase an, mit verringerter Sitzungsfrequenz von wöchentlichen bis monatlichen Konsultationen. Diese ambulante Therapiezeit beträgt noch einmal etwa drei Monate, hier sollen die während des stationären Aufenthaltes besprochenen und angebahnten Veränderungen und Bewältigungsversuche in der täglichen Interaktion erprobt und stabilisiert werden.

Beendet wird die Therapie, wenn das in den Eingangssitzungen vereinbarte Therapieziel erreicht ist. Dieses Ziel wird, wie in dem Therapiemanual (Klerman et al. 1984) vorgegeben, so gefaßt, daß es in einer Kurzzeittherapie von ca. 20 Sitzungen erarbeitet werden kann. Bei Patienten mit wiederkehrender Depression, denen IPT geholfen hat, sollte sich eine Maintenance-Phase mit monatlichen Sitzungen und der Zusicherung, in Krisenzeiten erreichbar zu sein, anschließen.

Im Zentralinstitut für Seelische Gesundheit in Mannheim wird IPT im Rahmen eines DFG-geförderten Projektes „Neuronale Imbalanz und Depression" durchgeführt. Aufgenommen in das Projekt werden Patienten, die nach DSM III die Diagnose einer Major Depression erhalten. Einschlußkriterium ist außerdem ein Schweregrad von mindestens 18 auf der 21 Items enthaltenden Hamilton-Rating-Skala. Ausschlußkriterien sind psychotische Inhalte, akute Suizidalität, eine körperliche Grunderkrankung, eine Borderline- oder antisoziale Persönlichkeitsstruktur.

Die Patienten sind zu Beginn der Therapie mindestens eine Woche medikamentenfrei (außer Chloraldurat bei Schlafstörungen). Therapiemöglichkeiten sind die Behandlung mit IPT oder Trizyclika. Zur IPT geraten wird Patienten, die eine Auslösesituation der Depression oder aktuelle Konfliktfelder in ihrem Lebensumfeld benennen. Voraussetzung für IPT ist die Vorstellung der Patienten, daß therapeutische Gespräche ohne medikamentöse Behandlung helfen können, die Depression zu bewältigen. Die Entscheidung über die Therapieform trifft der Patient.

2.2 Meßinstrumente

Zur Diagnostik wurden das Standardisierte Klinische Interview zur Diagnostik für psychische Störungen auf Achse I und II sowie die Hamilton-Rating-Skala zur Depression angewendet. Seit Sommer 1995 dienen zur Therapieeingangs- und -ausgangsmessung außerdem Beck's Depressionsinventar und der Fragebogen zu Interpersonellen Problemen von Horowitz. Zur Verlaufsmessung verwenden wir die Befindlichkeits-Skala von Zerssen und die Hamilton-Rating-Skala zur Depression. Das subjektive Erleben der Therapiesitzung wird bei Therapeut und Patient mit dem Stuttgarter Kommunikationsfragebogen evaluiert.

2.3 Therapie-Ergebnisse

30 Patienten wurden bisher im Rahmen des Projektes mit IPT behandelt: 20 Frauen, 10 Männer. Zum Zeitpunkt der Aufnahme waren sie 30–71 Jahre alt, das Durchschnittsalter lag bei 46 Jahren. Die meisten Patienten (22) hatten

einen Hauptschulabschluß. Zehn Patienten lebten allein, elf mit (Ehe-)Partner, sechs mit eigener Familie, zwei waren alleinerziehend, ein Patient ist im Laufe seiner depressiven Erkrankung wieder zu den Eltern gezogen. 14 Patienten (8 Frauen, 6 Männer) erlebten ihre erste depressive Episode: 16 Patienten (12 Frauen, 4 Männer) litten unter rezidivierenden depressiven Störungen. 20 Patienten (13 Frauen, 7 Männer) hatten die Diagnose einer derzeitigen mittelgradigen depressiven Episode, 10 Patienten (7 Frauen, 3 Männer) einer schweren depressiven Episode. Der höchste Hamilton-Wert der Stichprobe war 30, der Durchschnittswert lag bei 23,27. Die Dauer der aktuellen depressiven Episode bei Behandlungsbeginn betrug im Durchschnitt 19,5 Wochen.

Bisher haben sechs IPT-Therapeuten (5 ÄrztInnen und eine Psychologin) mit einer unterschiedlichen Anzahl von Therapien am Projekt mitgearbeitet. Zum Zeitpunkt der ersten IPT-Therapie waren die Therapeuten zwischen 30 und 35 Jahren alt, die psychotherapeutische Erfahrung betrug zwischen zwei und einem halben Jahr. Nach einem 40stündigen Workshop und zwei IPT-Therapien unter Supervision konnten Therapien der Studie übernommen werden. Die laufenden Therapien wurden in der Gruppe supervidiert.

Remissionskriterium dieser Auswertung ist ein Hamiltonwert von 8 oder weniger Punkten, der mindestens vier Wochen lang stabil gehalten wird. Zehn Patienten (5 Frauen, 5 Männer) sind nach diesem Kriterium remittiert; zwei (Frauen) sind remittiert, nachdem sie zusätzlich antidepressive Medikamente erhalten hatten, drei (Frauen) zeigten eine instabile Remission, d. h. es gab immer wieder Hamilton-Werte über 8 Punkte, acht Patienten (6 Frauen, 2 Männer) sind nach dem Kriterium nicht remittiert, konnten aber symptomatisch gebessert aus der stationären Behandlung entlassen werden. Sieben Patienten (4 Frauen, 3 Männer) haben die Therapie abgebrochen.

Diese Ergebnisse wurden nicht nach den Anforderungen einer Effektivitätsstudie erhoben, aber zeigen dennoch, daß IPT auch für mittel- bis schwerdepressive Patienten einer psychiatrischen Klinik, die schon längere Zeit depressiv waren, eine akzeptierte und erfolgreiche psychotherapeutische Behandlung sein kann. Die Wirksamkeit von IPT wurde bei zwei Dritteln der Patienten so weit deutlich, daß sie aus der stationären Behandlung symptomatisch gebessert entlassen werden konnten.

3. Die Erforschung des psychotherapeutischen Prozesses

Die Videoaufzeichnungen der Therapiesitzungen bilden die Datenbasis für unsere Psychotherapieanalysen. Das darin dokumentierte sichtbare Verhalten von Therapeut und Patient wird mit dem Stuttgarter Kategorieninventar zur Interaktionsanalyse (SKI/3) (Czogalik 1993) „multikanal", d. h. gleichzeitig nach mehreren Gesichtspunkten, beurteilt.

Die Kategorisierung erfolgt in 35 bipolar formulierten Items pro Interaktionsbeitrag, die (1) die Bezugnahme und Involvierung des Sprechers, (2) die Bezugnahme und Involvierung des Hörers, (3) die Gesprächsatmosphäre, (4) den Interventionsmodus des Sprechers, (5) das Gesprächsthema, (6) die Themensteuerung und (7) die Stimmodulation und den Sprechfluß abbilden.

Es kann somit zum Beispiel festgehalten werden, ob eine therapeutische Konfrontation in einer mittleren Phase der Therapie in einer Atmosphäre des gegenseitigen Vertrauens, verbunden mit Respekt und Engagement, appliziert wird, oder ob sie in der initialen Therapiephase, verbunden mit Dominanz und Kritik, eingesetzt wird.

3.1 Interaktionsanalyse zum Beziehungsmuster erfolgreicher IPT-Therapeuten

Erfolgreiche IPT-Therapien unterscheiden sich von erfolglosen IPT-Therapien durch unterschiedliche Beziehungsstile der Therapeuten, lautete die Hypothese. Als Datenbasis dienten 279 Therapeutenaussagen des Anfangs-, Mittel- und Endteils aus 10 verschiedenen Therapien von vier Therapeuten. Diese Therapeutenaussagen wurden mit dem SKI/3 eingeschätzt unter dem Gesichtspunkt der „Bezugnahme und Involvierung des Sprechers" (11 Items des SKI/3).

Mit Hilfe einer Clusteranalyse ließen sich aus diesen Itemprofilen fünf schematisierte Beziehungsangebote beschreiben: Der erste Cluster wird als *Kontrolltypus* bezeichnet: Das hier eingeordnete Therapeutenverhalten ist wohlüberlegt und kontrolliert, eindeutig und sicher. Der Therapeut wirkt freundlich, zeigt wenig Gestik oder Mimik. 24,7% der geratenen Aussagen konnten hier zugeordnet werden. Der *Empathietypus* ist dem Patienten freundlich zugewandt, sehr engagiert und authentisch, läßt den Patienten eher gewähren, zeigt wenig Gestik und Mimik. Mit 25,8% der Therapeutenaussagen ist dies der größte Cluster. Auch der *Aktionstypus* ist freundlich zugewandt und authentisch, aber auffallend ist hier die starke Dominanz. Der Therapeut ist stark am Geschehen beteiligt, unterstreicht seine Aussagen mit lebendiger Gestik und Mimik. 19,4% der Aussagen fallen in diesen Cluster. Der vierte Cluster, bezeichnet als *Harmonietypus,* unterscheidet sich von dem Empathietypus, weil das freundlich engagierte Verhalten unecht und kontrolliert wirkt. Der Therapeut ordnet sich dem Patienten eher unter. 16,1% der Therapeutenaussagen machen diesen Cluster aus. Der *passive Typus* ist kontrolliert, unbeteiligt, vieldeutig, zeigt keine Gestik oder Mimik. Mit 14% der Therapeutenaussagen ist dies der kleinste Cluster.

3.1.1 Beziehungsstile von vier IPT-Therapeuten

Diese fünf Beziehungsstile finden bei den vier untersuchten Therapeuten eine unterschiedliche Ausprägung. Therapeut A weicht von dem durchschnittlichen Beziehungsverhalten dieser Therapeuten am meisten durch empathische Beziehungsangebote und ein Fehlen von aktiven oder passiven Interaktionsmustern ab. Therapeut B verkörpert den passiven Interaktionstypus mit wenig empathischem Verhalten. Somit zeigen diese beiden IPT-Therapeuten fast konträre Beziehungsangebote, während Therapeut C und D sich in ihren Interaktionsmustern sehr ähneln. Beide weichen nur geringfügig ab vom Durchschnitt der untersuchten Therapeutenstile. Beide sind aber eher wenig empathisch und selten in der passiven Rolle, wobei Therapeut D ein ausgeprägt aktives Interaktionsverhalten in die Beziehung einbringt (Abb. 1).

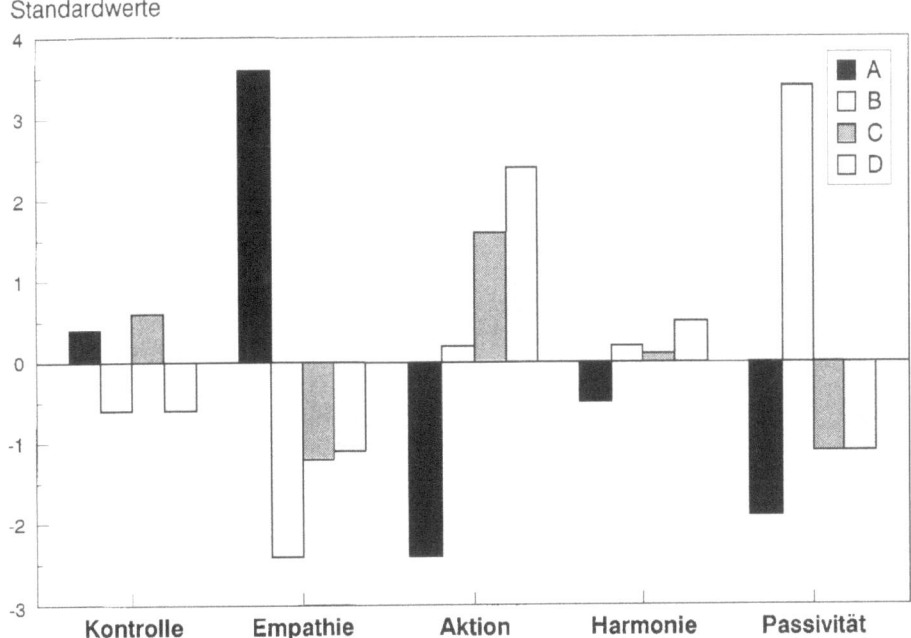

Abb. 1. Beziehungsstile von vier IPT-Therapeuten

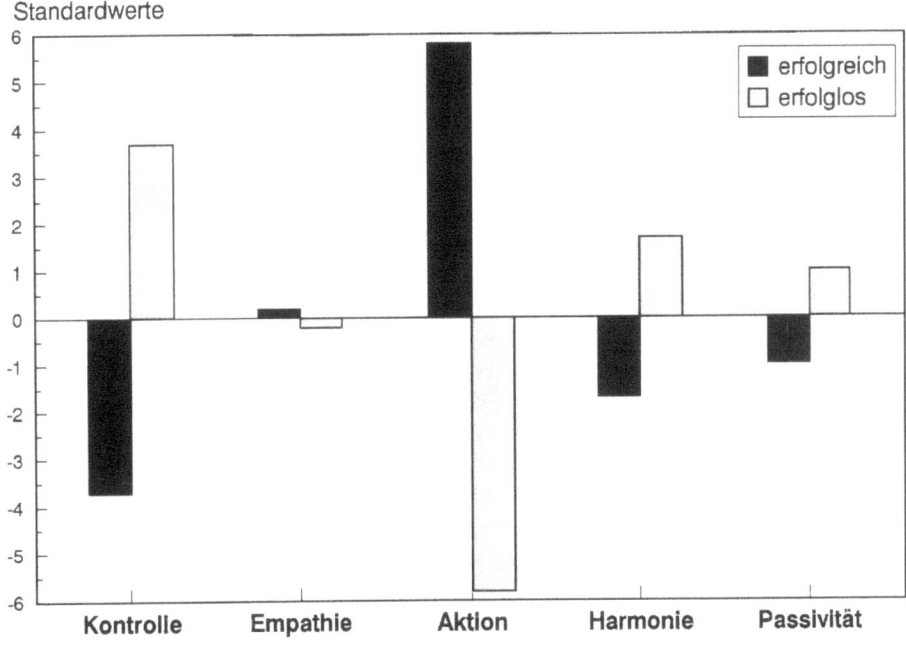

Abb. 2. Beziehungsstile in erfolgreichen und erfolglosen Therapien

3.1.2 Beziehungsstile in erfolgreichen und
erfolglosen Therapien

Beim Vergleich der Beziehungsstile in drei erfolgreichen Therapien und drei erfolglosen Therapien, die von drei Therapeuten durchgeführt wurden, unterschieden sich die erfolgreichen Therapien durch ein aktives Interaktionsangebot und geringes Kontrollverhalten von den erfolglosen Therapien. Der Wunsch nach Harmonie wird eher in den erfolglosen Therapien deutlich, während empathisches Verhalten kein Unterscheidungsmerkmal ist (Abb. 2).

3.1.3 Beziehungsstil eines IPT-Therapeuten

Analysiert man das Beziehungsverhalten eines Therapeuten in fünf vorliegenden Therapien, wobei hierbei sämtliche Therapeutenäußerungen einbezogen wurden, zeigt sich die Abhängigkeit der Beziehungsmuster von den jeweiligen Therapien. Selbst bei den beiden erfolgreichsten Therapien (A4 und A5, mit einer Verbesserung des Hamiltonwertes von 25 bzw. 26 Punkten am Ende der Therapie) konnte kein eindeutiges Beziehungsmuster über beide Therapien gefunden werden. Die Therapie A4 war gekennzeichnet durch empathisches, wenig kontrollierendes Verhalten, wobei aktive und passive Interaktionsmuster gleich stark gezeigt wurden. Die Therapie A5 dagegen fällt auf durch einen ausgeprägt passiven Interaktionsstil, aber eher kontrollierendes und wenig empathisches Verhalten. Das ausgedrückte Harmoniebedürfnis war bei beiden erfolgreichen Therapien gering.

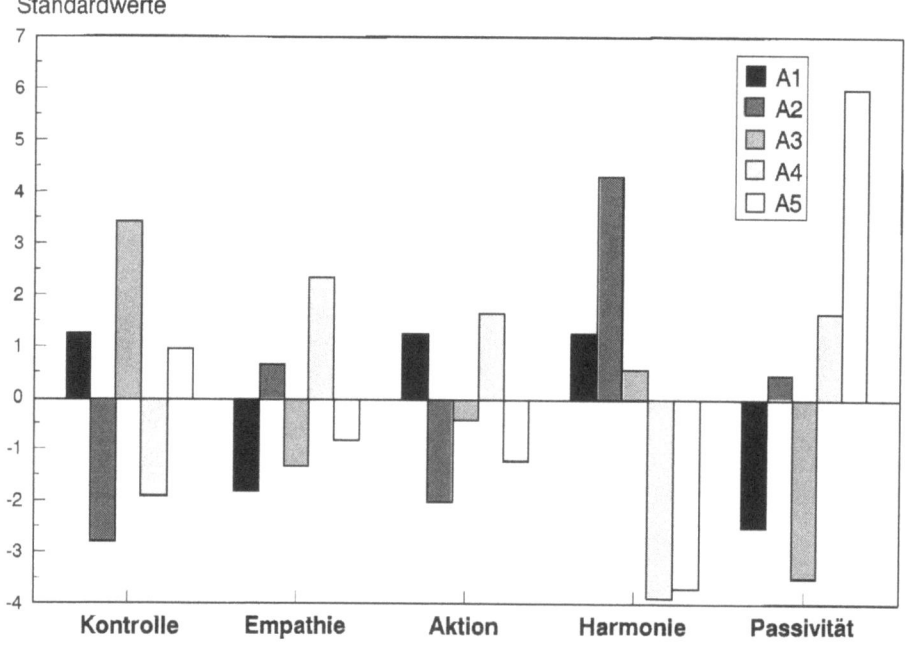

Abb. 3. Beziehungsstil eines IPT-Therapeuten in fünf Therapien

3.2 Diskussion

Unsere Hypothese konnte mit dieser Auswertung nicht bestätigt werden. Es ließen sich wohl einzelne Interaktionsmuster beschreiben, die Therapeutenstile unterscheiden, aber diese therapeutischen Interaktionsmuster variieren stark in den unterschiedlichen Therapien, so daß kein eindeutiges Interaktionsverhalten für erfolgreiche IPT-Therapeuten gefunden werden konnte.

Interessant hierbei ist, daß auch in einer manualisierten Therapie, wie der IPT, von Therapeuten mit vergleichbarer Erfahrung in dieser Therapieform, die Interaktionsmuster abhängig sind von dem Interaktionspartner. In den hier untersuchten Therapien wurde also anscheinend kein standardisiertes Beziehungsverhalten in der Therapiesituation repliziert, sondern die Interaktion und die therapeutischen Interventionen sind in einer sich gegenseitig beeinflussenden Beziehung entstanden. Für die Psychotherapieforschung wurde erneut bestätigt, daß therapeutische Beziehung nicht nur durch das Interaktionsangebot eines Partners beschrieben werden kann, sondern beide Teile der Dyade in ihrem Interaktionsverhalten untersucht werden müssen. Für die klinische Arbeit mit Interpersoneller Psychotherapie aber hat sich gezeigt, daß für die erfolgreiche Anwendung der IPT, die sehr wohl IPT-spezifische Interventionen beschreibt, kein standardisiertes Therapeutenverhalten weiterhilft, sondern die Interaktionen aus der Beziehung zum Patienten erwachsen.

Literatur

Czogalik D, Vanger P (1993) Manual des Stuttgarter Kategorien-Inventars. 3. Forschungsbericht aus der Forschungsstelle für Psychotherapie, Stuttgart

Frank E, Kupfer DJ, Wagner EF, McEachran AB, Cornes C (1991) Efficacy of Interpersonal Psychotherapy as a Maintenance Treatment of Recurrent Depression. Arch Gen Psychiatry 48: 1053–1059

Klerman GL, Weissman MM, Rounsaville BJ, Chevron ES (1984) Interpersonal Psychotherapy of Depression. Basic Books, New York

Shea MT, Elkin I, Imber S, et al. (1992) Course of Depressive Symptoms over Follow-up. Findings from the National Institute of Mental Health Treatment of Depression Collaborative Research Program. Arch Gen Psychiatry 49: 782–787

Korrespondenz: Dipl.-Psych. Monica Fritzsche, Klinik für Psychiatrie und Psychotherapie, Zentralinstitut für Seelische Gesundheit, Postfach 122 120, D-68072 Mannheim, Bundesrepublik Deutschland.

V. Angststörungen

Gruppenpsychotherapie bei Panikstörung

Ein Slow-Open-Konzept mit kognitiven und interpersonellen Elementen

H. Katschnig, P. Berger, G. Sachs, A. Holzinger, M. Amering, D. Mayerhofer, W. Baischer, J. Windhaber und **K. Dantendorfer**

Klinische Abteilung für Sozialpsychiatrie und Evaluationsforschung, Universitätsklinik für Psychiatrie, Wien, Österreich

Pharmakotherapie und Psychotherapie der Panikstörung

Seit die Panikstörung im Diagnostical and Statistical Manual of Mental Disorders (DSM-III) des Amerikanischen Psychiaterverbandes (APA 1980) definiert wurde, ist eine große Zahl von pharmakotherapeutischen Studien erschienen. Dabei haben sich die alten trizyklischen und die neuen selektiv serotonergen Antidepressiva wie auch die Monoaminooxidase-Hemmkörper bei Anwendung über 8 bis 12 Wochen als wirksam erwiesen; es kommt durch diese Medikamente zu einer deutlichen Reduktion der Panikattacken und der agoraphoben Symptomatik sowie der damit einhergehenden Behinderungen (Katschnig 1996). Auch aus dem psychotherapeutischen Bereich kamen nach und nach Studien, in denen belegt werden konnte, daß bei Panikattacken zumindest kognitive Therapie äußerst wirksam ist (Margraf et al. 1993). Bis heute gibt es nur wenige randomisierte Vergleichsstudien, die Pharmakotherapie und Psychotherapie miteinander vergleichen. In einer der am besten geplanten Untersuchungen, der von Clark und Mitarbeitern (1994), zeigte sich, daß sowohl medikamentöse als auch kognitive Therapie wirksam ist, nach Ende der Therapie kognitive Therapie jedoch einen persistierenderen Effekt als eine abgesetzte Pharmakotherapie aufweist.

Der Einsatz von Psychotherapie hat in der Praxis zur Zeit noch darin seine Grenzen, daß Psychotherapie auch nicht nur annähernd so gut verfügbar ist wie Pharmakotherapie. Diese Tatsache veranlaßte uns zur Entwicklung einer besonders leicht zugänglichen und ökonomischen Form der Psychotherapie, die wir derzeit in einer Studie einsetzen. In dieser Studie wird geprüft, ob diese Form der Psychotherapie in Kombination mit einer Pharmakotherapie bei der Panikstörung einen zusätzlichen Effekt bringt.

Wir wählten dafür das Setting einer Gruppenpsychotherapie, das per se ökonomischer ist als eine Einzelpsychotherapie. Nachteil einer Gruppenpsy-

chotherapie ist aber, daß der Wunsch zahlreicher Patienten nach individueller Zuwendung nur beschränkt erfüllt werden kann sowie daß Patienten für
eine Gruppe in der Regel „gesammelt" werden müssen, also eine Warteliste
angelegt werden muß. Wir haben unsere Gruppenpsychotherapie so gestaltet, daß auch diese beiden Aspekt – die individuelle Zuwendung und die
sofortige Beginnmöglichkeit – berücksichtigt werden. Wir haben dieses Konzept über eine Reihe von Stufen gleichsam „experimentell" entwickelt. Diese
Stufen werden hier im Detail beschrieben, weil sie die Motivation für die Entstehung des endgültigen Konzeptes nachvollziehbar machen.

Die Entwicklung des Gruppentherapie-Konzeptes

Wir ließen uns zunächst von der Idee leiten, daß, wie bei der Pharmakotherapie, auch für eine Gruppenpsychotherapie *keine Wartezeit* entstehen soll – der
Einstieg in die Gruppe sollte also jederzeit möglich sein. Damit handelten wir
uns die Schwierigkeit ein, daß wir die üblichen linearen Konzepte von Psychotherapie – es handelt sich um eine gewisse Abfolge von Schritten, wobei ein
Schritt für den nächsten Schritt als unverzichtbar angesehen wird – verlassen
mußten, und eine Versöhnung zwischen der *„Linearität"* und der *„Zirkularität"*
gefunden werden mußte. Es ist ähnlich wie beim Wiener Riesenrad: Der Einstieg ist jederzeit möglich, man begibt sich auf eine Rundreise und steigt
anschließend wieder aus.

Abgesehen von der Schwierigkeit, „Linearität" und „Zirkularität" miteinander zu verbinden, hat das Konzept nur Vorteile: Keine Wartezeit, man kann
die erfahrenen „älteren" Gruppenteilnehmer einsetzen, um den weniger
erfahrenen „jüngeren" etwas beizubringen (jemandem zu helfen ist die beste
Selbsthilfe). Das Gruppenkonzept hat aus sozialpsychiatrischer Perspektive
noch den zusätzlichen Vorteil, daß vor und nach der Gruppe informelle Kontakte entstehen, die im Sinne der Selbsthilfe wirksam werden. Theoretisch
haben wir uns zunächst an das Konzept der kognitiven Therapie gehalten.

Stufe 1: Zwölf wöchentliche Gruppensitzungen mit kognitiver Therapie

In der ersten Stufe entwickelten wir eine 12 Wochen dauernde kognitive
Gruppenpsychotherapie nach dem Einzeltherapiekonzept von Margraf und
Schneider (1990) mit wöchentlichen Sitzungen. Wir haben die drei Behand-
lungsmodule des Programms von Margraf und Schneider so in Portionen
aufgeteilt, daß in jeder der zwölf Sitzungen jeder Modul vorkommt. Die drei
Module sind: 1. Informationsvermittlung („Unterricht"), 2. Kognitionsmodi-
fikation (Identifikation und Bearbeitung von Katastrophenbefürchtungen)
und 3. Verhaltensübungen (in der Gruppe und als Hausaufgabe). So wird etwa
in der zweiten Gruppensitzung im Modul „Information" das Thema „Die drei
Komponenten der Angst: körperlich, Gedanken, Verhalten" behandelt. Im
Modul „Kognition" kommt der Aspekt „sicher vs. möglich – Alles-oder-nichts-
Denken" zur Sprache, und im Modul „Verhaltensübungen" werden
„Konfrontationsübungen" durchgeführt. Die zwölf Sitzungen sind in drei

Gruppen (Pathogenese, Phänomenologie, Therapie) zu je vier Sitzungen zusammengefaßt. Die jederzeitige Einstiegsmöglichkeit bedeutet, daß Patienten bei manchen Themen nicht den Kenntnis- und Praxisstand haben wie andere Patienten. Beim Neueintritt eines Patienten besteht deshalb ein gewisser Nachholbedarf, der unter Einbeziehung der Kenntnisse „alter" Patienten befriedigt werden muß. Es ergaben sich überraschend wenig Schwierigkeiten mit dem Konzept, daß Patienten an einem x-beliebigen Punkt in das Programm einstiegen, und es war durch kurze Wiederholungen möglich, den Anschluß zu finden. Nach einigen Sitzungen wurde jedoch deutlich, daß dieses Programm als zu technisch eingestuft wird und mehr individuelle Zuwendung gefordert wird. Dies hat dazu geführt, daß wir das Konzept modifiziert haben.

Stufe 2: Kombination der 12 wöchentlichen Gruppensitzungen mit 4 Einzelsitzungen

Wir haben daraufhin für neu eintretende Gruppenteilnehmer vor dem Beginn der Gruppe zwei Einzelsitzungen eingeplant. Diese Einzelsitzungen erfüllen zum einen den Zweck, den Patienten über das Gruppengeschehen zu informieren und ihm einen Überblick über das Konzept zu geben, was den Einstieg in die Gruppe erleichtert. Zum anderen erhalten die Patienten in den Einzelsitzungen auch die gewünschte individuelle Zuwendung, in der sie auch über einen Großteil ihrer persönlichen Lebensprobleme sprechen konnten. Am Ende der zwölf wöchentlichen Gruppensitzungen haben wir zum „Nacharbeiten" noch zwei Einzelsitzungen angefügt. Auch dieses „individuelle Ausklingen" wurde von den Patienten sehr geschätzt. Freilich waren wir dabei immer noch nicht beim optimalen Modell angelangt. Es zeigte sich nämlich, daß die Patienten auch während der Gruppensitzungen immer wieder ihre persönliche Lebenssituation besprechen wollten, was uns dazu führte, daß wir die inzwischen an unserer Klinik eingeführte interpersonelle Therapie von Klerman et al. (1994) in unser Gruppenkonzept integrierten.

Stufe 3: Zusätzliche „Interpersonelle Psychotherapie (IPT)"

In der dritten „Ausbaustufe" haben wir Elemente der „Interpersonellen Psychotherapie" eingeführt und die Sitzungsanzahl von 16 in der zweiten Stufe auf 24 in der Endstufe erhöht. Vom Konzept her haben wir acht IPT-Sitzungen zwischen die einzelnen kognitiven Therapiesitzungen geschaltet, in der Praxis kommt es jedoch immer wieder zu Vermischungen. Eine Analyse der Daten der ersten 50 Patienten zeigte, daß alle Patienten Lebensprobleme im Sinne der interpersonellen Psychotherapie aufweisen: 16 % zeigten eine Trauerreaktion, 42 % einen Rollenwechsel, 56 % Auseinandersetzungen und 2 % soziale Defizite.

Ausblick

Insgesamt wurde dieses Therapieangebot überraschend gut akzeptiert. Besonders bei einer Klientel, die ohne spezielle therapeutische Vorstellungen in eine allgemeine psychiatrische Ambulanz kommt, ist die sofortige Verfügbarkeit einer Psychotherapie ein den Eintritt in eine solche Behandlung äußerst erleichternder Faktor. Die in der Einleitung erwähnte Kombinationsstudie dieser Gruppenpsychotherapie mit Pharmakotherapie ist inzwischen abgeschlossen. Wir werden demnächst über die Ergebnisse berichten.

Literatur

American Psychiatric Association (1980) Diagnostical and Statistical Manual of Mental Disorders DSM-III

Clark DM, Salkovskis PM, Hackmann A, et al. (1994) A Comparison of Cognitive Therapy, Applied Relaxation and Imipramin in the Treatment of Panic Disorder. Br J Psychiatry 164: 759–769

Katschnig H (1996) The Pharmacological Treatment of Panic Disorder, Agoraphobia and Social Phobia. Neurol Psychiat Brain Res 4: 75–80

Klerman G, Weissman MM, Rounsaville BJ, Chevron ES (1994) Interpersonal Psychotherapy of Depression. Basic Books, New York

Margraf J, Barlow DH, Clark DM, et al. (1993) Psychological Treatment in Panic: Work in Progress on Outcome, Active Ingredients, and Follow-Up. Behav Res 31: 1.8

Margraf J, Schneider S (1990) Panik, Angstanfälle und ihre Behandlung. Springer, Berlin Heidelberg New York

Korrespondenz: Prof. Dr. med. Heinz Katschnig, Klinische Abteilung für Sozialpsychiatrie und Evaluationsforschung, Universitätsklinik für Psychiatrie, Währinger Gürtel 18–20, A-1090 Wien, Österreich.

Integrierte Psychotherapieprogramme für die Allgemeinpsychiatrie?

Überlegungen anhand einer Therapie- und Verlaufsstudie über Gesprächspsychotherapie in Kombination mit verhaltenstherapeutischer Reizkonfrontation bei Panik und Agoraphobie

L. Teusch, H. Böhme und **M. Gastpar**

Klinik für Allgemeine Psychiatrie, Rhein. Landes- und Hochschulklinik, Essen, Bundesrepublik Deutschland

1. Vorteile und Voraussetzungen der Methodenkombination

Die Evaluation methodenübergreifender psychotherapeutischer Ansätze gilt als eine der zentralen Herausforderungen an die moderne Psychotherapieforschung. Erwiesenermaßen (Prochaska und Norcross 1983) kombinieren *erfahrene* Psychotherapeuten häufig konfliktzentrierte Therapieverfahren mit handlungsorientierten Strategien. Beitman und Mitarbeiter (1989) betonen, daß kein therapeutischer Ansatz *allen* Problemen, Patienten und Situationen gerecht wird, und verlangen ein flexibleres, oder besser ein integratives Vorgehen im Hinblick auf den *komplementären* Charakter unterschiedlicher Ansätze: „no one approach is clinically adequate for all problems, patients, and situations. Clinical realities have come to demand a more flexible, if not integrative, perspective" (Beitman et al. 1989, S. 140).

Allerdings steht der wissenschaftliche Nachweis bisher aus, ob die Kombination der „reinen" Anwendung einzelner Verfahren überlegen ist. Allgemeine Voraussetzung ist, daß beide Verfahren *kompatibel* – d. h. ohne wesentliche konzeptionelle Gegensätze – und hinreichend *different* sind (Sachse 1990).

2. Sind Gesprächspsychotherapie und Reizkonfrontation bei Panik und Agoraphobie kombinierbar?

Wir haben die Frage der schulenübergreifenden Integration an einem speziellen klinischen Problem untersucht, der Gesprächspsychotherapie und der verhaltenstherapeutischen Reizkonfrontation bei Panik und Agoraphobie (Teusch 1995); hierfür liegen Manuale vor, die den Vergleich erleichtern.

Zunächst haben wir beide Verfahren systematisch auf ihre Kombinierbarkeit hin untersucht. Während sie sich aus der Perspektive ihrer Gründerväter fundamental unterscheiden – denken wir an die vor 40 Jahren in Science ausgetragene Kontroverse zwischen Rogers und Skinner (1956) über die Kontrolle menschlichen Verhaltens –, haben sich beide Verfahren inzwischen angenähert: In der Gesprächspsychotherapie werden störungs- und prozeßspezifische Verfahren angewandt, in der modernen Verhaltenstherapie biographisch-lerngeschichtliche, kognitive und emotionale Gesichtspunkte berücksichtigt.

Wir beziehen uns hier auf das von unserer Arbeitsgruppe entwickelte Gesprächspsychotherapie-Manual (Teusch und Finke 1995) und das Verhaltenstherapie-Manual von Matthews et al. (1988).

Ziele der störungs- und prozeßspezifischen Gesprächspsychotherapie sind in Anlehnung an dieses Manual in der *Symptomphase* die Entkatastrophierung funktioneller Beschwerden, die Förderung von aktiver Angstbewältigung und die Sensibilisierung für Zusammenhänge zwischen Angstsymptomen und seelischen Belastungen. In der *Beziehungs- und Konfliktphase* geht es um die Erweiterung der Autonomie und die Realisierung angemessener Abhängigkeitswünsche, in der *Abschiedsphase* um die Bearbeitung von Trennung und Abschiedsschmerz.

Im Vergleich zur Reizkonfrontation fördert die Gesprächspsychotherapie auch die Sensibilisierung für Zusammenhänge zwischen Symptomen und Konflikten und die interpersonale Kompetenz; umgekehrt fördert die Reizkonfrontation systematisch die aktive Angstbewältigung.

Offensichtlich sind die Ziele beider Behandlungsformen unterschiedlich gewichtet, überwiegend jedoch gleichsinnig. Zusätzlich unterstützt die Gesprächspsychotherapie die Realisierung angemessener Abhängigkeitswünsche.

Beide Ansätze sind somit von der Zielsetzung her *kompatibel* und von der Gewichtung her hinreichend *different*.

3. Ergebnisse einer klinisch-experimentellen Überprüfung

Wir haben die Frage, ob die kombinierte Behandlung der reinen Gesprächspsychotherapie überlegen ist, anhand einer prospektiv-randomisierten Therapie- und Verlaufsstudie untersucht (Teusch 1995). Ausgangspunkt war, daß in der Essener Klinik für Allgemeine Psychiatrie etwa die Hälfte der Agoraphobie-Patienten in diagnostisch gemischten Neurosegruppen behandelt werden (GT). In einem räumlich getrennten Bereich wird ein spezielles kombiniertes Behandlungsprogramm (GT+VT) durchgeführt:

Setting GT umfaßt das gesprächspsychotherapeutische Basisprogramm nach unserem Manual mit Einzel- und Gruppenpsychotherapie, Bewegungs- und Gestaltungstherapie.

Setting GT+VT enthält ebenfalls dieses gesprächspsychotherapeutische Basisprogramm, zusätzlich aber den Baustein Verhaltenstherapie nach dem Manual von Matthews et al. (1988) mit täglicher individueller Reizkonfrontation und wöchentlich mehrstündiger therapeutengeleiteter Reizkonfrontation.

Jeweils 20 Patienten wurden randomisiert beiden Settings zugewiesen. Die soziographischen und krankheitsbezogenen Daten unterschieden sich statistisch nicht: das mittlere Alter lag bei 33 Jahren, die mittlere Krankheitsdauer bei 6 bis 7 Jahren.

Welchen Einfluß haben beide Behandlungsprogramme auf die Leitsymptomatik: Panik und Agoraphobie?

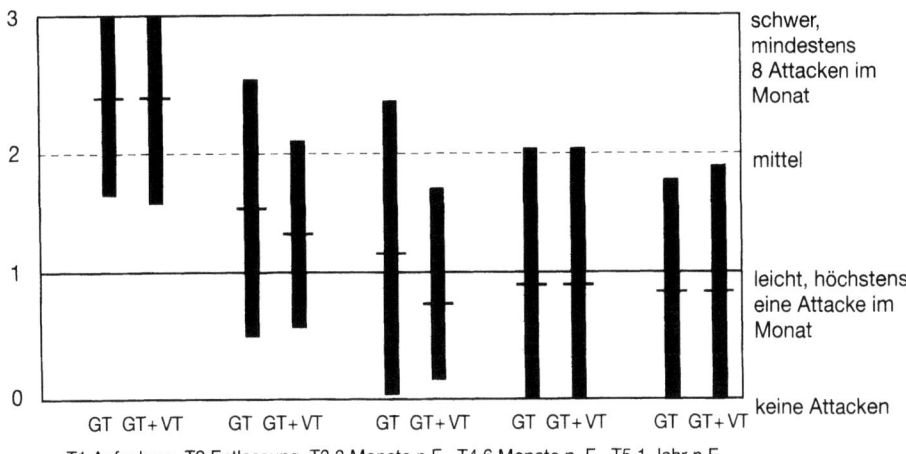

Abb. 1. Schwere der Panikstörung im Strukturierten Klinischen Interview (SKID) im Therapie- und Katamnesezeitraum

Abb. 1 zeigt das SKID-Rating (Wittchen et al. 1991) der Schwere der Panikstörung bei Aufnahme (T1) und Entlassung (T2) sowie 3 (T3), 6 (T4) und 12 Monate nach der Entlassung (T5). In beiden Behandlungssettings kommt es zu einer statistisch signifikanten Abnahme der Panikattacken (T1-T2). Sie setzt sich im Katamnesezeitraum (T2-T5) weiter fort.

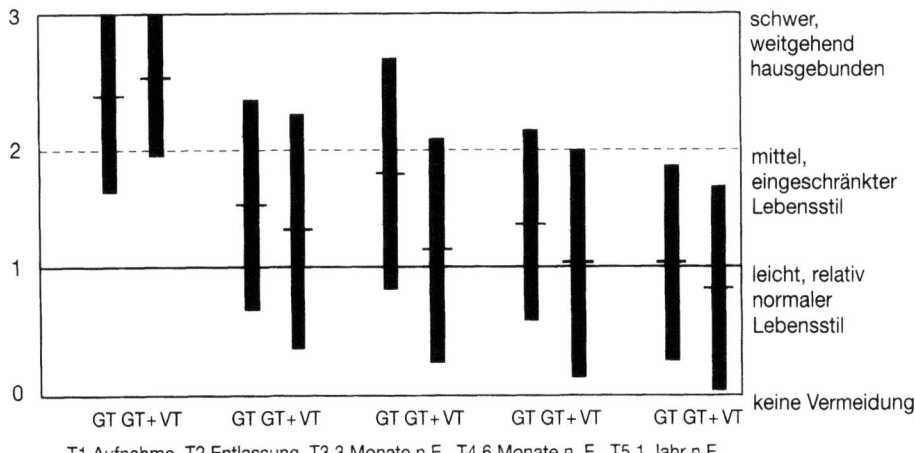

Abb. 2. Schwere der Agoraphobie im Strukturierten Klinischen Interview (SKID) im Therapie- und Katamnesezeitraum

Das gleiche gilt für die Agoraphobiesymptomatik (Abb. 2). Hier ist die Abnahme im Therapie- (T1–T2) und im Katamnesezeitraum (T2–T5) in beiden Gruppen signifikant.

Ein signifikanter Gruppenunterschied findet sich 3 Monate nach der Entlassung (T3): Zu diesem Zeitpunkt ist die Agoraphobie bei kombinierter Behandlung stärker gebessert. Ein Nebeneffekt betrifft die statistisch signifikante Verkürzung der Behandlungsdauer bei kombinierter Behandlung.

4. Diskussion und Schlußfolgerung

Störungs- und prozeßspezifische Gesprächspsychotherapie und verhaltenstherapeutische Reizkonfrontation sind kombinierbar: Beide fördern Symptombewältigung und Autonomieentwicklung. Die Gesprächspsychotherapie sensibilisiert zusätzlich für psychodynamische Zusammenhänge, die Verhaltenstherapie gibt zusätzlich Handlungsregeln zur Angstbewältigung.

Sowohl die kombinierte Therapie als auch die „reine" Gesprächspsychotherapie bessern Panik und Agoraphobie signifikant. Vorteile der zusätzlichen verhaltenstherapeutischen Reizkonfrontation sind vor allem kürzere Behandlungsdauer und eine früher einsetzende „Nachbesserung" der Agoraphobie im Anschluß an die stationäre Therapie.

Somit ist es berechtigt, die Vorteile der kombinierten Behandlung zu nutzen. Sie betreffen die erweiterte Indikationsstellung, die Addition von Wirkeffekten und – statt Vorhalten von verschiedenen Programmen – die ökonomische Nutzung der personellen Ressourcen.

Literatur

Beitman BD, Goldfried MR, Norcross JC (1989) The Movement Toward Integrating the Psychotherapies: An Overview. Am J Psychiatry 146 (2): 138–147

Mathews A, Gelder M, Johnston D (1988) Agoraphobie. Eine Anleitung zur Durchführung einer Exposition in vivo unter Einsatz eines Selbsthilfemanuals. Springer, Berlin Heidelberg New York

Prochaska JO, Norcross JC (1983) Contemporary Psychotherapies: A National Survey of Characteristics, Practices, Orientations, and Attitudes. Psychotherapy: Theory, Research and Practice 20: 161–173

Rogers CR, Skinner BF (1956) Some Issues Concerning the Control of Behavior. Science 124: 1057–1066

Sachse R (1990) Dialog zwischen ExpertInnen oder das Ergänzungsverhältnis von Verhaltenstherapie, Kognitiver Therapie und Gesprächspsychotherapie. Verhaltenstherapie und psychosoziale Praxis 2: 167–198

Teusch L (1995) Gesprächspsychotherapie in Kombination mit verhaltenstherapeutischer Reizkonfrontation bei Panikstörung mit Agoraphobie – Grundlagen und klinisch-experimentelle Überprüfung. Habilitationsschrift, Universität Essen

Teusch L, Böhme H, Gastpar M (in press) The Benefit of an Insight-Oriented and Experiential Approach on Panic and Agoraphobia Symptoms: Results of a Controlled Comparison of Client-Centered Therapy and a Combination with Behavioral Exposure. Psychotherapy and Psychosomatics

Teusch L, Finke J (1995) Die Grundlagen eines Manuals für die gesprächspsychotherapeutische Behandlung bei Panik und Agoraphobie. Psychotherapeut 40: 88–95
Wittchen H-U, Zaudig M, Schramm E, et al. (1991) SKID. Strukturiertes Klinisches Interview für DSM III. Interviewheft. Beltz, Weinheim

Korrespondenz: Priv.-Doz. Dr. med. Dipl.-Psych. Ludwig Teusch, Klinik für Allgemeine
Psychiatrie, Rheinische Landes- und Hochschulklinik, Virchowstraße 174, D-45147 Essen,
Bundesrepublik Deutschland.

Erste Ergebnisse einer Kombinationstherapie mit Moclobemid und kognitiver Verhaltenstherapie bei Panikstörung mit Agoraphobie*

B. Lörch[1], M. Graf-Morgenstern[1], M. Hautzinger[2], Ch. Hain[1], J. Sandmann[1], S. Schlegel[1] und O. Benkert[1]

[1] Psychiatrische Klinik und Poliklinik, Universität Mainz, Bundesrepublik Deutschland
[2] Psychologisches Institut, Universität Mainz, Bundesrepublik Deutschland

Zusammenfassung

In der Studie wird die Wirksamkeit von Moclobemid, kognitiver Verhaltenstherapie und einer Kombination aus beidem bei der Behandlung von Panikstörung mit Agoraphobie untersucht. Die Hypothesen sind, daß sowohl Moclobemid als auch kognitive Verhaltenstherapie einer Behandlung mit Placebo überlegen sind und daß eine Kombinationstherapie zu den besten Resultaten führt. Von insgesamt 123 ambulanten Patienten mit der Diagnose Panikstörung mit Agoraphobie erfüllen 55 die Studienkriterien und werden randomisiert einer der vier folgenden Therapiebedingungen zugeordnet: 1) Moclobemid und kognitive Verhaltenstherapie, 2) Moclobemid und Clinical Management, 3) Placebo und kognitive Verhaltenstherapie und 4) Placebo und Clinical Management. Clinical Management dient als „psychologisches Placebo". Die Gabe von Moclobemid erfolgt doppelblind. Die Behandlung dauert acht Wochen mit anschließender zweiwöchiger Absetzphase. Kognitive Verhaltenstherapie besteht aus kognitiven Interventionen, massierter Exposition mit therapeutischer Begleitung und Hausaufgaben mit Instruktionen zu weiteren Expositionsübungen. Erhebungen erfolgen zu Behandlungsbeginn, in Woche 4, Woche 8 und nach Beendigung der Behandlung in Woche 10. Außerdem wird eine Katamnese-Untersuchung einen Monat nach Ende der Behandlung durchgeführt. Es ergeben sich starke Effekte für beide kognitive Verhaltenstherapie-Gruppen. Eine durchgängige Überlegenheit von Moclobemid gegenüber Placebo kann nicht gezeigt werden. Die leichte Überlegenheit der Kombinationstherapie ist nicht signifikant.

* Wir danken für die freundliche Unterstützung durch Hoffmann-La Roche AG, Grenzach Wyhlen, und Professor Kohnen, IMEREM, Nürnberg, für zahlreiche Hilfen bei Durchführung und Auswertung der Studie.

1. Einleitung

Erfolgreiche Behandlungen der Panikstörung mit Agoraphobie (PDA) lassen sich in pharmakologische und psychologische Therapien unterteilen. Die Wirksamkeit beider Ansätze ist ausreichend belegt (Ballenger 1994, Bandelow et al. 1995, Clum 1989, Clum et al. 1993, Cox et al. 1992, Frommberger et al. 1995, Gould et al. 1995, Marks und O'Sullivan 1988, Telch 1988, Telch und Lukas 1994). Für eine pharmakologische Behandlung weist die Klasse der Antidepressiva die meisten positiven Evidenzen auf, für eine psychologische Behandlung kognitiv-verhaltenstherapeutische Interventionen. Unklar sind die Fragen, mit welchem der beiden Ansätze die besseren therapeutischen Effekte zu erzielen sind und ob eine Kombinationsbehandlung den jeweiligen Monotherapien überlegen ist.

Ziel dieser Studie ist die Untersuchung a) der Wirksamkeit von Moclobemid, b) von kognitiver Verhaltenstherapie und c) der Wirksamkeit einer kombinierten Therapie bei PDA. Die Wirksamkeit von Moclobemid, einem reversiblen und selektiven MAO-A-Hemmer (RIMA), als Antidepressivum zur Behandlung von Depression (Delini-Stula et al. 1995) und von sozialer Phobie (Bisserbe et al. 1994, Versiani et al. 1992) ist belegt.

2. Methode

Entsprechend des von der Ethikkommission der Landesärztekammer Rheinland-Pfalz gebilligten Studienprotokolls willigen 55 ambulante Patienten (41 Frauen und 14 Männer) der Angstambulanz der Psychiatrischen Klinik und Poliklinik, Universität Mainz, in die Studienteilnahme ein. Alle Patienten erfüllen die mit SCID erhobene DSM-III-R-Diagnose Panikstörung mit Agoraphobie. Weitere Einschlußkriterien sind ein mindestens mittlerer Schweregrad der Agoraphobie, mindestens eine Panikattacke pro Woche in den letzten vier Wochen und eine Altersspanne zwischen 18 und 65 Jahren. Ausgeschlossen werden Patienten mit zusätzlicher primärer Depression, bipolarer Störung, psychotischer Störung, Zwangsstörung, organischem Psychosyndrom, Epilepsie, Suizidalität, Alkohol- oder Substanzmißbrauch oder -abhängigkeit, klinisch bedeutsamen somatischen Erkrankungen oder Schwangerschaft bzw. Stillzeit. Während der Studienbehandlung sind außer der Prüfmedikation keine weiteren psychotropen Medikamente oder andere psychotherapeutische Maßnahmen erlaubt.

2.1 Behandlung

Die Patienten werden randomisiert einer von vier Behandlungsgruppen zugeteilt: Moclobemid und kognitive Verhaltenstherapie (Moc+CBT), Moclobemid und Clinical Management (Moc+CM), Placebo und kognitive Verhaltenstherapie (Pl+CBT) und Placebo mit Clinical Management (Pl+CM). Die Gabe von Moclobemid mit einer Zieldosis von 600 mg ab der zweiten Woche erfolgt doppelblind. Die Behandlung dauert acht Wochen mit anschließender zweiwöchiger Absetzphase. Patienten mit als psychologischem Placebo gedachtem Clinical Management haben wöchentliche Sitzungen von 30 Minuten (insgesamt 10 Sitzungen). Clinical Management orientiert sich an CM, das im Rahmen des NIMH Treatment of Depression Collaborative Research Program (Elkin et al. 1989) eingesetzt wurde. Nach den ersten Sitzungen, in denen das Rationale der pharmakologischen Behandlung mit Moclobemid besprochen wird, erfolgen lediglich unspezifische Maßnahmen wie allgemeine Unterstützung, Zuwendung, Empathie und das Besprechen der aktuellen Angstsymptomatik. Es erfolgen keine spezifischen verhaltenstherapeutischen Maßnahmen, insbesondere keine systematischen Instruktionen zur Angstkonfrontation. Die kognitive Verhaltenstherapie besteht aus vier 50-minütigen Sitzungen mit überwiegend kognitiven Interventionen (z. B. Aufdecken von Fehlattributionen, Erarbeiten eines Teufelskreises der Angst, Identifikation aufrechterhaltender Bedingungen und Entwicklung eines Rationale für massierte Exposition) in den ersten beiden Wochen. In der dritten Woche folgt die Durchführung von zwei massierten und individualisierten Expositionssitzungen mit therapeutischer Begleitung (durchschnittliche Dauer 6 Stunden). Es findet eine Konfrontation mit interoceptiven Stimuli und phobischen Situationen im Feld statt. Ab der vierten Woche finden wöchentliche 50-minütige Sitzungen statt, in denen Patienten zu weiteren Expositionsübungen instruiert werden und diesbezügliche Erfahrungen der Patienten besprochen und gegebenenfalls auch weitere Problembereiche bearbeitet werden.

2.2 Instrumente und statistische Auswertung

Umfassende Erhebungen erfolgen zu Beginn der Behandlung, nach Woche 4, nach Woche 8, nach Woche 10 und zur 1-Monats-Katamnese. Hauptendpunkt ist Woche 8. Zielvariable ist Agoraphobie, gemessen mit der Agoraphobie-Subskala des Fear Questionnaire (FQ, Marks and Mathews, 1979). Außerdem werden Mobility Inventory (MI) (Chambless et al. 1985, deutsch: Ehlers und Margraf 1993), Sheehan Disability Scale (DISS; Sheehan 1986), Hamilton Anxiety Scale (HAMA), Hamilton Depression Scale (HAMD), Clinical Global Impressions (CGI; NIMH 1976) und Clinical Impression of Change (CIC) eingesetzt. CIC ist ein Fremdbeurteilungs-Instrument zur Erhebung von Veränderungen, bestehend aus den drei 7-stufigen Skalen Panik, Agoraphobie und antizipatorische Angst (mit 1 = sehr stark verbessert, 7 = sehr stark verschlechtert). Alle Patienten führen ab der Screening-Phase über die gesamte Behandlungsdauer täglich auszufüllende Angsttagebücher zur Erhebung von Art, Häufigkeit, Intensität und Dauer der Panikattacken.

Differenzen in den Ausgangswerten werden für parametrische Variablen mit einfaktoriellen Varianzanalysen, Behandlungseffekte zwischen den Gruppen mit Kovarianzanalysen getrennt für jeden Zeitpunkt getestet. Anschließende Kontraste mit Duncan's Test werden nur bei signifikantem Behandlungseffekt ($p < 0,05$) durchgeführt. Für non-parametrische Variablen werden entsprechend Kruskal-Wallis-Tests anstelle von Kovarianzanalysen und Wilcoxon- oder exakte Tests statt Duncan's Tests angewendet. Die a priori definierte Zielvariable FQ-Agoraphobie nach Woche 8 wird konfirmatorisch getestet, alle anderen Variablen und Zeitpunkte werden explorativ untersucht.

3. Ergebnisse

Die Patienten der verschiedenen Behandlungsgruppen unterscheiden sich hinsichtlich demographischer oder relevanter psychopathologischer Merkmale nicht. Das durchschnittliche Alter liegt bei 35,13 Jahre (SD 8,76), die mittlere Dauer der PDA beträgt 72,75 Monate (SD 74,15). Die Ausgangswerte der FQ-Agoraphobieskala (Mittel 23,84, SD 9,65) und des MI (Mittel 3,35, SD 0,88) bestätigen das Einschlußkriterium von eher mittlerer bis schwerer agoraphober Symptomatik (vgl. Cox et al. 1991, Oei et al. 1991, Marks und Methews 1979, Ehlers und Margraf 1993). 13 (23,6 %) Patienten (sechs vor und sieben nach Woche 4) brechen die Studienbehandlung ab. Die Abbruchquote in Moc+CM (44 %; 7/16) ist doppelt so hoch wie in Moc+CBT (21 %; 3/14) und ebenfalls höher als in Pl+CBT (7 %; 1/14) oder in Pl+CM (18 %; 2/11) (exakter Test, $p < 0,13$). Abbruchgründe sind unerwünschte Ereignisse ($n = 7$), mangelnde Wirksamkeit ($n = 5$) und Protokollverletzungen ($n = 1$). Die mittlere Moclobemid-Dosis in Woche 8 beträgt 551 mg/d (SD 110 mg).

Moc+CBT und Pl+CBT sind in der Hauptvariablen FQ-Agoraphobie den beiden Bedingungen Moc+CM und Pl+CM nach Woche 8, Woche 10 und zur 1-Monatskatamnese ($p < 0,01$) bei der Intent-to-treat-Analyse (ITT) überlegen (Abb. 1). In der Completer-Analyse ($n = 42$) ist außerdem Moc+CM der

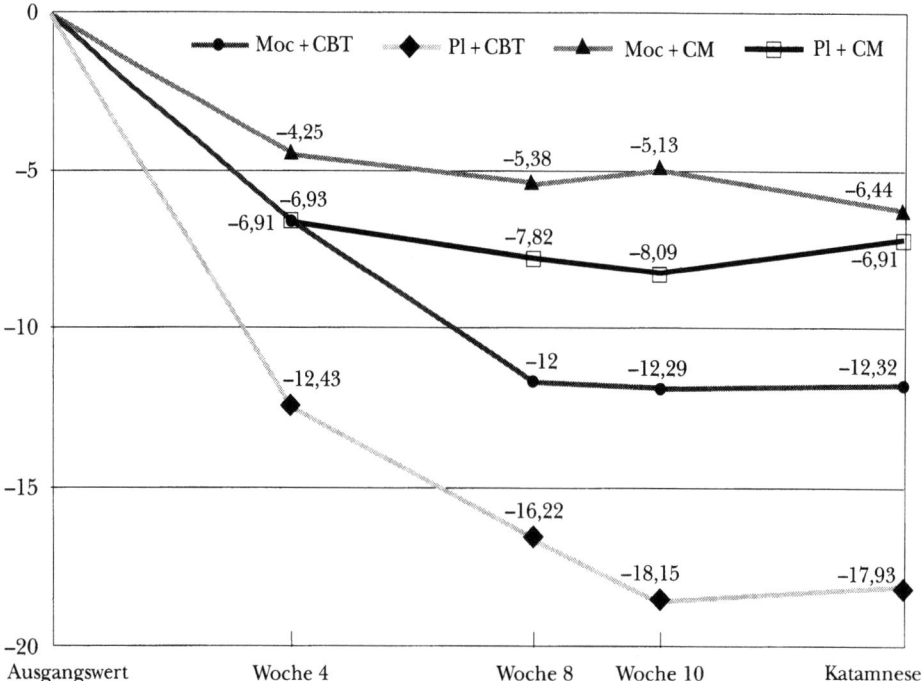

Abb. 1. FQ-Agoraphobie. Differenzen zum Ausgangswert. Intent-to-treat-Analyse ($n = 55$)

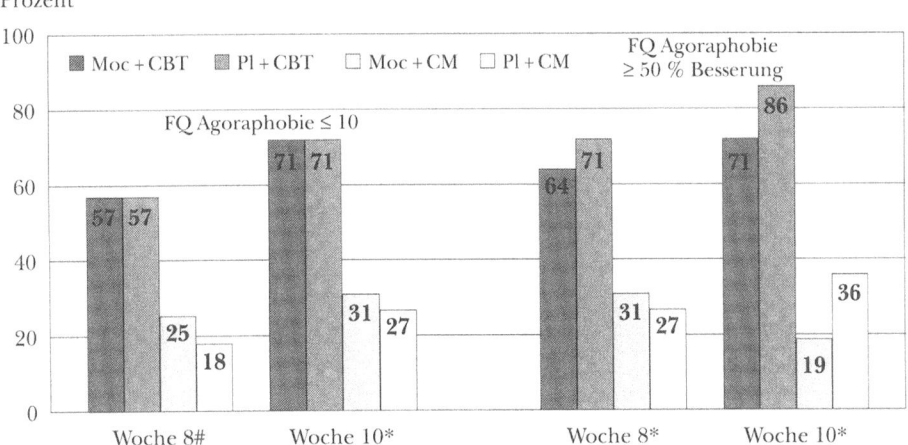

Abb. 2. Fear Questionnaire Agoraphobie. Prozent der Patienten mit Werten ≤ 10 und Prozent der Patienten mit mindestens 50 % Besserung. Intent-to-treat-Analyse ($n = 55$). Exakter Test: # $p < 0,10$, * $p < 0,05$

Doppelplacebo-Gruppe in Woche 8 und zur 1-Monatskatamnese überlegen. Die Agoraphobie-Werte von Patienten, die mit CBT behandelt wurden, sind am Ende der Behandlung mit den Werten von gesunden Kontrollpersonen vergleichbar (Mittelwerte für ITT in Woche 10: 6,68 für Moc+CBT und 7,43 für Pl+CBT) (vgl. Cox et al. 1991, Gillis et al. 1995). Auch in einer kategorialen Auswertung mit dem absoluten Kriterium Agoraphobie-Score ≤ 10 oder dem relativen Kriterium von mindestens 50%iger Besserung läßt sich die Überlegenheit der beiden kognitiven Verhaltenstherapie-Gruppen bestätigen (Abb. 2).

Mit der Intent-to-treat-Analyse findet sich in allen oben genannten Variablen die Überlegenheit von Moc+CBT bzw. Pl+CBT gegenüber Moc+CM oder Pl+CM jeweils für Woche 8, Woche 10 und die 1-Monatskatamnese. Die einzige Ausnahme bildet die Paniksymptomatik. In Woche 10 sind 60 % in Moc+CBT, 67 % in Pl+CBT, 57 % in Moc+CM und 33 % in Pl+CM panikfrei. Diese Effekte halten bei den kleinen Stichproben einer statistischen Prüfung nicht stand. Ein Vergleich von kognitiver Verhaltenstherapie mit und ohne Moclobemid ergibt in der Regel deskriptive, statistisch aber nicht bedeutsame Vorteile für die Kombinationstherapie.

4. Diskussion

Die Ergebnisse demonstrieren ein klare Überlegenheit von kognitiver Verhaltenstherapie gegenüber den beiden CM-Gruppen. Die erwarteten Vorteile zugunsten einer kombinierten Therapie (Moc+CBT) können trotz deskriptiver Hinweise statistisch nicht bestätigt werden. Moc+CM ist gegenüber Pl+CM in der Hauptvariablen Agoraphobie in einer Completer-Analyse überlegen, in einer Intent-to-treat-Analyse dagegen nicht überlegen. Dieser Widerspruch ist mit der relativ hohen Abbrecherquote in der Moc+CM-Gruppe erklärbar. Patienten, die über acht Wochen Moclobemid einnehmen, zeigen gegenüber der Placebo-Gruppe ein geringeres agoraphobes Vermeidungsverhalten. Werden die Patienten, die die Behandlung vorzeitig beenden, hinzugenommen, zeigt sich kein Effekt.

Folgende Punkte sind bei der Bewertung der Befunde kritisch zu berücksichtigen: Bedingt durch das Studiendesign konnten unspezifische Wirkfaktoren, wie Dauer der Sitzungen, nicht konstant gehalten werden. Dem ist entgegenzuhalten, daß in verschiedenen Studien (z. B. Clark et al. 1994, Coté et al. 1994, Durham et al. 1994) gezeigt werden konnte, daß der Faktor Therapiezeit keine wesentliche Bedeutung für das Therapieergebnis hat. Eine weitere Einschränkung stellt die relativ geringe Stichprobengröße dar. Doch trotz dieser geringen Stichprobengröße sind die erzielten Effekte für kognitive Verhaltenstherapie bei der Behandlung von Panikstörungen mit Agoraphobie überzeugend.

Literatur

Ballenger JC (1994) Overview of the Pharmacotherapy of Panic Disorder. In: Wolfe BE, Maser JD (eds) Treatment of Panic Disorder. A Consensus Development Conference, pp 59–72. American Psychiatric Press, Washington DC

Bandelow B, Sievert K, Röthemeyer M, Hajak G, Brooks A, Rüther E (1995) Panikstörung und Agoraphobie: Was wirkt? Fortschritte der Neurologie und Psychiatrie 63: 451–464

Bisserbe J-C, Lépine JP, GRP Group (1994) Moclobemide in Social Phobia: A Pilot Open Study. Clinical Neuropharmacology 17, suppl 1: 88–94

Chambless DL, Caputo GC, Jasin SE et al. (1985) Mobility Inventory. Behavior Research and Therapy 23 (1): 35–44

Clark DM, Salkovskis PM, Hackmann A, Middleton H, Anastasiades P, Gelder M (1994) A Comparison of Cognitive Therapy, Applied Relaxation and Imipramine in the Treatment of Panic Disorder. British Journal of Psychiatry 164: 759–769

Clum GA (1989) Psychological Intervention versus Drugs in the Treatment of Panic. Behavior Therapy 20: 429–457

Clum GA, Clum GA, Surls R (1993) A Meta-Analysis of Treatments for Panic Disorder. Journal of Consulting and Clinical Psychology 61: 317–326

Coté G, Gauthier JG, Laberge B, Cormiere H, Plamondon J (1994) Reduced Therapist Contact in the Cognitive Behavioral Treatment of Panic Disorder. Behavior Therapy 25: 123–145

Cox BJ, Endler NS, Lee PS, Swinson RP (1992) A Meta-Analysis of Treatments for Panic Disorder with Agoraphobia: Imipramine, Alprazolam, and in-vivo Exposure. J Behav Ther & Exp Psychiat 23 (3): 175–182

Cox BJ, Swinson RP, Shaw BF (1991) Value of the Fear Questionnaire in Differentiating Agoraphobia and Social Phobia. British Journal of Psychiatry 159: 842–845

Delini-Stula A, Mikkelsen H, Angst J (1995) Therapeutic Efficacy of Antidepressants in Agitated Anxious Depression – A Meta-Analysis of Moclobemide Studies. Journal of Affective Disorders 35: 21–30

Durham RC, Murphy T, Allan T, Richard K, Treliving LR, Fenton GW (1994) Cognitive Therapy, Analytic Psychotherapy and Anxiety Management Training for Generalised Anxiety Disorder. British Journal of Psychiatry 165: 315–323

Ehlers A, Margraf J (1993) Fragebogen zu körperbezogenen Ängsten, Kognitionen und Vermeidung (AKV). Beltz Test, Weinheim

Elkin I, Shea T, Watkins JT, Imber SD, Sotsky SM, Collins JF, Glass DR, Pilkonis PA, Leber WR, Docherty JP, Fiester SJ, Parloff MB (1989) National Institute of Mental Health Treatment of Depression Collaborative Research Program, General Effectiveness of Treatments. Archives of General Psychiatry 46: 971–983

Frommberger U, Angenendt J, Berger M (1995) Die Behandlung von Panikstörungen und Agoraphobie. Psychotherapie, Psychopharmakotherapie und deren Kombination. Nervenarzt 66: 173–186

Gillis MM, Haaga DA, Ford GT (1995) Normative Values for the Beck Anxiety Inventory, Fear Questionnaire, PennState Worry Questionnaire, and Social Phobia and Anxiety Inventory. Psychological Assessment: 450–455

Gould RA, Otto MW, Pollack MH (1995) A Meta-Analysis of Treatment Outcome for Panic Disorder. Clinical Psychology Review 15: 819–844

Marks I, Mathews AM (1979) Brief Standard Self-Rating for Phobic Patients. Behaviour Research and Therapy 17: 263–267

Marks I, O'Sullivan (1988) Drugs and Psychological Treatments for Panic and Obsessive-Compulsive Disorders: A Review. British Journal of Psychiatry 153: 650–658

National Institute of Mental Health (1976) CGI. Clinical Global Impressions. In: Guy W, Bonato RR (eds) Manual for the EDCEU Assessment Battery, 2nd rev. Ed, pp 12-1–12-6. Chevy Chase, Maryland

Oei TPS, Moylan A, Evans L (1991) Validity and Clinical Use of the Fear Questionnaire for Anxiety-Disorder Patients. Psychological Assessment 3: 391–397

Ogles BM, Lambert MJ, Weight DG, Payne IR (1990) Agoraphobia Outcome Measurement: A Review and Meta-Analysis. Psychological Assessment 2: 317–325

Sheehan DV (1986) The Anxiety Disease (revised edition). Bantam Books, New York

Telch M (1988) Combined Pharmacological and Psychological Treatments for Panic Sufferers. In: Rachman S, Maser JD (eds) Panic: Psychological Perspectives, pp 167–187. Lawrence Erlbaum, Hillsdale, New Jersey

Telch MJ, Lucas RA (1994) Combined Pharmacological and Psychological Treatment of Panic Disorder: Current Status and Future Directions. In: Wolfe BE, Maser JD (eds) Treatment of Panic Disorder. A Consensus Development Conference, pp 177–197. American Press, Washington

Versiani M, Nardi AE, Mundim FD, Alves AB, Liebowitz MR, Amrein R (1992) Pharmacotherapy of Social Phobia: A Controlled Study with Moclobemide and Phenelzine. British Journal of Psychiatry 161: 353–360

Korrespondenz: Dipl.-Psych. Bernd Lörch, Psychiatrische Klinik und Poliklinik, Universität Mainz, Untere Zahlbacher Straße 8, D-55131 Mainz, Bundesrepublik Deutschland.

Wirksamkeit eines stationären kognitiv-verhaltenstherapeutischen Behandlungsprogramms für Agoraphobie und Panikstörungen

B. Renneberg[1], **T. Fydrich**[2], **R. Beyer**[2] und **G. Seeger**[1]

[1] Psychiatrische Universitätsklinik, Heidelberg, Bundesrepublik Deutschland
[2] Psychologisches Institut, Universität Heidelberg, Bundesrepublik Deutschland

1. Einleitung

Die Effektivität des kognitiv-verhaltenstherapeutischen Vorgehens zur Behandlung von Angststörungen, im besonderen von Panikstörungen und Agoraphobien, im ambulanten Rahmen ist empirisch gut nachgewiesen (u. a. Chambless und Gillis 1993, Grawe et al. 1994). Zur Wirksamkeit dieses therapeutischen Ansatzes für stationär aufgenommene psychiatrische Patienten liegen bisher jedoch wenig Daten vor. Bei Patienten, die wegen einer Angststörung in psychiatrischen Kliniken stationär aufgenommen werden, ist von einer besonders starken Ausprägung der Symptomatik sowie von einer hohen Komorbidität mit anderen psychischen Störungen, u. U. auch von Suizidalität, auszugehen. In der psychiatrischen Universitätsklinik in Heidelberg wurde ein kognitiv-verhaltenstherapeutisches Gruppenprogramm zur Behandlung von Angststörungen adaptiert und in die Routinebehandlung integriert. Der vorliegende Beitrag stellt eine Überprüfung der Wirksamkeit dieses Therapieansatzes dar. Die Frage war, ob Patienten mit schweren und komplexen Störungsbildern von dem zusätzlich zur Standardtherapie durchgeführten kognitiv-verhaltenstherapeutischen Vorgehen profitieren.

2. Therapieprogramm

Zentrale Bestandteile des Angstbehandlungsprogramms sind die Vermittlung von Informationen zum Störungsbild und die Erarbeitung eines Erklärungsmodells für die Entstehung der Angstsymptomatik. In der Gruppe erlernen die Teilnehmer unterschiedliche Angstbewältigungsstrategien und die Progressive Muskelentspannung nach Jacobson. Ein weiterer Bestandteil des Programms ist das Erkennen der angstspezifischen negativen Kognitionen und

deren Umstrukturierung, die Exposition zu internen Auslösern der Angstzustände sowie eine Anleitung zur Reizkonfrontation in vivo. Die kognitive
Umstrukturierung und die Exposition zu inneren Auslösern lehnen sich eng
an die von Margraf und Schneider (1990) und Barlow und Craske (1989)
beschriebenen Verfahren an. Die Therapie wird in Gruppen von 4–7 Patienten
zweimal wöchentlich durchgeführt. In der Regel nehmen die Patienten an mindestens zehn Gruppentherapiesitzungen teil. Die Gruppentherapie ist eine
Ergänzung zum Standardtherapieprogramm der Stationen. Hierzu gehören
in der Regel die psychopharmakologische Behandlung, psychotherapeutische Einzelgespräche, Co-Therapien, wie Musik, Ergo- und Gestaltungstherapie, Gruppenaktivitäten der Station und gegebenenfalls Arbeitsversuche. Indiziert ist das Programm für Patienten mit verschiedenen Angststörungen
(Agoraphobie, Panikstörung, generalisierte Angststörung, soziale Phobie).

3. Methode

3.1 Stichprobe

Die hier dargestellten Ergebnisse beziehen sich auf die Teilgruppe der untersuchten Patienten mit Panikstörung und/oder Agoraphobie ($n = 13$). Diese
Patienten waren zwischen 22 und 50 Jahre alt (M = 32,9, SD = 9,6). Bis auf
eine Ausnahme waren die Gruppenteilnehmer weiblich, 54 % waren verheiratet. Die Dauer der Symptomatik betrug im Mittel 4,3 Jahre (4 Monate bis
12 Jahre, SD = 3,6). Neben der Diagnose einer Agoraphobie mit Panikstörung
wurden durch die behandelnden Therapeuten folgende zusätzliche Diagnosen gestellt: Depression, Dysthymie, Hypochondrie, Zwangsgedanken,
Benzodiazepinabusus, dependente Persönlichkeitsstörung und zwanghafte
Persönlichkeitsstörung. Alle Patienten waren in stationärer psychiatrischer
Behandlung auf verschiedenen Stationen der Heidelberger Universitätsklinik. Ein Großteil wurde parallel mit Psychopharmaka behandelt. In der Regel
kamen Antidepressiva (Serotonin-Wiederaufnahmehemmer, Trizyklische Antidepressiva), gelegentlich auch schwachpotente Neuroleptika sowie niedrige
Dosen von Anxiolytika zum Einsatz. Die Dosierung der Medikamente
schwankte, und z. T. wurde die Medikation im Verlauf der Behandlung geändert oder abgesetzt.

3.2 Design und diagnostische Verfahren

Den Patienten wurde vor Beginn der Angstbehandlung, direkt nach Therapieende, sowie durchschnittlich 9 Monate nach der Entlassung eine Reihe von
symptomorientierten Fragebogenverfahren vorgelegt, um die Schwere der
Angstsymptomatik einzuschätzen. Für den Katamnesezeitraum wurde zusätzlich ein Fragebogen vorgegeben, um weitere psychotherapeutische Maßnahmen, Pharmakotherapie, besondere Lebensereignisse sowie Veränderungen
im beruflichen und sozialen Leben zu erfassen.

Die Stärke der allgemeinen Angst wurde mit dem *Beck Angst-Inventar* (BAI,
Beck et al. 1988, Margraf und Ehlers 1995) erfaßt. Dieses Instrument wurde

von Beck und Mitarbeitern entwickelt, um die Schwere von klinisch relevanten Angstsymptomen zu messen. Das *Mobilitätsinventar* (MI, Chambless et al. 1985, dt. Bearbeitung Ehlers und Margraf 1993) wurde zur Erfassung des Ausmaßes der phobischen Vermeidung eingesetzt. Die Unterskala „Vermeidung allein" (MIA) mißt das phobische Vermeidungsverhalten in 27 verschiedenen, für Agoraphobiker typischen Situationen. Typische dysfunktionale Gedanken bei Agoraphobie wurden mit dem Fragebogen zu angstbezogenen Kognitionen, dem *ACQ*, erfaßt (Chambless et al. 1984, dt. Bearbeitung von Ehlers und Margraf 1993). Die körperbezogenen Ängste mißt der Fragebogen zur Angst vor körperlichen Symptomen (*BSQ*, Chambless et al. 1984, dt. Bearbeitung von Ehlers und Margraf 1993). Die Depressivität wurde mit dem Beck Depressionsinventar (*BDI*, Beck et al. 1994) eingeschätzt. Die Reliabilität und Validität aller eingesetzten Fragebögen ist gut dokumentiert.

4. Ergebnisse

Die Angstsymptomatik war zu Beginn der Therapie bei allen Patienten sehr stark ausgeprägt. Der Mittelwert auf dem BAI von 45 entspricht einer sehr starken allgemeinen Angst. Mit einem Wert von 3,95 im MIA liegt die untersuchte Stichprobe noch deutlich über den Werten von anderen klinischen (ambulant behandelten) Stichproben (Ehlers und Margraf 1993). Auch im BDI zeigen sich hohe Depressivitätswerte (M = 27,8), die eine schwere Depression widerspiegeln.

Die multivariate varianzanalytische Auswertung der angstspezifischen Maße zeigt einen deutlichen Haupteffekt für den Faktor Meßzeitpunkt (BAI, MI, ACQ und BSQ; Wilks' Lambda = 0,125; df = 10; F = 34,88; $p < 0,001$). Auch die Verbesserung der Depressivität über die Meßzeitpunkte ist signifikant (BDI; df = 1,11; F = 22,29; p = 0,001). Weitere Analysen zeigen, daß die Veränderungen im Therapiezeitraum stattfanden und zum Katamnesezeitpunkt stabil blieben.

Tabelle 1. Mittelwerte (M) und Streuungen (SD) der symptomorientierten Maße zu den drei Meßzeitpunkten

	Prä		Post		Katamnese	
	M	SD	M	SD	M	SD
BAI	45,2	14,2	25,2	13,4	17,3	14,1
ACQ	2,3	0,8	2,0	0,7	1,6	0,5
BSQ	3,1	0,6	2,4	0,7	2,0	0,9
MIA	3,9	1,1	2,3	1,0	2,0	0,9
BDI	27,8	10,6	12,5	9,3	14,0	11,6

Anmerkung: BAI = Beck Angst-Inventar; ACQ = Fragebogen zu angstbezogenen Kognitionen; BSQ = Fragebogen zur Angst vor körperlichen Symptomen; MIA = Mobilitätsinventar (allein); BDI = Beck Depressions-Inventar

4.1 Klinische Bedeutsamkeit der Ergebnisse

Neben den varianzanalytischen Auswertungen ist für die Einschätzung des Therapieerfolgs von besonderer Wichtigkeit, wieviele Patienten sich in klinisch bedeutsamer Weise in ihrer Symptomatik verbessern bzw. als symptomfrei betrachtet werden können. Jacobson et al. (1984) haben für die Erfassung und Einschätzung der klinischen Bedeutsamkeit der Veränderungen ein Verfahren vorgeschlagen, bei dem die Werte der Patienten mit Normwerten von nicht-ängstlichen, gesunden Personen verglichen werden. In die Berechnungen geht auch die Reliabilität des Instruments mit ein (zur näheren Erläuterung des Verfahrens siehe Jacobson et al. 1984, sowie Christensen und Mendoza 1986). Bei diesem Vorgehen geht es zum einen um die Frage, ob sich die Symptomatik der Patienten signifikant verbessert hat, und zum anderen darum, ob Patienten nach der Therapie vergleichbare Werte mit denen einer gesunden Kontrollgruppe haben und somit als symptomfrei eingestuft werden können. Für die hier untersuchte Gruppe von Patienten mit Panikstörung und Agoraphobie zeigen sich die in Tab. 2 dargestellten Ergebnisse.

Auffallend sind die unterschiedlichen Anteile von Patienten, die als verbessert bzw. symptomfrei eingestuft werden können. Im Mittel sind diese Anteile jedoch mit den Veränderungsraten vergleichbar, die von Jacobson et al. (1988) berichtet werden. In deren Reanalyse von elf Therapiestudien zur ambulanten Behandlung von Agoraphobie erreichten ebenfalls nur 27 % der Untersuchten das vergleichsweise strenge Kriterium der Symptomfreiheit.

Zu bedenken ist dabei, daß die Anzahl der symptomfreien Patienten auch von den Vergleichswerten der nicht-klinischen Kontrollgruppen abhängt. In dieser Studie wurden für den BAI Statistiken von Margraf und Poldrack (1995) und für ACQ, BSQ und MIA Vergleichswerte von Ehlers und Margraf (1993) zugrunde gelegt. Die in Tab. 2 berichteten Ergebnisse weisen auf eine bemerkenswert gute Stabilität der Therapieerfolge im Katamnesezeitraum hin. Dabei ist zu beachten, daß ein Großteil der Patienten nach ihrer Entlassung sich in fortlaufender ambulanter psychotherapeutischer oder psychiatrischer Behandlung befand.

Tabelle 2. Klinisch bedeutsame Verbesserungen und Anteil von symptomfreien Patienten nach Therapieende (post) und zum Katamnesezeitpunkt

	Prä-Post		Prä-Katamnese	
	verbessert	symptomfrei	verbessert	symptomfrei
BAI	54 %	0 %	77 %	38 %
ACQ	23 %	15 %	31 %	15 %
BSQ	23 %	23 %	54 %	46 %
MIA	77 %	54 %	85 %	54 %
BDI	54 %	46 %	38 %	31 %

Anmerkung: BAI = Beck Angst-Inventar; ACQ = Fragebogen zu angstbezogenen Kognitionen; BSQ = Fragebogen zur Angst vor körperlichen Symptomen; MIA = Mobilitätsinventar (allein); BDI = Beck Depressions-Inventar

5. Diskussion und Schlußfolgerungen

Die Schwere der Symptomatik zu Beginn der Therapie findet ihren Ausdruck in der extremen Ausprägung des allgemeinen Angstniveaus. Die Ausprägung der Angstsymptomatik (BAI) bei einer stationären Stichprobe einer psychosomatischen Fachklinik lag im Vergleich zur vorliegenden Stichprobe deutlich niedriger (M = 25,5; SD = 14,2; Fydrich 1996). Auch die wesentlich höheren Depressivitätswerte deuten auf eine stärkere Symptomatik bei psychiatrisch behandelten Angstpatientinnen und -patienten hin (vgl. Schmitz et al. 1996). Charakteristisch für die von uns untersuchte Stichprobe war neben der schweren Angstsymptomatik, daß bei mehr als der Hälfte der Patienten eine oder mehrere psychiatrische Zusatzdiagnosen vorlagen.

Trotz der starken Beeinträchtigung durch die Angstsymptomatik und der beschriebenen Komorbidität können durch eine Kombination von stationärer Routinetherapie und dem dargestellten kognitiv-verhaltenstherapeutischen Vorgehen klinisch bedeutsame Verbesserungen bis hin zur Symptomfreiheit erzielt werden, die über den Katamnesezeitraum hinweg stabil bleiben.

Bei der Interpretation der Ergebnisse muß einschränkend berücksichtigt werden, daß die Datenerhebung nicht im Rahmen einer kontrollierten Studie stattfand. Eine kontrollierte Überprüfung des Effekts des Zusatzprogramms könnte nur in einem randomisierten Design erfolgen. Aus bekannten ethischen und organisatorischen Gründen ist dies im stationären Rahmen jedoch meist nicht möglich. Abschließend sei bemerkt, daß das Therapieprogramm sich gut in die Stationsroutine integrieren läßt und bei den Patienten, auch denen mit anderen Angststörungen als Agoraphobie und Panik, eine hohe Akzeptanz findet.

Literatur

Barlow DH, Craske MG (1989) Mastery of Your Anxiety and Panic. Graywind, Albany

Beck AT, Epstein N, Brown G, Steer RA (1988) An Inventory for Measuring Clinical Anxiety: Psychometric Properties. Journal of Consulting and Clinical Psychology 56: 893–897

Beck AT, Rush AJ, Shaw BF, Emery G (1994) Kognitive Therapie der Depression, 4. Aufl. Psychologie Verlags-Union, Weinheim

Chambless DL, Caputo GC, Bright P, Gallagher R (1984) Assessment of Fear in Agoraphobics: The Body Sensations Questionnaire and the Agoraphobic Cognitions Questionnaire. Journal of Consulting and Clinical Psychology 52: 1090–1097

Chambless DL, Caputo GC, Jasin SE, Gracely EJ, Williams C (1985) The Mobility Inventory for Agoraphobia. Behaviour Research and Therapy 23: 35–44

Chambless DL, Gillis MM (1993) Cognitive Therapy of Anxiety Disorders. Journal of Consulting and Clinical Psychology 61: 248–260

Christensen L, Mendoza JL (1986) A Method of Assessing Change in a Single Subject: An Alteration of the RC Index. Behaviour Therapy 17: 305–308

Ehlers A, Margraf J (1993) AKV. Fragebogen zu körperbezogenen Ängsten, Kognitionen und Vermeidung. Manual. Beltz-Test, Göttingen

Fydrich T (1996) Komorbidität psychischer Störungen. Empirische Untersuchungen zu einem umstrittenen Konzept. Habilitationsschrift, Universität Heidelberg

Grawe K, Donati R, Bernauer F (1994) Psychotherapie im Wandel. Von der Konfession zur Profession, 2. Aufl. Hogrefe, Göttingen

Jacobson NS, Follette WS, Revenstorf D (1984) Psychotherapy Outcome Research: Methods for Reporting Variability and Evaluating Clinical Significance. Behavior Therapy 15: 336–352

Jacobson NS, Wilson L, Tupper C (1988) The Clinical Significance of Treatment Gains Resulting from Exposure-based Interventions for Agoraphobia: A Reanalysis of Outcome Data. Behavior Therapy 19: 539–554

Margraf J, Ehlers A (1995) Das Beck-Angst-Inventar. Springer, Berlin Heidelberg New York

Margraf J, Poldrack A (1995) Behandlungsrelevante Angstsyndrome in Ost- und Westdeutschland: Eine representative Bevölkerungserhebung. Projektbericht, Universität Dresden

Margraf J, Schneider S (1990) Panik. Angstanfälle und ihre Behandlung, 2. Aufl. Springer, Berlin Heidelberg New York

Schmitz B, Fydrich T, Schifferer E, Obermeier L, Teufel J (1996) Persönlichkeitsstörungen und Behandlungserfolg bei psychischen und psychosomatischen Störungen. In: Schmitz B, Fydrich T, Limbacher K (Hrsg) Persönlichkeitsstörungen: Diagnostik und Psychotherapie, S 318–343. Psychologie Verlags-Union, Weinheim

Korrespondenz: Dr. rer. nat. Babette Renneberg, Psychiatrische Universitätsklinik, Voßstraße 4, D-69115 Heidelberg, Bundesrepublik Deutschland

Verhaltens- und Gestalttherapie bei Angststörungen

Ein Beispiel für integrative Psychotherapie

W. Butollo, M. Krüsmann, M. Maragkos und **A. Wentzel**

Institut für Psychologie, Ludwig-Maximilians-Universität,
München, Bundesrepublik Deutschland

Interaktiv-dialogische Modelle psychischer Störung

Psychologische Modellvorstellungen darüber, wie das Gehirn Gedanken, vielleicht aber sogar Erfahrung überhaupt, repräsentiert, betonen das interaktive Moment. Bewußtsein und Erfahrung werden danach als eine Art innere Kommunikation verstanden, als die Repräsentation eines andauernden Dialoges zwischen dem Individuum und seinem Milieu, dem „Ich" und dem „Nicht-Ich" (Gergen 1990). Es liegt nahe, dementsprechend auch Phänomene der Psychopathologie mit Hilfe dieses Denkmusters neu zu verstehen und entsprechende therapeutische Innovation zu suchen. Im Falle der posttraumatischen Belastungsstörung (Butollo 1996) oder bei schizophrenen Störungen ist dies bereits gezeigt worden. Macht es Sinn, diesen Ansatz der gestörten intrapsychischen Kommunikation auch bei den Angststörungen zu erproben, nachdem für diese Gruppe von psychischen Störungen, da ausreichend gute Therapien vorhanden, anscheinend kein Bedarf an neuer Therapieentwicklung besteht? Bringt die Einbeziehung einer Therapieform, wie der Gestalttherapie, deren Störungs- und Interventionsansatz primär an den Prozessen der Kontaktgestaltung ansetzt, letztlich eine dem Problem angemessenere therapeutische Versorgung?

So verstanden, wird Psychotherapie-Integration nicht zum beliebigen Zusammenwerfen von Methoden. Sie ist vielmehr ein Vorgang, in dem aufgrund neuer theoretischer Ansätze zur Psychopathologie spezifische Methoden aus verschiedenen Therapieschulen so ausgewählt werden, daß das Ergebnis eine Verbesserung der differentiellen Indikation darstellt.

Ist Verhaltenstherapie bei Angststörungen ausreichend?

Verhaltenstherapie verfügt heute über eine große Palette von verschiedenen effektiven Maßnahmen zur Arbeit bei Angststörungen. Es wäre, ausgehend vom heutigen Stand des Wissens über die Wirkung von Konfrontation („Exposure"), ein Therapiefehler, wenn einem Klienten, der mit dem primären Wunsch nach Angstreduktion zur Therapie kommt, diese Methode verweigert würde – etwa aus therapieideologischen Gründen („Ursachen" behandeln statt „Symptome"). Die Motivation der Klienten zur Therapie wird in der Regel zuerst vom Wunsch nach *Angstreduktion* bestimmt. Diesen Wunsch des Klienten gilt es therapeutisch zu nutzen. Ist aber die verhaltenstherapeutische Behandlung von Angststörungen auch als Psychotherapie ausreichend?

Am Münchner Institut für Psychologie wurde in den 70er Jahren eine Serie von Studien über Konfrontation als Methode der Angsttherapie durchgeführt, vorwiegend auf verhaltenstherapeutischer und kognitiver Grundlage. Dabei entstand, trotz guter Therapieergebnisse, der Eindruck, daß das Problem der Angst in all seinen Facetten nicht wirklich zufriedenstellend erklärt werden konnte (Butollo 1979, 1994). Das führte dazu, daß das Forschungsteam sich neuen therapeutischen Ansätzen zuwandte: Angst und Beziehungsgestaltung, Angststörung als Kommunikationsversuch, Angst als Spezialform einer Kontaktstörung.

Praktiker haben längst Wege gefunden, die Schranken konventioneller Therapieschulen zu überwinden, indem sie integrativ-therapeutisch arbeiteten, um so mehr Wirkfaktoren in ihrer Behandlungsstrategie zu aktivieren.

Seit etwa einem Jahrzehnt arbeiten wir nun in München an einem Therapieprogramm, in dem die nützlichen Anteile der Verhaltenstherapie (z. B. Konfrontation) in eine Beziehungstherapie auf gestalttherapeutischer Basis eingebettet sind. Die gestalttherapeutische Betrachtung der Angststörungen führt zu dem Ergebnis, sie vorrangig als ein Problem der aktiven Beziehungsgestaltung zu behandeln.

Die Kritik an den früheren therapeutischen Vorgehensweisen läßt sich folgend zusammenfassen:

– Wichtige Aspekte des Problems Angst werden durch die Fixierung auf das Ziel der Angstreduktion nicht wahrgenommen und sind deshalb auch nicht Gegenstand der Therapie: Defizite im Bereich der psychischen Struktur, aber auch im Bereich der Palette der erfahrbaren Gefühle und der Selbstwahrnehmung, wodurch die Beziehungsfähigkeit der Betroffenen beeinträchtigt wird.

– Die intrapsychischen Bedingungen der Angststörung werden selbst dann, wenn die Therapieansätze im Sinne einer Angstreduktion erfolgreich sind, nicht ausreichend behandelt. Das führt zu hohen Rückfallraten. Daß diese in vielen publizierten Studien nicht sichtbar werden, hat primär wissenschaftssoziologische Gründe. Der Praktiker weiß hier mehr, als einige Forscher zugeben. Aber, auch wenn eine Therapie zu einem erfolgreichen und dauerhaften Ergebnis führt, wissen wir im Grunde noch nicht genau, woran das liegt.

Warum Gestalttherapie bei Angst?

Das Selbst des Menschen gestaltet und reguliert das Kontaktgeschehen im weitesten Sinne.

Bei Angstproblemen sind die Prozesse des Herstellens und Lösens von Kontakt beeinträchtigt. Angststörung wird somit als Selbststörung gesehen, vom Klienten jedoch durch die Fixierung auf das Angstproblem nicht als solche wahrgenommen. Gestalttherapie arbeitet primär an diesen, vom Selbst organisierten Kontaktprozessen, und zwar direkt im Kontaktgeschehen. Menschen, die unter Ängsten leiden, *vermeiden,* mehr als andere, belastende Situationen und Begegnungen. Das gilt nicht nur für solche, in denen diese Ängste ausgelöst werden – sie vermeiden ganz allgemein Kontakt mit ihrer Wahrnehmung, ihren Gefühlen, unter anderem, als besonderem Spezialfall, natürlich auch mit ihrem Angstgefühl. Sie nehmen sich damit die Möglichkeit, neue Erfahrungen in solchen Situationen zu machen. Es bleibt alles bei den alten Grenzen – und damit auch bei den alten Überzeugungen von sich selbst.

Kontakt setzt voraus, daß man sich selbst als getrennt von dem Wahrnehmungsinhalt erlebt, mit dem Kontakt aufgenommen wird. Das klingt trivial, ist jedoch bei Personen mit Angststörungen nicht selbstverständlich. Die erweiterte Theorie der angstbedingten Kontaktstörung besagt, daß Reduktion von Angsterregung mit Hilfe einer Art Selbstaufgabe angestrebt wird: Konfluenz oder Identifikation mit dem als fremd erlebten Wahrnehmungsinhalt. Die Theorie der Gestalttherapie bietet eine ausführliche Konzeption zum Zusammenhang von Problemen der Kontaktprozesse bei Angststörungen an. Aus Raumgründen sei hierzu auf ausführlichere Arbeiten verwiesen (Zinker 1994).

Kontakt

Was ist Kontakt überhaupt? Was geschieht bei Aufbau und Lösung von Kontakt? Gestalttherapie verfügt über eine Theorie zum Kontaktablauf („Kontaktzyklen"), sagt voraus, wie und wodurch Kontaktepisoden gelingen und was zu Störungen führt. Kontakt wird damit zum zentralen Vehikel für die therapeutische Intervention.

In einer empirischen Studie wurde an unserem Institut versucht, die verschiedenen Wirkungskomponenten von Verhaltenstherapie und Gestalttherapie bei Angststörungen sichtbar zu machen. Es soll festgestellt werden, ob sich diese Wirkfaktoren zueinander additiv verhalten, d. h., ob durch die sukzessive Integration von VT und Gestalt ein größeres Maß an therapeutischer Wirksamkeit erreicht werden kann bzw. länger anhält.

Die Therapiestudie: Durchführung und Zusammenfassung der Ergebnisse

Die Stichprobe dieser Studie umfaßt bislang 53 Patienten mit verschiedenen Angststörungen, vorwiegend Agoraphobien, Panikstörungen und soziale Phobien.

Die Patienten wurden mit durchschnittlich 20 Einzelstunden Verhaltenstherapie (Exposition) und 22 Sitzungen Gestalttherapie (Gruppe) behandelt. Da alle Patienten zuerst die angstspezifische Verhaltenstherapie und anschließend die Gruppentherapie erhielten, wird untersucht, wie die sukzessive angebotenen Therapieelemente Veränderung in verschiedenen Maßen des Therapieerfolges bewirken. Die Ergebnisse sind allesamt vorläufig, da die Gruppentherapie für einen Großteil der Patienten noch nicht abgeschlossen ist.

Vorläufige Zwischenergebnisse

Die Auswertung des *Streß-Verarbeitungs-Fragebogens* (SVF) nach Jahnke et al. (1985), der situationsunspezifisch nach dem Umgang mit belastenden Ereignissen fragt, ergab über die gesamte Stichprobe ($n = 53$) nach durchschnittlich 17 gestalttherapeutischen Gruppensitzungen erwartungsgemäß eine Abnahme in den Subskalen „Vermeidung" (Effektstärke ES = 0,72**), „Gedankliche Weiterbeschäftigung" (ES = 0,38*) und „Fluchttendenz" (ES = 0,48*). Deutlicher fallen die Effektstärken für die Untergruppe der Klienten mit *Agoraphobie* aus. Im einzelnen sind die entsprechenden Effektstärken für die Klienten mit Agoraphobie auf den Subskalen „Vermeidung" 1,92**, „Gedankliche Weiterbeschäftigung" 0,75(*) und „Fluchttendenz" 1,94**.

Die zweite größere Diagnosegruppe, die *Sozialen Phobien*, verbesserte sich nach durchschnittlich 17 Gruppensitzungen im *Unsicherheitsfragebogen* (Ullrich und Ullrich de Muynck 1978) in den Subskalen „Fehlschlag-Kritikangst" (ES = 0,86(*)), „Fordern-Können" (ES = 0,97*) und „Nicht-Nein-Sagen-Können" (ES = 0,61).

In nahezu allen Skalen der *Symptom-Check-Liste* (SCL-90-R; Derogatis 1986) sind sehr bedeutsame Symptomreduzierungen festzustellen. In herausragendem Maße gilt dies für Veränderungen bei Klienten mit Agoraphobie auf den Faktoren „Phobische Angst" (ES = 1,42*), „Somatisierung" (ES = 2,88***), „Zwänge" (ES = 1,77**) und den Summen-Scores „GSI – General Symptom Index" (ES = 1,87**) und „PST – Positive Symptoms" (ES = 3,35***).

Insgesamt kann schon jetzt dem in unserem Projekt verfolgten integrativen Therapieansatz hohe Effektivität bescheinigt werden. Auf praktisch allen eingesetzten Skalen ist eine deutliche Bewegung hin zu den „gesunden" Normwerten eingetreten. Nach erster Einschätzung benötigen die Klienten mit *Agoraphobie* für nahezu vollständige, breitbandige Symptom-Remission neben ca. 20 verhaltenstherapeutischen Einzelsitzungen ca. 40 Gruppensitzungen, in denen – wie oben beschrieben – konfliktorientiert mittels gestalttherapeutischer Methodik gearbeitet wird. Die Stichprobe der Klienten mit Sozialphobien sind hinsichtlich des Schweregrades der Störung (z. B. im U-Fragebogen) zu Therapiebeginn noch deutlich im Bereich pathologischer Norm angesiedelt. Die stärksten Verbesserungen sind wie bei den anderen Diagnosen nach 20 Gruppensitzungen zu erwarten. Für endgültige Aussagen sind jedoch weitere Daten nötig.

Zusammenfassend kann zu den Ergebnissen folgendes festgestellt werden:

– Insgesamt ist der zweiphasige Therapieansatz mit Einzel-Verhaltenstherapie und Gestaltgruppe sehr effektiv. Die Entwicklung von ungünstigen Ausgangswerten hin zu „gesunden" Normwerten ist deutlich und auf allen

Skalen beobachtbar. Die Ergebnisse sind allerdings vorläufig, da die Gruppentherapie für einen Großteil der Patienten noch nicht abgeschlossen ist. Die Ergebnisse betreffen nicht nur die Angstmaße, sondern die gesamte Bandbreite psychischer Symptome.

– In nahezu allen Skalen der *Symptom-Check-Liste* (SCL-90-R) sind sehr bedeutsame Symptomreduzierungen festzustellen.

Diskussion

Entsprechend der eingangs formulierten Thesen hat Angst im weitesten Sinne etwas zu tun mit der Unterdrückung von Kontakt. Der gestalttherapeutische Teil unserer Arbeit konzentriert sich, insgesamt gesehen, auf eine Unterstützung des Klienten dahingehend, seine Fähigkeit der Kontaktgestaltung wiederzuentdecken bzw. weiterzuentwickeln. Dies sollte sich intrapsychisch ebenso wie im zwischenmenschlichen Kontakt auswirken. In der vorläufigen Auswertung der zur Zeit noch laufenden Therapiestudie konnte eine direkte Erfassung der therapeutisch beeinflußten Kontaktgestaltung mangels geeigneter Meßverfahren noch nicht demonstriert werden. An der Konstruktion geeigneter Meßverfahren wird gearbeitet. Immerhin konnten wir zeigen, daß sich diese Arbeit statistisch bedeutsam auch im Bereich der Angstreduktion auswirkt. Die Zunahme an Lebendigkeit, die wir als Folge geänderter Kontaktgestaltung gesehen haben, konnten wir ebenfalls mangels existierender klinischer Meßverfahren empirisch nicht erfassen. Das heißt nicht, daß es nicht geschehen wäre. Für die praktisch tätigen Therapeuten zählt diese Zunahme persönlicher Freiräume in der Lebensgestaltung ohnehin zu den wichtigsten Rückmeldungen ihrer Tätigkeit.

Der gestalttherapeutische Teil unserer Arbeit führt in der Regel zu einer *Angstdifferenzierung,* und zwar derart, daß andere Gefühle stärker in den Vordergrund treten. Dadurch gelangt der Klient zu mehr Gefühlssicherheit. Dies bedeutet, er „kennt sich auch in diesen Gefühlen besser aus", weiß, daß und wie sie ertragen und ausgedrückt werden können. *Ergebnis ist ein insgesamt reichhaltigeres Selbst,* das sich wiederum symptomreduzierend auswirkt.

Die Plattform, auf der sich diese therapeutische Arbeit abspielt, ist die lebendige dialogische Beziehung, was heißt, daß auch der Therapeut es riskiert, in die Begegnung mit dem Klienten einzutreten, seine „professionellen Schemata" im Hintergrund läßt, als Person und nicht nur als Fachmann dem Klienten begegnet.

In Anlehnung an Wittgenstein verschiebt das die Ebene des Lernprozesses: vom Lernen durch „gesagt und doziert bekommen", mehr in Richtung auf ein Lernen durch Erfahrung, durch „gezeigt bekommen". Lernen durch Sagen ist eine Seite der Wirklichkeit in der Therapie, lernen durch „Sich-Zeigen-Lassen" (erfahren) eine andere.

Es kann sein, daß der Kanal der Informationsverarbeitung für Material, welches über Gesagtes vermittelt wird, längst geschlossen, weil überfüllt, ist. Es kann dann aber dennoch sehr viel Kapazität für die Verarbeitung von Erfahrungen offen sein, die über Gezeigtes vermittelt werden.

Die referierten Ergebnisse der Studie sind vorläufig, da die Untersuchungen noch andauern. Weitere Befunde werden vor allem erwartet zu den Fragen der relativen Effektivität verhaltenstherapeutischer und gestalttherapeutischer Anteile des methodenintegrierenden Vorgehens sowie der Langzeitwirkung.

Literatur

Butollo W (1979) Chronische Angst – Theorie und Praxis der Konfrontationstherapie. Fortschritte der Klinischen Psychologie, Bd 19. Urban & Schwarzenberg, München

Butollo W (1994) Die Angst ist eine Kraft. 5. Aufl. Piper, München

Butollo W (1996) Psychotherapy Integration for War Traumatization – A Training Project in Central Bosnia. The European Psychologist 1: 140–146

Derogatis LR (1986) Symptom-Check-Liste (SCL-90-R). In: Collegium Internationale Psychiatriae Scalarum (Hrsg). Internationale Skalen für die Psychiatrie. Beltz, Weinheim

Gergen KJ (1990) Die Konstruktion des Selbst im Zeitalter der Postmoderne. Psychologische Rundschau 41: 191–199

Jahnke W, Erdmann G, Boucsein W (1985) Streßverarbeitungsfragebogen. Hogrefe, Göttingen

Ullrich R, Ullrich de Muynck R (Hrsg) (1978) Soziale Kompetenz. Experimentelle Ergebnisse zum Assertiveness-Training-Programm ATP. Bd. 1: Meßmittel und Grundlagen. Pfeiffer, München

Zinker JC (1994) In Search of Good Form. Jossey-Bass, San Francisco

Korrespondenz: Prof. Dr. phil. Willi Butollo, Institut für Psychologie, Ludwig-Maximilians-Universität, Leopoldstraße 13, D-80805 München, Bundesrepublik Deutschland.

Ressourcenorientierte Kurztherapie mit autogenem Training und Hypnose bei ambulanten Angstpatienten

F. Stetter[1] und **E. R. Straube**[2]

[1] Oberberg-Klinik für Psychosomatische Medizin, Extertal-Laßbruch,
Bundesrepublik Deutschland
[2] Institut für Psychologie, Friedrich-Schiller-Universität, Jena,
Bundesrepublik Deutschland

1. Einleitung

1.1 Formen der Behandlung von Angstpatienten

Epidemiologische Studien (Vollrath und Angst 1989) und Erhebungen in Arztpraxen (Maier et al. 1996) zeigen, daß Angststörungen zu den häufigsten psychischen Erkrankungen zählen. Auch wenn nach der Beschreibung der „Angstneurose" durch S. Freud tiefenpsychologische Behandlungsansätze durchaus nachweisbare Erfolge aufwiesen (Thomä und Kächele 1988), hat sich verhaltenstherapeutisches Vorgehen – neben pharmakologischen oder kombinierten Ansätzen – besonders bewährt. Hier wurde seit langem bei der systematischen Desensibilisierung die Progressive Relaxation eingesetzt. Seit einigen Jahren wurde indes verstärkt beachtet, daß mit dem im deutschsprachigen Raum weiter verbreiteten autogenen Training [AT] mehr als nur eine „konditionierte Entspannungsreaktion" erreicht werden kann. In bezug auf die Verhaltenstherapie bezeichnet Doubrawa (1992) das autogene Training als ein psychophysiologisches Verfahren, das auf der kognitiven Ebene ansetzt, und Seer (1986) beschreibt Integrationsmöglichkeiten konzentrativer Meditationsformen und kognitiver Verhaltenstherapie, wobei in der Mehrzahl die für die Meditation beschriebenen Vorgänge in gleicher Weise für das autogene Training gelten. Auf die wichtigen kognitiven Prozesse der selektiven Aufmerksamkeit bei hypnosuggestiv vermittelten Versenkungszuständen wurde wiederholt – auch aufgrund experimenteller Untersuchungen – hingewiesen (Stetter 1991). Darüber hinaus wurden verschiedene Hypnosetechniken seit langem mit verhaltenstherapeutischem Vorgehen bei Angstpatienten kombiniert (Revenstorf 1994). Aber auch Hypnose, Selbsthypnose und Entspannungsverfahren allein erbrachten Therapieerfolge. Die Angstreduktion ist eine der markantesten immer wieder nachgewiesenen Veränderungen bei Hypnotherapie [HT] (Revenstorf 1994) und beim AT (Stetter 1996).

1.2 Wirkmechanismen hypnosuggestiver Therapiemethoden

1.2.1 Es findet eine Schulung zur Selbstbeobachtung kognitiver Prozesse statt. Der Patient lernt immer wieder zu fragen, ob er sich gerade auf die relevanten Aufgaben (z. B. körperliche Entspannungsvorgänge) konzentriert, oder ob er sich mit irrelevanten Gedanken oder Wahrnehmungen beschäftigt.

1.2.2 Dieses Schwanken der Aufmerksamkeit zu akzeptieren und zu lernen, irrelevante Gedanken loszulassen, kann zu einer Distanzierung und Desidentifikation der Inhalte führen. Hierbei greifen kognitive Prozesse und physiologische Entspannung ineinander.

1.2.3 Da bekannt ist, daß die Wahrnehmung von Angstpatienten stärker als bei anderen Menschen ständig auf potentielle Gefahren eingestellt ist, lernen die Patienten, die Aufmerksamkeit zu fokussieren und nach innen zu wenden. Dies führt zu einer Reduktion der Wahrnehmung äußerer Stimuli.

1.2.4 Die Wahrnehmung innerer Stimuli tritt in den Vordergrund. Diese könnten aber auch in körperlichen Symptomen bestehen, deren Interpretation als Gefahr bei der Auslösung von Panikattacken eine Rolle spielt (Ehlers et al. 1988). Im Rahmen des hypnosuggestiven Geschehens gelingt es zunehmend, diese Perzeptionen kognitiv anders zu bewerten, z. B. den wahrgenommenen Herzschlag passiv zu erleben und unter therapeutischer Anleitung dessen Rhythmus als Phänomen der Entspannung neu zu attribuieren.

1.2.5 Die Angstpatienten, die häufig von ihrer Symptomatik gelähmt werden, gewinnen schrittweise Autonomie und damit Selbstvertrauen zurück, wenn die Eigenübungen außerhalb der therapeutischen Sitzungen durchgeführt werden.

1.2.6 Durch die Fokussierung der Aufmerksamkeit auf die physiologisch bedingte Wärmeempfindung tritt bei den Übungen nicht nur auf der biologischen Ebene ein neurophysiologisch nachvollziehbarer Rückkopplungsmechanismus mit weiterer Verstärkung und Generalisierung der Entspannungsreaktion auf (Stetter 1996). Unter tiefenpsychologischen Gesichtspunkten kann auch die primäre Beziehungserfahrung belebt werden. Dies geschieht zunächst im konkreten Erleben des Übenden auf einer vorsprachlichen Ebene. Bei mangelnden Grunderfahrungen von emotionaler Wärme bietet schon das regelmäßige, selbständige Durchführen der AT- oder HT-Übungen die Möglichkeit zum „emotionalen Auftanken" und zum Einüben in Urvertrauen (Roßmanith und Bartl 1991). Durch den kommunikativen Prozeß bei den Besprechungen des Erlebten in den therapeutischen Sitzungen wird das Erlebte darüber hinaus sprachlicher Kommunikation und einer kognitiv-emotionalen Bearbeitung zugänglich.

2. Methodik

2.1 Studienziele, Patientenauswahl, Therapiezuteilung

Ziel unserer Studie war es zu untersuchen, ob bereits Kurzinterventionen mit AT oder HT (nach M. Erickson) mit nur 6 Sitzungen in wöchentlichem Abstand, Veränderungen der Symptomatik bewirken können.

In die Studie wurden Patienten mit eindeutiger Diagnose einer Angststörung (ICD-10 F 40, F 41, ggfs. F 45; STAI-X2 > 33) aufgenommen, die sich noch nie oder nicht aktuell in einer Behandlung befanden und sich auf Anzeigen selbst meldeten. Ausgeschlossen wurden Patienten, die zusätzlich unter gravierenden körperlichen oder psychischen Erkrankungen litten.

Es standen zwei Therapiearme zur Verfügung: Autogenes Training (AT) und Hypnotherapie (HT). Die Zuteilung erfolgte nach der Verfügbarkeit der Behandlungsformen. Nur in einem Fall wurde dem expliziten Wunsch nach HT nachgegeben. Ein systematischer Effekt bei der Gruppeneinteilung ist nicht anzunehmen. Die AT- und HT-Gruppen wurden von jeweils einem in der entsprechenden Methode klinisch erfahrenen Vertreter geleitet, um dem Problem der Therapeutenvariable Rechnung zu tragen. Eine Woche vor Beginn der Therapie (T1) und einige Tage nach der letzten Sitzung (T2) wurde das Angstinventar STAI-X2 (Trait-Form) gegeben (20–80 Punkte).

2.2 Therapeutisches Vorgehen

Alle Patienten wurden während 6 Wochen mit einmal wöchentlichen Sitzungen à 90 Minuten bei einer Gruppengröße von 4–5 Patienten behandelt. Beim AT wurde in jeder Sitzung eine Übung (5–10 min) von den Patienten rein autosuggestiv durchgeführt. Die neu zu erlernenden Inhalte wurden vom Therapeuten in einer zweiten, längeren Übung vorgesprochen. Damit war hinsichtlich der Dauer der Therapeutenintervention ein Vergleich beider Therapieformen möglich, auch wenn die heterosuggestive Lernhilfe (modifiziertes AT) in der alltäglichen Praxis zumeist nicht erforderlich ist. Schwere-, Wärme-, Atemübung und Ruhetönung sowie „formelhafte Vorsatzbildungen" wurden erarbeitet. Die in Kleingruppen durchgeführte HT basierte auf Problemlösungen in Form von Metaphern, die in der Trance angeboten wurden, und begann mit der Tranceinduktion durch Suggestionen von Entspannung. Frühere Entspannungserfahrungen wurden angesprochen, die Verknüpfung positiver Erfahrungen mit den aktuellen Problemen angeregt (Verstärkung von Selbstwirksamkeitserwartungen) und der Umgang mit Angst direkt angesprochen. Den Abschluß bildeten metaphorische Lösungsvorschläge und eine direkte Angstreduktionssuggestion. In beiden Therapieformen wurde während der Sitzungen auf die Erlebnisse jedes einzelnen Patienten – insbesondere auf „Störungen" – eingegangen.

Alle Patienten erhielten die Aufgabe, zwischen den Sitzungen dreimal täglich autosuggestive Übungen durchzuführen. Am Ende der Behandlung wurde darauf hingewiesen, daß ein weiterer Therapieerfolg nur bei regelmäßigem Durchführen der Eigenübungen zu erwarten ist.

2.3 Drei-Monats-Katamnese

Allen Patienten wurden nach drei Monaten (T3) der STAI-X2 sowie ein Katamnesefragebogen zugeschickt. In einer telefonischen Nachbefragung wurde die Häufigkeit der Angstanfälle erfaßt. Ein Patient aus der AT-Gruppe verweigerte die Nachuntersuchung und muß als „drop-out" angesehen werden. Von 26 Patienten lagen Informationen vor, wobei alle STAI-X2-Bögen auswertbar waren. Von 24 Patienten konnten Angaben zur Häufigkeit der Angstanfälle und von 22 Patienten die Katamnesefragebögen verwertet werden.

3. Ergebnisse

3.1 Stichprobenbeschreibung

Insgesamt nahmen 27 Patienten im Alter von 25 bis 55 Jahren an der Untersuchung teil (Tab. 1).

3.2 Prä-Post-Vergleich

Hauptzielvariable war das mittels des *STAI-X2* erfaßte Ausmaß der Trait-Angst. In beiden Gruppen fand sich unmittelbar nach der Behandlung (nach 6 Wochen) eine deutliche Reduktion, die durch einen signifikanten Zeiteffekt in der Varianzanalyse abgesichert ist (Zeit: $F[1, 50] = 14{,}3$; $p < 0{,}001$). Gruppeneffekte ($F[1, 25] = 0{,}9$; $p = 0{,}35$) oder Wechselwirkungen ($F[2, 50] = 0{,}24$; $p = 0{,}62$) fanden sich nicht. 20 Patienten fühlten sich nach der Therapie weniger ängstlich, 7 fühlten sich gleichbleibend oder vermehrt ängstlich.

3.3 Katamnese

Nach 3 Monaten führten 13 der Patienten (48 %) die erlernten autosuggestiven Übungen durch (7 x AT/6 x HT).

3.3.1 Trait-Angst

Hinsichtlich der Veränderungen des Persönlichkeitsmerkmals „Angst" (STAI-X2) von Beginn der Behandlung bis zur Katamnese (T1–T3) zeigte eine Varianzanalyse einen hochsignifikanten Zeiteffekt ($F[2, 48] = 11{,}9$; $p < 0{,}001$) ohne signifikante Gruppeneffekte ($F[1, 24] = 0{,}85$; $p = 0{,}37$) oder Wechselwirkun-

Tabelle 1. Patientenstichprobe

	weibl. männl	Alter	ICD 10 F40	ICD 10 F41	ICD 10 F45.2	Störungs- dauer (J)	STAI- X2
AT ($n = 14$)	11/3	37±9	7	6	1	15±15	57±11
HT ($n = 13$)	9/4	39±8	11	2	0	14±10	55±10

gen ($F[2, 48] = 0,08$; $p = 0,93$). Post-hoc Scheffé-Tests zeigten, daß der signifikante Zeiteffekt durch die Reduktion des Angstmaßes von T1 nach T2 bedingt ist. Eine bedeutsame weitere Reduktion im Katamnesezeitraum fand sich nicht – allerdings auch kein erneutes Ansteigen der Angst (Mittelwerte für die Gesamtgruppe „Katamnese-Completer" ($n = 26$): T1: 55,8 ± 10,3; T2: 48,4 ± 8,7; T3: 48,5 ± 8,4).

Von T1 nach T3 war bei insgesamt 18 Patienten (10 x AT/8 x HT) eine Reduktion und bei drei Patienten (2 x AT/1 x HT) ein Anstieg der Trait-Angst zu verzeichnen. Fünf Patienten (1 x AT/4 x HT) zeigten keine relevante Veränderung.

3.3.2 Angstanfälle

Die Anzahl der Angstanfälle (im Mittel 6,4 ± 6,7 pro Woche vor der Behandlung) nahm in beiden Gruppen deutlich ab. Die Varianzanalyse ergab einen signifikanten Zeiteffekt ($F[2, 44] = 5,37$; $p = 0,0082$). Gruppeneffekt ($F[1, 22] = 0,06$; $p = 0,81$) und Wechselwirkung ($F[2, 44] = 0,98$; $p = 0,38$) waren nicht signifikant. Die post-hoc Scheffé-Tests zeigten, daß zwischen T1 und T2 die Reduktion der Angstanfälle noch nicht statistisch abzusichern war ($F[1, 44] = 1,89$; $p = 0,18$). Der Vergleich der Werte von T2 und T3 ergab eine Tendenz ($F[1, 44] = 3,53$; $p = 0,07$). Von T1 nach T3 war die Reduktion der Anfallsfrequenz signifikant (T1 vs. T3: $F[1, 44] = 10,3$; $p = 0,004$. Mittelwerte ± SD: AT-Gruppe: T1 = 5,3 ± 6,6; T2 = 4,3 ± 5,0; T3 = 2,9 ± 4,9; HT-Gruppe: T1 = 7,4 ± 5,8; T2 = 5,1 ± 8,1; T3 = 1,4 ± 1,6).

Die Anfallsfrequenz verringerte sich bei 16 (6 x AT/10 x HT) der insgesamt 24 Patienten mit verwertbaren Informationen. Bei vier Patienten (3 x AT/1 x HT) war eine geringfügige Steigerung und bei weiteren vier Patienten (3 x AT/1 x HT) keine Veränderung festzustellen. Insgesamt wiesen sieben Patienten (3 x AT/4 x HT) zum Katamnesezeitpunkt keine Angstanfälle mehr auf.

4. Diskussion

Entspannungsverfahren spielen in der Behandlung von Angstpatienten zu Recht nach wie vor eine große Rolle, insbesondere in der Initialphase (Therapiebereitschaft fördern!) und als Teil umfassender Behandlungspläne. In unserer Studie zeigte sich, daß mit einem ökonomisch einsetzbaren Entspannungsverfahren (AT) beachtliche Therapieerfolge erzielt werden können, die der einer als Kurzintervention aufgebauten Hypnotherapie kaum nachstehen. Die Katamneseergebnisse verweisen auf die Stabilität der erreichten Effekte. Die Methodik der Studie, insbesondere die kleine Stichprobe, läßt indes weitreichende Generalisierungen vor einer Replikation nicht zu. Auch lassen sich die Ergebnisse nicht auf alle Patienten mit Angststörungen generalisieren, ermutigen aber dazu, Entspannungsverfahren als „niederschwellige" Angebote für Patienten mit Angst- und Panikstörungen bereitzuhalten.

Literatur

Doubrawa R (1992) Das autogene Training in verhaltenstherapeutischer Sicht. Praxis der klinischen Verhaltensmedizin und Rehabilitation 5: 250–258

Ehlers A, Margraf J, Roth WT (1988) Selective Information Processing, Interoception, and Panic Attacks. In: Hand I, Wittchen HU (Hrsg) Panic and Phobias, Vol 2, pp 129–148. Springer, Berlin Heidelberg New York

Maier W, Linden M, Sartorius N (1996) Psychische Erkrankungen in der Allgemeinpraxis. Dt Ärzteblatt 93: B947–B950

Revenstorf D (1994) Kognitive Verhaltenstherapie und Hypnose. Verhaltenstherapie 4: 223–237

Roßmanith S, Bartl G (1991) Autogenes Training: Eine tiefenpsychologisch fundierte Methode. Ärztl Prax Psychother 13: 1–16

Seer P (1986) Konzentrative Meditation und kognitive Verhaltenstherapie. Psychother Psychosom med Psychol 36: 306–310

Stetter F (1991) Die Bedeutung der Hypnosuggestiv-Verfahren in der Psychiatrie – ein empirisch fundierter, pragmatischer Behandlungsansatz. In: Schneider F, Bartels M, Foerster K, Gaertner HJ (Hrsg) Perspektiven der Psychiatrie: Forschung Diagnostik – Therapie, pp 153–159. G. Fischer, Stuttgart New York

Stetter F (1996) Autogenes Training – Somatopsychische Aspekte und klinische Wirksamkeit. Münch Med Wschr 138: 42–45

Thomä H, Kächele H (1988) Lehrbuch der psychoanalytischen Therapie, Bd 2: Praxis, S 423–432. Springer, Berlin Heidelberg New York

Vollrath M, Angst J (1989) Results of the Zurich Cohort Study: Course of Anxiety and Depression. Psychiatry and Psychobiology 4: 307–313

Korrespondenz: Priv.-Doz. Dr. med. Friedhelm Stetter, Oberbergklinik für Psychosomatische Medizin, Brede 29, D-32699 Extertal-Laßbruch, Bundesrepublik Deutschland.

Ambulantes Monitoring von Sorgen („Worries") bei Probanden mit generalisierter Angststörung

W. Trabert[1,2], **E. Becker**[2,3], **W. T. Roth**[2] und **C. B. Taylor**[2]

[1] Psychiatrische Universitätsklinik, Jena, Bundesrepublik Deutschland
[2] Department of Psychiatry and Behavioral Sciences, Stanford University, Stanford, CA, USA
[3] Psychologisches Institut, TU Dresden, Bundesrepublik Deutschland

1. Einleitung

Das Konzept der „generalisierten Angststörung" nach DSM-III-R, DSM-IV und ICD-10 stützt sich wesentlich auf das chronische Vorliegen von Sorgen („worries") und Angst. Die Diagnosestellung erfolgt in der Regel auf Grund der Angaben des Patienten. In der vorliegenden Untersuchung sollten im Rahmen ambulanten Monitorings die folgenden Fragestellungen untersucht werden:

Frage 1: Sorgen und ängstigen sich Probanden mit generalisierter Angststörung im Tagesverlauf mehr als gesunde oder klinische Vergleichsprobanden?

Verschiedentlich wird die „generalisierte Angststörung" nicht als reine Angsterkrankung gesehen, sondern vielmehr ihre Nähe zu den depressiven Störungen betont. Bei manchen depressiven Störungen sind Tagesschwankungen typisch.

Frage 2: Variieren Sorgen und Ängste bei Probanden mit generalisierter Angststörung in Abhängigkeit von der Tageszeit?

2. Methodik

Die Untersuchung fand an der Stanford-Universität in Kalifornien statt. Über Zeitungsannoncen wurden 20 Probanden mit generalisierter Angststörung, 20 Probanden mit Panikstörung als klinische Kontrollpersonen sowie 20 gesunde Kontrollpersonen im Alter von 18 bis 65 Jahren rekrutiert. Die Diagnosen wurden durch ein strukturiertes klinisches Interview (SKID) entsprechend den Kriterien des DSM-III-R gestellt. Probanden mit einer komorbiden depressiven Störung wurden ausgeschlossen.

Ein weiteres strukturiertes Interview wurde zur Erfassung von Häufigkeit und Inhalt der Sorgen der Probanden durchgeführt. Anschließend wurde ihnen ein tragbarer Taschencomputer (Casio PB1000), der die Größe eines Taschenbuchs aufweist, mit nach Hause gegeben. Dieser gab über 48 Stunden zu jeder vollen Stunde von 8 bis 22 Uhr ein akustisches Signal, mit dem die Probanden zur Eingabe von Informationen über die vergangene Stunde aufgefordert wurden. Sie wurden u. a. gefragt, wie hoch ihre maximale Angst auf einer Skala von 0 bis 10 war, ob sie sich Sorgen gemacht hatten und, wenn ja, welchen zeitlichen Anteil in Prozent ihre Sorgen an der vergangenen Stunde hatten.

3. Ergebnisse

Verwertbare Daten lagen bei 16 Probanden mit generalisierter Angststörung (9 Männer und 7 Frauen) vor, bei 15 Probanden mit Panikstörung (5 Männer und 10 Frauen) sowie bei 17 gesunden Kontrollprobanden (8 Männer und 9 Frauen). Ursache von Datenverlusten waren in der Regel technische Defekte.

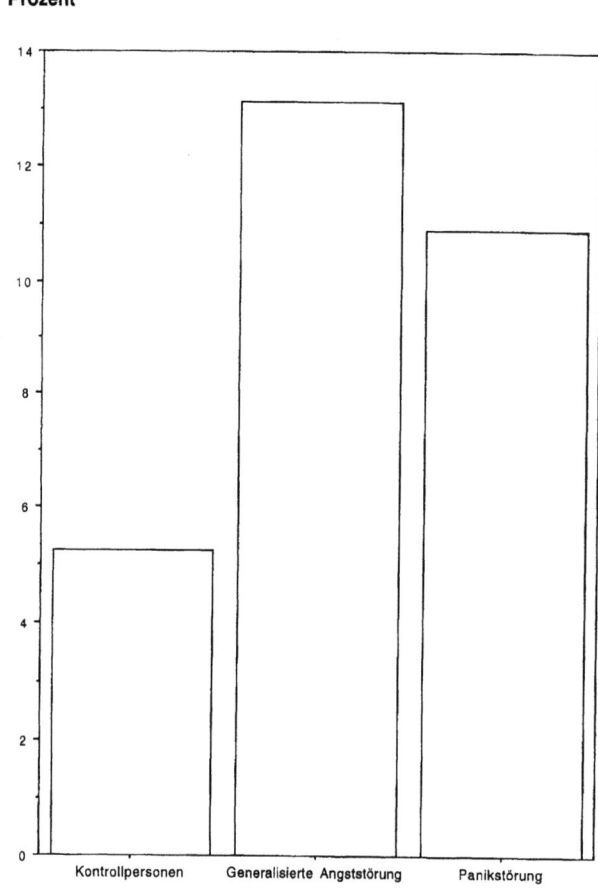

Abb. 1. Anteil der mit Sorgen verbrachten Zeit von 7 bis 22 Uhr

Prozent

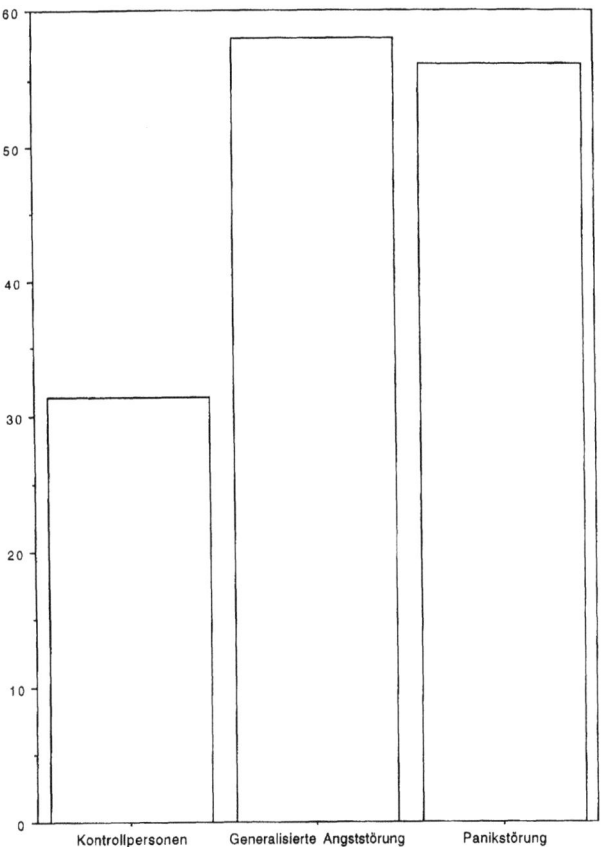

Abb. 2. Anteil der Stunden, in denen Sorgen auftraten

Abb. 1 zeigt den auf den Meßzeitraum bezogenen, mit Sorgen verbrachten Zeitanteil je Gruppe, Abb. 2 den Anteil der mit Sorgen verbrachten Stunden, im Gegensatz zu sorgenfreien Stunden. Abb. 3 zeigt den Tagesverlauf der Sorgen, Abb. 4 den der Angst.

Probanden mit generalisierter Angststörung verbrachten laut den stündlichen Angaben im Mittel 13,8 % der gemessenen Zeit mit *Sorgen*, Probanden mit Panikstörung 11,5 % und gesunde Kontrollpersonen 5,7 %. Die Varianzanalyse (ANOVA) zeigte bei einem F-Wert von 32,7 einen signifikanten Unterschied zwischen den Gruppen ($p < 0,0001$). Die einzelnen Gruppenvergleiche mittels Fisher's PLSD wiesen sämtlich signifikante Unterschiede auf: Die klinischen Gruppen unterschieden sich von den Kontrollprobanden ($p < 0,0001$), Probanden mit generalisierter Angststörung von Probanden mit Panikstörung ($p = 0,035$).

Hinsichtlich der maximalen *Angst* der jeweils vergangenen Stunde fand sich – bei einem möglichen Range von 0 bis 10 – bei Probanden mit generalisierter Angststörung im arithmetischen Mittel ein Wert von 2,86, bei Probanden mit

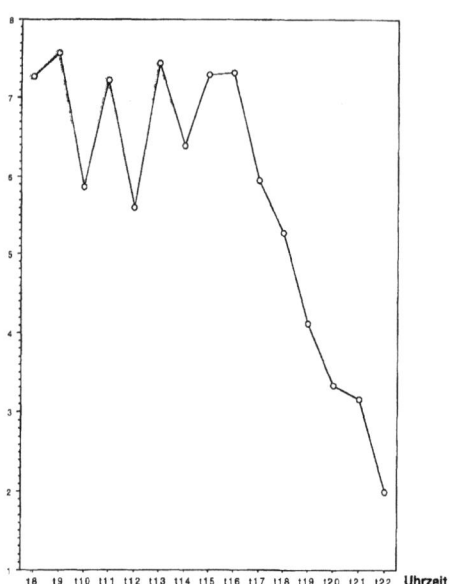

a Kontrollpersonen

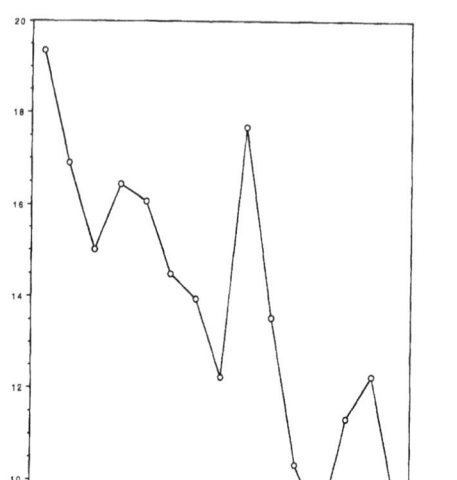

b generalisierte Angststörung

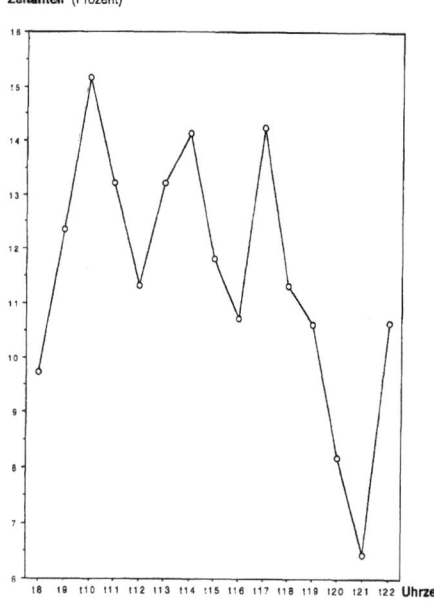

c Panikstörung

Abb. 3. Tagesverlauf der mit Sorgen verbrachten Zeit der jeweils letzten Stunde:
a bei gesunden Kontrollpersonen, **b** bei
Probanden mit generalisierter Angststörung, **c** bei Probanden mit Panikstörung

Panikstörung ein Wert von 3,02 und bei gesunden Kontrollpersonen ein Wert
von 1,99. Die Varianzanalyse (ANOVA) erbrachte bei einem F-Wert von 83,8 wiederum einen signifikanten Unterschied zwischen den Gruppen ($p < 0,0001$).
Laut Fisher's PLSD unterschieden sich die klinischen Gruppen von den gesunden Kontrollpersonen ($p < 0,0001$), nicht aber untereinander ($p = 0,32$).

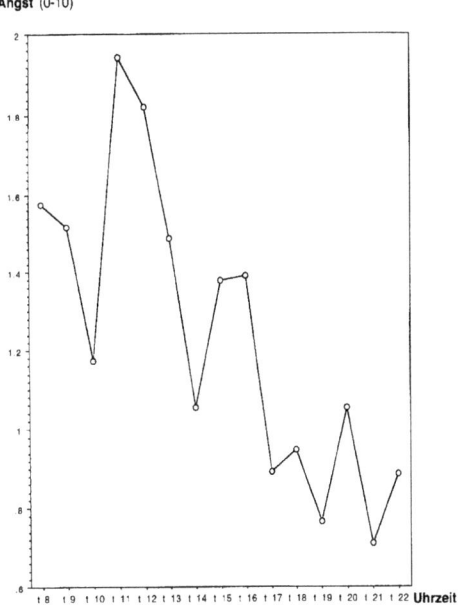

a Kontrollperson

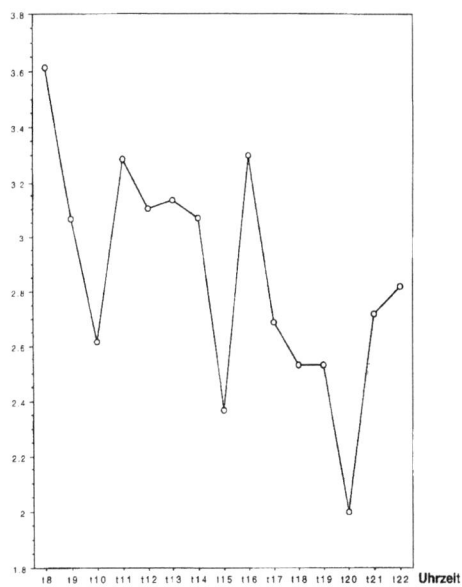

b generalisierte Angststörung

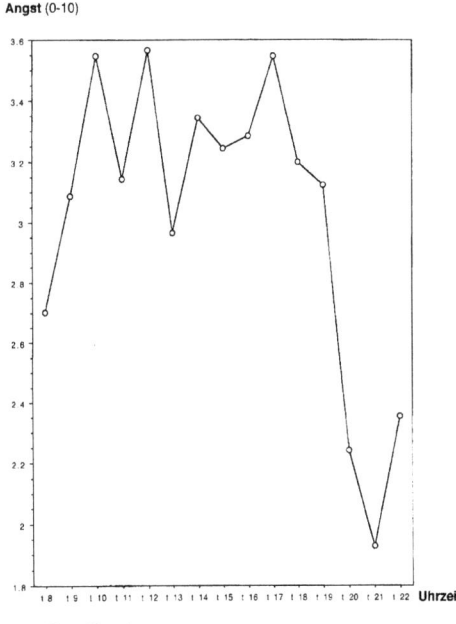

c Panikstörung

Abb. 4. Tagesverlauf der maximalen Angst in der jeweils letzten Stunde: **a** bei gesunden Kontrollpersonen, **b** bei Probanden mit generalisierter Angststörung, **c** bei Probanden mit Panikstörung

4. Diskussion

Zu Frage 1: Probanden mit generalisierter Angststörung gaben eine signifikant größere Zeitdauer an, während der sie sich sorgten, als Probanden mit Panikstörung und gesunde Kontrollpersonen. Probanden mit Panikstörung sorgten sich nach ihren Angaben signifikant länger als gesunde Kontrollpersonen.

Probanden mit generalisierter Angststörung und Probanden mit Panikstörung gaben im Durchschnitt signifikant höhere Angstniveaus an als gesunde Kontrollpersonen. Der Unterschied zwischen Probanden mit generalisierter Angststörung und Probanden mit Panikstörung war nicht signifikant.

Die Differenzen in den untersuchten Maßen zwischen den beiden klinischen Gruppen sind quantitativ wenig ausgeprägt, die zwischen den klinischen Gruppen und der Kontrollgruppe hingegen deutlicher.

Zusammengefaßt scheinen angesichts der eher geringen Unterschiede zwischen den klinischen Gruppen die untersuchten Maße nicht sicher geeignet, zwischen diesen Gruppen zu unterscheiden. Ob die für die generalisierte Angststörung geforderten Kriterien der Übertriebenheit und der subjektiven Unkontrollierbarkeit der Sorgen sowie spezifische inhaltliche Akzentsetzungen (Sorgen über tägliche Angelegenheiten bei generalisierter Angststörung, Sorgen über die Gesundheit bei Panikstörung) eine deutlichere Unterscheidung ermöglichen, bleibt zu prüfen.

Zu Frage 2: Alle Probanden zeigten morgens ein höheres Ausmaß an Angst und Sorgen als abends. Während bei Probanden mit Panikstörung und gesunden Probanden der Zeitanteil der Sorgen bis in den späten Nachmittag hinein ein größeres Ausmaß hatte, um dann deutlich geringer zu werden, fand sich bei den Patients mit generalisierter Angststörung eine über den Tag gleichmäßiger verteilte, eher kontinuierliche Abnahme.

Diese tageszeitliche Verteilung der Sorgen bei der generalisierten Angststörung könnte einen Hinweis auf Tagesschwankungen der Symptomatik darstellen, wie sie nach ICD-10 für das „somatische Syndrom" der depressiven Episode beschrieben sind. Die Analyse der zusätzlich erhobenen Daten wird Anhaltspunkte dafür erbringen können, ob weitere, auch situative Faktoren (etwa Belastungen durch die Arbeitstätigkeit) für die geschilderte zeitliche Verteilung der Sorgen bedeutsam waren. Sichere Schlußfolgerungen hinsichtlich einer besonderen Nähe der generalisierten Angststörung zu den depressiven Störungen sind auf der Basis der vorliegenden Daten noch nicht möglich.

Korrespondenz: Dr. med. Dipl.-Psych. Werner Trabert, Psychiatrische Universitätsklinik, Philosophenweg 3, D-07740 Jena, Bundesrepublik Deutschland.

Effekte von Alprazolam, Flumazenil und Naltrexon auf die Expositionstherapie bei Spinnenphobie

W. Trabert[1,2], **W. T. Roth**[2] und **C. B. Taylor**[2]

[1] Psychiatrische Universitätsklinik, Jena, Bundesrepublik Deutschland
[2] Department of Psychiatry and Behavioral Sciences, Stanford University, Stanford, CA, USA

1. Einleitung

Die Expositionsbehandlung ist die Methode der Wahl bei der Behandlung von Agoraphobie/Panik, sozialen, spezifischen und anderen Phobien, der Zwangskrankheit und vermutlich auch der posttraumatischen Streßerkrankung. Die Wirkprinzipien der erfolgreichen Konfrontation mit dem angstauslösenden Stimulus sind jedoch unzureichend verstanden. Unter anderem werden Erlernen von Bewältigungsstrategien und kognitive Veränderungen, auch im Sinne einer Veränderung der Erwartungshaltung des Patienten, diskutiert. Wolpe ging von einer Gegenkonditionierung aus. Entsprechend dem Zwei-Faktoren-Modell von Mowrer liegt dem Behandlungserfolg eine forcierte Löschung der durch klassische Konditionierung erworbenen und durch Flucht- und Vermeidungsverhalten im Sinne operanten Lernens aufrechterhaltenen Angstreaktion zugrunde.

Hinsichtlich biologischer Faktoren ist vermutet worden, daß das System endogener Opioide zur Wirksamkeit von Expositionsbehandlungen beiträgt. Diese Annahme gründet sich auf eine Reihe von Befunden:

Im Tierversuch führt die Gabe von Opioid-Antagonisten zu einer Abnahme der Wirksamkeit der Löschung klassisch konditionierter Furchtreaktionen durch forcierte Extinktion. Beim Menschen findet sich eine negative Korrelation zwischen Endorphinen im Liquor und Zustandsangst. Mit Naloxon vorbehandelte Probanden mit einfacher Phobie profitierten nicht von systematischer Desensibilisierung. Mit 50 mg Naltrexon vorbehandelte Spinnenphobiker zeigten ein schlechteres Annäherungsverhalten bei der Expositionstherapie. Mit 25 bzw. 100 mg Naltrexon vorbehandelte Spinnenphobiker zeigten eine dosisabhängige Verschlechterung des Annäherungsverhaltens an eine Spinne.

Wie könnten Endorphine Annäherungsverhalten beeinflussen? Sie könnten Annäherungsverhalten positiv verstärken oder aber die Annäherung weniger aversiv gestalten helfen. Endorphine steigern exploratives Verhalten; sie könnten direkt das Annäherungsverhalten stimulieren, aber auch durch *Verminderung behavioraler Hemmung* eine Zunahme des Annäherungsverhaltens bewirken. Aus dieser Überlegung läßt sich die Fragestellung ableiten, ob eine *Hemmung des Verhaltens-Inhibitions-Systems* (Gray) *durch Benzodiazepingabe zu verstärkter Annäherung an einen spezifischen phobischen Stimulus und einem besseren Erfolg der Expositionsbehandlung führt.*

Die bisherigen Studien zur Beeinflussung des Annäherungsverhaltens bei spezifischer Phobie durch Benzodiazepine zeigen widersprüchliche Ergebnisse: Mit 10 mg Diazepam vorbehandelte Tierphobiker näherten sich dem phobischen Stimulus mehr. Unter 5 mg Diazepam hingegen wurde bei Schlangenphobikern kein verbessertes Annäherungsverhalten gefunden.

Auch die Studien zur Beeinflussung des Erfolges der Expositionsbehandlung durch Benzodiazepine erlauben keine klare Schlußfolgerung. So zeigten mit 0,1 mg/kg KG *Diazepam* vorbehandelte Probanden mit spezifischer Phobie eine ausgeprägtere Besserung unter Expositionstherapie, wenn die orale Gabe 4 Stunden (im Vergleich mit 1 Stunde) zurücklag. Am schlechtesten schnitt die Placebogruppe ab. Andererseits ließ sich keine Verbesserung der Erfolge durch Flooding bei Tierphobikern unter fortdauernder Gabe von 15 mg Diazepam täglich nachweisen.

2. Methodik

42 Probandinnen mit Spinnenphobie, entsprechend den Diagnosekriterien des DSM-III-R für einfache Phobie, und 14 gesunde weibliche Kontrollpersonen wurden über die Medien rekrutiert. Ausschlußkriterien waren Alter unter 18 und über 65 Jahre, bedeutsame körperliche oder psychiatrische Begleiterkrankungen und Einnahme von untersuchungsrelevanten Medikamenten.

Die Untersuchung fand nach einem für alle Probandinnen gleichen Zeitplan am Nachmittag statt. Nach Begrüßung und Einverständniserklärung wurde ein erster Test des Annäherungsverhaltens durchgeführt. Dieser bestand aus sechs konsekutiven Aufgaben, deren jede eine Minute dauerte und mit einer Einschätzung von Angst und „positive excitement" (als Variable zur Erfassung des subjektiven Effekts der Opioid-Rezeptorenblockade) auf einer visuellen Analogskala abschloß. Die Aufgaben lauteten: 1. Die Spinne in 10 Fuß Entfernung in transparentem Plastikbehälter ansehen, 2. den Plastikbehälter so nah wie möglich zu sich ziehen und die Spinne ansehen, 3. die Spinne von oben betrachten, 4. die Spinne mit einem Bleistift berühren, 5. die Spinne mit dem Finger berühren, 6. die Spinne auf der Hand laufen lassen. Die Annäherung war nicht forciert, ihr Ausmaß wurde der Probandin überlassen („as near as you dare").

Nach einer für die cerebrale Verteilung ausreichenden Pause wurde doppelblind in randomisierter Folge die Medikation (50 mg Naltrexon oder 0,5 mg Alprazolam oder Placebo) oral verabreicht. Nach einem zweiten gleichartigen Test des Annäherungsverhaltens wurde schließlich eine zweistündige Exposition in vivo durchgeführt. Nach einer weiteren Pause wurde ein dritter Test des

Annäherungsverhaltens durchgeführt. 1 Woche später erfolgte ein vierter Test des Annäherungsverhaltens, gefolgt von einer nochmaligen zweistündigen Expositionstherapie und einem abschließenden fünften Test des Annäherungsverhaltens. Erst danach wurden Instruktionen zur Aufrechterhaltung des Therapieerfolges durch Selbstexposition gegeben. Mit dem Angebot einer sicher medikationsfreien Expositionsbehandlung sollte Probandinnen, die unter begleitender Medikation möglicherweise ein unzureichendes Therapieergebnis erzielen würden, eine nochmalige Behandlung offeriert werden.

In einer analogen Nachfolgestudie wurden die Effekte des Benzodiazepin-Antagonisten Flumazenil auf Annäherungsverhalten und Ergebnisse der Expositionstherapie untersucht. Hierzu wurden 30 Probandinnen mit Spinnenphobie rekrutiert, die als Medikation eine 100 ml Kurzinfusion von 2 mg Flumazenil in 0,9 % NaCl über 10 Minuten oder eine gleiche Menge physiologischer Kochsalzlösung als Placebo erhielten. Auf Grund der regelhaft sehr guten Ergebnisse der Expositionsbehandlung in allen Pharmakabedingungen in der ersten Studie wurde hier auf einen zweiten Untersuchungstag verzichtet.

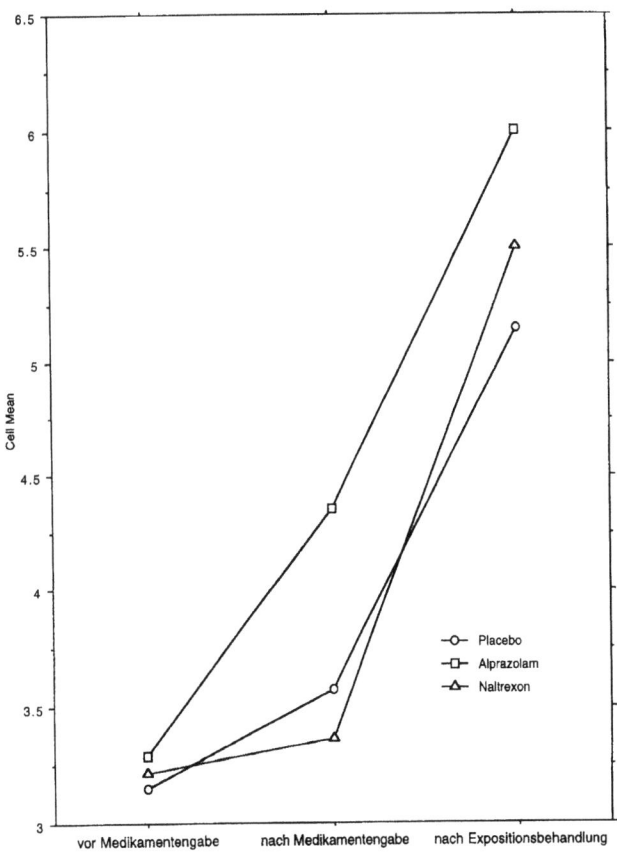

Abb. 1. Annäherungsverhalten im Vergleich von Placebo, Alprazolam und Naltrexon

3. Ergebnisse

Die Ergebnisse der ersten Studie sind für den ersten Tag hinsichtlich Annäherungsverhalten in Abb. 1, die Probandinnenratings von „positive excitement" in der jeweils letzten vollzogenen Aufgabe sind in Abb. 2 dargestellt. In allen Gruppen findet sich ein sehr guter Erfolg der Expositionsbehandlung. Der Unterschied im zweiten Verhaltensannäherungstest zwischen der Alprazolamgruppe und der Placebogruppe ist statistisch signifikant ($p < 0,05$). Auch im dritten Verhaltensannäherungstest schnitt die Alprazolamgruppe am besten ab; hier tritt ein Deckeneffekt auf, da ausnahmslos alle Probandinnen dieser Gruppe alle Annäherungsschritte ausführen. Die Überlegenheit dieser Gruppe zeigte sich auch am zweiten Untersuchungstag. Die Unterschiede der Naltrexongruppe zur Placebogruppe waren hinsichtlich Annäherung und Therapieergebnis statistisch nicht signifikant. Allerdings zeigte sich in den subjektiven Ratings unter Naltrexon die im Vergleich zu Placebo erwartete Verminderung

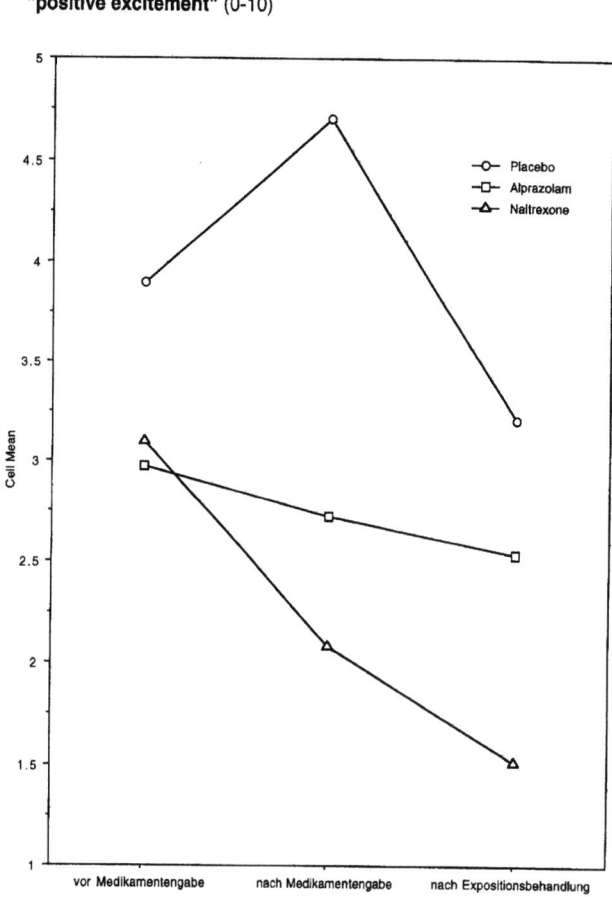

Abb. 2. Probandinnenschätzungen von „positive excitement"

Annäherungsschritte (maximal 6)

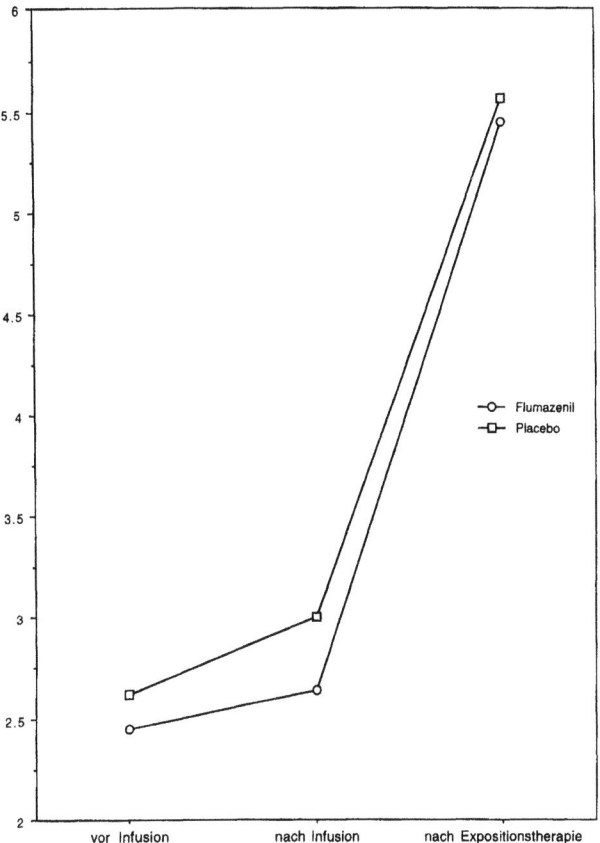

Abb. 3. Annäherungsverhalten im Vergleich von Placebo und Flumazenil

der Variable „positive excitement" im zweiten Annäherungstest als signifikant. Die Ergebnisse der Folgestudie hinsichtlich Annäherung sind in Abb. 3 dargestellt. Ein wesentlicher Unterschied zwischen der Flumazenilbedingung und der Placebobedingung ist nicht vorhanden, es besteht keine statistisch signifikante Differenz zwischen den Gruppen.

4. Diskussion

Die angeführten Ergebnisse sprechen für eine Verbesserung des Annäherungsverhaltens und eine bessere Wirksamkeit der Expositionsbehandlung durch eine Hemmung des Verhaltens-Inhibitions-Systems durch Alprazolam. Obwohl durch Naltrexon eine Verminderung von „positive excitement" erreicht wurde, zeigte sich keine Beeinflussung des Annäherungsverhaltens oder des Behandlungserfolges. Dies spricht gegen eine entscheidende Mitwirkung endogener Opioide bei diesen Parametern. Die Antagonisierung der Benzodiazepinrezeptoren durch Flumazenil blieb ohne Effekt, so daß sich Hinweise auf eine relevante Beteiligung endogener Benzodiazepinrezeptorliganden nicht ergaben. Die ausgezeichnete Wirksamkeit der zweistündigen Expositionsbehandlung bei zumeist seit Kindheit bestehender Phobie unter allen pharmakologischen Bedingungen belegt die sehr gute Effektivität dieser Behandlungsform.

Korrespondenz: Dr. med. Dipl.-Psych. Werner Trabert, Psychiatrische Universitätsklinik, Philosophenweg 3, D-07740 Jena, Bundesrepublik Deutschland.

Flugangstbewältigung durch psychotherapeutisch ausgerichtete Seminare

G. Sachs und **H. Katschnig**

Klinische Abteilung für Sozialpsychiatrie und Evaluationsforschung,
Universitätsklinik für Psychiatrie, Wien, Österreich

1. Einleitung

Flugphobien sind aufgrund der Ausweitung des Flugverkehrs zu einer sehr häufigen Angstbehinderung geworden. Nach Walder et al. (1987) liegt die Häufigkeit des Auftretens in der Bevölkerung bei 20 % für geringe und 10 % für stark ausgeprägte Flugphobie. 9,2 % des Flugpersonals leiden ebenfalls an Flugangst (Dyregrov et al. 1992). Diagnostisch zählt die Flugangst nach DSM IV zu den spezifischen Phobien, kann aber auch Teil einer Agoraphobie sein. Das Ausmaß der Angst reicht vom Gefühl des Unwohlseins und der Ängstlichkeit bis zur Panik (Marcinkowski 1993), was dazu führt, daß Fliegen entweder völlig vermieden wird, oder nur unter extremer Angst möglich ist. Neben eher situationstypischen Auslösern (Braunburg und Pieritz 1979) spielen subjektive Auslöser, die durch negative Gedanken, Bilder und Katastrophenbefürchtungen aufrechterhalten werden, eine Rolle.

Therapieprogramme zur Flugangstbewältigung beinhalten Informationsvermittlung, Entspannungstechniken, kognitive Therapieelemente und Exposition in der Vorstellung oder in vivo (Roberts 1989, Greco 1989, Doctor et al. 1990). In einer Studie von Walder et al. (1987) führten Informationsvermittlung, Exposition und ein „natural coping model" zu einer Abnahme der Flugangst und Erwartungsangst. Haug et al. (1987) zeigte, daß die Anwendung eines Stress-Inoculation-Trainings (Meichenbaum und Turk 1976) für „cognitive responder" einem Entspannungstraining für „physiological responder" in der Bewältigung der Flugphobie überlegen ist (siehe ebenso Beckham et al. 1990).

Ziel der vorliegenden Untersuchung war, ein Angstbewältigungsprogramm anzuwenden, das alle bisher wirksamen Elemente zur Angstreduktion beinhaltet. Es sollte ökonomisch durchzuführen sein und einer größeren Anzahl von Teilnehmern angeboten werden können.

2. Methodik

2.1 Teilnehmer

Das Flugangstseminar wurde in Zusammenarbeit der Univ.-Klinik für Psychiatrie und einer Fluggesellschaft durchgeführt. Die Teilnehmer wurden über Zeitungsartikel und Informationsmaterial, das in den Reisebüros und am Flughafen erhältlich war, rekrutiert. Vor Beginn des Seminars wurde ihnen ein Flugangstfragebogen zugesandt. Bisher nahmen 40 Teilnehmer an 2 Seminaren teil (20 Männer, 20 Frauen), das Durchschnittsalter betrug 40,4 ± 16,6 Jahre. Von diesen Teilnehmern waren 21,1 % noch nie geflogen, 13,2 % bis zu 5mal, 18,4 % bis zu 10mal und 47,3 % öfter als 10mal. 30,6 % gaben an, schon immer unter Flugangst zu leiden, 16 % schon mehr als 10 Jahre, und bei 53,4 % besteht die Flugangst erst seit weniger als 10 Jahren. Eigene negative Flugerfahrungen wie Startabbruch, mehrere Landungsversuche, schlechtes Wetter oder sehr starke Turbulenzen wurden von 36 % als Auslöser für die Flugangst beschrieben.

2.2 Angstbewältigungsprogramm

Das Interventionsprogramm zur Bewältigung der Flugangst bestand aus einer Kombination von Informationsvermittlung zum Flugbetrieb und zur Angstbewältigung und aus spezifischen psychotherapeutischen Interventionsschritten. Der erste Teil des Seminars zur Informationsvermittlung wurde von zwei Piloten durchgeführt und beinhaltete die Themen Flugzeugbau, Aerodynamik, Flugsicherung, Pilotenausbildung sowie unbekannte und überraschende Erscheinungen während des Fluges, wie Turbulenzen oder Jetstream. Der Informationsteil zur Angstbewältigung bestand aus Themen wie Ursachen und Formen von Angst und Panik, Erscheinungsformen der Flugangst und Erklärungs- und Verstärkungsmodelle der Angst. Im dritten Teil des Seminars erlernten die Teilnehmer die progressive Muskelrelaxation nach Jacobson und richtiges Atmen während der Angst. In einem anschließenden Gruppengespräch wurden die Katastrophenbefürchtungen und ängstigenden Denkmuster der Teilnehmer exploriert und alternative Erklärungen für die Angstauslöser und Bewältigungsmöglichkeiten erarbeitet. Die systematische Desensibilisierung bestand darin, den bevorstehenden Rundflug unter Anleitung in der Vorstellung zu bewältigen, bei auftretender Angst wurden die Teilnehmer aufgefordert, sich zu entspannen, anschließend nahmen sie an einem einstündigen Rundflug teil, der von TherapeutInnen begleitet wurde. Bei auftretendem Unbehagen oder Angst/Panik wurden die Teilnehmer angeleitet und unterstützt, die geübten Interventionsschritte anzuwenden. Nach dem Rundflug wurden die Ängste während des Fluges besprochen.

2.3 Erhebungsinstrumente

Vor Beginn des Seminars wurde den Teilnehmern ein Flugangstfragebogen zugesandt, womit Informationen über soziodemographische Daten, bisherige Flugerfahrungen, Dauer der Flugangst und bisherige angstvolle Flugerlebnisse

erfaßt wurden. Der Flugangstfragebogen beinhaltet weiters die situationsspe-
zifische Stärke der Angst und körperliche Reaktionen während des Fluges
(4-teilige Ratingskala nach Ziegler 1983). Es wurde nach anderen Ängsten und
Panikattacken und bisherigen Bewältigungsstrategien der Flugangst gefragt.
Während des Seminars wurde nach jedem Bewältigungsteil eine 10teilige visuelle Analogskala vorgegeben, mit der sowohl die aktuelle Angst/Panik als auch
die Erwartungsangst vor dem geplanten Rundflug erhoben wurden.

3. Ergebnisse

3.1 Häufigste Angstauslöser, körperliche Reaktionen und andere Ängste

Als häufigste Angstauslöser wurden Turbulenzen (73,7 %), Anzeichen eines
möglichen Defektes (68,4 %), ungewöhnliche Bewegungen (59,4 %) oder
Geräusche (54 %) und schlechtes Wetter (52,7%) genannt. Die Flugangst zeigte sich hauptsächlich in körperlichen Reaktionen wie Anspannung (21 %),
Herzklopfen (15 %), kalte Hände (12 %), Zittern (10 %) und Schwitzen
(10 %). An zusätzlichen Ängsten wurde Angst vor dem Tod (16 %), vor körperlichen Krankheiten (12 %), Höhen (11 %) und Kontrollverlust (11 %)
genannt. Insgesamt erlitten 20 % der Teilnehmer im letzten halben Jahr vor
dem Seminar eine bis mehrere Panikattacken.

3.2 Angstverlauf während des Seminars

Die Intensität der aktuell während des Seminars aufgetretenen unangenehmen
körperlichen Empfindungen bzw. Angst/Panik (10-teilige visuelle Analogskala)
war während der verschiedenen Angstbewältigungsschritte nicht unterschiedlich, jedoch nahm die Erwartungsangst im Hinblick auf den geplanten
Rundflug im Verlauf des eintägigen Flugangstseminars ab (visuelle Analogskala
Abb. 1). Es kam diesbezüglich zu einer signifikanten Angstreduktion sowohl

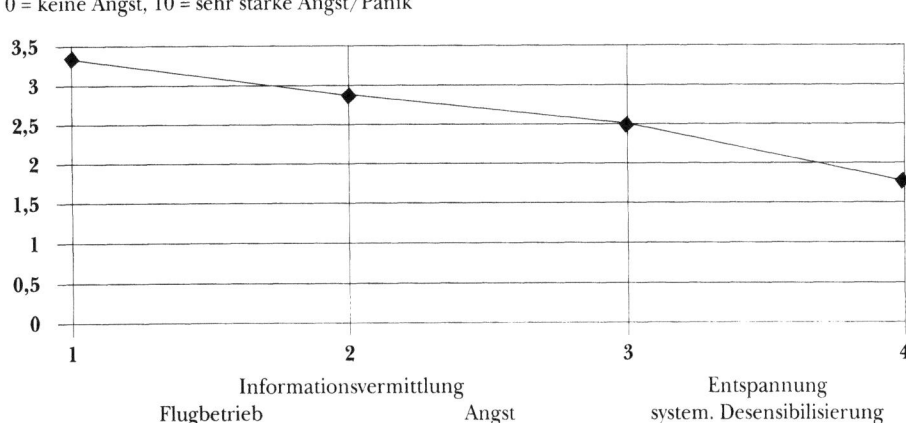

Abb. 1. Verlauf der Erwartungsangst vor dem geplanten Rundflug während des Seminars

nach der Informationsvermittlung als auch weiterhin nach den Entspannungs- und Atemübungen und der systematischen Desensibilisierung. Die Erwartungsangst unmittelbar vor dem geplanten Rundflug war geringer als zu Beginn des Seminars ($t = 3{,}56$, $p < 0{,}001$).

4. Diskussion

Das Interventionsprogramm zur Bewältigung der Flugangst in der Kombination von Informationsvermittlung und spezifischen psychotherapeutischen Interventionsschritten zeigte sich in der Reduktion der Erwartungsangst vor dem geplanten Rundflug als wirksam. Während des gesamten Seminars kam es zu keiner signifikanten Abnahme der tatsächlich erlebten Angst. Dieses Ergebnis könnte als Aktivierung der Angst durch die Auseinandersetzung mit Flugtechnik und Flugbetrieb angesehen werden, was im Sinn des emotional processing (Foa und Kozak 1986) eine wichtige Determinante zur Bewältigung der Angst darstellt. Die Erwartungsangst spielt in der Vorhersage des Vermeidungsverhaltens bei Patienten mit Agoraphobie eine wesentliche Rolle (Telch 1989, Cox 1994). Patienten mit ausgeprägtem Vermeidungsverhalten haben mehr Katastrophenbefürchtungen und geringere Fähigkeiten zur Angstbewältigung. Ob die Abnahme der Erwartungsangst tatsächlich zu häufigerem Fliegen und geringerem Vermeiden geführt hat, könnte nur eine Katamnese klären, die derzeit noch ausständig ist. Walder et al. (1987) fand, daß nach einem Jahr 84 % der Teilnehmer eines Angstbewältigungsprogrammes sich weniger ängstlich fühlten, nach 3 Jahren waren 61 % geflogen. Die Aussagekraft dieser deskriptiven Studie ist durch das Fehlen einer Kontrollgruppe und einer katamnestischen Erhebung in dieser Untersuchung beschränkt. Die spezielle Situation des Seminars aktiviert die Angst durch Informationen und Exposure in der Vorstellung und in vivo; ein gleichzeitiges Erlernen und Anwenden von Entspannungstechniken, Atemübungen und alternative Kognitionen für Katastrophenbefürchtungen können im Sinne von „guided imaginal coping" (Watkins et al. 1988, Clum et al. 1993) helfen, Erwartungsangst zu bewältigen. Guided imaginal coping basiert auf Erlernen von Copingstrategien während erhöhter Angst oder Exposition und nicht auf Extinktion oder Dekonditionierung.

Auf jeden Fall führte die Reduktion der Erwartungsangst vor dem geplanten Flug dazu, daß alle Teilnehmer am Rundflug teilnahmen und somit in die angestrebte „exposure in vivo"-Situation kamen. Ein Vorteil des dargestellten ein-tägigen kombinierten Angstbewältigungsprogrammes liegt darin, daß es sich als relativ ökonomisch bezüglich Dauer und Therapieaufwand erweist (siehe auch Solyom et al. 1973, Walder et al. 1987).

Literatur

Beckham JC, Vrana SR, May JG, Gustafson DJ, Smith GR (1990) Emotional Processing and Fear Measurement Synchrony as Indicators of Treatment Outcome in Fear of Flying. J Behav Ther & Exp Psychiat 21: 153–162

Braunburg R, Pieritz RJ (1979) Keine Angst vorm Fliegen. Falken, Niederhausen

Clum GA, Watkins PL, Borden JW, Broyles SE (1993) A Comparison of Guided Imaginal Coping and Imaginal Exposure in the Treatment of Panic Disorder. J of Rat Emotive and Cognitive Behav Ther 11: 179–193

Cox BJ, Endler NS, Swinson RP (1994) An Examination of Levels of Agoraphobic Severity in Panic Disorder. Behav Res Ther 33: 57–62

Doctor RM, McVarish C, Boone RP (1990) Long-Term Behavioral Treatment Effects for the Fear of Flying. Phobia Pract and Res J 3: 33–42

Dyregrov A, Skogstad A, Hellesoy OH, Haugli L (1992) Fear of Flying in Civil Aviation Personnel. Aviation, Space and Environment Med: 831–838

Foa EB, Kozak MJ (1986) Emotional Processing of Fear: Exposure to Corrective Information. Psychol Bull 99: 20–35

Greco TS (1989) A Cognitive-Behavioral Approach to Fear of Flying: A Practitioner's Guide. Phobia Pract and Res J 2: 3–15

Haug T, Brenne L, Johnson BH, Berntzen D, Gotestam K, Hugdahl K (1987) A Three Systems Analysis of Fear of Flying: A Comparison of a Consonant vs a Non-Consonant Treatment Method. Behav Res and Ther 25: 187–194

Marcinkowski B (1993) Flugangst. Psychomed 5: 63–66

Meichenbaum D, Turk D (1976) The Cognitive-Behavioral Management of Anxiety, Anger and Pain. In: Dvidson PO (ed) The Behavioral Management of Anxiety, Depression Pain. Brunner/Mazel, New York

Roberts RJ (1989) Passanger Fear of Flying: Behavioural Treatment with Extensive in vivo Exposure and Group Support. Aviation, Space and Environment Med 60: 342–348

Solyom L, Shugar R, Bryntwick S, Solyom C (1973) Treatment of Fear of Flying. Am J Psychiatry 130: 423–427

Telch MJ, Brouillard M, Telch CF, Agras WS, Taylor CB (1989) Role of Cognitive Appraisal in Panic-Related Avoidance. Behav Res and Ther 27: 373–383

Walder CP, McCracken JS, Herbert M, James PT, Brewitt N (1987) Psychological Intervention in Civilian Flying Phobia: Evaluation and a Three-Year Follow-Up. British J Psychiatry 151: 494–498

Watkins PL, Sturgis ET, Clum GA (1988) Guided Imaginal Coping: An Integrative Treatment for Panic Disorder. J Behav Ther Exp Psychiatry 19: 147–155

Ziegler VW (1983) Freude am Fliegen. Orac/Pietsch, Wien

Korrespondenz: Dr. med. Dr. phil. Gabriele Sachs, Klinische Abteilung für Sozialpsychiatrie und Evaluationsforschung, Universitätsklinik für Psychiatrie, Währinger Gürtel 18–20, A-1090 Wien, Österreich.

VI. Zwangsstörungen

Ist die Kombination von Verhaltenstherapie mit einem Serotonin-Wiederaufnahmehemmer der alleinigen Verhaltenstherapie bei der Behandlung von Zwangsstörungen überlegen?

F. Hohagen[1], **G. Winkelmann**[1], **H. Rasche-Räuche**[1], **A. König**[1],
W. Trabert[1], **N. Münchau**[2], **C. Geiger-Kabisch**[3], **E. Rey**[3], **J. Aldenhoff**[4],
I. Hand[2] und **M. Berger**[1]

[1] Abteilung für Psychiatrie und Psychotherapie mit Poliklinik, Universitätsklinik
für Psychiatrie und Psychosomatik, Freiburg, Bundesrepublik Deutschland
[2] Psychiatrische und Nervenklinik, Universitätskrankenhaus Eppendorf, Hamburg,
Bundesrepublik Deutschland
[3] Zentralinstitut für Seelische Gesundheit, Mannheim,
Bundesrepublik Deutschland
[4] Universitätsklinik für Psychiatrie und Psychotherapie, Kiel,
Bundesrepublik Deutschland

Einleitung

Bei der Pathogenese von Zwängen spielen sowohl neurobiologische Faktoren (Übersicht s. Hohagen 1992) als auch psychologische Faktoren (Übersicht bei Reinecker 1991) eine Rolle. In Übereinstimmung mit dieser Sichtweise stellen sowohl die somatische, pharmakologische Behandlung mit einem Serotonin-Wiederaufnahmehemmer (Übersicht s. Greist 1990) als auch die Verhaltenstherapie (Übersicht s. Reinecker 1991) erfolgreiche Behandlungsstrategien bei Zwangsstörungen dar. Bislang haben jedoch nur wenige Studien untersucht, ob eine Kombination von Verhaltenstherapie mit einem Serotonin-Wiederaufnahmehemmer der alleinigen Verhaltenstherapie überlegen ist. Zwei in jüngster Zeit publizierte Studien zur Kombinationsbehandlung von Verhaltenstherapie mit Clomipramin (Marks et al. 1988) und Fluvoxamin (Cottraux 1990, 1993) fanden einen vorübergehenden medikamentösen Zusatzeffekt im Vergleich zur Placebogruppe, der in den Follow-up-Untersuchungen nicht mehr nachzuweisen war.

Vorliegende Multicenter-Studie soll untersuchen, ob die Kombination von multimodaler Verhaltenstherapie mit Fluvoxamin der alleinigen multimodalen Verhaltenstherapie bei der stationären Behandlung schwerer Zwangsstörungen überlegen ist. Des weiteren soll geklärt werden, ob die pharmakologische Behandlung einer sekundären Depression den Behandlungserfolg der Zwangssymptomatik verbessert.

Methode

60 Patienten, die nach den DSM-III-R-Kriterien an einer Zwangsstörung litten, wurden in einem randomisierten Doppelblind-Design entweder der Behandlungsgruppe Verhaltenstherapie + Fluvoxamin ($n = 30$) oder der Behandlungsgruppe Verhaltenstherapie + Placebo ($n = 30$) zugeordnet. Die Diagnose wurde mit dem strukturierten klinischen Interview (SCID, Spitzer et al. 1984, deutsche Übersetzung von Wittchen et al. 1988) gestellt. In der Yale-Brown Obsessive Compulsive Scale (Y-BOCS, Goodman et al. 1989, deutsche Übersetzung von Büttner-Westphal und Hand 1991) lag der Einschlußscore bei mindestens 16. Zwei Patienten mußten wegen Unverträglichkeit des Medikamentes die Studie abbrechen. Da bei Behandlungsbeginn die Y-BOCS-Werte beider Gruppen signifikant unterschiedlich waren, mußten die Extremwerte beider Gruppen sequentiert ausgeschlossen werden, bis kein signifikanter Unterschied im Y-BOCS-Wert zu Behandlungsbeginn mehr vorlag. Somit wurde die Stichprobe, die in die Datenanalyse einging, auf $N = 49$ reduziert (Gruppe VT + Placebo, $n = 25$, VT + Fluvoxamin, $n = 24$, 29 Frauen, 20 Männer). Der Mittelwert des Y-BOCS-Gesamtwerts lag bei 28,2 ± 3,4, der Depressions-Score gemessen mit der Hamilton 21 Item-Version bei 19,0 ± 8,2, die Clinical Anxiety Scale bei 10,1 ± 4,8. Die durchschnittliche Erkrankungsdauer war 11,7 ± 11,6 Jahre.

Patientenstichprobe

Alle Patienten litten sowohl unter Zwangshandlungen als auch unter Zwangsgedanken (Zwangshandlungen: Kontrollieren: 83,7 %, Waschen/Reinigen: 71,4 %, Zählen: 46,9 %, Wiederholen: 49 %, Sortieren: 18,4 %, Sammeln und Horten: 36,7 %, Sammelkategorie anderer Zwangshandlungen: 55,1 % – Mehrfachnennungen möglich). Alle Patienten waren für wenigstens 7 Tage vor Studieneinschluß medikamentenfrei. Eine umfassende körperliche Untersuchung inklusive Schädel-CT erbrachte keinen pathologischen Befund.

Medikamentöse Behandlung

Nach einer siebentägigen Wash-out-Phase, in der jeder Teilnehmer Placebo erhielt, wurde in Woche 1 mit einer Initialdosis von 50 mg Fluvoxamin bzw. Placebo begonnen. Die Medikamentendosis wurde wöchentlich um 50 mg gesteigert bis zu einem Maximum von 300 mg in Woche 5, solange keine Nebenwirkungen auftraten. Bei Unverträglichkeitserscheinungen wurde die aktuelle Dosis um 50 mg reduziert und auf die tolerierte Dosis fixiert. Im Durchschnitt wurden 288,1 mg Fluvoxamin gegeben.

Verhaltenstherapeutische Behandlung

Die Patienten wurden mit multimodaler Verhaltenstherapie behandelt. In den ersten drei Wochen wurde eine umfangreiche Verhaltensanalyse durchgeführt. Die Verhaltensanalyse beinhaltete sowohl die Mikroanalyse des gegenwärtigen Symptomverhaltens als auch die intraindividuelle und interaktionelle Funktionsanalyse sowie die Berücksichtigung krankheitsaufrechterhaltender Faktoren. Während Wochen 4–9 wurden die Patienten mit graduiertem Expositionstraining und Reaktionsmanagement behandelt. Das Expositionstraining wurde zunächst vom Therapeuten begleitet, dann vom Co-Therapeuten bis hin zur Durchführung im Selbstmanagement. Gegen Ende der Behandlung wurde ein Expositionstraining in der häuslichen Umgebung des Patienten durchgeführt. Parallel zur symptombezogenen Behandlung wurde auf der Grundlage der erweiterten individuellen Verhaltensanalyse am Aufbau von Alternativverhalten, an den individuell bestehenden Problem- und Konfliktbereichen sowie an kognitiven Grundannahmen gearbeitet.

Meßinstrumente

Die Zwangssymptomatik wurde mit der Yale-Brown Obsessive Compulsive Scale (Y-BOCS) gemessen. Die Y-BOCS ist ein zweigeteiltes Befragungsinstrument, das sowohl Zwangsgedanken einerseits als auch Zwangshandlungen andererseits quantitativ erfaßt. Depressivität wurde mit der 21 Item Hamilton Depressionsskala, Ängstlichkeit mit der Clinical Anxiety Scale (CAS), eine generelle Beeinträchtigung des psychosozialen Funktionsniveaus mit der Global Assessment Scale (GAS) und die Veränderung im Gesamtbild mit der Clinical Global Improvement Scale (CGIS) erfaßt. Als Selbstratingsinstrument wurde die Symptom-Check-List (SCL-90-R) verwandt.

Statistik

Die absolute Veränderung zwischen Therapiebeginn und Therapieende wurde mit Hilfe von ANOVAs mit Meßwiederholung berechnet. Ein Vergleich der Response-Raten beider Behandlungsgruppen wurde mit dem Chi^2-Test durchgeführt. Um den Einfluß von Depressivität für den Behandlungserfolg beurteilen zu können, wurde ein Vergleich hochdepressiver Zwangspatienten (HAM-D $\geq$ 18) mit niedrigdepressiven Zwangspatienten (HAM-D < 18) im Behandlungsverlauf mit einer dreifaktoriellen ANOVA mit Meßwiederholung durchgeführt.

Ergebnisse

Therapie-Outcome

Nach zehnwöchiger Behandlung zeigten beide Gruppen eine hochsignifikante Symptomreduktion in der Y-BOCS und in allen anderen Rating-Instrumenten. Die Unterschiede zwischen den Gruppen waren nicht signifikant bis auf einen Interaktionseffekt für Y-BOCS-Gedanken [$F(1, 47) = 5,4$; $p = 0,024$]. Die

Behandlungsgruppe VT + Fluvoxamin zeigte einen signifikant niedrigeren Y-BOCS-Wert zu Therapieende im Vergleich zur Gruppe VT + Placebo (s. Tab. 1).

Tabelle 1. Scores zu Beginn und nach Abschluß der Behandlung ($N = 49$)

	VT + Placebo $n = 25$		VT + Fluvoxamin $n = 24$	
	mean	sd	mean	sd
Y-BOCS-Gesamt				
prä (U0)	28,4	3,8	27,9	2,9
post (U9)	15,9	7,9	12,4	6,8
Y-BOCS-Gedanken				
prä (U0)	13,3	2,5	13,8	2,3
post (U9)	8,3	4,7	6,1	4,4
Y-BOCS-Handlungen				
prä (U0)	15,1	2,2	14,2	1,7
post (U9)	7,6	4,0	6,3	3,0
HAM-D				
prä (U0)	21,1	9,1	17,3	6,6
post (U9)	14,0	10,2	11,5	9,2
CAS				
prä (U0)	10,7	5,1	10,0	4,1
post (U9)	6,4	5,2	5,4	3,9
GAS				
prä (U0)	44,3	9,5	43,3	8,2
post (U9)	59,8	16,6	63,1	14,4
CGIST-T				
prä (U0)	5,0	–	5,0	–
post (U9)	7,4	2,1	7,9	1,4
CGIST-P				
prä (U0)	5,0	–	5,0	–
post (U9)	7,0	2,6	8,0	1,3
SCL-90-R Subscore 2 Zwanghaftigkeit				
prä (U0)	2,9	0,6	3,0	0,9
post (U9)	2,1	0,8	1,9	0,7
SCL-90-R Subscore 4 Depressivität				
prä (U0)	2,5	0,9	2,5	0,8
post (U9)	2,0	1,0	1,7	0,5
SCL-90-R Subscore 5 Ängstlichkeit				
prä (U0)	2,1	0,8	2,2	0,8
post (U9)	1,8	0,7	1,7	0,6

Therapieprozeß

Im Gesamtverlauf zeigten sich für sämtliche Y-BOCS-Werte (Gesamt/Gedanken/Handlungen) wiederum hochsignifikante Zeiteffekte (s. Abb. 1 a–c). Der

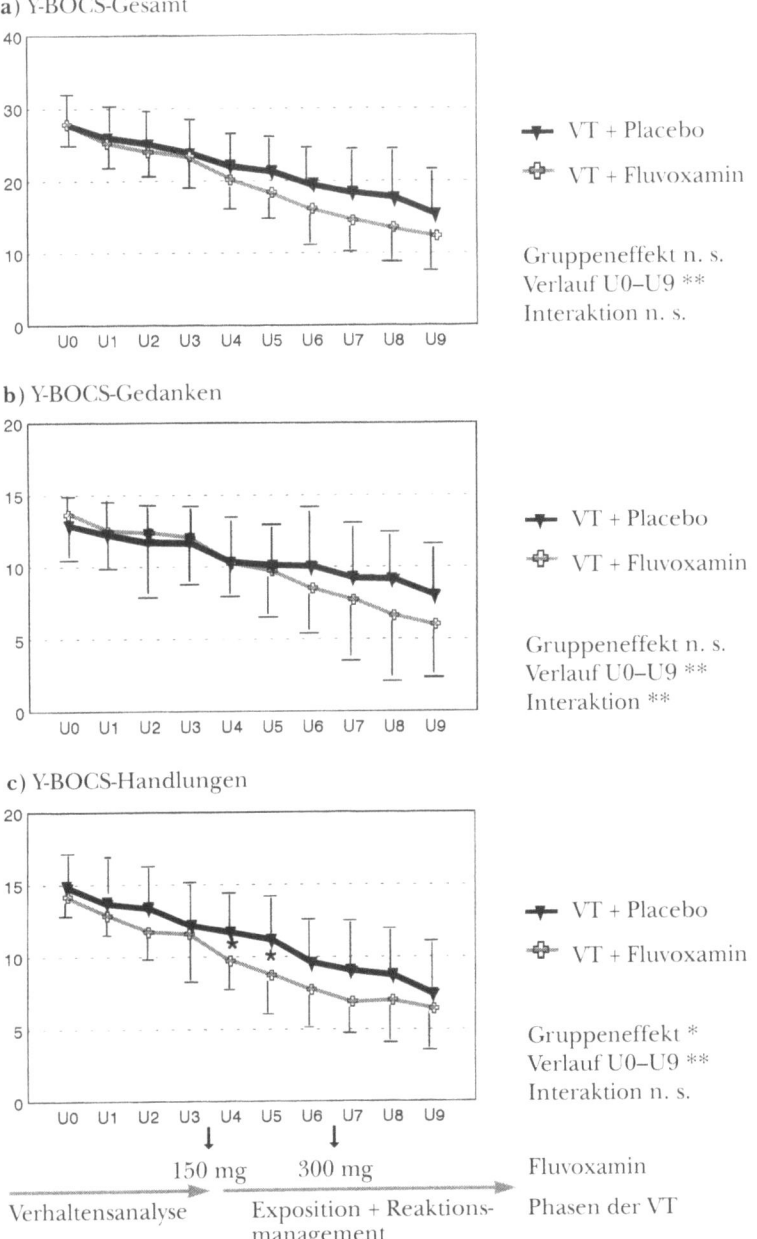

Abb. 1. Verlauf von U0–U9 für Y-BOCS-Skalen; Ergebnisse von 2-faktoriellen ANOVA mit Meßwiederholung; $n = 49$

Interaktionseffekt für Y-BOCS-Gedanken war über die 10 Meßzeitpunkte hoch-signifikant, die Behandlungsgruppe VT + Fluvoxamin erreichte eine stärkere Reduktion der Zwangsgedanken. Für Y-BOCS-Handlungen ist ein signifikanter Gruppeneffekt im Gesamtverlauf festzustellen. Er resultiert aus den Gruppen-unterschieden bei U4 und U5. Der Unterschied hält sich aber nicht über den wei-teren Therapieverlauf, so daß sich kein aussagekräftiger Interaktionseffekt zeigt.

Responderrate

Es fanden sich signifikant mehr Responder (definiert als Symptomreduktion von mindestens 35 % in der Y-BOCS-Gesamt) in der Gruppe VT + Fluvoxamin verglichen mit der Gruppe VT + Placebo (Tab. 2). Der Gruppenunterschied war für Y-BOCS-Gesamt und für Y-BOCS-Gedanken signifikant, nicht jedoch für Y-BOCS-Handlungen.

Tabelle 2. Anteil der Responder der Stichprobe (Y-BOCS-Reduktion ≥ 35 % = Responder) $N = 49$

	Responder n (%)
Y-BOCS-Gesamt	
VT + Placebo	15 (60,0 %)
VT + Fluvoxamin	21 (87,5 %)
χ^2-Test	*
Y-BOCS-Gedanken	
VT + Placebo	13 (52,0 %)
VT + Fluvoxamin	20 (83,5 %)
χ^2-Test	*
Y-BOCS-Handlungen	
VT + Placebo	16 (64,0 %)
VT + Fluvoxamin	20 (83,5 %)
χ^2-Test	n. s.

* = $p \leq 0,05$

Der Einfluß der Depressivität (HAM-D) auf das Behandlungsergebnis

Die Ergebnisse der dreifaktoriellen ANOVA-r mit den 3 Faktoren Zeit, Behand-lungsgruppe und Depressivität (hoch vs. niedrig HAM-D zu Behandlungsbe-ginn) sind in Abb. 2 a–c zusammengefaßt. Die Gruppe von Patienten, die zu Behandlungsbeginn hochdepressiv waren und mit VT + Placebo behandelt wurden, erreichte eine signifikant niedrigere Reduktion des Y-BOCS-Gesamt-wertes im Vergleich zu den anderen Untergruppen.

a) Y-BOCS-Gesamt

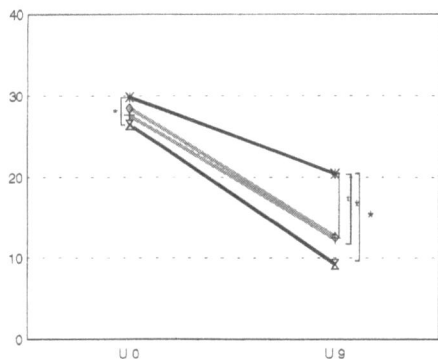

b) Y-BOCS-Gedanken

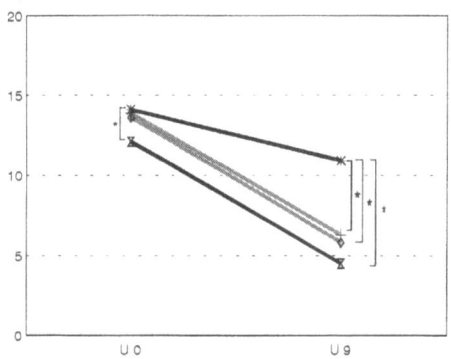

c) Y-BOCS-Handlungen

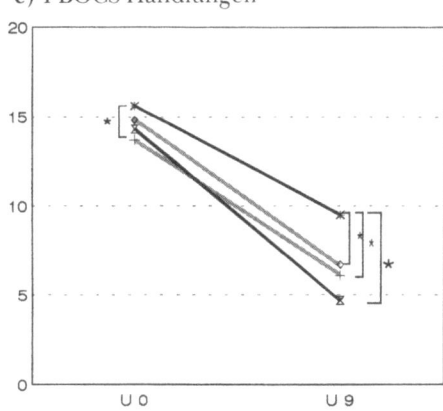

Gruppen

⚏ niedrig HAM-D + Placebo

⚏ niedrig HAM-D + Fluvoxamin

✳ hoch HAM-D + Placebo

◇ hoch HAM-D + Fluvoxamin

Abb. 2. Ergebnisse der 3-faktoriellen ANOVA; $n = 49$

Diskussion

In vorliegender Studie zeigte sowohl die Gruppe Verhaltenstherapie und Placebo als auch die Gruppe Verhaltenstherapie und Fluvoxamin eine hochsignifikante Reduktion der Zwangssymptomatik sowohl in den Zwangshandlungen als auch in den Zwangsgedanken. Während bei der Reduktion der Zwangshandlungen kein signifikanter Unterschied zwischen den beiden Behandlungsgruppen bestand, wurden die Zwangsgedanken in der Behandlungsgruppe VT + Fluvoxamin signifikant stärker reduziert, verglichen mit der Behandlungsgruppe VT + Placebo. Die höhere Response-Rate in der Gruppe VT + Fluvoxamin (Response definiert als mindestens 35 %ige Reduktion in der Y-BOCS) war ebenfalls auf die signifikant höhere Responder-Rate bei der Behandlung der Zwangsgedanken, nicht der Zwangshandlungen, zurückzuführen. Eine Erklärung für die signifikante Überlegenheit der Kombination VT + Fluvoxamin könnte sein, daß die Expositionsbehandlung eine sehr effektive Interventionsform speziell für Zwangshandlungen ist (Marks 1987, Reinecker 1991), während die verhaltenstherapeutische Behandlung von Zwangsgedanken nach wie vor eine schwierige Herausforderung darstellt. Zwar stehen kognitive Techniken zur Verfügung, wobei das Expositionstraining mit Hilfe von Cassettenrecordern auch für Zwangsgedanken erfolgreich durchführbar ist (Salkovskis 1989), andererseits ist der Behandlungserfolg von kognitiver Verhaltenstherapie bei Zwangsgedanken im Vergleich zu den Zwangshandlungen geringer (Ball et al. 1996). Die Ergebnisse vorliegender Studie weisen darauf hin, daß speziell bei der Behandlung von Zwangsgedanken die Kombination von Verhaltenstherapie mit einem Serotonin-Wiederaufnahmehemmer der alleinigen Verhaltenstherapie überlegen ist.

Eine zweite Fragestellung der Studie war zu untersuchen, ob die medikamentöse Behandlung einer sekundären Depression den Behandlungserfolg bezüglich der Zwangssymptomatik verbessert. Die Gruppe der Zwangspatienten, die zu Beginn der Behandlung einen hohen Depressionsscore aufwiesen, zeigte eine signifikant schlechtere Reduktion ihrer Zwangssymptomatik gegen Ende der Behandlung, wenn sie lediglich mit Verhaltenstherapie und Placebo behandelt wurden. Dieses Ergebnis weist darauf hin, daß Patienten mit stark ausgeprägter sekundärer Depressivität von verhaltenstherapeutischen Interventionen nicht ausreichend profitieren können, solange die sekundäre Depression nicht adäquat behandelt wird.

Aus unseren Studienergebnissen läßt sich für die Behandlung der Zwangsstörung ableiten, daß eine differentielle Betrachtung des klinischen Syndroms eine differentielle Behandlungsstrategie ermöglicht. Beherrschen Zwangshandlungen das klinische Bild, steigert die zusätzliche Gabe eines Serotonin-Wiederaufnahmehemmers den Behandlungserfolg der Verhaltenstherapie nicht signifikant, d. h. die alleinige Verhaltenstherapie ist ausreichend effektiv. Leidet der Patient hauptsächlich unter Zwangsgedanken, erhöht die zusätzliche Gabe eines Serotonin-Wiederaufnahmehemmers zur Verhaltenstherapie den Behandlungserfolg signifikant. Eine Kombinationsbehandlung erscheint ebenfalls sinnvoll, wenn eine stark ausgeprägte sekundäre Depressivität vorliegt.

Vorliegende Studienergebnisse beziehen sich auf eine zehnwöchige stationäre Akutbehandlung bei der Zwangsstörung. Gegenwärtig wird eine 12- und 24-Monatskatamnese durchgeführt, um Aufschluß über längerfristige Unterschiede zwischen den Behandlungsgruppen geben zu können.

Literatur

Ball SG, Baer L, Otto MW (1996) Symptom Subtypes of Obsessive-Compulsive Disorder in Behavioral Treatment Studies: A Quantitative Review. Behav Res Ther 34: 47–51

Büttner-Westphal H, Hand I (1991) Die Yale-Brown Obsessive Compulsive Scale (Y-BOCS): Ein halbstrukturiertes Interview zur Beurteilung des Schweregrades von Denk- und Handlungszwängen. Verhaltenstherapie 1: 223–233

Cottraux J, Mollard E, Bouvard M, Marks I, Sluys M, Nury AM, Douge R, Cialdella P (1990) A Controlled Study of Fluvoxamine and Exposure in Obsessive Compulsive Disorder. Int Clin Psychopharmacol 5: 17–30

Cottraux J, Mollard E, Bouvard M, Marks I (1993) Exposure Therapy, Fluvoxamine, or Combination Treatment in Obsessive-Compulsive Disorder: One-Year Follow-up. Psychiatry Res 49: 63–75

Goodman WK, Price LH, Rasmussen SA, et al. (1989) The Yale-Brown Obsessive Compulsive Scale. Development, Use and Reliability. Validity. Arch Gen Psychiatry 46: 1006–1016

Greist JH (1990) Psychotherapies, Drugs and Other Somatic Treatment. J Clin Psychiatry 51: 44–49

Hohagen F (1992) Neurobiologische Grundlagen der Zwangsstörung. In: Hand I, Goodman WK, Evers U (Hrsg) Zwangsstörungen – Neue Forschungsergebnisse. Springer, Berlin Heidelberg New York

Marks I (1987) Fears, Phobias and Rituals. Oxford University Press, New York Oxford

Marks I, Lelliott P, Basoglu M, Noshirvani H, Monteiro W, Cohen D, Kasvikis Y (1988) Clomipramine, Self-Exposure and Therapist-Aided Exposure for Obsessive-Compulsive Rituals. Br J Psychiatry 152: 522–534

Reinecker HS (1991) Zwänge. Diagnose, Theorien und Behandlung. Huber, Bern Göttingen Toronto

Salkovskis PM (1989) Obsessions and Compulsions. In: Scott J, Williams JMG, Beck AT (eds) Cognitive Therapy in Clinical Practice. An Illustrative Casebook. Routledge, London

Spitzer RL, Williams JB, Gibbsons M (1984) The Structured Clinical Interview for DSM-III-R. Biometric Research Department. New York State Psychiatric Institute, New York

Wittchen HU, Zaudig M, Schramm E, Spengler P, et al. (1988) Strukturiertes klinisches Interview für DSM-III-R (SKID). Beltz-Test, Weinheim

Korrespondenz: Priv.-Doz. Dr. med. Fritz Hohagen, Abteilung für Psychiatrie und Psychotherapie mit Poliklinik, Universitätsklinik für Psychiatrie und Psychosomatik, Hauptstraße 5, D-79104 Freiburg, Bundesrepublik Deutschland.

„Zwangs-Spektrum-Störungen" oder „Nicht-stoffgebundene Abhängigkeiten"?

I. Hand

Universitätskrankenhaus Eppendorf, Hamburg,
Bundesrepublik Deutschland

Zwang und Sucht in der Fachliteratur

In den vergangenen 2 Jahrzehnten hat eine intensive Reaktivierung der klassischen Diskussion zur Frage: „Ist zwanghaftes Verhalten eine Sucht – oder ist süchtiges Verhalten eine Zwangsstörung?" stattgefunden. Diese Diskussion wurde bis in die 60er Jahre vor allem im Hinblick auf die stoffgebundenen Süchte und die „eigentliche" Zwangsstörung geführt.

In den letzten 10 bis 15 Jahren hat sie sich auf den Bereich der „modernen" Verhaltensstörungen verlagert, die mit so unterschiedlichen „Etiketten" versehen wurden, wie: nicht-stoffgebundene Abhängigkeit/Sucht; psychische Abhängigkeit („Sucht in Reinkultur"); Impuls-Kontroll-Störungen; Verhaltens-Exzesse bei Depression oder Neurosen; Zwangs-Spektrum-Störungen. Erwähnt sei auch noch die frühere Bezeichnung als Monomanien. Gemeint sind mit diesen Begriffen „eskalierte Normal-Verhaltensweisen" in Bereichen wie: Liebe, Sexualität, Arbeit, Freizeit, Einkaufen, Essen – bis hin zu Autobahnfahren. In einem Teil der psychologischen Literatur (insbesondere Gross 1989) und in den Medien ist die Sucht-Zuordnung solcher Verhaltensweisen vorherrschend: mehr als 50 „neue Süchte" wurden so definiert – von Spielsucht, Kaufsucht, Arbeitssucht bis hin zur Autobahnstausucht. Psychiater und Psychotherapeuten (einschließlich der psychologischen) haben sich bis vor wenigen Jahren eher selten an dieser Diskussion beteiligt. Klassifikatorische Zuordnungen als „abnorme Gewohnheiten und Störungen der Impulskontrolle" (ICD-10; DSM-IV) von z. B. „pathologischem" Spielen, Stehlen, Brandstiftung oder Trichotillomanie erscheinen eher als Ausdruck von Unverständnis. Wesentliche Merkmale dieser Störungen sind weder abnorme Gewohnheiten (sondern eskalierte Normalverhaltensweisen) noch resultieren sie aus mangelnder Impulskontrolle. Sie sind viel eher aus Hilflosigkeit entstandene „Coping"-Versuche mit negativen emotionalen Befindlichkeiten, die ihrerseits wiederum unterschiedliche individuelle Ursachen haben können.

In diesem Kurzbeitrag wird nachfolgend ein Erklärungsmodell zur Diskussion gestellt, das vor allem aus der Verhaltenstherapie/Lerntheorie und einer funktionalen Psychopathologie abgeleitet wurde, wobei aber neuere Befunde aus der „biologischen" Psychiatrie und der Neuropsychologie (insbesondere auch bildgebenden Verfahren) und Modelle aus der Soziologie die wesentlichen Grundhypothesen mit zu stützen scheinen. Auf die zugehörige, äußerst umfangreiche Literatur kann in diesem Kurzbeitrag nur am Rande eingegangen werden.

Zwangs-Spektrum-Störungen: Ein Modell zum Verständnis und zur Therapie von „Verhaltens-Exzessen"

Schumacher (1981, s. in Hand 1992) hat in der Forensik, ähnlich wie Giese, mit der Suchtzuordnung bestimmter Formen „devianten" Verhaltens (im Zusammenhang mit delinquentem Verhalten) dessen Krankheitswertigkeit und Behandlungsbedürftigkeit betonen wollen. Die Zuordnung zur Sucht entsprach dem damaligen fachlichen „Zeitgeist". Erstaunlich mag erscheinen, daß nach Schumacher der „Nachweis" einer (hier: Spiel-) Sucht über die Diagnose einer Zwangsstörung erfolgen sollte: Es folgen seine „... fünf Kriterien ..., die auch bei nicht-stoffgebundenen Formen den Charakter einer Sucht begründen können":

1. Der Symptomcharakter eines Verhaltens, d. h. der Aufbau der Störung, gleicht dem eines neurotischen Symptoms.
2. Der Wiederholungszwang. Ebenfalls wie bei neurotischen Symptombildungen ist ein zwanghaftes Sich-Wiederholen der Verhaltensauffälligkeit beobachtbar.
3. Das Merkmal der Progredienz (Intensität des Verhaltens selbst, der inneren Anteilnahme und der zeitlichen Ausdehnung).
4. Eine Entdifferenzierung der Persönlichkeit (Einengung aller sozialen Bezüge, Verlust von Interessen außerhalb des Spielens – bis hin zu einer Art sozialer Defektbildung).
5. Das Auftreten von psychischen, u. U. auch physischen Entzugserscheinungen.

„Bei echten Abhängigkeiten ist die Störung aufgebaut in Art einer neurotischen Symptombildung, spezieller noch in Art eines Zwangssymptoms".

Dem heutigen fachlichen „Zeitgeist" entsprechend sollte die von Schumacher im ersten Schritt geforderte Diagnose einer Zwangsstörung dann im zweiten Schritt auch so benannt (klassifiziert) und der Begriff zur Differenzierung gegenüber der „klassischen" Zwangsstörung als „Zwangs-Spektrum-Störung" (Hollander 1993) präzisiert werden. Das Verständnis der nachfolgenden Ausführungen wird erheblich erleichtert bei Kenntnis des multimodalen Modelles der „klassischen" Zwangsstörungen (einschließlich der Hypothesen über deren häufigste intrapsychische und interpersonale Funktionen), das seit vielen Jahren die Grundlage unseres Hamburger Behandlungskonzeptes darstellt (Hand 1993a).

Zur funktionalen Psychopathologie und Therapie der Zwangs-Spektrum-Störungen:
Beispiel „pathologisches Spielen"

Lerntheoretische Überlegungen zu „Spielsucht" und „pathologischem Spielen"

Das klassische Suchtmodell mit seinem imperativen Abstinenzgebot, wie es etwa von den Anonymen Alkoholikern vertreten wird, ist – zumindest bei einem Allgemeingültigkeitsanspruch – auf viele Verhaltens-Exzesse nicht anwendbar, da es zum Tode des Individuums (z. B. Eßsucht), der Spezies (z. B. Sexsucht) oder der Gesellschaft (z. B. Arbeitssucht) führen würde. Für die Ausübung ihrer Verhaltens-Exzesse besteht zudem bei den meisten Betroffenen eine deutliche (zumeist, aufgrund mangelnden Vertrauens, nach außen hin verheimlichte) positive Motivation, trotz häufiger aversiver Konsequenzen dieses Verhalten weiter auszuüben: Der kurzfristige „subjektiv belohnende" Effekt ist unter bestimmten Bedingungen stärker verhaltenssteuernd als der mittelfristig zu erwartende aversive Effekt.

Das *„klassische" Suchtmodell des Glücksspielens* läßt sich schematisch wie folgt darstellen:

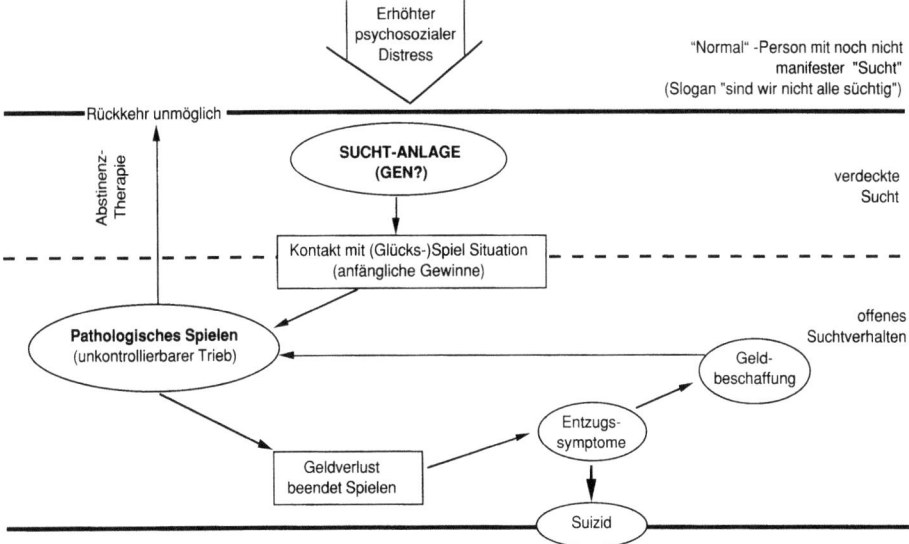

Abb. 1. Pathologisches Spielen: Das „Sucht"-Modell

Als *spezifische Glücksspiel-Entzugssymptome* werden in der Literatur zur „Spielsucht" folgende beiden Symptom-Konfigurationen angegeben: Unlust, Reizbarkeit, Schlafstörungen, Alpträume; Schweißausbrüche, Zittern, motorische Unruhe und innere Unruhe.

Bezüglich der Zuordnung dieser Symptome kann zumindest die Hypothese aufgestellt werden, daß es sich dabei um die typische Symptomatik der Befindlichkeiten Angst und Depression handelt.

Entsprechend dieser Hypothese lautet die *alternative, lerntheoretisch-psycho-pathologische Hypothese:*

Die als Sucht-Entzugs-Syndrom fehlattribuierte Symptomatik ist eine schon a priori (vor Aufnahme des Glücksspielens) vorhandene, oft subjektiv nicht wahrgenommene oder nicht korrekt zugeordnete Depression oder eine andere negative Befindlichkeit (z. B. Angst, Aggression, Schuldgefühle) oder auch deren psycho-physiologisches Korrelat. Daraus ergibt sich das folgende alternative Modell:

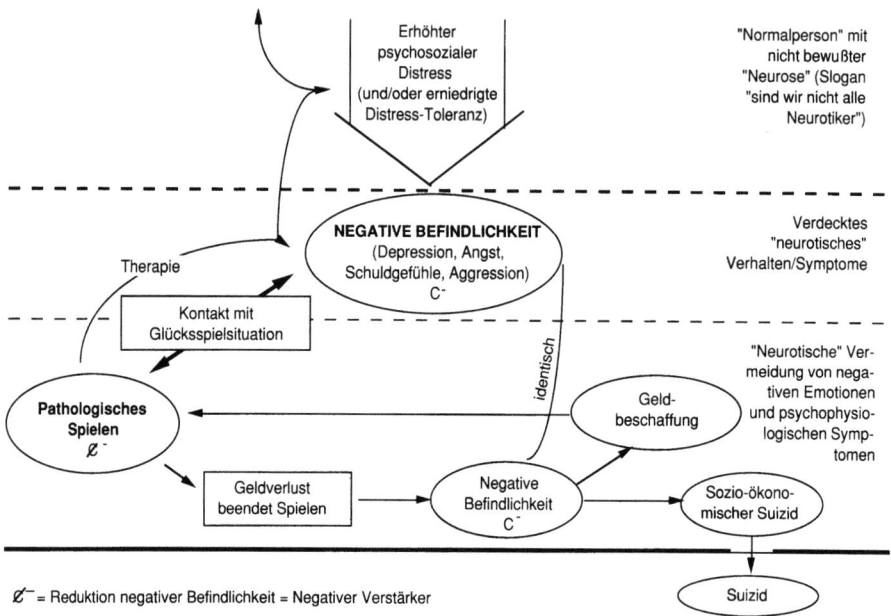

Abb. 2. Pathologisches Spielen: Ein Modell negativer Verstärkung

Berücksichtigen wir ein Hypothesenmodell zu einer funktionalen *Psycho-pathologie* (Hand 1991), dann gehen folgende Überlegungen in das Modell mit ein: Aufgrund „typischer" Verhaltenscharakteristika erscheint es im Hinblick auf (verhaltens-)therapeutische Konsequenzen sinnvoll, zwischen *Angst-störungen, Verhaltens-Exzessen* (Zwangs- und Zwangs-Spektrum-Störungen) und schließlich einem *Resignationsstadium* (schwere Depression oder stoffgebun-dene Sucht) zu unterscheiden. Charakteristisch für die meisten Patienten mit Angststörungen ist das monate- bis (zumeist) jahrelange Bemühen, trotz der störungsbedingten Behinderungen am Alltagsleben (soziale Kontakte, Arbeits-leben, Freizeitaktivitäten etc.) aktiv weiter teilzunehmen („aktive Bewältigung" der Störung) – bis schließlich Überforderung eintritt und zu sekundärer Depression mit Rückzug führt. „Verhaltens-Exzesse" dienen dagegen über-wiegend der „aktiven Vermeidung" von mehr und mehr Bereichen des All-tagslebens durch längere Ausübung des spezifischen Verhaltens-Exzesses (einschließlich der kognitiven Beschäftigung damit, auch wenn vom beob-achtbaren motorischen Verhalten anscheinend andere Verhaltensmuster ablaufen). Wesentlich für therapeutische Überlegungen ist, daß dieses Vermeidungsverhalten gegenüber dem Alltagsleben noch von hoher motorischer und kognitiver Aktivität geprägt ist. Die Resignation schließlich ist durch „passive Vermeidung" des Alltagslebens gekennzeichnet, mit Verlagerung der „Verantwortlichkeit" für die weitere körperliche Existenz des Betroffenen auf dritte Personen (Angehörige, Therapeuten), bei immanenter Suizidgefährdung.

Berücksichtigen wir schließlich noch soziologische Modelle zur Konsumgesellschaft („now-ism", der „innere Drang" zur „Instant-Befriedigung" zumeist erst durch äußere Einflüsse, wie Werbung, geweckter Bedürfnisse), und kombinieren wir dies mit den Konzepten zur Vermeidung negativer Befindlichkeit („escapism") und schließlich noch dem Konzept des existentiellen Vakuums (nach Frankl), so läßt sich für Glücksspielen die nachfolgende Aufteilung in drei – in bezug auf ihre intraindividuelle und interaktionelle Funktionalität – völlig unterschiedliche und entsprechend auch unterschiedlich zu behandelnde Kategorien vornehmen (Abb. 3).

"SOZIALES" GLÜCKSSPIELEN	"PATHOLOGISCHES" GLÜCKSSPIELEN	"SUCHTIGES" GLÜCKSSPIELEN
C+ Modell: Positive Verstärkung	∅ - Modell: Negative Verstärkung	Prae- → Para- Suizidales Verhalten

- SPASS AM SPIEL
- STIMULATION bei Langeweile
- "NOW - ISM"
  - Instant Befriedigung (geweckte) Bedürfnisse
	- "ESCAP(E)-ISM" (Aktive Meidung)
	- Alltagsleben = "Schmerz" (Depression, Angst, Schuldgefühle, Ambivalenz)
	  - Meidung von Schmerz im ziellosen Spiel (Schein-/ Märchenwelt der Spielsituation)	

	Provokation der Umwelt (Versuch von Auflösung wie auch Aufrechterhaltung der Ambivalenz)	
- MATERIELLE SINNORIENTIERUNG in der Lebensführung	- MANGEL AN SINNORIENTIERUNG in der Lebensführung	- VERLUST DER SINN-ORIENTIERUNG in der Lebensführung - "NICHT-GEWUßTE INTENTION" ZUM SUIZID (Passive Meidung) via sozio-ökonomischer Selbstzerstörung

Abb. 3. Motivation zum Glücksspielen

Ersetzen wir in diesem Modell „Glücksspielen" durch „Kaufen" (Kaufen als Zeitgeist-entsprechende Lieblingsbeschäftigung in einer Konsumgesellschaft – pathologisches Kaufen zur kurzfristigen Vermeidung negativer Befindlichkeit – selbstzerstörerisches Extrem-Kaufen) oder „Stehlen" (vom „Volkssport" über Vermeidung bis zur Selbstzerstörung), so kann man das ursprünglich auf Glücksspielen bezogene Modell auch universaler für Zwangs-Spektrum-Störungen benutzen.

Therapieschwerpunkte bei Zwangs-Spektrum-Störungen

Anders als bei Phobien oder „klassischen" Zwangshandlungen spielen in unserer Arbeitsgruppe bei der multimodalen Verhaltenstherapie der Zwangs-Spektrum-Störungen spezifische „Symptom-Techniken" nur eine sehr umschriebene Rolle. „Exposition" erfolgt nicht über das Aufsuchen von „äußeren Auslösern", wie Glücksspielsituationen oder Kaufhäusern. Statt dessen wird mit geeigneten Reizbedingungen im Sprechzimmer der symptomspezifische Handlungsimpuls provoziert; die Patienten sind bereits vorher motiviert worden (und werden im Laufe dieser Sitzung kontinuierlich weiter motiviert), diesem Impuls dann nicht nachzugeben und die jeweilige Symptom-Handlung nicht auszuüben (wichtig: ohne „Kontrolle" durch den Therapeuten, sondern aufgrund eigener Entscheidung). Statt dessen werden sie angeleitet, sich auf die Wahrnehmung aufkommender Gefühle zu konzentrieren, deren weiteren Anstieg zuzulassen, ihre Benennung zu präzisieren und die mit den Gefühlen aufkommenden Gedanken zu analysieren. Eine solche Übungssituation kann von 20 Minuten bis zu mehreren Stunden in Anspruch nehmen. Im Anschluß daran wird eine adäquate Bewältigung der aufgekommenen Gefühle, die Analyse der vermutlichen Ursachen und deren Bearbeitung (wenn möglich) oder eine adaptivere Einstellung zu denselben erarbeitet. Die Technik des „Exposition-Reaktions-Managements" (ERM; Hand 1993b) wird in diesem Kontext also in erster Linie zur vertieften Selbstexploration, zur Identifizierung der über das zwanghafte Verhalten vermiedenen Gefühle und zur Einleitung ggf. einer daraus mit abgeleiteten „Ursachentherapie" benutzt. Eine solche Vorgehensweise ist durchaus auch bei einem Teil der Patienten mit „klassischer" Zwangsstörung indiziert, dort ergibt sich jedoch wesentlich häufiger zumindest zusätzlich die Notwendigkeit, gezielte Übungen zur Reduktion der Zwangssymptomatik vorzunehmen. Wir wenden multimodale Verhaltenstherapie bei Zwangsspektrum-Störungen also weitgehend identisch und relativ unabhängig von der „Diagnose" i. S. der Klassifikationssysteme (s. dazu auch Hand, in diesem Band) an. Auch hinsichtlich der „klassischen" Zwangsstörungen besteht – mit Ausnahme der symptom-spezifischen Techniken – weitgehend Übereinstimmung in der Behandlungsstrategie.

Wir haben dieses Modell, das im Bereich des pathologischen Glücksspielens entwickelt wurde (detaillierte Darstellung in Hand 1992, Klepsch et al. 1989a), inzwischen in diagnostischen Erstgesprächen mit über 1000, in der Behandlung von über 500 und in der forensischen Begutachtung von über 30 pathologischen „Spielern" angewandt. Zwei Drittel der so behandelten Spieler wurden als „Erfolg" eingestuft (Klepsch et al. 1989), davon spielte die Hälfte aufgrund eigener Entscheidung überhaupt nicht mehr, die andere Hälfte gelegentlich (aber ohne die früheren „Kontrollverluste"). Eine umfangreiche Vergleichsstudie von jeweils mehreren hundert Spielern in unserer Ambulanz und in Selbsthilfegruppen ergab keine relevanten Unterschiede in den erhobenen psychopathologischen und soziodemographischen Befunden (Bodek et al.).

Diagnostische Untersuchungen an etwa 100 Patientinnen mit einer Trichotillomanie (s. Neudecker et al., in diesem Band) ergab eine hervorragende

Anwendbarkeit dieses Modelles auch bei dieser Störung; darüber hinaus zeigten die Patientinnen in etwa 50 % zusätzliche, ausgeprägte „echte" Zwangssymptomatik (Therapiestudie an unserer Ambulanz soeben begonnen). In einer Diagnostik- und Therapie-Studie mit etwa 20 (überwiegend) Patientinnen mit Kleptomanie (Sauke, in Vorb.), haben wir die Anwendbarkeit dieses Modelles auch bei dieser dritten Zwangsspektrum-Störung untersucht – mit besserem Erfolg hinsichtlich des Verständnismodelles als hinsichtlich des Therapieergebnisses.

Bei den wenigen „kaufsüchtigen" Patienten (s. dazu auch Reinbold et al. 1994), die bisher bei uns Therapie suchten, war das Modell bis in die Therapieplanung gut anwendbar. Aussagen zur Therapie-Effizienz sind noch nicht möglich.

Das hier vorgestellte Hypothesenmodell (Zusammenfassung in Abb. 4) stellt also „*Emotion und Verhalten*" in den Mittelpunkt (s. dazu auch das Emotionsmodell in der Rational-Emotiven-Therapievariante innerhalb der Verhaltenstherapie, z. B. in Borgart 1996) – im Gegensatz zu der in den vergangenen fünf bis zehn Jahren oft überbetonten „Kognitiven Wende" in der Verhaltenstherapie (Abb. 4).

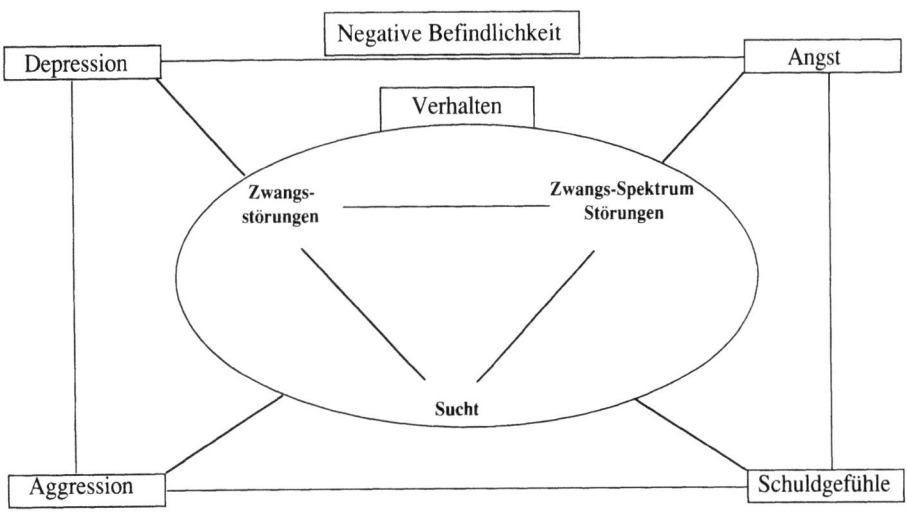

Abb. 4. Negative Befindlichkeit und Verhaltensstörungen

Interessant ist hier im Hinblick auf die Zwangsspektrum-Störungen, daß die wenigen bis 1996 publizierten Studien zu kognitiven Interventionen bei Zwangsstörungen keine zusätzliche oder überlegene Wirksamkeit im Vergleich zur multimodalen Verhaltenstherapie (mit Exposition) gezeigt haben.

Zwangs-Spektrum-Störungen

Auf dem Wege zu einer Synthese bio- (und) behavioraler Forschung?

Das in diesem Überblick skizzierte Modell zum Verständnis und zur Behandlung von Zwangs- und Zwangs-Spektrum-Störungen – mit seiner Nähe zu neueren Modellen zu Subpopulationen von Patienten mit (stoffgebundenen) Suchterkrankungen – ist natürlich nicht prinzipiell neu. Es ist allerdings systematisierter und umfassender als die meisten früheren Darstellungen, die in Teilaspekten ähnliche oder identische Ansätze zeigten.

– Aus der „klassischen" Suchtforschung hat schon früh McCormick (s. in Gazzaniga 1992) auf gleichartige Funktionalitäten von Alkoholmißbrauch und pathologischem Glücksspielen verwiesen: Der „Typ 1-Alkoholiker" trinke, um Angst und Lebensprobleme passager auszuweichen; gleiches gelte für einen Subtyp der pathologischen Spieler mit einer Depression, bei dem die Depression ursprünglich nicht durch die Folgen des Glücksspielens bedingt war, sondern bei dem Glücksspielen der Ablenkung von vorbestehender Depression galt – die dann allerdings durch die Folgen des Glücksspiels verstärkt wurde. Ferner sieht er entscheidende Parallelen zwischen Spielern mit primär schon vorhandener Hyperaktivität bei zugleich vorliegender niedriger Frustrationstoleranz und dem „Typ 2-Alkoholiker".

– Für den Neuropsychologen Gazzaniga (1992) ergeben sich aus der biobehavioralen Forschung zu Sucht und Zwang die folgenden Hypothesen: Suchtverhalten dient dem Erreichen eines „Time out" für einen „otherwise uncomfortable mental state", es stelle eine „Strategie, Erleichterung zu erreichen", dar. Auch er wirft dann die Frage auf, ob es auf diesem Boden eine „Sucht nach (bestimmten) Verhaltensweisen" geben könne. Zur Antwort verweist er darauf, daß gegenwärtig zunehmend das Zwanghafte beim Suchtverhalten in der Forschung in den Vordergrund rücke. Er definiert indirekt „Verhaltensexzesse" mit dem Hinweis, daß (stoffgebundene) Suchtverhaltensweisen wie Zwangsverhalten eine exzessive Beschäftigung mit grundsätzlich sozial akzeptierten Verhaltensmustern darstellt. Aus der biologischen Forschung sei nicht (mehr) mit dem Nachweis spezifischer Gene für Suchtverhalten, wohl aber mit der Klärung genetischer Grundlagen für Basis-Vulnerabilitäten (erhöhte Angstbereitschaft, Hyperaktivität etc.) zu rechnen.

– Schwartz (1997) zitiert Forschungsergebnisse bei Affen, die erst in Lernexperimenten Signale für Belohnung, Ausbleiben von Belohnung und von Bestrafung zu differenzieren lernten und dann mit dem Ausbleiben der Belohnung auf die „Belohnungs-Signale" konfrontiert wurden. Dies führte zu massiver Überstimulation umschriebener Zellgruppen im Orbito-Frontalhirn. Diese Überstimulation führte einerseits zu einer Überaktivierung in den Basalganglien (insbesondere Nucleus caudatus), wodurch „falsche Verhaltensantworten" (stereotype Verhaltensmuster) getriggert wurden. Zugleich wurde auch eine Überaktivierung im Gyrus cingularis anterior induziert, die ihrerseits „viszeralen Alarm" bewirkte. Schwartz sieht hier Parallelen zu Menschen mit Zwangsstörungen wie auch mit pathologischem Glücksspielen.

Baxter et al. (1996) haben aus den Ergebnissen bildgebender Verfahren bei Zwangsstörungen und tierexperimenteller Forschung zu induzierten stereotypen Verhaltensmustern (z. B. bei Lurchen im Territorial-Konflikt) ein komplexes Hypothesen-Modell vorgelegt. Es beschreibt einen „corti-co-basal ganglionic-thalamic circuitry", in dem einerseits Schaltbahnen vom präfrontalen, orbitalen Cortex über den dorsolateralen Nucleus cau-datus zum Globus pallidus internus und zum Thalamus verlaufen und andererseits Schaltbahnen vom dorsolateralen, präfrontalen Cortex über den ventro-medialen Nucleus caudatus zum Globus pallidus externus und von dort über den Nucleus subthalamicus zum Globus pallidus internus. Die Hypothese beinhaltet die Annahme, daß der erste Weg den inhibito-rischen Effekt vom Globus pallidus zum Thalamus reduziert, also zu einer Stimulierung im Thalamus führt, während der zweite Weg den hemmen-den Effekt des Globus pallidus auf den Thalamus erhöhe – mit den ent-sprechenden Konsequenzen in der „feedback-Schleife" zum Cortex. Diese Störung der Balance zwischen beiden Wegen führe dann dazu, daß der orbitale präfrontale Cortex (in dem „sozio-territoriale" und Ordnung, Sauberkeit, Sex und Gewalt betreffende Abläufe mediiert würden) gegen-über dem dorsolateralen präfrontalen Cortex (in dem u. a. Prozesse zur rationalen Handlungssteuerung – z. B. „Abwägen" vor Impulshandlun-gen) in der Handlungssteuerung überwiege. Diese Bahn werde besonders getriggert bei „socio-territorial demands" – bei Lurchen wie bei Menschen. Übertragen wir dieses noch hochgradig spekulative Modell auf unser eige-nes lerntheoretisches Modell sozialer Defizite, sozialer und emotionaler Überempfindlichkeit und zwanghafter Pseudo-Kompensation derselben (s. Hand 1993), so ergeben sich nicht nur Ähnlichkeiten, sondern weit-gehende Übereinstimmungen. Baxter et al. stellen in dieser Arbeit darüber hinaus noch ausführliche Hypothesen bzw. Spekulationen zu den spezifi-schen Wirkorten unterschiedlicher Medikationen vor.

– Berücksichtigen wir abschließend noch die ersten Studien über gleichar-tige Effekte von Pharmakotherapie mit Serotonin-Wiederaufnahmehem-mern und Verhaltenstherapie (jeweils bei den Respondern) auf die im bild-gebenden Verfahren gefundenen Hirn-Funktionsstörungen bei Zwangs-kranken (z. B. Baxter et al. 1992), so läßt sich spekulieren: Unter effekti-ver Psychopharmaka-Medikation werden Vulnerabilitäten bei Zwangs-kranken (und vermutlich auch bei Patienten mit Zwangs-Spektrum-Störun-gen) nur vorübergehend gedämpft, während mit Verhaltenstherapie ent-weder die Vulnerabilitäten direkt abgebaut oder effektive Coping-Strate-gien aufgebaut werden – womit sich hypothetisch erklären ließe, weshalb Responder der Pharmakotherapie bei Absetzen zu 70–80 % rückfällig wer-den, während dies nur für einen kleinen Prozentsatz der Zwangskranken gilt. Bei solchen Zwangs-Spektrum-Störungen, die eindeutig zur Pseudo-kompensation von Depression entwickelt wurden, würde ähnliches im Hinblick auf die Ursachen der Depression gelten. Wenn diese auch nicht

durch Antidepressiva-Medikation behoben werden können, so haben wir
bei Zwangs-Spektrum-Störungen durch Antidepressiva während der Wartezeit für eine Verhaltenstherapie öfter eine so starke Reduktion der
Depression gesehen, daß auch das zwanghafte Verhalten (und seine selbst-
schädigenden Konsequenzen) deutlich reduziert wurde.

Ob sich die bisherigen Ergebnisse der bildgebenden Verfahren durch die
bereits veröffentlichten und die laufenden ähnlichen Studien letztendlich
bestätigen lassen, oder aber weitgehend andere Befunde zu neuen Hypothe-
senbildungen führen werden, wird sich erst in den nächsten Jahren klären. Darüber hinaus werden jetzt, auch bei uns, bio-behaviorale Studien in analoger
Weise bei Zwangs-Spektrum-Störungen begonnen. Die spekulative Kreativität
in diesem Forschungsbereich macht einerseits dessen gegenwärtig hohe Attrak-
tivität aus, sie beinhaltet aber auch das Risiko einer entsprechend hohen Enttäuschung, wenn sich diese Erwartungen nicht erfüllen sollten.

Literatur

Baxter L, Schwartz J, Bergmann K, et al. (1992) Caudate Glucose Metabolic Rate Changes with Both Drug and Behavior Therapy for Obsessive-Compulsive Disorder. Arch
Gen Psychiatry 49: 681–689

Baxter L, Saxena S, Brody A, Ackermann R, Colgan M, Schwartz J, Allen-Martinez Z, Fuster
J, Phelps M (1996) Brain Mediation of Obsessive-Compulsive Disorder Symptoms: Evi-
dence from Functional Brain Imaging Studies in the Human and Nonhuman Primate.
Seminars in Clinical Neuropsychiatry 1: 32–47

Bodek D, Hand I, Klepsch R, Wlazlo Z (1991) Comparison of Pathological Gamblers in
Behavioral Outpatient Treatment and in Self-Help Groups (GA): Socio-Demographic
and Personality Variables. International Conference on Gambling, London

Borgart EJ (1996) Negative Emotionen. In: Meermann R, Vandereycken W (Hrsg) Verhaltenstherapeutische Psychosomatik, S. 203-228. Schattauer, Stuttgart New York

Gazzaniga MS (1992) Nature's Mind. Penguin Books, London

Gross W (1989) Sucht ohne Drogen: Arbeiten, Spielen, Essen, Lieben. Fischer Taschen-
buch, Frankfurt

Hand I (1991) Neurosen: Interventionen. In: Perrez M, Baumann U (Hrsg) Klinische Psychologie, Bd 2, S. 260–279. Hans Huber, Bern Stuttgart Toronto

Hand I (1992) Pathologisches Spielen und delinquentes Verhalten. In: Payk TU (Hrsg)
Dissozialität – psychiatrische und forensische Aspekte, S. 97–117. Schattauer, Stuttgart
New York

Hand I (1993a) Verhaltenstherapie für Zwangskranke und deren Angehörige. In: Möller
HJ (Hrsg) Therapie psychiatrischer Erkrankungen, S. 508–528. Enke, Stuttgart

Hand I (1993b) Exposition-Reaktions-Management (ERM) in der strategisch-systemischen Verhaltenstherapie. Verhaltenstherapie 3: 61–65

Hollander E (1993) Obsessive-Compulsive Related Disorders. American Psychiatric Press,
Washington

Klepsch R, Hand I, Wlazlo Z, Kaunisto E, Friedrich B (1989a) Pathologisches Spielen. In:
Hand I, Wittchen HU (Hrsg) Verhaltenstherapie in der Medizin, S. 313–326. Springer, Berlin Heidelberg

Klepsch R, Hand I, Wlazlo Z (1989 b) Langzeiteffekte multimodaler Verhaltenstherapie
bei krankhaftem Glücksspielen, II. Suchtgefahren 35: 35–49

Reinbold K J, Scherhorn G, Lange E, Mieth D (1994) Konsumrausch – der heimliche Lehr-plan des Passivismus. AGJ-Verlage, Freiburg
Sauke G (in Vorbereitung) Diagnostik und Verhaltenstherapie der Kleptomanie. Disser-tation am Fachbereich Psychologie der Universität Hamburg
Schwartz J (1997) Cognitive Behavioral Self-Treatment for Obsessive Compulsive Disor-der Systematically Alters Cerebral Metabolism: A Mind-Brain Interaction Paradigm For Psychotherapists. In: Hollander E, Stein D (eds) Obsessive Compulsive Disorders – Etiology, Diagnosis, Treatment. Marcel Dekker, New York (voraussichtlich Mai 1997)

Korrespondenz: Prof. Dr. med. Iver Hand, Psychiatrische und Nervenklinik, Univer-sitätskrankenhaus Eppendorf, Martinistraße 52, D-20246 Hamburg, Bundesrepublik Deutschland.

Trichotillomanie –
Eine Sonderform der Zwangsstörung?

A. Neudecker, I. Hand und **N. Münchau**

Universitätskrankenhaus Eppendorf, Hamburg,
Bundesrepublik Deutschland

1. Einführung

Trichotillomanie (zwanghaftes Haareausreißen) ist eine bisher wenig bekannte Störung, an der überwiegend Frauen leiden. Die Symptomatik ist gekennzeichnet durch unkontrollierbare Impulse, sich einzelne Haare (meist auf dem Kopf, oft auch Wimpern, Augenbrauen und Schamhaar) auszureißen. Die Konsequenzen für die Betroffenen sind oft schwerwiegend: Um die häufig entstehenden kahlen Stellen zu verbergen, werden diverse Versuche zum Verheimlichen des Phänomens unternommen, die nicht selten in sozialen Rückzug und einer Reduktion der Lebensqualität münden. Da der Bekanntheitsgrad dieser Störung zum Teil auch unter Therapeuten noch gering ist, ist es den Betroffenen oft nicht möglich, ihre Isolation zu durchbrechen und therapeutische Hilfe aufzusuchen.

2. Diagnostische Zuordnung

Im DSM-IV wird Trichotillomanie als „Störung der Impulskontrolle" klassifiziert. Diese Zuordnung scheint gerechtfertigt (McElroy et al. 1992), ist jedoch nicht unumstritten. Bei einem Großteil der überwiegend US-amerikanischen Autoren findet sich die Forderung, Trichotillomanie auf Grund ihrer großen Ähnlichkeit zur Zwangsstörung dieser Kategorie unterzuordnen (zusammenfassend Neudecker 1995). Neben vielen Gemeinsamkeiten gibt es jedoch auch eine Reihe nicht von der Hand zu weisender Unterschiede (Christenson et al. 1991, Stanley et al. 1992; siehe Tab. 1).

Eine neue Form der Zuordnung bietet die erstmals von Hollander und Wong (1995) vorgestellte Gruppe der „Obsessive-Compulsive Spectrum Disorders" (Abb. 1). Die darin zusammengefaßten Störungen sind gekennzeichnet durch aufdringliche Zwangsgedanken und/oder sich wiederholende zwanghafte Verhaltensweisen.

Tabelle 1. Vergleich von Trichotillomanie und Zwangsstörung

Trichotillomanie	Zwangsstörung
Keine Änderung der Symptomatik über die Zeit	Oft Ablösung eines Zwangssymptoms durch ein anderes
Dient der Reduktion einer großen Anzahl unangenehmer Zustände	Dient hauptsächlich der Reduktion von Angst und Unbehagen
Deutlich mehr Frauen betroffen	Frauen und Männer gleich häufig betroffen
Andere Werte als Zwangspatienten in neuro-psychologischen und -psychiatrischen Untersuchungen	
Keine begleitenden Zwangsgedanken oder Rituale	
Größere Entspannung/Befriedigung während bzw. nach der Handlung	

- Unwiderstehlicher Drang, etwas tun zu müssen
- Spannungsreduktion
- Rückkehr von Spannung, Angst etc. nach Aussetzen der Handlung
- Einsicht in die Sinnlosigkeit des Verhaltens
- Hohe Komorbidität zu affektiven und/oder Angststörungen
- Verwandte 1. Grades häufiger von Zwangsstörungen betroffen
- Überlappungen in familiengeschichtlichen Aspekten
- Ähnliche Reaktion auf medikamentöse und Psychotherapie

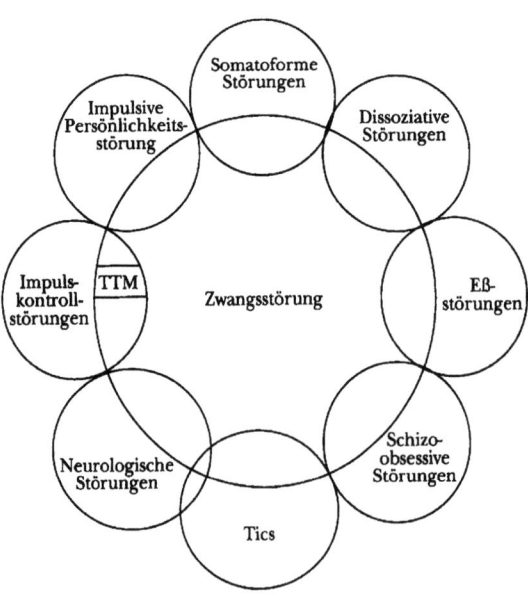

Abb. 1. Obsessive-Compulsive Spectrum Disorders (nach Hollander und Wong 1995)

3. Die Hamburger Studie zur Trichotillomanie

3.1 Ziele

In unserer Untersuchung (Neudecker 1995) ging es darum, erstmals im deutschsprachigen Raum eine systematische Beschreibung des Störungsbildes einschließlich seiner Komorbidität zu liefern und damit Hinweise für die Entwicklung zukünftiger Behandlungsstrategien geben zu können. Im Mittelpunkt der Betrachtungen zur Komorbidität standen v. a. Zusammenhänge zu Zwangsstörung und Depression.

3.2 Methodik

Die Untersuchung bestand aus einer anonymen Fragebogenerhebung und einem nachfolgenden Interviewteil für Personen, die sich dazu bereit erklärten.

Es wurden ein beschreibender Fragebogen zur Trichotillomanie, das Hamburger Zwangsinventar (HZI-K), das Beck Depressions Inventar (BDI), die Toronto Alexithymia Scale (TAS-20), die Symptom Check List (SCL-90-R) und das Freiburger Persönlichkeitsinventar (FPI-R) vorgelegt. Im Interviewteil wurde neben einer ausführlichen Anamnese und Verhaltensanalyse zur Trichotillomanie das Strukturierte Klinische Interview für DSM-III-R (SKID) durchgeführt.

3.3 Ergebnisse

3.3.1 Stichprobe

In die Fragebogenauswertung gingen die Daten von 106 Personen (71 % der angeschriebenen Personen) ein; zum anschließenden Interview kamen 31 Personen.

Die Stichprobe bestand fast ausschließlich aus Frauen (99 %) mit einem Durchschnittsalter von 32 Jahren und überwiegend höherer Schulbildung.

3.3.2 Phänomenologie

Tabelle 2. Phänomenologie der Trichotillomanie

Betroffene Stellen	Kopf (96 %)
	Schambereich (32 %)
	Augenbrauen (15 %)
Häufigkeit des Ausreißens	mehrmals täglich (81 %)
	einmal täglich (6 %)
Auslösesituationen	Streß (unspezifisch; 91 %)
	Entscheidungsdruck (69 %)
	Langeweile (66 %)
Empfindungen	Selbsthaß (54 %)
	Spannungsabbau (42 %)

3.3.3 Ätiologie und Funktionalität

Ähnlich wie bei der Zwangserkrankung ist von einer multifaktoriellen Verursachung auszugehen. Trichotillomanie beginnt überwiegend in der Pubertät und erfüllt in dieser auch als „Gefühlschaos" bezeichneten Zeit zum einen die Funktion, auf die eigene Bedürftigkeit aufmerksam zu machen; andererseits dient das Haareausreißen der Beruhigung in angespannten Situationen. Es sind überwiegend diese auf das eigene emotionale Zustandsbild gerichteten Effekte, die die Beibehaltung der Symptomatik und ihre Generalisierung bewirken. Das Verhalten gibt Ablenkung und Sicherheit in Situationen, in denen aufkommende Gefühle verwirrend, schwer ertragbar, unerwünscht oder mit Angst besetzt sind.

3.3.4 Komorbidität

In den störungsspezifischen Fragebögen (N = 106) ergaben sich deutlich erhöhte Werte für Zwangssymptomatik und Depression. Mit dem HZI-K fanden sich bei 50 % der Befragten Zwangssymptome; im BDI wurden 40 % der Befragten als depressiv klassifiziert.

Weiterhin wurde mit Hilfe der SCL-90-R eine generell sehr hohe psychische Belastung der Trichotillomanie-Betroffenen ermittelt. Trotz dieser Belastung bestand allerdings durchgängig eine hohe bis sehr hohe psychische, soziale und berufliche Leistungsfähigkeit; die Befragten „funktionierten" hervorragend.

Die SKID-Ergebnisse sind in Tab. 3 dargestellt.

Tabelle 3. Komorbidität (SKID; N = 31)

Diagnose	Prozent
Angststörungen gesamt	71 %
Soziale Phobie	39 %
Zwangsstörung	23 %
Panikstörung	19 %
Einfache Phobie	19 %
Andere	6 %
Affektive Störungen gesamt	64 %
Major Depression	45 %
Andere	19 %
Substanzmißbrauch	32 %

3.3.5 Persönlichkeitsbereich

Im FPI-R wurde das Bild einer gehemmten und emotional sehr wenig belastbaren Persönlichkeit deutlich. Besonders auffallend ist dabei eine hohe Erregbarkeit (53 % der Probanden oberhalb des Normbereiches). Es kann auf eine

Persönlichkeitsstruktur geschlossen werden, bei der eine enorm hohe Anspannung nicht nach außen hin abgebaut werden kann.

4. Schlußfolgerungen

Die Ergebnisse der hier vorgestellten Studie bestätigen weitestgehend die Hypothese, daß Trichotillomanie nicht die eigentliche Störung darstellt, sondern vielmehr ein Epiphänomen oder Symptom zugrundeliegender Defizite ist, die zusätzlich zu anderen Störungsmustern führen. Das Haareausreißen kann von Depressionen, Angst und Unruhe, sog. negativen Emotionen, ablenken. Gleichzeitig stellt es eine Möglichkeit dar, über Spannungsabfuhr ein internes Spannungsgleichgewicht aufrechtzuerhalten. Das Symptomverhalten ist demnach ein Bewältigungsversuch für persönlichkeitsbedingte Unsicherheit und Ängstlichkeit in Verbindung mit generell hoher Zwanghaftigkeit (vgl. dazu auch Modell pathologischen Spielens nach Hand 1992) und wirkt auf diese Weise akut stabilisierend. Eine effiziente Therapie müßte vermutlich schwerpunktmäßig diese ursächlichen Bereiche behandeln und die Indikation für zusätzliche symptomspezifische Interventionen einzelfallbezogen stellen.

Literatur

American Psychiatric Association (1994) Diagnostic and Statistical Manual of Mental Disorders, DSM-IV, 4th Ed. Washington DC

Christenson GA, Mackenzie TB, Mitchell JE (1991) Characteristics of 60 Adult Chronic Hair Pullers. Am J Psychiatry 148: 365–370

Hand I (1992) Pathologisches Spielen und delinquentes Verhalten. In: Payk TR (Hrsg) Dissozialität. Psychiatrische und forensische Aspekte. Schattauer, Stuttgart

McElroy SL, Hudson JI, Pope HG (1992) The DSM-III-R Impulse Control Disorders not Elsewhere Classified: Clinical Characteristics and Relationship to Other Psychiatric Disorders. Am J Psychiatry 149: 318–327

Hollander E, Wong CM (1995) Obsessive-Compulsive Spectrum Disorders. J Clin Psychiatry 56 (Suppl 4): 3–6

Neudecker A (1995) Trichotillomanie: Ätiologie, Phänomenologie und Komorbidität aus verhaltenstherapeutischer Sicht. Unveröffentl. Diplomarbeit, Universität Hamburg

Stanley MA, Swann AC, Bowers TC, Davis ML, Taylor DJ (1992) A Comparison of Clinical Features in Trichotillomania and Obsessive-Compulsive Disorder. Behav Res Therapy 30: 39–44

Korrespondenz: Dipl.-Psych. Annett Neudecker, Psychiatrische und Nervenklinik, Universitätskrankenhaus Eppendorf, Martinistraße 52, D-20246 Hamburg, Bundesrepublik Deutschland.

VII. Sucht

Psychotherapie mit alkoholabhängigen Frauen*

Eine kontrollierte Verlaufsuntersuchung

K. Mann, K. Ackermann, P. Morlock, M. Jung und **G. Mundle**

Universitätsklinik für Psychiatrie und Psychotherapie, Tübingen,
Bundesrepublik Deutschland

1. Einleitung

Trotz neuer Ansätze zur pharmakologischen Rückfallverhütung (Sass et al.
1996) bleibt die Psychotherapie der Königsweg in der Behandlung Alkoholabhängiger. Nach neueren Meta-Analysen haben sich mehrere Verfahren
bewährt, von denen allerdings keines eindeutig überlegen ist (Institute of
Medicine 1990, Süß 1995). Dieser Befund wurde in der weltweit bisher größ-
ten Psychotherapiestudie bestätigt. In „Project Match" (Babor, Juni 1996,
unveröffentlichter Vortrag, RSA-Kongreß in Washington, DC) wurden drei Therapiearme verglichen: kognitive Verhaltenstherapie, motivationsfördernde
Therapie und eine am Programm der Anonymen Alkoholiker orientierte
Behandlung. Rund 1800 Patienten wurden nach randomisierter Zuteilung
ambulant 12 Wochen lang behandelt. Als Ergebnis ließ sich ein eindeutiger
Therapieerfolg nachweisen, Unterschiede zwischen den einzelnen Therapie-
armen fanden sich nicht.

Das wesentliche Therapieziel bei der Psychotherapie von Alkoholabhängigen liegt in einer Änderung des Trinkverhaltens, in der Regel durch Erreichen
und Beibehalten von Abstinenz. Verschiedene Studien in Deutschland konnten
zeigen, daß dies sowohl in sogenannten Halbjahreskuren möglich ist (Küfner
und Feuerlein 1989), als auch in kombinierten stationär/ambulanten Behandlungen (Mann und Batra 1993). Die Abstinenzquoten in den zitierten Studien
lagen bei Therapieende jeweils bei 60–70 %. Nach 18 Monaten bzw. 2 Jahren
war noch rund die Hälfte der Patienten abstinent. Somit sind die Erfolgsraten
einer Psychotherapie von Alkoholabhängigen sehr viel besser, als häufig vermutet.

Einige Studien bilden neben dem Trinkverhalten auch Veränderungen
während des psychotherapeutischen Prozesses ab. In einer eigenen Arbeit
(Mann et al. 1996) konnten wir zeigen, daß sich bereits im Verlauf einer sechs-

---

* Die Studie wurde durch das Bundesministerium für Bildung und Forschung unterstützt (BMBF; 01 EB 9422)

wöchigen stationären Behandlung signifikante Verbesserungen auf einer Reihe von Skalen des Gießen-Tests ergaben. Die Patientinnen und Patienten schätzten sich dabei insgesamt als weniger depressiv, sozial resonanter und durchlässiger ein.

Küfner und Feuerlein (1989) verwendeten u. a. den U-Fragebogen (Ullrich de Muynck und Ullrich 1979) zur Veränderungsmessung bei Alkoholabhängigen. Zu Beginn zeigten sich die Patientinnen und Patienten auf fünf von sechs Unterskalen sozial unsicherer als die Normalpopulation. Nur auf der Skala „Fordern können" fanden sich keine Unterschiede. Im Untersuchungsverlauf (vier Meßzeitpunkte) näherten sich die Werte auf allen fünf Skalen den Normwerten an. Die Werte der Skala „Fordern können" stiegen kontinuierlich über die Werte der Normalgruppe hinaus an. Die Skalen „Anständigkeit" und „Fordern können" waren für die Frauen prognostisch relevant. Als Beispiel einer prozeßorientierten Psychotherapieforschung stellen wir im folgenden eine Studie zur Replikation der o. g. Ergebnisse vor.

2. Stichprobe und Methodik

Die Untersuchung erfolgte im Rahmen einer BMBF-geförderten Kontrollgruppenverlaufsstudie zur Alkoholabhängigkeit bei Frauen. Mit dem U-Fragebogen wurden soziale Selbstunsicherheit auf den Dimensionen „Fehlschlag- und Kritikangst", „Kontaktangst", „Fordern können", „Nicht-nein-sagen-können", „Schuldgefühle" und „Anständigkeit" erfaßt. Die Ergebnisse verglichen wir mit einer gleichzeitig untersuchten Gruppe gesunder Frauen.

In die Analyse gingen Daten von 40 Patientinnen ein, die zwischen 1992 und 1994 an einer sechswöchigen stationären Therapie mit anschließender einjähriger, ambulanter Weiterbehandlung teilnahmen. Der Schwerpunkt der Behandlung lag auf interaktioneller Gruppentherapie. Zusätzlich fanden u. a. psychoedukative Maßnahmen, Rollenspiele und Angehörigenarbeit statt (Mann und Batra 1993). Alle Patientinnen waren alkoholabhängig nach DSM III-R und ICD 10. Tab. 1 gibt die wichtigsten deskriptiven Kennwerte wieder.

Tabelle 1. Beschreibung der Stichprobe ($n = 40$)

		MW	SD
Alter		40,1	9,7
MWTB-IQ		110,1	15,9

		n	%
Familienstand	ledig	11	27,5
	verheiratet	18	45,0
	geschieden,		
	in Trennung	8	20,0
	verwitwet	3	7,5
Schulbildung	Hauptschule	21	52,5
	Realschule	8	20,0
	Gymnasium	11	27,5

Der Fragebogen wurde den Patientinnen zu vier verschiedenen Zeitpunkten vorgegeben: zu Behandlungsbeginn (U1), nach sechs Wochen stationärer plus sechs Monaten ambulanter Behandlung (U2), zu Behandlungsende nach zwölf Monaten (U3) und sechs Monate nach der Behandlung (U4). Als Kontrollgruppe rekrutierten wir 40 Frauen ohne Alkoholproblematik oder andere psychiatrisch relevante Auffälligkeiten. Sie wurden nach Alter und Bildung den Studienpatientinnen zugeordnet. Es entstanden somit 40 alters- und bildungsgleiche „Zwillingspaare". Die Kontrollen bekamen den Fragebogen zu den Zeitpunkten U1 und U4 vorgelegt.

Zur Prüfung der Veränderung der sozialen Selbstsicherheit der Patientinnen wurde eine einfaktorielle Varianzanalyse über vier Meßzeitpunkte durchgeführt. Der Vergleich zwischen Patientinnen und Kontrollgruppe wurde mit einer 2-faktoriellen Varianzanalyse über zwei Meßzeitpunkte gerechnet.

3. Ergebnisse

Die Patientinnen schildern sich zu Beginn als sozial unsicherer als die Kontrollpersonen. Nach 18 Monaten (6 Monate nach Ende der Behandlung) unterscheiden sich die beiden Gruppen nicht mehr. Während die Mittelwerte der Kontrollen zu beiden Zeitpunkten in etwa dasselbe Niveau haben, verändern sich die Werte der Patientinnen auf allen Dimensionen in Richtung einer höheren sozialen Selbstsicherheit. Signifikante Interaktionen auf fünf von sechs Skalen spiegeln dieses Ergebnis varianzanalytisch. Die Ergebnisse sind in Tab. 2 dargestellt.

Tabelle 2. Patientinnen und Kontrollen im Vergleich. Skalenmittelwerte (MW), Standardabweichungen (SD) und Signifikanzbeurteilung. Die Signifikanzaussagen beziehen sich auf Gruppenunterschiede zum jeweiligen Zeitpunkt

| | U1 | | | | U4 | | | |
| | PAT | | KON | | PAT | | KON | |
	MW	(SD)	MW	(SD)	MW	(SD)	MW	(SD)
Fehlschlag- u. Kritikangst	40,6	(12,1)	28,0	(14,5) *	33,6	(15,9)	28,7	(16,7) n.s.
Kontaktangst	30,2	(14,1)	23,7	(13,0) *	28,2	(14,5)	25,9	(13,7) n.s.
Fordern können	39,4	(11,5)	45,5	(11,1) *	43,7	(12,5)	44,0	(11,9) n.s.
Nicht-nein-sagen-können	25,7	(9,5)	20,2	(8,1) *	21,2	(9,7)	20,3	(8,4) n.s.
Schuldgefühle	7,7	(5,6)	5,1	(3,8) *	6,9	(5,0)	5,4	(4,2) n.s.
Anständigkeit	13,6	(5,2)	10,8	(3,8) *	12,3	(5,1)	11,2	(4,6) n.s.

Signifikanzberechnungen nach Scheffe; * = $p < 0,05$; p stets zweiseitig; n (PAT) = 40; n (KON) = 40

Tabelle 3. Veränderungen der Patientinnen im Verlauf. Skalenmittelwerte (MW) und Standardabweichungen (SD). Die Signifikanzbeurteilung bezieht sich auf die Unterschiede zwischen aufeinanderfolgenden Meßzeitpunkten

	PAT U1		PAT U2		PAT U3		PAT U4	
	MW	(SD)	MW	(SD)	MW	(SD)	MW	(SD)
Fehlschlag- und Kritikangst	41,0	(12,1) ***	32,9	(15,9) n.s.	29,7	(15,1) n.s.	32,7	(16,0)
Kontaktangst	29,2	(13,3) n.s.	26,7	(14,8) n.s.	26,1	(14,6) n.s.	27,6	(14,6)
Fordern können	38,7	(11,4) *	42,1	(11,7) n.s.	42,4	(13,0) n.s.	43,7	(12,2)
Nicht-nein-sagen-können	26,4	(9,4) +	23,9	(10,7) **	20,4	(10,1) n.s.	21,4	(10,3)
Schuldgefühle	7,0	(5,2) n.s.	6,3	(5,2) n.s.	6,5	(4,5) n.s.	6,9	(5,1)
Anständigkeit	13,8	(4,8) n.s.	13,6	(5,3) +	12,0	(4,6) n.s.	12,2	(5,0)

+: $p < 0,10$; *: $p < 0,05$; **: $p < 0,01$; ***: $p < 0,001$; p stets zweiseitig; $n = 33$ aufgrund geringerer Fallzahlen zu U2 und U3

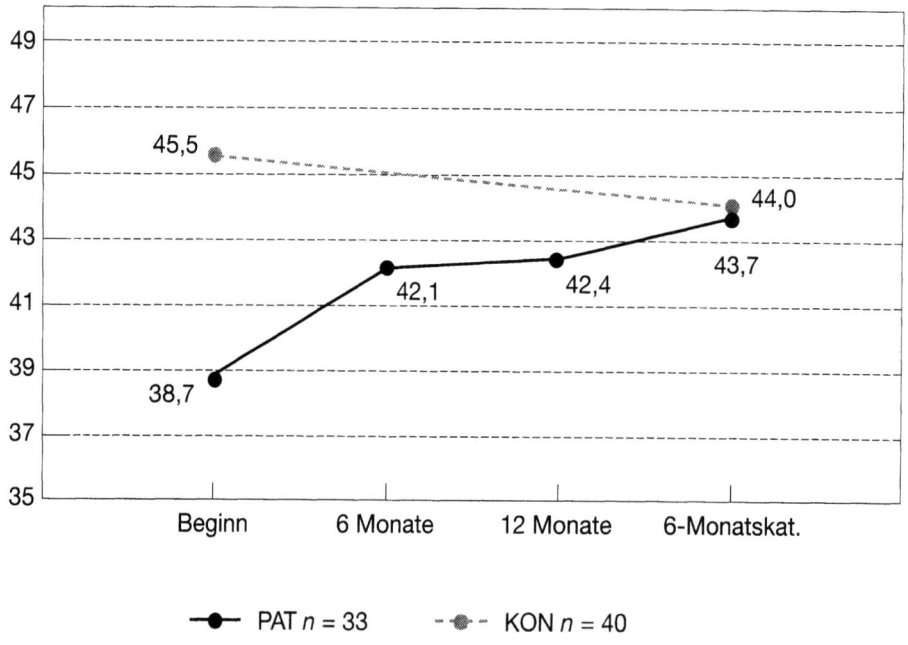

Abb. 1. Skala „Fordern können". Gruppenunterschiede und zeitlicher Verlauf. Signifikanzaussagen s. Tab. 2 und Tab. 3

Betrachten wir die Patientinnen separat über die vier Meßzeitpunkte, ergibt sich ein differenzierteres Bild des Veränderungsverlaufs. Auf vier der sechs Skalen zeigen sich Veränderungen über die Zeit. Diese lassen sich als Erhöhung der sozialen Selbstsicherheit interpretieren. Dabei treten Veränderungen ausschließlich zwischen U1–U2 und U2–U3, d. h. während der stationär-ambulanten Behandlung, auf. Auf den Skalen „Kontaktangst" und „Schuldgefühle" zeigen sich keine signifikanten Veränderungen. Die Ergebnisse sind in Tab. 3 wiedergegeben. Abb. 1 stellt als repräsentatives Beispiel die Entwicklung der Dimension „Fordern können" dar.

4. Diskussion

Die vorliegende Studie stellt ein Beispiel für prozeßorientierte Psychotherapieforschung dar. Wir untersuchten Unterschiede bezüglich der sozialen Unsicherheit zwischen alkoholabhängigen und gesunden Frauen sowie deren Veränderung im Verlauf einer psychotherapeutischen Gruppenbehandlung. Für die Anfangsphase der Therapie konnten wir eine Reihe von Unterschieden bestätigen, die die Patientinnen als sozial unsicherer und weniger durchsetzungsfähig als andere Frauen gleichen Alters und gleicher Schulbildung erscheinen lassen. Wir vermuten, daß mit den vorgefundenen Unterschieden Beeinträchtigungen der interpersonalen Beziehungen weiblicher Alkoholabhängiger einhergehen, die sowohl Mitursache als auch Folge der Abhängigkeitsentwicklung sein können und die darüber hinaus zum Rückfall beitragen.

Die beobachtete psychometrische Angleichung der Patientinnen an die sozial unauffällige Kontrollstichprobe kann als Ausdruck einer psychischen und sozialen Stabilisierung während der Behandlung interpretiert werden, die auch danach anhält. Die gruppentherapeutische Behandlungsform und insbesondere das stationäre Setting der über Wochen hinweg konstanten Bezugsgruppe der Mitpatienten stellen einen „sozialen Mikrokosmos" bereit, der für viele Patientinnen über die unmittelbare Behandlungszeit hinauswirkende Lernerfahrungen ermöglicht. Gruppentherapeutische Behandlungsformen erscheinen dabei besonders geeignet, um soziale Entwicklungsprozesse zu fördern (Yalom 1970).

Ausgehend von diesen Überlegungen könnte eine erhöhte psychische und soziale Stabilität mit einer Verringerung der Rückfallwahrscheinlichkeit oder einer geringeren Zahl von Behandlungsabbrüchen einhergehen (Schulze 1983). Die prognostische Relevanz der hier im kontrollierten Verlauf berichteten Aspekte der psychosozialen Variablen werden wir anhand einer erweiterten Stichprobe überprüfen.

Literatur

Institute of Medicine (1990) Broadening the Base of Treatment for Alcohol Problems. National Academy Press, Washington DC
Küfner H, Feuerlein W (1989) Inpatient Treatment for Alcoholism. Springer, Berlin Heidelberg New York

Mann K, Batra A (1993) Die gemeindenahe Versorgung von Alkoholabhängigen – Evaluation eines kombinierten stationären und ambulanten Behandlungskonzeptes. Psychiat Prax 20: 831–834

Mann K, Ackermann K, Günthner A, Jung M, Mundle G (1996) Veränderungen des Selbstbildes alkoholabhängiger Frauen und Männer während stationärer Psychotherapie. Psychotherapie, Psychosomatik & Medizinische Psychologie 46: 350–355

Sass H, Soyka M, Mann K, Zieglgänsberger W (1996) Relapse Prevention by Acamprosate: Results from a Placebo Controlled Study in Alcohol Dependence. Arch Gen Psychiatry 53: 673–680

Schulze K (1983) Veränderung des Selbstbildes alkoholkranker Männer nach 6 Monaten stationärer Entwöhnungsbehandlung. Suchtgefahren 29: 355–364

Süß HM (1995) Zur Wirksamkeit der Therapie bei Alkoholabhängigen: Ergebnisse einer Meta-Analyse. Psychologische Rundschau 46: 248–266

Ullrich de Muynck R, Ullrich R (1979) Der Unsicherheitsfragebogen. Testmanual, 2. Aufl. Pfeiffer, München

Yalom I (1989) Theorie und Praxis der Gruppenpsychotherapie, Übers. d. 3. Aufl. Pfeiffer, München. [Erste Auflage des amerikanischen Originals erschien 1970]

Korrespondenz: Prof. Dr. med. Karl Mann, Universitätsklinik für Psychiatrie und Psychotherapie, Osianderstraße 24, D-72076 Tübingen, Bundesrepublik Deutschland.

Stationäre Motivationstherapie für alkoholabhängige Patienten

**C. Veltrup, K. Junghanns, J. Weber, M. Driessen, T. Wetterling,
U. John** und **H. Dilling**

Klinik für Psychiatrie, Medizinische Universität zu Lübeck,
Bundesrepublik Deutschland

1. Einleitung

Klinische Erfahrungen und Untersuchungen machen deutlich, daß Entgiftungsbehandlungen, die nur darauf ausgerichtet sind, die körperlichen Entzugssymptome zu lindern und die Folge- und Begleiterkrankungen der Alkoholabhängigkeit zu behandeln, nicht ausreichen, um bei den Patienten eine anhaltende Änderungs-, Behandlungs- und Abstinenzmotivation zu erzielen. In der Klinik für Psychiatrie der Medizinischen Universität zu Lübeck wird eine Entzugsbehandlung durchgeführt, bei der medizinisch-psychiatrische Interventionen (Entzug I) sowie psycho- und soziotherapeutische Maßnahmen (Entzug II) sich ergänzen.

Von Ärzten und anderen professionellen Helfern wird immer wieder die mangelnde Motivation bei Alkoholabhängigen beklagt. Wir unterscheiden drei Aspekte von Motivation, nämlich Abstinenz-, Behandlungs- und Änderungsmotivation. Aus der Sicht des Behandlers gehören diese drei Dimensionen in der Regel zusammen, für den Betroffenen selbst können sie sehr wohl isoliert voneinander bestehen.

Abstinenzmotivation meint die Bereitschaft eines Betroffenen, zukünftig auf den Konsum von Alkohol zu verzichten. Die Behandlungsmotivation bezeichnet die Bereitwilligkeit des Betroffenen, suchtspezifische Unterstützungsmaßnahmen in Anspruch zu nehmen. Die Änderungsmotivation bezieht sich auf Verhaltensänderungen im sozialen und beruflichen Umfeld, die mit der Alkoholproblematik zusammenhängen (können). So ist unter Umständen ein Arbeitsplatzwechsel notwendig, um das Risiko von Rückfällen zu reduzieren. Auch die Beziehungsdynamik in der Familie wird sich durch die Abstinenz des Patienten deutlich ändern. Auf diesen Prozeß ist der Betroffene angemessen vorzubereiten.

2. Konzept und Durchführung der Entzug-II-Behandlung

Die umfassende Alkoholentzugsbehandlung ist wohnortnah und niedrig-schwellig gestaltet. Patienten ohne suchtspezifische Vorbehandlung werden bevorzugt aufgenommen. Alkoholabhängige mit ausgeprägten hirnorgani-schen Störungen sowie Patienten mit akuten schizophrenen oder akuten affektiven Psychosen können an dem Behandlungsprogramm nicht teilneh-men.

Vor der Teilnahme an der Motivationstherapie erhält jeder Patient ein Bera-tungs- bzw. Indikationsgespräch. Dies kann konsiliarisch am Krankenbett oder in der Fachambulanz stattfinden.

In der ersten Therapiephase steht die medizinische Behandlung der kör-perlichen Entzugssymptome im Vordergrund. Die Dauer der Entgiftung (Ent-zug I) ist vom individuellen Krankheitszustand des Abhängigen abhängig und dauert etwa fünf bis zehn Tage. Die Dauer des Entzug II beträgt 21 Tage. Es werden jeweils bis zu 10 Patienten in einer halboffenen, geschlechtshetero-genen Gruppe zusammengefaßt. Zu den Behandlungselementen gehören: täg-liche gruppentherapeutische Sitzungen, ärztliche Visitengespräche, einzel-therapeutische Maßnahmen, autogenes Training, Informationsgruppen, eine Angehörigengruppe, Musik- und Werktherapie, Frühgymnastik, Sozialsprech-stunden und der Besuch von vier verschiedenen Selbsthilfegruppen.

Die Bereitschaft zur Abstinenz ist als Entscheidungsprozeß zu verstehen. Ziel der therapeutischen Intervention ist es, den Appetenz-Aversionskonflikt bezüglich des Trinkens zugunsten des Abstinenzverhaltens zu lösen. Dies gelingt dann, wenn der Patient sich nicht nur formal zur künftigen Abstinenz entscheidet, sondern auch ein umfassendes Verständnis für die Konsequen-zen einer solchen Entscheidung besitzt. Das Erleben einer persönlichen Entscheidungsfreiheit zur Abstinenz ist von großer Bedeutung.

Voraussetzung für die Entwicklung von Selbstkontrolle ist die Förderung der Fähigkeit zur Binnenwahrnehmung (Introspektion). Das Ziel der Selbst-kontrolle besteht darin, das Erleben von Selbstwirksamkeit zu fördern. Dazu müssen mit dem Patienten retrospektiv die wichtigsten Stadien der Abhän-gigkeitsentwicklung, also die bestimmenden inneren und äußeren Bedin-gungen, erarbeitet werden. Hierzu gehören der erste Kontakt mit dem Sucht-mittel und seine damalige Wirkung, die genaueren Umstände der Entwicklung der Abhängigkeit sowie der genaue Verlauf von bisherigen Rückfällen. Die Ent-wicklung von angemessenen Bewältigungsstrategien für den Umgang mit rückfallgefährdenden Situationen und mit eingetretenen Rückfällen ist ein wichtiger Behandlungsschwerpunkt. Aktuelle innere und äußere Lebens-bedingungen werden unter dem Gesichtspunkt der Rezidivgefährdung mit dem Patienten bearbeitet. Es werden alternative Verhaltensstrategien im Umgang mit Gefährdungssituationen eingeübt. Dem Patienten soll deutlich werden, daß jeder Vorgang nicht eine Verkettung schicksalhafter Zufälle, son-dern eine Abfolge von herbeigeführten Situationen und getroffenen Ent-scheidungen ist. Die Patienten bekommen vermittelt, daß sie selbst entschei-denden Einfluß auf einzelne Schritte ihres Problemverhaltens bzw. ihres Pro-blemlösungsprozesses nehmen können.

Im Zusammenhang mit der Entwicklung sozialer Kompetenz geht es darum, die im Vorlauf der Abhängigkeitsentwicklung häufig reduzierten Kontakt- und Kommunikationsfertigkeiten zu verbessern. Konkrete Perspektiven in wichtigen Lebensbereichen (Familie, soziale Kontakte, Beruf, Freizeitgestaltung) werden mit dem Patienten erarbeitet.

Die angewandten Interventionsmethoden gestalten sich im Sinne eines adaptiven Indikationsprozesses für bestimmte Patientengruppen unterschiedlich. In der motivationalen Einsichts- und Handlungsphase werden vor allem kognitive und affektive Aspekte bearbeitet. Lebte der Patient hingegen schon (früher) längere Zeit abstinent, so gilt es, günstige Verhaltensprozesse zu festigen und neue Verhaltensweisen zur Sicherung der Abstinenz aufzubauen.

Die therapeutische Gruppe stellt ein wichtiges diagnostisches Informationsfeld dar. Als sozialer Mikrokosmos ist die Gruppe die geeignete soziale Situation, um z. B. Beziehungsauffälligkeiten zu analysieren. Sie bietet sich weiterhin als Verstärker für Verhaltensänderungen an, erweitert das Spektrum möglicher Problemlösungsfortschritte und ist der ideale Raum für vorbereitende Übungen.

2.1 Behandlungselemente

Es handelt sich um ein hochstrukturiertes Therapieangebot, bestehend aus diversen, aufeinander abgestimmten Behandlungselementen, die im folgenden kurz dargestellt werden. Der Patient kann sich an einem festen Stundenplan orientieren, die Teilnahme an sämtlichen Behandlungsangeboten ist verpflichtend. Kernstück der Behandlung ist die Gruppentherapie in insgesamt neun Sitzungen (jeweils 90 Minuten), die von zwei Therapeuten geleitet wird. Jede Sitzung beginnt mit einer Anfangsrunde, in der die Patienten ihre momentane Befindlichkeit und wichtige Ereignisse des vergangenen Tages darstellen. Anschließend wird unter Berücksichtigung individueller Erfahrungen die aktive Auseinandersetzung mit der alkoholischen Realität gefördert. Das gruppentherapeutische Angebot wird durch drei Rollenspielübungen zur Primär- und Sekundärprävention von „Rückfällen" ergänzt. Eine weitere Gruppensitzung findet gemeinsam mit Patienten und ihren relevanten Bezugspersonen statt. Hier können konkrete Verabredungen über den zukünftigen Umgang mit den Betroffenen z. B. in Krisen- oder Gefährdungssituationen besprochen werden. Die Patienten besuchen vier unterschiedliche Selbsthilfegruppen, um deren Arbeit kennenzulernen. Es gibt regelmäßige Sozialsprechstunden, in denen etwa finanzielle Schwierigkeiten (Schuldenregulierung) oder Wohnprobleme besprochen werden können. Im Rahmen der sozialarbeiterischen Tätigkeit wird auch der für die Gewährung einer Entwöhnungsbehandlung notwendige Sozialbericht erstellt.

Die Patienten nehmen täglich an den gymnastischen Übungen (Bewegungstherapie) teil mit dem Ziel, die aktuelle körperliche Leistungsfähigkeit zu erleben und entsprechend Übungsfortschritte festzustellen. Weiterhin werden Entspannungsübungen durchgeführt. Die Ergotherapie findet dreimal pro

Woche statt. Hier sollen die Patienten neue Freizeitbeschäftigungen kennen-
lernen, aber auch ihre Konzentrationsfähigkeit und Ausdauer bei handwerk-
licher Arbeit realistisch einschätzen lernen.

Eine Besonderheit des Behandlungsprogramms besteht darin, daß die
Patienten an jedem Wochenende mit einer Übernachtung nach Hause beur-
laubt werden.

Mit jedem Patienten wird im Verlauf der Motivationsgruppe ein langfri-
stiges, individuell angepaßtes Therapiekonzept erarbeitet. Jeder Patient wird
im übrigen aufgefordert, sich in problematischen Situationen unverzüglich an
die Fachambulanz zu wenden.

3. Evaluation

Es werden einige Ergebnisse aus katamnestischen Untersuchungen ein, zwei
und drei Jahre nach Therapieabschluß dargestellt werden. Von insgesamt 279
Patienten konnten 187 Probanden (67 %) nachuntersucht werden. Nach
einem Jahr sind von 94 angeschriebenen Alkoholabhängigen 62 (66 %) persönlich erreicht worden. Im Zwei-Jahreszeitraum wurden von 95 Patienten insgesamt 67 (70,5 %) nachbefragt, drei Probanden (4,5 %) sind verstorben. Die
Mortalitätsrate nach drei Jahren betrug 13,3 % ($n = 8$). In diesem Befragungs-
zeitraum konnten von 90 Probanden nur 58 (64,4 %) persönlich nachuntersucht werden.

Im folgenden werden nur Angaben über nachklinisch erreichte Patienten
dargestellt. Tab. 1 zeigt einige soziodemographische Variablen der befragten

Tabelle 1. Stichprobenbeschreibung

	12 Monate $n = 62$	24 Monate $n = 67$	36 Monate $n = 58$
Geschlecht			
Frauen	25,8 %	28,4 %	25,9 %
Männer	74,2%	71,6 %	74,1 %
Familienstand			
ledig	25,8 %	23,9 %	24,1 %
verheiratet	38,7 %	34,3 %	41,4 %
geschieden	29 %	37,3 %	31 %
verwitwet	6,5 %	4,5 %	3,5 %
Beschäftigung			
berufstätig	41,9 %	37,3 %	38 %
erwerblos	37,1 %	40,3 %	38 %
Haushalt	11,3 %	10,4 %	13,8 %
berentet	9,7 %	11,9 %	10,2 %
Frühere Entzugsbehandlung	43,5 %	52,2 %	48,3 %

Tabelle 2. Nachklinisches Trinkverhalten

	12 Monate n = 62	24 Monate n = 67	36 Monate n = 58
Durchgängige Abstinenz	35,5 %	31,3 %	29,3 %
Gebessertes Trinkverhalten	4,8 %	12 %	6,9 %
Ungebessertes Trinkverhalten	59,7 %	56,7 %	63,8 %

Probanden. Ca. 30 % der Patienten leben vom Ehepartner getrennt bzw. sind geschieden. Das Durchschnittsalter der Patienten liegt zwischen 41 und 43 Jahren. Der Frauenanteil ist höher als in den meisten Fachkliniken für Alkoholabhängige. Ungefähr die Hälfte aller Patienten berichtet über vorausgegangene Entzugsbehandlungen, ca. 10 % sind bereits zwischen fünf- und zehnmal stationär entgiftet worden.

Die gefundenen Abstinenzquoten liegen bei ca. 30 % gemäß liberaler Erfolgsbemessung (Tab. 2). In allen Beobachtungszeiträumen sind sie ähnlich hoch. Die Rückfallquote ist in den ersten zwölf Monaten am höchsten. Ein kleiner Teil der Patienten zeigt ein „gebessertes Trinkverhalten". Darunter ist ein moderater oder nur sporadischer Alkoholkonsum zu verstehen. Es ergeben sich keine signifikanten Unterschiede zwischen Frauen und Männern sowie zwischen den Teilstichproben aus den drei Untersuchungszeiträumen.

Von den 187 nachbefragten Patienten geben insgesamt 88,2 % an, nachklinisch Behandlungsangebote in Anspruch genommen zu haben. Tab. 3 stellt im Überblick die wichtigsten genutzten Behandlungsaktivitäten zur Abstinenzsicherung oder zur Rezidivbewältigung dar. Es zeigt sich, daß weit mehr als die Hälfte der nachbefragten Patienten regelmäßig den Hausarzt aufsucht. Ein großer Teil der Patienten nimmt auch Kontakt zu einer Selbsthilfegruppe auf.

Tabelle 3. Nachklinisches Inanspruchnahmeverhalten

	12 Monate n = 62	24 Monate n = 67	36 Monate n = 58
Stationäre Entwöhnung	12,9 %	11,2 %	27,6 %
Stationärer Entzug	16,1 %	23,9 %	41,4 %
Selbsthilfegruppen	27,4 %	38,8 %	48,2 %
Suchtberatungsstelle	19,4 %	5,9 %	13,8 %
Nervenarzt	9,7 %	13,4 %	3,4 %
Regelmäßige Kontakte zum Hausarzt	69,4 %	61,2 %	53,4 %

4. Diskussion

Die stationäre Motivationstherapie ist ein sinnvolles neues Element im Rahmen des sekundärpräventiven Unterstützungssystems bei Alkoholabhängigen. Die gefundenen Abstinenzquoten liegen erwartungsgemäß niedriger als nach stationären Entwöhnungstherapien, sind jedoch dreimal so hoch wie nach den bisher üblichen Entgiftungsbehandlungen (Veltrup und Driessen 1993). Auch die gezielte, frühzeitige Inanpruchnahme von professioneller Hilfe zur Bewältigung von eingetretenen Rückfällen kann als Therapiefortschritt gewertet werden („sekundäre Rezidivprophylaxe"). So wird die Sicherung des gesunden Überlebens, als einem Basisziel der Alkoholismustherapie, möglich. Die hohe Mortalitätsrate nach drei Jahren belegt leider auch, daß es einem Teil der Patienten nicht gelingt, nach einem Wiedertrinken erneut adäquate Unterstützung zu suchen und zu finden.

Die Motivationstherapie ist nicht nur für psychiatrische Kliniken geeignet. In entsprechend modifizierter Form kann sie auch zu einem sinnvollen Angebot im Allgemeinkrankenhaus werden. So wird der Entzug II dazu beitragen können, die Abstinenzkompetenz zu erhöhen und eine individuelle Behandlungsplanung voranzutreiben und so „Irrwege" zu vermeiden.

Literatur

Veltrup C, Driessen M (1993) Erweiterte Entzugsbehandlung für alkoholabhängige Patienten in einer psychiatrischen Klinik. Sucht 39: 168–172

Korrespondenz: Dr. phil. Clemens Veltrup, Klinik für Psychiatrie, Medizinische Universität zu Lübeck, Ratzeburger Allee 160, D-23538 Lübeck, Bundesrepublik Deutschland.

Zur Veränderung des Selbstkonzepts bei Alkoholpatienten im Verlauf der Entwöhnungstherapie

N. Bergemann

Psychiatrische Universitätsklinik, Heidelberg,
Bundesrepublik Deutschland

1. Einführung und Fragestellung

Erklärungsansätze für die Alkoholabhängigkeit liegen in vielfältiger Art vor, wobei die besondere Persönlichkeitsstruktur des Alkoholikers oftmals betont wurde und Gegenstand zahlreicher Untersuchungen darstellte. Eine Übersicht findet sich zum Beispiel bei Antons (1978). Darüber hinaus wurden zunehmend Selbstkonzepte im Sinne von selbstbezogenen Kognitionen in den Erklärungszusammenhang einbezogen.

Das Selbstkonzept kann in Abgrenzung zum Eigenschaftsbegriff als die Gesamtheit der selbstbezogenen Kognitionen verstanden werden, wobei von vielen Autoren der bewertende Aspekt betont wird. Von anderen Autoren werden im Gegensatz zur affektiven Konzeptualisierung des Selbstbegriffs auch bereichsspezifische und/oder situative Partialmodelle des Selbst umrissen. Selbstkonzepte stellen als individuelle kognitive Strukturen den Rahmen für die Aufnahme und Verarbeitung selbstbezogener Informationen dar und steuern somit den Prozeß der Selbstkonzeptbildung sowie die Art und Weise der Erfahrungsverarbeitung. Hiermit kommt die verhaltensregulative Bedeutung von Selbstkonzepten zum Ausdruck.

Zum Selbstkonzept von Alkoholpatienten liegen eine Reihe von empirischen Untersuchungen vor, die zum Teil auch zeitlich weiter zurückreichen (Vanderpool 1969). Das wiederholt gefundene, gegenüber Kontrollgruppen negative bzw. geringe Selbstkonzept bei Alkoholikern war Anlaß für Studien, die den Effekt therapeutischer Interventionen auf das Selbstkonzept untersuchten. Im englischsprachigen Raum konnten zum Beispiel Tomsovic (1965), Gross (1971), Felde (1973) und O'Leary et al. (1978) mit der Tennessee Self-Concept Scale von Fitts (1965), einem mehrdimensionalen Fragebogen zur Erfassung des Selbstkonzepts, signifikante Veränderungen bei verschiedenen Therapiegruppen von Alkoholpatienten nachweisen. Butler (1991) untersuchte den Zusammenhang zwischen Häufigkeit von Alkoholkonsum und

Selbstkonzept bei Studenten und konnte vor allem einen Geschlechtsunterschied darstellen. Im deutschsprachigen Raum liegen Arbeiten mit dem Gießen-Test von Beckmann et al. (1989) von zum Beispiel Schulze (1983) und Hey (1987) vor. Schulze (1983) konnte eine Veränderung des Selbstkonzepts im Laufe einer 6-monatigen Therapie hinsichtlich der Dimensionen „Soziale Resonanz", „Dominanz", „Kontrolle" und „Grundstimmung" belegen. Krampen (1985) wies nach, daß von einer Reihe von Persönlichkeitsvariablen, insbesondere dem Selbstbild, eine wesentliche Prädiktorvalenz für den Therapieerfolg bei Alkoholikern beizumessen ist. Bei Heroinabhängigen konnten Kaufmann et al. (1993) den prädiktiven Wert von differenzierten Selbstkonzepten darstellen. Deusinger (1991) konnte mit den von ihr entwickelten Frankfurter Selbstkonzeptskalen (FSKN) signifikant niedrigere Skalen-Summenscores auf neun der insgesamt zehn Skalen bei 193 Alkoholikern im Vergleich zu einer parallelisierten Kontrollgruppe zeigen.

Mit der vorliegenden Arbeit sollte im Sinne einer Erfolgskontrolle der Therapieverlauf bei Alkoholpatienten im Laufe einer 6-monatigen Entwöhnungstherapie untersucht werden, wobei als Zielvariable des therapeutischen Veränderungsprozesses dem Selbstkonzept der Patienten besondere Beachtung galt. In diesem Zusammenhang wurde eine testtheoretische Überprüfung der eingesetzten Verfahren zur Erfassung des Selbstkonzepts bei Alkoholpatienten durchgeführt.

2. Methode

Es wurden insgesamt 100 Alkoholpatienten (Alter: M = 38,3; s = 8,9; Altersbereich 19–66 Jahre; 69 männliche, 31 weibliche Patienten), die am Ende der Entzugs- bzw. am Beginn einer Langzeit-Entwöhnungstherapie standen, mit den Frankfurter Selbstkonzeptskalen von Deusinger (1991), einer deutschsprachigen Version der Berger-Skalen zur Erfassung von Selbstakzeptanz und Akzeptanz anderer (Bergemann 1997a, b) sowie dem Trierer Alkoholismusinventar von Funke et al. (1987) untersucht. Für die Berger-Skalen liegen Daten einer parallelisierten Kontrollstichprobe aus der Normalpopulation vor, für die FSKN kann auf eine Vergleichsstichprobe mit 165 Pbn aus der Normalpopulation zurückgegriffen werden (Durchschnittsalter 39,5 Jahre; Altersspanne 17–76 Jahre; 84 männliche, 81 weibliche Pbn, vgl. Bergemann 1993). Darüber hinaus wurde eine Teilstichprobe der Alkoholiker im Laufe des Therapieaufenthaltes zum Zwecke der Verlaufskontrolle wiederholt untersucht – 16 Patienten erneut nach 10 Wochen (Alter: M = 41,7; s = 10,9; 25–64 Jahre; 12 männliche, 4 weibliche Patienten), 7 Patienten zusätzlich nach weiteren 14 Wochen (Alter: M = 43,7; s = 15,6; 25–64 Jahre, 4 männliche, 3 weibliche Patienten). Eine weiterführende Stichprobenbeschreibung findet sich bei Bergemann (1997b).

Zur Beantwortung der Fragestellungen wurden zunächst die relevanten testtheoretischen Parameter berechnet und die Dimensionalität der eingesetzten Selbstkonzept-Instrumente anhand multivariater Verfahren überprüft. Beide Instrumente wurden einer Faktorenanalyse (FA) auf Itemebene unterzogen, die Berger-Skalen zusätzlich einer nichtmetrischen multidimensionale Skalierung (NMDS). Weiterhin wurden zur Frage des Gruppenvergleichs sowie hinsichtlich der wiederholten Messungen im Verlaufe der Therapie nicht-parametrische inferenzstatistische Verfahren eingesetzt (Mann-Whitney U-, Wilcoxon-Test).

3. Ergebnisse

Die Berger-Skalen konnten auch bei der klinischen Stichprobe anhand der eingesetzten multivariaten Verfahren gut repliziert werden. In der nach dem Eigenwertverlauf (*Scree-Test*, Cattell und Vogelman 1977) angemessenen 2-Faktoren-Lösung zeigen sich nach der VARIMAX-Rotation beide Skalen gut durch jeweils einen Faktor abgebildet. Alle Items laden entsprechend ihrer Skalenzugehörigkeit eindeutig auf jeweils einem Faktor (alle 13 Items der Selbstakzeptanz-(SA-)Skala und 7 von 10 Items der Akzeptanz-anderer-(AA-)Skala mit Ladungen $\geq 0,40$). Auch in der NMDS bilden sich die Items beider Skalen in distinkten Clustern in der nach dem Streßwert-Verlauf angemessenen 2-dimensionalen Lösung ab (Spence 1979; Abb. 1).

Bezüglich der FSKN konnten die postulierten Skalen faktorenanalytisch nicht repliziert werden. Die Items des FSKN laden in der VARIMAX-rotierten

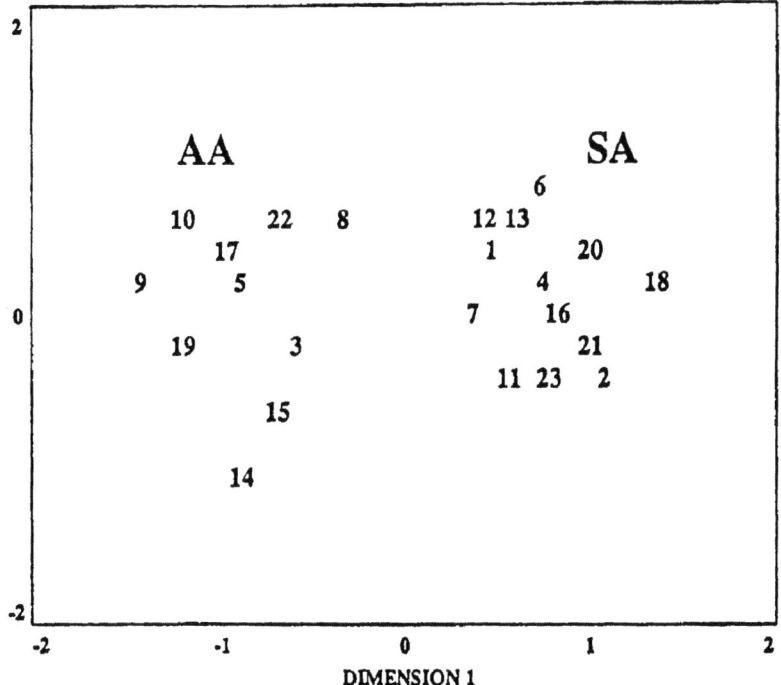

Abb. 1. 2-dimensionale NMDS-Lösung der Berger-Fragebogendaten von Alkoholpatienten auf Itemebene ($n = 100$); Streß = 0,181

Tabelle 1. SA und AA bei Alkohol-Patienten und einer parallelisierten Kontrollgruppe

	Alkoholiker (n = 100)			Kontrollgruppe (n = 100)			Mann-Whitney U-Test
	M	s	α	M	s	α	p
SA	42,2	11,6	0,86	51,1	9,4	0,86	0,000
AA	34,5	7,2	0,71	37,7	6,5	0,74	0,005

Lösung vor allem auf Faktor I und II. Auf Faktor I laden die jeweils überwiegende Mehrzahl der Items der Skalen des Leistungsbereichs („Leistungsfähigkeit", „Problembewältigung", „Verhaltens- und Entscheidungssicherheit") sowie die Hälfte der Items der Skala „Selbstwertschätzung". Auf Faktor II laden die Items der Skala „Standfestigkeit gegenüber Gruppen und bedeutsamen anderen". Auf einem dritten Faktor laden jeweils einige Items der Skalen „Problembewältigung" und „Selbstwertschätzung". Die weiteren Skalen können keinem Faktor eindeutig zugeordnet werden. Insgesamt muß, auch aufgrund von Befunden anhand einer Stichprobe von 152 schizophrenen Patienten, von einer Überdifferenzierung der FSKN zumindest im klinischen Bereich ausgegangen werden (Bergemann und Rey 1994). Für Normalprobanden liegen bislang keine vergleichbaren dimensionsanalytischen Untersuchungen vor.

Im Vergleich zu einer parallelisierten Kontrollgruppe zeigen sich hinsichtlich beider Berger-Skalen signifikant geringere Werte bei den Alkoholpatienten (Tab. 1). Die hier wiedergegebenen Cronbach-α-Werte verweisen auf eine hinreichende interne Konsistenz der Skalen auch im klinischen Bereich.

Tabelle 2. FSKN-Skalen bei Alkohol-Patienten und einer Vergleichsstichprobe

	Alkoholiker (n = 100)			Vergleichsstichprobe (Bergemann 1993; n = 165)			Mann-Whitney U-Test
	M	s	α	M	s	α	p
FSAL	38,7	9,0	0,84	44,3	8,2	0,82	0,000
FSAP	37,1	9,3	0,85	42,1	9,5	0,86	0,000
FSVE	23,4	5,4	0,77	25,4	5,6	0,74	0,004
FSSW	38,6	10,9	0,89	46,9	7,4	0,79	0,000
FSEG	19,3	5,2	0,70	23,0	4,8	0,63	0,000
FSST	47,1	12,3	0,90	53,3	9,6	0,87	0,000
FSKU	24,0	4,9	0,57	24,7	4,5	0,40	n.s.
FSWA	20,2	5,9	0,71	26,3	4,7	0,57	0,000
FSIA	20,3	5,5	0,70	25,0	4,1	0,59	0,000
FSGA	22,9	5,3	0,70	27,4	3,6	0,41	0,000

n.s. = nicht signifikant

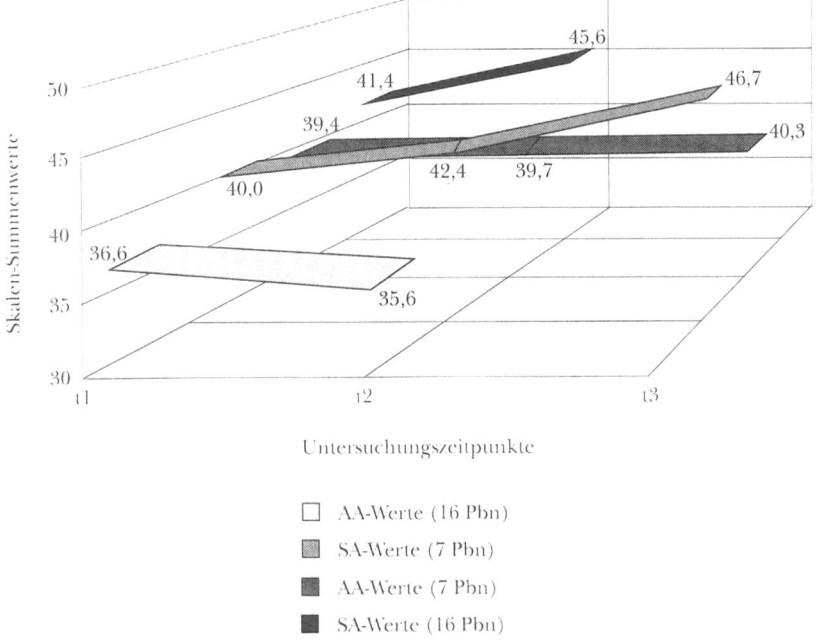

Abb. 2. Summenscores der Berger-Skalen im Therapieverlauf [Test-Retest-Intervalle: 10 Wochen (t1–t2) und 14 Wochen (t2–t3)]

Für den Vergleich der Skalenwerte der FSKN wurde eine Stichprobe mit 165 Pbn aus der Normalpopulation hinzugezogen (vgl. Bergemann 1993). Es zeigen sich auch hier signifikant niedrigere Werte bei den Alkoholpatienten, allein hinsichtlich der Skala „Kontakt- und Umgangsfähigkeit" erreicht der Unterschied keine ausreichende Signifikanz (Tab. 2).

Bezüglich der Therapieverlaufsuntersuchung zeigten sich innerhalb von 10 Wochen bei 16 Patienten signifikante bzw. tendenziell signifikante Erhöhungen der Summenscores der Skalen „Selbstakzeptanz", „Problembewältigung", „Selbstwertschätzung", „Standfestigkeit gegenüber Gruppen", „Wertschätzung durch andere", „Irritierbarkeit durch andere" sowie „Gefühle und Beziehungen zu anderen". Nach weiteren 14 Wochen, also nach insgesamt 24 Therapiewochen, weisen ebenfalls 7 Skalen einen signifikanten, bzw. hinsichtlich der Skala „Verhaltens- und Entscheidungssicherheit" (FSVE) tendenziell signifikanten, Anstieg der Skalenscores auf. Die Veränderungen der Summenwerte der Berger-Skalen sind in Abb. 2 dargestellt.

4. Diskussion

Es existieren Hinweise, daß dem Selbstkonzept von Suchtpatienten eine besondere prädiktive Valenz bezüglich des Therapieerfolgs beizumessen ist. Im

Rahmen der vorgestellten Studie sollten differenzierte Verfahren zur Erfassung des Selbstkonzepts im Sinne einer Pilotstudie zur Therapieerfolgskontrolle bei Alkoholpatienten im Verlauf der Entwöhnungstherapie eingesetzt werden. Hierbei kamen die *Frankfurter Selbstkonzeptskalen* (FSKN) und der *Berger-Fragebogen zur Erfassung der Selbstakzeptanz und Akzeptanz anderer* zum Einsatz. Es konnten die teststatistischen Kennwerte der eingesetzten Verfahren weitestgehend auch im klinischen Rahmen bei Alkoholpatienten bestätigt werden. Die Skalen des Berger-Fragebogens konnten sowohl anhand der Faktorenanalyse als auch mit Hilfe der NMDS bei der hier untersuchten Gruppe von Alkoholikern gut repliziert werden. Die Überprüfung der Dimensionalität der FSKN in diesem Kontext legt eine Überdifferenzierung des Verfahrens zumindest im klinischen Bereich nahe (vgl. Bergemann und Rey 1994).

Es zeigten sich fast ausnahmslos niedrigere Skalen-Summenscores der eingesetzten Selbstkonzept-Verfahren bei den Alkoholpatienten gegenüber der Kontrollgruppe hinsichtlich der Berger-Skalen bzw. gegenüber der Vergleichsgruppe aus der Normalpopulation für die FSKN. Unter der Therapie zeigte sich in der vorgestellten Pilot-Studie erwartungskonform ein Anstieg der Summenscores der eingesetzten Selbstkonzept-Skalen.

Es wird vorgeschlagen, differenzierte Selbstkonzepte in den Erklärungszusammenhang psychotherapeutischer Wirkungsmechanismen einzubeziehen und bei psychodiagnostischen Verlaufsuntersuchungen sowie der Evaluation psychotherapeutischer Interventionen als verhaltens- und vorhersagerelevante Variablen zu berücksichtigen. Grundlage hierfür sind Instrumente, die im klinischen Rahmen testtheoretisch evaluiert wurden und testtheoretischen Gütekriterien genügen.

Literatur

Antons K (1978) Persönlichkeitsmerkmale des Süchtigen – Ursachen oder Folgen? In: Keupp W (Hrsg) Sucht als Symptom, S 38–43. Thieme, Stuttgart

Beckmann D, Brähler E, Richter H-E (1989) Gießen-Test, 4. Aufl. Huber, Bern

Bergemann N (1993) Mitteilungen über Validität und Retest-Reliabilität des Berger-Fragebogens. Zeitschrift für Differentielle und Diagnostische Psychologie 14: 51–59

Bergemann N (1997a) Berger-Fragebogen zur Erfassung von Selbstakzeptanz und Akzeptanz anderer. Manual. Huber, Bern

Bergemann N (1997b) Zum Selbstkonzept von Schizophrenen und Alkoholikern. Lang, Frankfurt/Main

Bergemann N, Rey E-R (1994) Zum Selbstkonzept im klinisch-psychiatrischen Bereich: Validierungsuntersuchungen bei Schizophrenen und Alkoholikern. 39. Kongreß der DGPs, Hamburg

Butler JT (1991) Self-Concept and Frequency of Alcohol Consumption in College and University Students. Health Values 15: 37–44

Cattell RB, Vogelman S (1977) A Comprehensive Trial of the Scree and KG-Criteria for Determining the Number of Factors. Multivariate Behavioral Research 12: 289–325

Deusinger IM (1991) Die Frankfurter Selbstkonzeptskalen (FSKN). Handanweisung, 2. Aufl. Hogrefe, Göttingen

Felde R (1973) Alcoholics Before and After Treatment: A Study of Self-Concept Changes. Newsletter for Research in Mental Health and Behavioral Sciences 15: 32–34

Fitts WH (1965) The Tennessee Self Concept Scale: Manual. Nashville, Tennessee, Counselor Recordings and Tests, Dept. of Mental Health

Funke W, Funke J, Klein M, Scheller R (1987) Trierer Alkoholismusinventar (TAI). Handanweisung. Hogrefe, Göttingen

Gross WF (1971) Self-Concepts of Alcoholics Before and After Treatment. Journal of Clinical Psychology 27: 539–541

Hey G (1987) Das Selbstbild Alkololabhängiger aus einer Nachsorgeeinrichtung und einer Fachklinik im Vergleich – ein empirischer Beitrag zur Frage der Persönlichkeitsstruktur Süchtiger. Suchtgefahren 33: 405–422

Kaufmann B, Dobler-Mikola A, Zimmer-Höfler D (1993) Die Bedeutung von Selbstkonzept und Coping für die längerfristige Rehabilitation Heroinabhängiger. Sucht 40: 244–254

Krampen G (1985) Persönlichkeits- und Krankheitsvariablen als Prädiktoren des Therapieerfolges bei Alkoholabhängigen. Zeitschrift für Differentielle und Diagnostische Psychologie 6: 111–123

O'Leary MR, Chaney EF, Hudgins W (1978) Self-Concept: Effects of Alcoholism, Hospitalization and Treatment. Psychological Reports 42: 655–661

Schulze K (1983) Veränderungen des Selbstbildes alkoholkranker Männer nach 6 Monaten stationärer Entwöhnungsbehandlung. Suchtgefahren 29: 355–364

Spence I (1979) A Simple Approximation for Random Ranking Stress Values. Multivariate Behavioral Research 14: 355–356

Tomsovic M (1976) Group Therapy and Changes in the Self-Concept of Alcoholics. Journal of Studies on Alcohol 37: 53–57

Vanderpool JA (1969) Alcoholism and the Self-Concept. Journal of Studies on Alcohol 30: 59–77

Korrespondenz: Dr. med. Dipl.-Psych. Niels Bergemann, Psychiatrische Universitätsklinik, Voßstraße 4, D-69115 Heidelberg, Bundesrepublik Deutschland.

Integrative Behandlung von Patienten mit Doppeldiagnosen[1]

Ergebnisse eines Pilotprojekts zur stationären Therapie von Patienten mit substanzgebundenem Suchtverhalten und einer anderen schweren psychischen Störung

F. Moggi, J. Brodbeck, H.-P. Hirsbrunner, R. Donati, W. Böker
und **K. M. Bachmann**

Direktion Ost der Universitären Psychiatrischen Dienste,
Bern, Schweiz

1. Einleitung

Unter Komorbidität wird das Auftreten von mehr als einer spezifisch diagnostizierbaren psychischen Störung bei einer Person in einem definierten Zeitintervall verstanden (Wittchen und Vossen 1995). Als *Doppeldiagnose wird ein Spezialfall von Komorbidität* bezeichnet, der das zeitliche Zusammentreffen eines Mißbrauchs bzw. einer Abhängigkeit von einer oder mehreren psychotropen Substanzen und einer anderen psychischen Störung beschreibt (Bachmann und Moggi 1993).

Obwohl breit angelegte epidemiologische Studien höhere Prävalenzraten von Doppeldiagnosen nachweisen als von anderen psychischen Störungen (z. B. von Schizophrenie, bipolaren affektiven Störungen, antisozialen Persönlichkeitsstörungen; Regier et al. 1993), existieren für diese Patientengruppe *kaum spezialisierte Therapie- und Rehabilitationseinrichtungen* (Thacker und Tremain 1989, Krausz 1992). Die gegenwärtige Psychiatrieversorgung beschränkt sich vielmehr auf wiederholte Kriseninterventionen (Moos et al. 1994). Da Patienten mit Doppeldiagnosen oft chronifizierte Zustandsbilder von psychiatrischen Erkankungen in Verbindung mit erhöhter Suizidalität oder Aggressionsbereitschaft (Lehman et al. 1994) und sozialer Entwurzelung (z. B. Arbeits- und Obdachlosigkeit; Krausz und Meins 1992) aufweisen, bleibt der Nutzen wiederholter kurzzeitiger Hospitalisationen für die Patienten selbst

---

[1]   Dieses Projekt wird vom Schweizerischen Bundesamt für Gesundheit (BAG-Projekt „Doppeldiagnosen", Nr. 8012 und Nr. 8065) und vom Schweizerischen Nationalfonds (NF-Projekt-Nr. 30-70576.94) unterstützt.

im kraßen Gegensatz zum Aufwand, der zu ihrer Versorgung zu betreiben ist (Lieberman und Bowers 1990). Therapeutische Schwierigkeiten erwachsen nicht zuletzt aus einer Reihe kontraindikativer Forderungen an die Therapie der psychischen Störung einerseits und der Suchtproblematik andererseits (Minkoff 1991), so daß sich zum einen Sucheinrichtungen gezwungen sehen, Patienten mit einer psychiatrischen Begleitdiagnose von der Aufnahme auszuschließen; zum anderen versuchen Betreuungseinrichtungen, mit Angeboten für Patienten mit psychiatrischen Erkrankungen diejenigen abzuweisen, die zusätzlich unter einer Suchtmittelproblematik leiden (Bachmann et al., 1997).

2. Zielsetzung und Fragestellung des Pilotprojekts

Auf dem Hintergrund der krassen Unterversorgung wurde im Frühjahr 1993 in den Universitären Psychiatrischen Diensten Bern eine für diese Patientengruppe geeignete Therapiestation eingerichtet. Als *Übergangstherapie* zwischen Akutstation (Krisenintervention) und Rehabilitationseinrichtung schließt sie eine Lücke im bestehenden Versorgungssystem: Die *therapeutische Zielsetzung* ist, die Doppelproblematik innerhalb des bis zu neunmonatigen Aufenthaltes so weit zu stabilisieren, daß die Patienten in der Lage sind, bestehende Rehabilitationsangebote für psychisch Kranke oder Substanzabhängige zu nutzen (Hirsbrunner et al. 1994, Moggi et al. 1996).

Ziel des wissenschaftlich begleiteten Pilotprojekts ist die Evaluation und Optimierung des eigens für Patienten mit Doppeldiagnosen entwickelten Therapieprogramms. Zu einem späteren Zeitpunkt ist das Programm in einem Kontrollgruppendesign multizentrisch zu überprüfen.

Zunächst ist der Erfolg des Programms in einem Prä-Katamnese-Vergleich nachzuweisen. Dazu werden Indikatoren für den erfolgreichen Beginn eines Rehabilitationsprozesses (Lebensunterhalt und Wohnsituation), Merkmale der psychischen Störung (psychopathologische Symptome) und Merkmale des Suchtmittelkonsums (Häufigkeit) herangezogen. Es wird erwartet, daß eine Verbesserung der Wohnsituation und des Lebensunterhalts, eine Verbesserung der psychopathologischen Symptomatik und eine Verringerung des Suchtmittelkonsums eintritt.

3. Ergebnisse

Von 57 Patienten, die sich zu einem Vorstellungsgespräch zwischen April '93 und August '94 einfanden, waren 42 Patienten in die Spezialstation eingetreten. 33 (79 %) Patienten waren männlich, 9 (21%) weiblich. Das Alter betrug im Mittel 31,4 Jahre (SD = 6,3). Die Diagnosen wurden während der Abklärungsphase nach den diagnostischen Leitlinien und Kriterien des ICD-10 (Dilling et al. 1991) gestellt. Es lassen sich zwei Untergruppen unterscheiden: Doppeldiagnosepatienten mit Schizophrenie und Polytoxikomanie (n = 21) und Patienten mit anderen Doppeldiagnosen (z. B. Persönlichkeitsstörung und Alkoholabhängigkeit; $n = 21$). Ein Jahr nach Austritt konnte bei 33 Patienten eine Katamnese durchgeführt werden. 2 Patienten waren inzwischen verstorben, 1 Patient war nicht auffindbar und 7 waren zu keiner Katamnese bereit. Die Beschreibung des Kollektivs und die ersten Ergebnisse sind ausführlicher in Moggi et al. (1996) dargestellt und diskutiert.

3.1 Wohnsituation und Lebensunterhalt

Die Ergebnisse zur Veränderung der Wohnsituation sind signifikant ($\chi^2[4, N = 33] = 10{,}78$, $p < 0{,}05$). Während bei Eintritt 16 von 33 Patienten keinen festen Wohnsitz hatten, war es zum Zeitpunkt der 1-Jahres-Katamnese noch 1 Patient. 15 Patienten befanden sich entweder in einer geschützten Umgebung (z. B. in einer therapeutischen Wohngemeinschaft) oder in einer eigenen Wohnung. 14 Patienten konnten ihre Wohnsituation (eigene Wohnung oder therapeutische Wohngemeinschaft) beibehalten, 1 Patient konnte sie verbessern, und 2 zogen von ihrer eigenen Wohnung in eine therapeutische Wohngemeinschaft um. Die Ergebnisse zur Veränderung des Lebensunterhalts sind ebenfalls signifikant ($\chi^2[4, N = 33] = 9{,}73$, $p < 0{,}05$). Während bei Eintritt 14 von 33 Patienten über kein regelmäßiges Einkommen verfügten, waren zum Zeitpunkt der Katamnese noch 4 ohne finanzielle Unterstützung. Bei den anderen 10 wurde eine Voll- oder Teilrente zugesprochen. 19 Patienten waren bei Eintritt bereits berentet.

3.2 Psychopathologische Symptomatik

Mit der „Brief Psychiatric Rating Scale" (BPRS) von Overall und Klett (1972) wurde die Symptomausprägung 30 Tage vor Behandlungsbeginn bzw. vor der 1-Jahres-Katamnese eingeschätzt. In Tab. 1 sind die Resultate zu den Einzelvergleichen in Anlehnung an die faktorenanalytischen Ergebnisse zur BPRS dargestellt (vgl. Faustman 1994). Sie zeigen signifikante Verbesserungen in den Skalen zur Positivsymptomatik (= Denkstörungen), zur Angst/Depression und zu Mißtrauen/Feindseligkeit, während die Ausprägung der Negativsymptomatik (= Rückzug/Retardierung) unverändert bleibt.

Tabelle 1. Einzelvergleiche zwischen Prämessung und 1-Jahres-Katamnese in den vier BPRS-Faktoren *Positivsymptomatik* (= Denkstörungen), *Negativsymptomatik* (= Rückzug/Retardierung), *Angst/Depression* und *Mißtrauen/Feindseligkeit*

BPRS-Faktoren	Eintrittsmessung			1-Jahres-Katamnese			
	M	SD	n	M	SD	n	t-Wert
Positivsymptomatik	0,96	0,84	23	0,70	0,76	19	3,46*
Negativsymptomatik	1,01	0,57	23	1,10	0,77	20	0,33
Angst/Depression	1,30	0,50	23	0,77	0,62	20	5,62*
Mißtrauen/Feindseligkeit	0,99	0,92	23	0,67	0,66	21	3,13*

Anmerkung: Es wurden t-Tests für abhängige Stichproben gerechnet. *$p < 0{,}01$

3.3 Suchtverhalten

Die Häufigkeit des Konsums jeglichen Suchtmittels in den letzten 30 Tagen wurde zu Behandlungsbeginn und in der 1-Jahres-Katamnese erhoben. Die Häufigkeit der Tage mit Suchtmittelkonsum bei Katamnese (M = 21,2; SD = 20,3) hat im Vergleich zu Behandlungsbeginn (M = 23,5; SD = 25,5) nicht signifikant abgenommen, t (23) = 0,28, p > 0,05. Die breite Streuung deutet indes an, daß sich die Patienten in bezug auf ihr substanzgebundenes Suchtverhalten extrem unterscheiden.

4. Diskussion

Die Ergebnisse weisen darauf hin, daß die integrative Behandlung in der stationären Psychiatrie erfolgversprechend ist. Wie erwartet, profitieren vorwiegend arbeits- und obdachlose Patienten – beides typische Merkmale von Doppeldiagnosepatienten (Krausz und Meins 1992) – von dem Angebot einer Übergangsabteilung zwischen Akutstation und Rehabilitationseinrichtung. Sie konnten dazu motiviert werden, den langwierigen Weg eines Rehabilitationsprozesses einzuschlagen, wie die deutlichen Verbesserungen bei den gravierendsten Fällen sozialer Entwurzelung zeigen.

Weiterhin gelingt auch die Stabilisierung ihres psychischen Zustandes. Insbesondere läßt die Verringerung der Positivsymptomatik auf eine erhöhte Compliance in bezug auf die Medikamenteneinnahme und auf ein tragfähiges Commitment in bezug auf die Behandlung schließen. Angst/Depression und Mißtrauen/Feindseligkeit nehmen deutlich ab, also jene psychologischen Korrelate von Suizidalität und Aggressionsbereitschaft, in denen Doppeldiagnosepatienten besonders auffällig sind (Lehman et al. 1994). Lediglich die medikamentös und psychotherapeutisch schwer zu beeinflussende Negativsymptomatik, die z. T. auch Ausdruck medikamentöser Nebenwirkungen ist, verändert sich nicht.

Abstinenz ist für eine Erstbehandlung von Patienten mit Doppeldiagnosen zwar ein wünschenswertes, jedoch kaum realistisches Therapieziel (Mueser et al. 1992), so daß eine deutliche Reduktion des Suchtmittelkonsums kaum zu erwarten war. Insgesamt scheint sich die Häufigkeit des Suchtmittelkonsums nicht verringert zu haben. Die breite Streuung deutet indes auf die Heterogenität der Patientengruppe in bezug auf das substanzgebundene Suchtverhalten bzw. deren Veränderung hin.

Diese Heterogenität macht sich auch im Verlauf des stationären Aufenthaltes bemerkbar. Während der stationären Behandlung scheinen Interventionen zur suchtmittelbezogenen Rückfallprävention in Abhängigkeit der beiden Diagnosegruppen „Schizophrenie mit Polytoxikomanie inkl. Morphin" und „Andere Doppeldiagnosen" (z. B. Persönlichkeitsstörung und Alkoholabhängigkeit) differentiell wirksam zu sein. Während polytoxikoman schizophrene Patienten in den ersten Therapiestufen häufig Suchtmittelkonsum aufwiesen (M = 1,1 Suchtmittelkonsum/Woche [= S/W], der nach der 18. Behandlungswoche deutlich zurückging M = 0,6 S/W), konsumierten Patienten mit anderen Doppeldiagnosen in höheren Therapiestufen kontinuierlich häufiger Suchtmittel (von $M = 0,1$ bis $M = 1,0$ S/W). Offenbar gelingt es polytoxi-koman schizophrenen Patienten jedoch nicht, diesen Lernfortschritt zu sta-bilisieren und in die Realsituation zu transferieren, denn in der Katamnese unterscheiden sich die beiden Gruppen nicht. Ähnliche Befunde finden sich auch in anderen Interventionsbereichen (z. B. bei schizophren erkrankten Pati-enten in bezug auf die Wirksamkeit von Trainingsprogrammen zur sozialen Kompetenz, vgl. Schaub und Brenner 1996). Das therapeutische Angebot ist bezüglich des substanzgebundenen Suchtverhaltens im Sinne einer Intensi-vierung motivationaler Strategien zu verstärken sowie bezüglich der Art und den besonderen Erfordernissen der psychischen Störung flexibel anzupassen. So legen unsere Ergebnisse z. B. nahe, daß bei Schizophrenen übende Ver-fahren (Überlernen und Realitätstraining) für die Stabilisierung und Gene-ralisierung der Reduktion ihres Suchtmittelkonsums notwendig sind.

Die Untersuchungsergebnisse sind als hypothesengenerierend zu betrach-ten. In einer laufenden Studie wird an einem größeren Kollektiv geprüft, ob sich die bisherigen Befunde bestätigen lassen. Untersuchungen mit Kon-trollgruppendesign sind in Arbeit.

Literatur

Bachmann KM, Moggi F (1993) Doppeldiagnosen: Sucht und andere psychische Erkran-kungen. Theorie, empirische Befunde und therapeutische Grundvorstellungen eines neuen Konzeptes. Psychiatr Praxis 20: 125–129

Bachmann KM, Moggi F, Wittig R, Donati R, Brodbeck J, Hirsbrunner HP, Brenner HD (1997) Doppeldiagnosen (Schizophrenie und Sucht). In: Böker W, Brenner HD (Hrsg) Behandlung schizophrener Psychosen, S 257–269. Enke, Stuttgart

Dilling H, Mombour W, Schmidt MH (1991) Internationale Klassifikation psychischer Störungen. Huber, Bern

Faustman WO (1994) Brief Psychiatric Rating Scale. In: Maruish ME (ed) The Use of Psy-chological Testing for Treatment Planning and Outcome Assessment, S 371–401. Lawrence Erlbaum, Hillsdale NJ

Hirsbrunner HP, Wittig R, Moggi F, Ziemert B, Wülser G, Rausch A, Bachmann KM (1994) Modell einer Spezialabteilung zur stationären Behandlung von Patienten mit Doppeldiagnosen – Ansätze zu einer integrativen Therapie. In: Krausz M, Müller-Thomsen T (Hrsg) Komorbidität. Therapie von psychischen Störungen und Sucht. Konzepte für Diagnostik, Behandlung und Rehabilitation, S 96–116. Lambertus, Frei-burg

Krausz M (1992) Versorgungssituation und Behandlung von Patienten mit schizophrener Psychose und stofflichem Mißbrauch. Krankenhauspsychiatr 3: 53–57

Krausz M, Meins W (1992) Diagnostik und Therapie bei Patienten mit Psychose und Sucht. In: Schwoon DR, Krausz M (Hrsg) Psychose und Sucht. Krankheitsmodelle, Verbrei-tung, therapeutische Ansätze, S 125–132. Lambertus, Freiburg

Lehman AF, Myers CP, Corty E, Thompson J (1994) Severity of Substance Use Disorders Among Psychiatric Inpatients. J Nerv Ment Dis 182: 164–167

Lieberman JA, Bowers MB (1990) Substance Abuse Comorbidity in Schizophrenia: Edi-tor's Introduction. Schizophr Bull 2: 53–57

Minkoff K (1991) Program Components of a Comprehensive Integrated Care System for Serious Mentally Ill Patients with Substance Disorders. New Dir Ment Health Serv 50: 13–27

Moos R, Brennan PL, Mertens JR (1994) Diagnostic Subgroups and Predictors of One-Year Re-Admission Among Late-Middle-Aged and Older Substance Abuse Patients. J Stud Alcohol 55: 173–183

Moggi F, Wittig R, Hirsbrunner HP, Bachmann KM (1995) Doppeldiagnosen in der Psychiatrie: Zusammentreffen schwerer psychischer Störungen und substanzgebundener Sucht. Informierter Arzt – Gazette Médicale 16: 346–350

Moggi F, Hirsbrunner HP, Wittig R, Donati R, Brodbeck J, Bachmann KM (1996) Stationäre Behandlung von Patienten mit Doppeldiagnosen. Verhaltenstherapie 6: 201–209

Mueser KT, Bellack AS, Blanchard JJ (1992) Comorbidity of Schizophrenia and Substance Abuse: Implications for Treatment. J Consult Clin Psychol 60: 845–856

Thacker W, Tremain L (1989) System Issues in Serving the Mentally Ill Substance Abuser: Virginia's Experience. Hosp Community Psychiatry 40: 1046–1049

Overall JE, Klett CJ (1972) Applied Multivariate Analysis. McGraw Hill, New York

Regier DA, Narrow WE, Rae DS, Manderscheid RW, Locke BZ, Goodwin FK (1993) The de facto US Mental and Addictive Disorder Service System. Epidemiologic Catchment Area Prospective 1-Year Prevalence Rates of Disorders and Services. Arch Gen Psychiatry 264: 85–64

Schaub A, Brenner HD (1996) Kognitive, kognitiv-behaviorale und bewältigungsorientierte Therapieansätze bei schizophren Erkrankten. In: Stark A (Hrsg) Verhaltenstherapeutische Ansätze bei schizophren Erkrankten, S 37–65. DGVT-Verlag, Tübingen

Thacker W, Tremain L (1989) System Issues in Serving the Mentally Ill Substance Abuser: Virginia's Experience. Hosp Community Psychiatry 40: 1046–1049

Wittchen HU, Vossen A (1995) Implikationen von Komorbidität bei Angststörungen – Ein kritischer Überblick. Verhaltenstherapie 5: 120–133

Korrespondenz: Dr. phil. Franz Moggi, Stanford University, Center for Health Care Evaluation, VA Palo Alto Health Care System, Menlo Park Division (152), 795 Willow Road, Menlo Park, CA 94025, USA.

Familientherapeutische Frühbehandlung Opiatabhängiger

Eine vergleichende Querschnitts- und Verlaufsuntersuchung

R. Thomasius

Psychiatrische und Nervenklinik, Universitäts-Krankenhaus Eppendorf, Hamburg, Bundesrepublik Deutschland

1. Einleitung

Wissenschaftler und Praktiker haben sich in den 90er Jahren international um eine Verbesserung und Differenzierung von Erklärungsmodellen über stoffgebundene Süchte bemüht. Mehr und mehr setzte sich in diesem Zusammenhang die Erkenntnis durch, daß zu einem angemessenen Verständnis von Suchtphänomenen eine integrative Perspektive, die biologische, psychologische und soziale Aspekte berührt, notwendig und sinnvoll ist. Wenn heute systemische Konzepte in der theoretischen Auseinandersetzung mit Fragen über die Entstehung und den Verlauf von Abhängigkeitserkrankungen einen so wichtigen Stellenwert einnehmen, so auch deshalb, weil der Suchtbereich in den letzten Jahren einem epistemiologischen Wandel unterworfen war. Wo der Erkenntnisfundus ursprünglich auf die intrapsychische bzw. personale Dimension begrenzt war, dort haben sich Theorie und Diagnostik auf interpersonale und beziehungsregulierende Funktionen erweitert.

Ganz im Gegensatz zur anwachsenden system- und familientherapeutischen Literatur sind empirische Untersuchungen in diesem Bereich äußerst selten geblieben. Besonders lückenhaft ist der Stand familienorientierter Suchtforschung. Erst in jüngster Zeit verfügt die Familienforschung über ein klinisch relevantes Untersuchungsinstrumentarium, das dem Untersuchungsgegenstand gerecht wird und methodischen Überprüfungen standhält.

Auf dieses Defizit zielt eine kontrollierte Studie, die im Rahmen des Förderschwerpunktes „Biologische und psychosoziale Faktoren von Drogenmißbrauch und Drogenabhängigkeit" mit Mitteln des Bundesministeriums für Bildung, Wissenschaft, Forschung und Technologie (BMBF/BMFT) derzeit an der Psychiatrischen und Nervenklinik der Universität Hamburg durchgeführt wird.

2. Untersuchungsansatz

Die Zielsetzung dieser Studie ist einerseits, den Zusammenhang von Interaktion und Drogenkonsum auf der Grundlage unserer Voruntersuchungen weitergehend zu analysieren (Thomasius 1991, 1996). Außerdem soll überprüft werden, ob mit den Methoden der systemischen Familientherapie schwere Drogenkarrieren bereits im Frühstadium abgewendet werden können. Zwecks Zielerreichung haben wir einen dreigliedrigen Zugang gewählt:

1. In einer *Querschnittanalyse* werden die Interaktionen in Familien mit einem opiatabhängigen Jugendlichen/Jungerwachsenen analysiert und Besonderheiten durch den Vergleich mit klinisch unauffälligen Normstichproben herausgestellt.

2. In einer *Längsschnittstudie* wird der kurz- und langfristige Effekt einer familientherapeutischen Behandlung erhoben und mit dem Effekt einer herkömmlichen Einzelbehandlung verglichen. Des weiteren wird geprüft, ob der Therapieeffekt durch eine gleichzeitige pharmakologische Behandlung mit einem Opiatantagonisten verbessert werden kann.

3. Die *Prozeßanalyse* der ambulanten Familientherapie im Quer- und Längsschnitt soll Aufschlüsse über Zusammenhänge zwischen Therapieprozeß, Symptomverlauf und Familienstruktur geben.

Die vorgesehenen Ein- und Zweijahreskatamnesen werden den langfristigen Effekt der ambulanten familientherapeutischen Behandlung offenlegen. Zugleich werden die Unterschiede zwischen unmittelbaren und langfristigen Therapieeffekten untersucht. Weiterhin wird geprüft, ob sich die Prädiktoren der kurz- und langfristigen Effekte unterscheiden.

Die Erfolgsbeurteilung der ambulanten Familientherapie erfolgt anhand einer breiten Kriteriumsmessung, die über den Standard der „Deutschen Gesellschaft für Suchtforschung und Suchttherapie" weit hinausgeht. Das Evaluations-Design orientiert sich an den Vorgaben Mattejats (1988) für solche Untersuchungen.

3. Grundlagen und Theoriemodelle

Unserem familientherapeutischen Behandlungsmodell liegen drei verschiedene Schulen zugrunde, die sich in den 70er und 80er Jahren aus der Systemtheorie und der Kybernetik entwickelt haben. Sie werden in der Literatur unter dem Begriff „Kommunikationstherapie" subsumiert. Im einzelnen handelt es sich dabei um die kurzzeittherapeutischen, strategischen und systemischen Familientherapieschulen.

Die Orientierung an den *kurzzeittherapeutischen* Schulen (de Shazer et al. 1986, Goolishian und Anderson 1988, Watzlawick et al. 1974) schlägt sich in dem Ziel nieder, mit möglichst wenigen Interventionen die Entwicklungsbarrieren der Familie diskontinuierlich zu einer Veränderung anzustoßen. Die Therapie umfaßt maximal 15 Sitzungen. Der Veränderungsprozeß geschieht vornehmlich im Intervall der einzelnen Therapiesitzungen. Sie liegen bis zu sechs Wochen auseinander.

In Anlehnung an die *strategische* Familientherapie (Haley 1980, Madanes 1984, Stanton und Todd 1982) wird der therapeutische Fokus auf Probleme gesetzt, die die einzelnen Familienmitglieder benennen. Therapeut und Patienten erarbeiten gemeinsam eine Therapiezieldefinition. Die Interventionen zielen vorrangig auf die symptomerhaltenden Interaktionsmuster und auf die Organisation der Familie.

Darüber hinaus haben wir spezielle Interviewtechniken und Behandlungsmethoden den *systemischen* Therapieschulen entlehnt (Selvini-Palazzoli et al. 1975, Guntern 1980, Ludewig 1992, Schmidt 1987, Welter-Enderlin 1982). In diesem Kontext verstehen wir die Sucht als ein durch soziale Interaktion mit wichtigen Bezugspersonen erlerntes und aufrechterhaltenes Verhalten, das sich in den verschiedenen Beziehungen der Familie (rückbezüglich) auswirkt und Bedeutung für die Regulierung des Beziehungsgleichgewichtes gewonnen hat.

Zusammenfassend geht es bei der systemischen Familienbehandlung jugendlicher und jungerwachsener Opiatkonsumenten darum, die Funktionalität und Dysfunktionalität der Herkunftsfamilie wie auch ihre Schwächen und Stärken anzuerkennen und im jeweiligen Fall zu entscheiden, welche systemischen Interventionen zu einer Stabilisierung der familiären Organisation und somit auch zu einer Reduktion der systemimmanenten Spannung beitragen.

4. Durchführung und Methoden

Grundsätzlich muß die differentielle Therapieindikation für eine Familienbehandlung positiv gestellt werden. Im Rahmen unseres Forschungsprojektes wird nur solchen Familien ein Behandlungsangebot gemacht, die die folgenden Kriterien erfüllen:

Die Indexpatienten müssen (a) die Kriterien einer manifesten Opiatabhängigkeit erfüllen; sie dürfen (b) nicht länger als 2 Jahre Opiate konsumieren; das Lebensalter der Indexpatienten darf (c) das 21. Lebensjahr nicht überschreiten; und es muß (d) ein enger Kontakt zwischen Indexpatienten und Herkunftsfamilien bestehen. Mindestens ein weiterer Familienangehöriger muß sich mit der Familienbehandlung einverstanden erklären und sich zu einer regelmäßigen Teilnahme verpflichten (e).

Die Therapien werden von jeweils zwei Diplom-Psychologen mit einer sucht- und familientherapeutischen Doppelqualifikation durchgeführt. In der ersten Sitzung geht es darum, die Interaktion und Organisation der Familie kennenzulernen und (durch den Co-Therapeuten) klinisch einschätzen zu lassen (mittels FAM-RS, Symptom-R, PICS, PSKB; zu den einzelnen Instrumenten vgl. Tab. 1).

In dieser Sitzung wird der Therapeut gemeinsam mit der Familie eine Therapiezielbestimmung (mittels GAS) vornehmen. Parallel fertigt der Co-Therapeut die Therapeutenversion des GAS aus. Unmittelbar im Anschluß an die erste Sitzung füllen die Familienmitglieder die familiendiagnostischen Selbstbeobachtungsinventare der Eingangsmessung (FAM III) aus. Gleichzeitig erhalten sie einen Vorstellungstermin für das psychodynamisch orientierte Interview I.

Tabelle 1. Übersicht zum Untersuchungsablauf

		Therapie 1. Sitzung	Interview I	Therapie 2. bis Abschluß-sitzung	Interview II	12/24 Monate	Katam-nesen
F A M I L I E	**IP**	FAM III, GAS	Soz. FB-PRAE, FPI, Sucht FB-PRAE	FAM III	Sucht FB-POST, Soz. FB-POST		FAM III, Soz.FB-K, Sucht-FB-K
	E	FAM III, GAS	Soz. FB-PRAE, FPI	FAM III	Soz. FB-POST		FAM III, Soz. FB-K
	G	FAM III, GAS	Soz. FB-PRAE, FPI	FAM III	Soz. FB-POST		
Therapeut		Sitzungs-protokoll		Sitzungs-protokoll			
Co-Therapeut		FAM-RS, Symp-R, GAS-Th		FAM-RS, Symp-R			
Interviewer			Interv-PRAE BPRS, OPD, PICS, PSKB, Fam.brett		Interv-POST BPRS, OPD, PICS, PSKB, GAS, Fam.brett		
Fremdrater				FAM-RS*, Symp-R*, GAS*			Interv.-K, FAM-RS, OPD, PSKB, Sympt-RS, BPRS, GAS, Fam.brett
Arzt			Standard	Drogenscr. Zusatz-unters.			Drogenscr.

BPRS: Brief Psychiatric Rating Scale; **Drogenscr.:** Drogenscreening; **FAM III:** Familienein-schätzungsbogen; **FAM-RS:** Ratingskala zum Familieneinschätzungsbogen; **Fam.brett:** Familienbrett; **FPI:** Freiburger Persönlichkeitsinventar; **GAS:** Goal Attainment Scaling; **Interv.:** Interview; **OPD:** Operationalisierter Psychodynamischer Befund; **PICS:** Patterns of Individual Change Scales; **PSKB:** Psychischer und Sozial-Kommunikativer Befund; **Soz. FB:** Sozialfragebogen; **Sucht FB:** Suchtfragebogen; **Symp-R:** Ratingskala zum Suchtmit-telmißbrauch; *) Einschätzung durch Videoaufzeichnung (zu den einzelnen Instrumen-ten vgl. Thomasius 1996)

Das Untersuchungsinventar, das im Verlauf des weiteren therapeutischen Prozesses eingesetzt wird, entspricht größtenteils den Instrumenten der Eingangsmessung: Die Patienten bearbeiten jeweils am Tage vor der nächstfolgenden Therapiesitzung die familiendiagnostischen Selbstbeobachtungsfragebögen (FAM III) und legen sie zur Sitzung vor.

Der Therapeut fertigt für jede Sitzung ein Protokoll an, das verlaufsdokumentierenden Charakter hat und die Abschlußintervention im Wortlaut aufzeigt. Der Co-Therapeut nimmt für jede Sitzung eine klinische, familiendiagnostische und symptombezogene Einschätzung vor (mittels FAM-RS, Symptom-R, PICS, PSKB). Im Therapieverlauf werden unangekündigte Drogenscreenings vorgenommen.

Sämtliche Sitzungen werden auf Videoband aufgezeichnet, so daß das familiendiagnostische Rating zeitversetzt im Doppel-Blind-Verfahren durch einen unabhängigen Untersucher nochmals vorgenommen werden kann. Dasselbe gilt für die Therapiezielbestimmung (GAS-TH).

Wir haben die Hypothese, daß bei der systemtherapeutischen Arbeit mit Familien, die überprotektive, generationsgrenzenüberschreitende Bindungsstile aufweisen, ein zunächst eng gestellter Blickwinkel, der Familienregeln, Kommunikationsmuster und intrafamiliäre Organisationen fokussiert, hilfreicher ist als ein weitgestellter, und daß vice versa bei Familien, in denen ein bindungsloser, emotional und affekiv narzißtischer Interaktionsstil dominiert, eine Fokussierung auf die Rahmenbedingungen (Selbst-Organisation) des Systems und ein Anstoß zur Erweiterung von Systembezügen hilfreicher ist als die engbegrenzte Arbeit in einzelnen Subsystemen (förderlich sind hier also die Reaktivierung hilfreicher Familien- und Freundschaftsbeziehungen, berufliche Förderung, Selbsthilfegruppen, gruppentherapeutische Behandlungen einzelner Familienmitglieder und Einzelbehandlungen).

Ob sich diese Hypothesen bestätigen oder auch nicht, darüber werden wir nach Ablauf von zwei Jahren die ersten Ergebnisse vorlegen können.

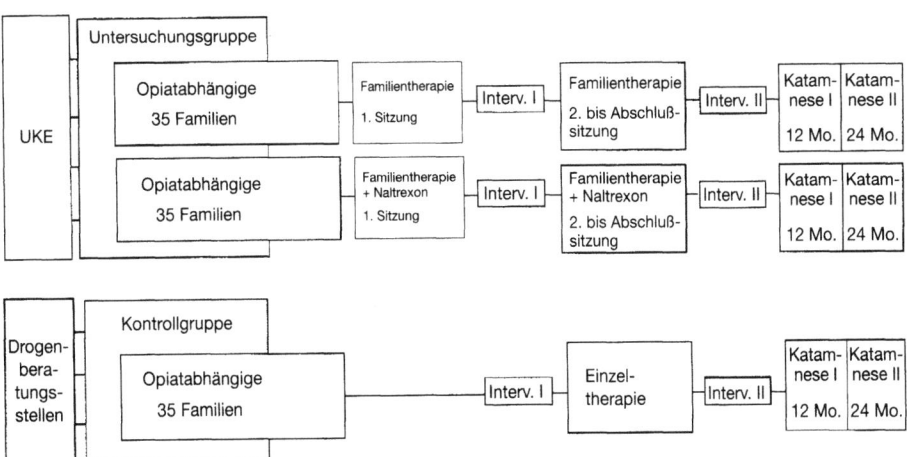

Abb. 1. Schematische Darstellung des Versuchsplans

Literatur

Goolishian H, Anderson H (1988) Menschliche Systeme. Vor welche Probleme sie uns stellen und wie wir mit ihnen arbeiten. In: Reiter L, et al. (Hrsg) Von der Familientherapie zur systemischen Perspektive, S 189–216. Springer, Berlin Heidelberg New York

Guntern G (1980) Die Kopernikanische Revolution in der Psychotherapie: Der Wandel vom psychoanalytischen zum systemischen Paradigma. Familiendynamik 5: 2–41

Haley J (1980) Leaving Home. McGraw-Hill, New York

Ludewig K (1992) Systemische Therapie – Grundlagen klinischer Theorie und Praxis. Klett-Cotta, Stuttgart

Madanes C (1984) Behind the One-Way Mirror – Advances in the Practice of Strategic Therapy. Jossey-Bass, San Francisco

Mattejat F (1986) Verfahrensspezifische Evaluationskriterien. In: Remschmidt H, Schmidt MH (Hrsg) Therapieevaluation in der Kinder- und Jugendpsychiatrie, S 46–69. Enke, Stuttgart

Schmidt G (1988) Rückfälle von als suchtkrank diagnostizierten Patienten aus systemischer Sicht. In: Körkel J (Hrsg) Der Rückfall des Suchtkranken, S 173–213. Springer, Berlin Heidelberg New York

Shazer S de, Berg IK, Lipchik E, et al. (1986) Kurztherapie – Zielgerichtete Entwicklung von Lösungen. Familiendynamik 11: 325–342

Selvini Palazzoli M, Boscolo C, Cecchin G, Prata G (1975) Paradoxon und Gegenparadoxon. Klett, Stuttgart

Stanton MD, Todd TC (1982) The Family Therapy of Drug Abuse and Addiction. Guilford, New York

Thomasius R (1991) Drogenkonsum und Abhängigkeit bei Kindern und Jugendlichen: Ein Überblick zum Forschungsstand. Sucht 1: 4–19

Thomasius R (1996) Familiendiagnostik bei Drogenabhängigkeit – Eine Querschnittstudie zur Detailanalyse von Familien mit einem opiatabhängigen Jungerwachsenen. Springer, Berlin Heidelberg New York

Watzlawick P, Weakland JH, Fisch R (1974) Lösungen – Zur Theorie und Praxis menschlichen Wandelns. Huber, Bern

Welter-Enderlin R (1982) Familienarbeit mit Drogenabhängigen. Familiendynamik 3: 200–210

Korrespondenz: Priv.-Doz. Dr. med. Rainer Thomasius, Psychiatrische und Nervenklinik, Universitätskrankenhaus Eppendorf, Martinistraße 52, D-20246 Hamburg, Bundesrepublik Deutschland.

VIII. Spezielle Krankheitsbilder

Psychotherapie bei Alzheimer-Patienten im Frühstadium

J. Bauer und **H. Bauer**

Abteilung für Psychiatrie und Psychotherapie, Universitätsklinik für Psychiatrie und Psychosomatik, Freiburg, Bundesrepublik Deutschland

1. Einleitung

Neben neurobiologischen Faktoren spielen bei der Alzheimer-Demenz auch psychologische Aspekte eine wichtige Rolle (Bauer 1994, Bauer et al. 1995, Orrel und O'Dwyer 1995, Speck et al. 1995). Sowohl langanhaltende Deaktivierung als auch psychologischer Streß können neurobiologische Veränderungen hervorrufen, wie sie auch bei der Alzheimer-Krankheit anzutreffen sind (Korneyev et al. 1995, Luine et al. 1994, Magarinos und McEwen 1995, Renner und Rosenzweig 1987, Smith et al. 1995, Watanabe et al. 1992). Risikofaktor-Untersuchungen fanden bei Personen mit sehr kurzen Schul- oder Ausbildungszeiten ein mehrfach erhöhtes statistisches Risiko für eine spätere Alzheimer-Krankheit (Ott et al. 1995, Stern et al. 1994, The Canadian Study of Health and Aging 1994). Unselbständigkeit und psychosoziale Inaktivität im mittleren Lebensalter ist mit einem mehr als 6-fach erhöhten Risiko einer späteren Alzheimer-Krankheit assoziiert (Kondo et al. 1994). Wir fanden in einer biografischen Untersuchung, daß die Situation von Alzheimer-Patienten *vor* Auftreten erster neuropsychologischer Defizite charakterisiert ist durch Selbstunsicherheit, emotionalen Rückzug und durch ein Überlassen bzw. durch ein Delegieren von Entscheidungen an Bezugspersonen (Bauer et al. 1995).

2. Ziele einer psychotherapeutischen Behandlung

Empfehlungen psychotherapeutischer Hilfsangebote an Alzheimer-Patienten sind nicht neu (Bayer-Feldmann und Greifenhagen 1995, Bonder 1994, McGovern und Koss 1994, Romero und Eder 1992). Alzheimer-Patienten zeigen im Frühstadium der Erkrankung eine psychosoziale Deaktivierung, die deutlich über das hinausgeht, was im Einzelfall durch das tatsächliche neuropsychologische Defizit erklärt werden kann (Bauer et al. 1995). Eine weitere Besonderheit der Alzheimer-Krankheit sind erheblich belastete interpersonelle

Beziehungen des Patienten (Bauer et al. 1995). Bei der Hauptbezugsperson findet sich häufig eine andauernde ängstlich-kontrollierende Beobachtung des Patienten. Die Patienten erleben in ihrer Partnerbeziehung deshalb häufig eine Intensivierung eines Gefühls von Selbstunsicherheit und Ängstlichkeit. Die Gegenwart ihrer Partner bedeutet für die Patienten in vielen Fällen eine andauernde Prüfungs- und Streßsituation. Diese Beobachtungen waren der Ausgangspunkt, Alzheimer-Patienten im Frühstadium der Erkrankung (oberhalb eines Mini-Mental-State-Testscore von etwa 19 Punkten) eine psychotherapeutische Behandlung anzubieten. Die hier gegebenen Hinweise beziehen sich ausschließlich auf die Arbeit mit Alzheimer-Patienten und sind auf andere Demenz-Patienten nicht übertragbar.

3. Methodische Orientierung

Das Psychotherapieverfahren lehnt sich methodisch an die Interpersonelle Psychotherapie (IPT) in ihrer für ältere Menschen adaptierten „late life"-Form an (IPT-LL) (Frank et al. 1993). Die grundlegenden Arbeitstechniken dieses Therapieverfahrens bestehen in Exploration, Affektermutigung, Klärung, Kommunikationsanalyse sowie in verhaltensmodifizierenden Techniken. Eine sinnvolle Sitzungsfrequenz ist eine Sitzung wöchentlich (Einzeltherapie, im Sitzen und mit einer Dauer von 45 Minuten pro Sitzung). Die Arbeit mit Alzheimer-Patienten erfordert die Bereitschaft, Standardtechniken und Arbeitsweise mit Rücksicht auf die Besonderheiten des Krankheitsbildes zu modifizieren. Es liegt in der Natur der Erkrankung, daß der Therapeut im Falle einer Alzheimer-Krankheit häufig nicht nur mit dem Patienten selbst, sondern auch mit dem engsten Angehörigen Absprachen treffen muß. Dieser für Psychotherapeuten ungewöhnliche Umstand sollte nicht als störend oder lästig empfunden, sondern im Sinne der Therapieziele genutzt werden. Daß die Sitzungen mit dem Patienten alleine stattfinden, ist für den (gelegentlich überprotektiven) Angehörigen nicht immer selbstverständlich und sollte daher ausdrücklich gesagt werden. Für die Gewinnung und die weitere Erhaltung der Kooperation der Hauptbezugsperson ist es unerläßlich, regelmäßige (z. B. zweimonatige) zusätzliche Besprechungstermine mit dem Angehörigen zu vereinbaren. Mit dem Angehörigen sollte auch darüber gesprochen werden, daß der (in der Frühphase der Erkrankung meist voll orientierte) Patient den Weg zum Ort der Therapie möglichst alleine zurücklegt.

Der Therapeut nimmt bei der Therapie Älterer im Vergleich zur Therapie mit Jüngeren eine mehr aktiv-anteilnehmende, aktiv-nachfragende, bei Bedarf auch aktiv-helfende Rolle ein, ohne selbst in den Vordergrund zu treten (Frank et al. 1993, Radebold 1992). Die neuropsychologischen Defizite des Patienten dürfen nicht verleugnet werden. Sie sollten anteilnehmend angesprochen werden, allerdings so, daß sich der Patient nicht herabgewürdigt oder stigmatisiert fühlt. Dabei kann es notwendig werden, bestimmte Wünsche des Patienten zusammen mit dem Patienten kritisch zu überprüfen und ihm zu einem Verzicht zu raten, beispielsweise, wenn es um die Frage des Führens eines Kraftfahrzeuges geht. Andrerseits darf gerade in der Frühphase der

Erkrankung nicht unkritisch vorausgesetzt werden, daß die Grenzen des Patienten tatsächlich dort liegen, wo der Patient oder sein Partner sie definiert haben. Zur Abschätzung des Leistungspotentials des Patienten kann es für den Therapeuten von besonderem Wert sein, neben dem Partner auch mit anderen Angehörigen des Patienten, z. B. mit einem der erwachsenen Kinder oder mit einem der Geschwister, zu sprechen.

4. In der Psychotherapie bearbeitete Themen

Der Psychotherapeut geht auch bei Alzheimer-Patienten im Frühstadium der Erkrankung grundsätzlich davon aus, daß Empfindungen und Gedanken des Patienten verstehbar und gültig sind und eine berechtigte Bedeutung haben. Seine Gefühle und Gedanken sind die „Individuelle Wirklichkeit" des Patienten. *Unterschiede zwischen der Art und Weise, wie die Lebenssituation des Alzheimer-Patienten durch den Patienten einerseits und durch seinen Partner bzw. durch andere Angehörige andrerseits erlebt und beschrieben wird, dürfen vom Therapeuten nicht unkritisch als Folge der Erkrankung interpretiert werden.*

Die Psychotherapie mit Alzheimer-Patienten sollte zwei Hauptziele vor Augen haben: 1. Therapeut und Patient sollten sich auf die Suche nach Menschen, Motivationen, Tätigkeiten und Sinngehalten machen, die im früheren Leben des Patienten eine wichtige Rolle gespielt hatten. Beim Alzheimer-Patienten sollte ein *Prozeß des Sich-selbst-Aufsuchens* in Gang gesetzt werden, etwa im Sinne der von Barbara Romero und Gudrun Eder (1992) konzipierten „Selbst-Erhaltungs-Therapie". 2. Therapeut und Patient sollten untersuchen, in welchen interpersonellen Situationen sich Unsicherheit und Nicht-Können des Patienten verstärken, oder umgekehrt, durch welche Bedingungen gute Leistungen des Patienten begünstigt werden. Meist stellt sich heraus, daß der Patient seine Resourcen vor allem dann nicht ausschöpfen kann, wenn er sich unter ungeduldiger Beobachtung oder unter Zeitdruck gesetzt fühlt, wenn Bezugspersonen mit (oft hilfreich gemeinten) voreiligen Interventionen mit dem Handeln des Patienten interferieren oder wenn ihm gänzlich das Heft aus der Hand genommen wird.

5. Einbeziehung der Partner

Bezugspersonen haben mit Versuchen der Patienten, mehr Eigenständigkeit zu wagen, manchmal ebenso Probleme wie die Patienten selbst. Häufig erleben die Angehörigen bei einer Aktivierung, die sie nicht selbst „managen", Gefühle von Kontrollverlust (über den Patienten) oder Ärger. Das Problem des Angehörigen besteht aber auch darin, daß er durch das Delegations- und Rückzugsverhalten des Patienten im Alltag immer wieder quasi dazu eingeladen wird, eine überprotektive Rolle zu übernehmen, und dann unsicher ist, inwieweit er nun aktiv werden soll oder nicht. Mit dem Angehörigen sollten dysfunktionale Verhaltensweisen besprochen werden. *Die Kunst besteht für den Therapeuten darin, an der Seite seines Patienten zu bleiben, ohne dabei in einen unproduktiven Konflikt mit Angehörigen zu geraten.*

Häufig fragen Bezugspersonen (meist die Ehepartner), ob sie Patienten zu Hause selbst aktivieren sollten (Lese- oder Schreibübungen, Gedächtnisübungen, Kreuzworträtsel und andere Aufgaben). Nach unserer Beobachtung stehen solche Bemühungen durch Angehörige unter zu großem Erwartungs- und Leistungsdruck und werden von den Patienten eher als aversiv und weniger als motivierend erlebt. *Wir raten den Angehörigen daher ab, Trainingsmaßnahmen selbst durchzuführen.* Angehörige sollten den Patienten ausschließlich spielerisch und auf eine Weise aktivieren, die dem Patienten Freude macht (z. B. Ausflüge, soziale Kontakte u. ä.).

6. Grenzen der psychotherapeutischen Behandlung

Die Erwartungen an eine Psychotherapie mit Alzheimer-Patienten im Frühstadium sollten die biologische Eigengesetzlichkeit der Krankheit respektieren. Derzeit besteht das bei Alzheimer-Patienten erreichbare maximale Therapieziel in einer Stabilisierung des Patienten. Ziel einer psychotherapeutischen Hilfestellung ist es, die negativen psychologischen Folgen der Erkrankung, die möglicherweise ihrerseits negative Auswirkungen auf den Verlauf haben, zu lindern, die durch die Krankheit belasteten interpersonellen Beziehungen zu verbessern und den Patienten bei der Ausschöpfung ihrer tatsächlich vorhandenen Ressourcen zu helfen.

Literatur

Bauer J (1994) Die Alzheimer-Krankheit. Schattauer, Stuttgart New York

Bauer J, Stadtmüller G, Qualmann J, Bauer H (1995) Prämorbide psychologische Prozesse bei Alzheimer-Patienten und bei Patienten mit vaskulären Demenzerkrankungen. Z Gerontol Geriat 28: 179–189

Bayer-Feldmann C, Greifenhagen A (1995) Gruppenarbeit mit Angehörigen von Alzheimer-Kranken – ein systemischer Ansatz. Psychother Psychosom med Psychol 45: 1–7

Bonder BR (1994) Psychotherapy for Individuals with Alzheimer Disease. Alzh Dis Assoc Dis 8 (Suppl 3): 75–81

Frank E, Frank N, Cornes C, Imber SD, Miller MD, Morris SM, Reynolds CF (1993) Interpersonal Psychotherapy in the Treatment of Late-Life Depression. In: Klerman GL, Weissman MM (eds) New Applications of Interpersonal Psychotherapy. American Psychiatric Press, Washington DC

Kondo K, Niino M, Shido K (1994) A Case-Control Study of Alzheimer's Disease in Japan – Significance of Life-Styles. Dementia 5: 314–326

Korneyev A, Binder L, Bernardis J (1995) Rapid Reversible Phosphorylation of Rat Brain Tau Proteins in Response to Cold Water Stress. Neurosci Lett 191: 19–22

Luine V, Villegas M, Martinez C, McEwen BS (1994) Repeated Stress Causes Reversible Impairments of Spatial Memory Performance. Brain Res 639: 167–170

Magarinos AM, McEwen BS (1995) Stress-Induced Atrophy of Apical Dendrites of Hippocampal CA3c Neurons: Comparison of Stressors. Neuroscience 69: 83–88

McGovern RJ, Koss E (1994) The Use of Behavior Modification with Alzheimer Patients: Values and Limitations. Alzh Dis Assoc Dis 8 (Suppl 3): 82–91

Orrell MW, O'Dwyer AM (1995) Dementia, Ageing, and the Stress Control System. The Lancet 345: 666–667

Ott A, Breteler AMB, van Harskamp F, Claus JJ, van der Cammen TJM, Grobbee DE, Hofman A (1995) Prevalence of Alzheimer's Disease and Vascular Dementia: Association with Education. The Rotterdam Study. Br Med J 310: 970–973

Radebold H (1992) Psychodynamik und Psychotherapie Älterer. Springer, Berlin Heidelberg New York

Renner MJ, Rosenzweig MR (1987) Enriched and Impoverished Environments. Effects on Brain and Behaviour. Springer, Berlin Heidelberg New York

Romero B, Eder G (1992) Selbst-Erhaltungstherapie (SET): Konzept einer neuropsychologischen Therapie bei Alzheimer-Kranken. Z Gerontopsychol Gerontopsychiat 5: 267–282

Smith MA, Makino S, Kvetnansky R, Post RM (1995) Stress and Glucocorticoids Affect the Expression of Brain-Derived Neurotrophic Factor and Neurotrophin-3 mRNAs in the Hippocampus. J Neurosci 15: 1768–1777

Speck CE, Kukull WA, Brenner DE, Bowen JD, McCormick WC, Teri L, Pfanschmidt ML, Thompson JD, Larson EB (1995) History of Depression as a Risk Factor for Alzheimer's Disease. Epidemiology 6: 366–369

Stern Y, Gurland B, Tatemichi TK, Tang MX, Wilder D, Mayeux R (1994) Influence of Education and Occupation on the Incidence of Alzheimer's Disease. JAMA 271: 1004–1010

The Canadian Study of Health and Aging (1994) The Canadian Study of Health and Aging: Risk Factors for Alzheimer's Disease in Canada. Neurology 44: 2073–2080

Watanabe Y, Gould E, McEwen BS (1992) Stress Induces Atrophy of Apical Dendrites of Hippocampal CA3 Pyramidal Neurons. Brain Res 588: 341–345

Korrespondenz: Prof. Dr. med. Joachim Bauer, Abteilung für Psychiatrie und Psychotherapie mit Poliklinik, Universitätsklinik für Psychiatrie und Psychosomatik, Hauptstraße 5, D-79104 Freiburg, Bundesrepublik Deutschland.

Indikation zu psychotherapeutischen Interventionen bei somatisch Kranken

Ergebnisse der Lübecker Allgemeinkrankenhausstudie

V. Arolt, M. Driessen, A. Schürmann, A. Bangert-Verleger, H. Neubauer und **W. Seibert**

Klinik für Psychiatrie, Medizinische Universität zu Lübeck,
Bundesrepublik Deutschland

1. Einleitung

Eine Einschätzung des Bedarfs an psychotherapeutischen Interventionen bei somatisch Kranken im Allgemeinkrankenhaus ist bislang aufgrund eines unbestrittenen Mangels an empirischen Befunden kaum in befriedigender Weise möglich. Studien zur Prävalenz psychischer Störungen bei Allgemeinkrankenhauspatienten, die eine vorläufige Näherung erlauben, liegen in Großbritannien und den USA in größerem Umfang vor (Übersichten: Fulop und Strain 1992, Mayou und Hawton 1986), in der Bundesrepublik jedoch nur vereinzelt (Arolt et al. 1995a, Cooper und Bickel 1987, Künsebeck et al. 1984, Stuhr und Haag 1989). Etwa 30–50 % der Allgemeinkrankenhauspatienten leiden an psychischen Störungen, wovon etwa jeweils ein Viertel auf depressive Störungen, Alkoholismus, organische Psychosyndrome und andere Störungen entfällt. Eine Bedarfsschätzung hinsichtlich psychotherapeutischer Leistungen ist jedoch allenfalls mittelbar an diagnostische Kategorien gekoppelt und allein auf dieser Grundlage entsprechend ungenau (Schepank 1990), da sie auf der Indikationsstellung im individuellen Fall basiert. Als einzige in Deutschland dieser Thematik gewidmete Studie ist den Autoren die Arbeit von Stuhr und Haag (1989) bekannt, die jedoch hinsichtlich Untersuchungszielen und Methoden ganz auf „psychosomatisch erkrankte" Patienten abgestimmt ist. Der auch im internationalen Rahmen deutliche Mangel an Studien erscheint umso prekärer, als daß letztlich nur auf empirisch gesicherter Grundlage ein tatsächlich erforderlicher Leistungsumfang eingeschätzt und dessen Umsetzung durch Versorgungsdienste geplant werden kann. Ziel der vorliegenden Studie ist es, den Bedarf an psychotherapeutischen Leistungen bei Allgemeinkrankenhauspatienten sowohl für den Zeitraum während der Krankenhausbehandlung als auch für den Zeitraum nach der Entlassung einschätzbar zu machen.

2. Methodik

Die Methodik der Lübecker Allgemeinkrankenhausstudie wurde bereits an anderer Stelle ausführlich beschrieben (Arolt et al. 1995a). Im zeitlichen Querschnitt (Stichtagserhebung) wurden 400 Patienten (200 internistische, 200 chirurgische) in die Studie aufgenommen. Als Basisinstrument wurde das Composite International Diagnostic Interview (CIDI) gewählt (Wittchen und Semler 1990), das eine computergestützte Diagnosestellung nach ICD-10 (Forschungskriterien) und DSM-III-R ermöglicht. Auf der Grundlage der Untersuchung mit dem CIDI wurden die Patienten im Rahmen der dargestellten Untersuchung zusätzlich ausführlich klinisch untersucht (Diagnosen nach ICD-9 und ICD-10). Die Untersuchung wurde von 6 Fachärzten/innen für Psychiatrie mit abgeschlossener psychotherapeutischer Ausbildung durchgeführt. Von den Untersuchern wurde i. S. eines Expertenurteils für jeden untersuchten Patienten die Indikation für psychotherapeutische Interventionen geprüft. Dabei wurde hinsichtlich der Interventionsformen im Krankenhaus lediglich zwischen 4 Gruppen von Verfahren unterschieden: 1. supportive, 2. tiefenpsychologische, 3. verhaltensorientierte und 4. suggestive Verfahren. Im Hinblick auf den Zeitraum nach der Entlassung wurden die Indikationstellungen detaillierter beurteilt; sie werden in der vorliegenden Arbeit aus Gründen der Übersichtlichkeit jedoch entsprechend der obigen Einteilung dargestellt. Es wurde eine weite Definition von „supportiver Psychotherapie" gewählt, d. h. daß alle eine entsprechende fachliche Qualifikation voraussetzenden Leistungen gewertet wurden, die eine Stärkung von Ich-Funktionen und eine realitätsgerechte Adaptation an die gegebenen Lebensumstände zum Ziel hatten und damit insbesondere angst- und depressionsmindernd wirken (vgl. Freyberger und Speidel 1976, Novalis et al. 1993, Wöller et al. 1996). Durch eine breite Indikationsstellung sollte der vielgestaltigen psychischen Problematik akut und chronisch körperlich Kranker Rechnung getragen werden (Novalis et al. 1993). Diese Auffassung von supportiver psychotherapeutischer Intervention umfaßt jedoch keine Aktivitäten, die aufgrund ihrer geringen Spezifität nicht als Psychotherapie i. e. S. aufzufassen sind (z. B. Erläuterung von diagnostischen und therapeutischen Maßnahmen).

3. Ergebnisse

Die Prävalenzrate psychischer Störungen (ICD-10) im 7-Tage-Querschnitt (Punktprävalenz) betrug in der für alle Aufnahmen des Jahres 1992 repräsentativen Gesamtstichprobe 46,5 %, wobei am häufigsten organische Psychosyndrome, depressive Störungen und Alkoholismus auftraten (vgl. Arolt et al. 1995a). Diese Ergebnisse stimmen mit den Befunden aus Großbritannien und den USA überein. Bei 28,5 % aller somatisch kranken Patienten war eine Form der psychotherapeutischen Intervention im Krankenhaus angezeigt (Tab. 1). Der bei weitem größte Anteil der Indikationsstellungen entfiel dabei auf die supportive Psychotherapie. Deutlich seltener wurden tiefenpsychologische und verhaltenstherapeutische Verfahren genannt, wobei der Unter-

Tabelle 1. Häufigkeit von Indikationsstellungen für Gruppen psychotherapeutischer Interventionen bei $n = 400$ Patienten während des Krankenhausaufenthalts und im Anschluß an die Entlassung

Verfahrensgruppe	PT (KH)		PT (nach Entl.)	
	%	n	%	n
Supportiv	21,8	87	19,0	76
Tiefenpsychologisch	4,3	17	4,5	18
Verhaltensorientiert	2,3	9	1,5	6
Andere	0,3	1	5,3	21
Keine PT	71,5	286	69,8	279

PT = Häufigkeit einer Indikationsstellung für eine psychotherapeutische Intervention (jeweils 1 Indikation/Patient); Gruppenvergleiche PT während Krankenhausbehandlung vs. PT nach Entlassung: $\chi^2 = 3,13$; df = 3; n. s.

schied in der Nennungshäufigkeit nicht signifikant ist. Bei dem weit überwiegenden Anteil derjenigen Patienten, für die eine Indikation für eine psychotherapeutische Intervention im Krankenhaus gestellt wurde, wurde eine Fortsetzung der Behandlung für die Zeit nach der Entlassung empfohlen, wobei die Empfehlungshäufigkeiten nicht differieren. Die Indikationshäufigkeiten unterschieden sich deutlich im Hinblick auf diagnostische Gruppen. Bei Patienten mit psychoorganischen Störungen war in 13,9 % der Fälle eine psychotherapeutische Intervention indiziert, gegenüber 58,8 % bei Substanzmißbrauch, bzw. -abhängigkeit, 69,9 % bei depressiven Störungen (depressive Episoden und Anpassungsstörungen zusammengenommen) und 36,4 % bei der Gruppe aller anderen Sörungen. Bei 9,5 % der Patienten ohne Erfüllung der Fallkriterien für eine psychiatrische Diagnose (ICD-10) lag eine Indikation für eine psychotherapeutische Intervention aufgrund psychischer Probleme vor (18 Patienten). Wird der Betrachtungsrahmen auf neurotische und psychoreaktive Störungen (gemäß ICD-9) sowie psychische Probleme (keine Erfüllung der Fallkriterien) bezogen, so finden sich 92 Patienten, von denen bei 60 (65,2 %) eine Indikation zur psychotherapeutischen Intervention besteht.

4. Diskussion

Die Ergebnisse der Lübecker Allgemeinkrankenhausstudie weisen darauf hin, daß ein erheblicher Bedarf an psychotherapeutischen Interventionen während, aber auch nach einer Krankenhausbehandlung bei somatisch Kranken besteht. Angesichts der Ergebnisse aus der Arbeitsgruppe von Schepank (1987), die die Einschätzung zulassen, daß die Prävalenz psychotherapeutisch behandelbarer psychischer Störungen bzw. Probleme in der Allgemeinbevölkerung ca. 17 % beträgt, erscheint die in der vorliegenden Studie ermittelte

Indikationshäufigkeit nicht überhöht. Dies ist insbesondere dann nicht der Fall, wenn die Aggregation von depressiven Störungen, aber auch Alkoholabhängigkeit im Allgemeinkrankenhaus bedacht wird (Arolt et al. 1995a, 1995b, Arolt und Driessen 1996). Psychotherapeutische Interventionen sind nicht nur bei internistischen, sondern auch bei chirurgischen Patienten (in gleichem Ausmaß) indiziert. Dieser Befund, wie auch die nahezu gleich verteilten Störungshäufigkeiten, steht im Widerspruch zu der verbreiteten, jedoch empirisch kaum zu stützenden Annahme, daß psychische Störungen in chirurgischen Abteilungen seltener als in internistischen vorkommen.

Im Hinblick auf die differentielle Indikationsstellung für einzelne Psychotherapieverfahren wurde ganz überwiegend (ca. 3/4 der Nennungen) supportive Psychotherapie genannt.

Dieser Befund ist angesichts der breiten Indikationsstellung nicht überraschend und auf dem Hintergrund der vorliegenden Erfahrungen auch stimmig (Novalis et al. 1993, Rockland 1989). Der in der Bundesrepublik augenscheinliche Mangel an systematischen Kenntnissen und Ausbildungsmöglichkeiten im Hinblick auf supportive psychotherapeutische Verfahren steht im Gegensatz zu ihrer klinischen Brauchbarkeit (vgl. Wöller et al. 1996). Etwa ein Viertel der Nennungen entfiel demgegenüber auf spezifische, tiefenpsychologisch orientierte bzw. verhaltensmodifizierende Verfahren. Verhaltenstherapie wurde weniger häufig empfohlen als tiefenpsychologische Therapie (wenn auch nicht statistisch signifikant), ein Umstand, der vermutlich durch die überwiegend tiefenpsychologische Ausbildung der Untersucher erklärt wird.

Ein Vergleich der aufgrund der vorliegenden Ergebnisse hochgerechneten Indikationshäufigkeiten mit tatsächlich im Konsiliardienst ausgesprochenen Empfehlungen (in nur etwa 7,5 % aller Konsilfälle wird eine Indikation zu einer Form der psychotherapeutischen Intervention gestellt; Arolt et al. (1995c) hat gezeigt, daß der „wahren" Indikationshäufigkeit nur in etwa 1/8 der Fälle nachgekommen wurde. Zeitmangel der Konsiliare, fehlende institutionelle Etablierung adäquat ausgestatteter Konsiliardienste und die (im Gegensatz zur Pharmakotherapie) im Konsiliardienst mangelnde Verfügbarkeit psychotherapeutischer Leistungen können dieses Defizit erklären. Es bleibt im Sinne der Patienten (und sogar unter ökonomischem Aspekt) zu hoffen, daß eine Erweiterung und auch fächerübergreifende Integration der verfügbaren Leistungsmöglichkeiten realisiert werden kann.

Literatur

Arolt V, Driessen M (1996) Alcoholism and Psychiatric Comorbidity in General Hospital Inpatients. Gen Hosp Psychiatry 18: 271–277

Arolt V, Driessen M, Bangert-Verleger A, Neubauer H, Schürmann A, Seibert R (1995a) Psychische Störungen bei internistischen und chirurgischen Krankenhauspatienten: Prävalenz und Behandlungsbedarf. Nervenarzt 66: 670–677

Arolt V, Driessen M, Schürmann A (1995b) Häufigkeit und Behandlungsbedarf von Alkoholismus bei internistischen und chirurgischen Krankenhauspatienten. Fortschr Neurol Psychiatr 63: 283–288

Arolt V, Gehrmann A, John U, Dilling H (1995c) Psychiatrischer Konsiliardienst an einer Universitätsklinik. Aufgaben und Leistungscharakteristik. Nervenarzt 66: 347–354

Cooper B, Bickel H (1987) Old People in Hospital: A Study of a Psychiatric High-Risk Group: In: Angermeier MC (ed) From Social Class to Social Stress. Springer, Berlin Heidelberg New York

Freyberger H, Freyberger HJ (1994) Supportive Psychotherapy. Psychother Psychosom 61: 132–142

Freyberger H, Speidel H (1976) Die supportive Therapie in der klinischen Medizin. Bibl Psychiat Neurol 152: 141–169

Fulop G, Strain JJ (1991) Diagnosis and Treatment of Psychiatric Disorders in Medically Ill In-Patients. Hosp Comm Psychiatry 42: 389–394

Künsebeck HW, Lempa W, Freyberger H (1984) Häufigkeit psychischer Störungen bei nicht-psychiatrischen Klinikpatienten. DMW 109: 1438–1442

Mayou R, Hawton K (1986) Psychiatric Disorder in the General Hospital. Br J Psychiat 149: 172–190

Novalis PN, Rojcewicz SJ, Peele R (1993) Clinical Manual of Supportive Psychotherapy. American Psychiatric Press, Washington DC

Rockland LH (1989) Supportive Therapy: A Psychodynamic Approach. Basic Books, New York

Stuhr U, Haag A (1989) Eine Prävalenzstudie zum Bedarf an psychosomatischer Versorgung in den Allgemeinen Krankenhäusern Hamburgs. PPmP 39: 273–281

Schepank H (Hrsg) (1987) Psychogene Erkrankungen der Stadtbevölkerung. Springer, Berlin Heidelberg New York

Wittchen HU, Semler G (1990) Composite International Diagnostic Interview. Interviewheft. Beltz Test, Weinheim

Wöller W, Kruse J, Alberti L (1996) Was ist supportive Psychotherapie? Nervenarzt 67: 249–252

Korrespondenz: Priv.-Doz. Dr. med. Volker Arolt, Klinik für Psychiatrie, Medizinische Universität zu Lübeck, Ratzeburger Allee 160, D-23538 Lübeck, Bundesrepublik Deutschland.

Psychotherapie und Psychopharmakotherapie in der Behandlung Posttraumatischer Belastungsstörungen

U. Frommberger, E. Nyberg, R.-D. Stieglitz und M. Berger

Abteilung für Psychiatrie und Psychotherapie mit Poliklinik,
Universitätsklinik für Psychiatrie und Psychosomatik, Freiburg,
Bundesrepublik Deutschland

1. Geschichte, Diagnostik und Epidemiologie

Streßreaktionen nach abnormen Belastungen, wie z. B. Kriegserlebnissen, sind seit der Antike beschrieben. Jüngere Schilderungen der Symptomatik tragen die Begriffe: „DaCosta-Syndrom", „Unfallneurose", „Granatenschock", „Überlebenden-Syndrom", „Posttraumatic Stress Disorder" und in der deutschen Übersetzung der ICD 10 sowie des DSM-IV (APA, 1994) den Begriff der „Posttraumatischen Belastungsstörung" (PTBS). Diese Begriffe spiegeln die unterschiedlichen Ursachen (z. B. Granatenbeschuß) wie auch verschiedene Konzepte der Auswirkungen auf das Opfer (z. B. Neurose, Herz-Kreislauf-Regulationsstörungen) wider.

Nach der Definition im DSM-IV sind Traumata Ereignisse, die die persönliche und physische Integrität der eigenen Person oder nahestehender anderer Personen bedrohen, lebensbedrohliche Ereignisse oder das Miterleben extremer Situationen, die zu ausgeprägten Reaktionen im Sinne von Angst, Schreck oder Furcht mit entsprechenden psychophysiologischen Reaktionen führen.

Neben den o. g. Kriterien sind weitere Aspekte eines akuten Traumas das plötzliche und unerwartete Auftreten, Kontrollverlust und Hilflosigkeit sowie starke psychophysiologische Reaktionen, wie z. B. bei Todesangst. Das Trauma kann grundlegende Annahmen bezüglich der Sicherheit und des Vertrauens in die eigene Person oder andere Personen völlig irritieren oder zerstören. Es kann gravierende Einflüsse auf das Selbstkonzept und die Selbstwahrnehmung haben.

Die Symptomatik der Kriterien für eine Posttraumatische Belastungsstörung nach DSM IV gliedert sich in 3 große Symptomgruppen:

a) die Intrusionen, d. h. wiederkehrende Erinnerungen an das Trauma;
b) Vermeidungsverhalten, d. h. der Versuch, Gedanken, Gefühle oder Erinnerungen jeglicher Art an das Trauma zu vermeiden;

c) Übererregbarkeit, d. h. Schlafstörungen, Konzentrationsstörungen, beständige Übererregbarkeit, Irritierbarkeit und Schreckhaftigkeit.

Die Symptome können auch – unabhängig von diagnostischen Kategorien – gesehen werden unter den Aspekten:

a) konditionierte emotionale Reaktion mit Vermeidung von Gedanken, Gefühlen oder jeglichen Reizen, die an das Trauma erinnern und bei deren Konfrontation intensive psychische und psychophysiologische Reaktionen auftreten;
b) veränderte Bedeutung und Sinngebung, z. B. im Selbstkonzept, in den Annahmen zur Sicherheit und Vertrauen und Verläßlichkeit, in der Lebensperspektive;
c) Gebrauch von Abwehrmechanismen wie Dissoziation, Verleugnung oder Verdrängung;
d) Störung der Affektregulation und Erregbarkeit, z. B. Reizbarkeit oder Schreckhaftigkeit.

Die Symptommuster überschneiden sich im psychopathologischen Querschnittsbefund mit anderen Störungen, z. B. Panikstörung, Phobien, Generalisierter Angststörung, depressiven und dissoziativen Störungen. Diese Störungen können sich aber auch sekundär auf eine PTBS hin entwickeln. Sekundär kann die Symptomatik auch zu Alkohol- oder Drogenmißbrauch führen. Neuere epidemiologische Untersuchungen (Kessler et al. 1995) errechnen Lebenszeit-Prävalenz-Raten von 10 % bei der weiblichen und 5 % bei der männlichen US-amerikanischen Bevölkerung. Das Auftreten Posttraumatischer Belastungsstörungen ist zwar auch von der Art und Intensität des Traumas abhängig, jedoch wurde in manchen Untersuchungen kein linearer Zusammenhang zwischen Schwere des Traumas und der Entwicklung einer PTBS gefunden. Verlaufsdaten zeigen, daß der größte Teil Traumatisierter ein Trauma auch ohne gravierende bzw. länger dauernde Störungen überwindet. Eine bedeutsame Minderheit jedoch entwickelt chronische Beschwerden, die zum Teil Jahrzehnte anhalten können (z. B. Vergewaltigungsopfer, Kriegsveteranen, KZ-Überlebende).

Obwohl verläßliche Daten fehlen, scheinen frühere psychische Störungen, gegenwärtige bereits länger andauernde und häufigere negative Lebensereignisse, frühe Traumata sowie Coping- und Attributionsstile und Persönlichkeitsvariablen eine Rolle bei der Entwicklung einer PTBS zu spielen.

2. Therapie

Die Therapie der PTBS ist bisher wenig systematisch untersucht worden. Es liegen zwar eine Fülle von Einzelfallberichten und – in geringerem Maße – offenen Untersuchungen vor; kontrollierte Studien wurden bisher jedoch in so geringem Umfange durchgeführt, daß Solomon et al. (1992) lediglich 11 randomisierte klinische Untersuchungen fanden, die eine systematische Erfassung der PTBS nach DSM-Kriterien zugrundelegten. Dies verteilte sich auf 5 kontrollierte Studien zur Psychopharmakotherapie und 6 kontrollierte Studien zur Psychotherapie.

2.1 Psychopharmakotherapie der PTBS

Aufgrund neurobiologischer Befunde wird vermutet, daß noradrenerge, serotonerge und dopaminerge Neurotransmitter bei der Ausbildung oder Genese der PTBS eine Rolle spielen. In Fallberichten zeigte sich, daß nahezu jeder Typ psychotroper Substanzen bereits in der Therapie der PTBS geprüft wurde. Berichtet wurde über Besserungen der depressiven Symptomatik, Intrusionen, Vermeidungsverhalten, Schlafstörungen und Ängste. Das Ausmaß der therapeutischen Wirksamkeit scheint jedoch geringer zu sein als bei alleiniger Depression oder Angststörung. Außerdem konnte in keiner Studie eine volle Remission der PTBS-Symptomatik gezeigt werden (Shalev et al. 1996). In placebo-kontrollierten Doppelblind-Studien und in offenen Studien zeigten sich nur geringgradige oder verschiedene Einflüsse auf Intrusionen und Vermeidungsverhalten.

In kontrollierten Studien zu MAO-Hemmern (Phenelzin) und trizyklischen Antidepressiva (Imipramin, Amitriptylin, Desipramin) besserte sich vor allem die depressive Symptomatik, dagegen zumeist wenig die eigentliche PTBS-Symptomatik. Die bisherigen Untersuchungen legen nahe, daß eine mindestens 8wöchige Behandlung der PTBS notwendig ist. Die noch am besten belegte Wirksamkeit besteht für trizyklische Antidepressiva.

Van der Kolk et al. (1994) beschrieben in einer placebo-kontrollierten Studie mit Fluoxetin eine Reduktion von Arousal, Numbing und Depression; kein signifikanter Effekt zeigte sich bei Intrusion, Dissoziation oder Feindseligkeit. Außerdem fanden van der Kolk et al. bessere Resultate bei erst kürzlich zurückliegenden zivilen Traumata als bei chronischer PTBS bei Vietnam-Veteranen. Übereinstimmend in den Studien zeigte sich, daß Placebo keine wesentliche Reduktion der chronifizierten Symptomatik erreichen konnte. Dies weist auf die Stabilität der Symptomatik bei unspezifischer Behandlung hin.

Eine doppelblinde, placebo-kontrollierte Studie mit Alprazolam fand eine Besserung der Angstsymptomatik, nicht jedoch der Intrusionen und des Vermeidungsverhaltens.

Unter dem Aspekt der Kindling-Hypothese der PTBS wurden Substanzen angewandt, die sich in der Langzeit-Prophylaxe affektiver Erkrankungen bewährt haben. Da in diese Studien, wie in viele andere auch, in jede Gruppe nur 5 bis 10 Patienten eingeschlossen wurden, ist die Aussagekraft sehr beschränkt. In offenen Studien an wenigen Patienten wurden Lithium, Valproat und Carbamazepin geprüft. Die Resultate deuten darauf hin, daß Irritabilität und Impulskontrolle mit diesen Substanzen verbessert werden könnten. Es gibt Hinweise, daß Clonidin möglicherweise bei einer Frühintervention kürzere Zeit nach dem Trauma, hingegen Carbamazepin und Valproat bei chronifiziertem PTBS positive Effekte zeigen könnten. Problematisch an den pharmakologischen Studien der PTBS sind die geringe Fallzahl der Patienten, die geringe Anzahl kontrollierter Studien, die Inkonsistenz der Resultate, die Kürze der Studien und das Problem, daß in die pharmakologischen Studien im wesentlichen männliche Vietnam-Veteranen eingeschlossen wurden, die ein chronifiziertes PTBS entwickelt hatten. Der Einfluß von Persönlichkeitsstörungen, die sowohl prämorbid als auch aufgrund des Traumas entstanden sind, wurde nicht kontrolliert, so daß die psychopharmakologischen Studien an einem sehr ausgewählten, selektierten Patientenkollektiv durchgeführt wurden.

2.2 Psychotherapie der PTBS

Fallberichte und offene Studien zeigten eine Verbesserung der Symptomatik von PTBS, Depression und Ängsten durch verschiedene psychotherapeutische Methoden. Angewandt wurden kognitive und Verhaltenstherapie, psychodynamische Therapie, Gruppentherapie, Hypnose, Familientherapie oder kombinierte Ansätze. Untersucht wurden Programme bei hospitalisierten PTBS-Patienten und eine graduierte Exposition zur Rehabilitation und Rückführung an den Arbeitsplatz. Auch Ansätze zur Prophylaxe, z. B. sog. Debriefing-Konzepte oder Kurzinterventionsprogramme (Foa et al. 1995), wurden während Katastropheneinsätzen oder wenige Tage nach einer Vergewaltigung durchgeführt.

Die publizierten Untersuchungen berichten von gewissen Erfolgen lediglich in einzelnen oder in mehreren Symptombereichen. Die verhaltenstherapeutischen Ansätze fokussieren auf Konditionierungen durch das traumatische Ereignis und Verstärkerprozesse in der Genese von Vermeidungsverhalten. Außerdem wird die Bedeutung, die das Trauma für das Opfer hat, berücksichtigt wie auch die Wahrnehmung von Kontrollfähigkeit, Voraussehbarkeit und die Wahrscheinlichkeit künftiger Bedrohungen. Kognitive Schemata, die durch das Trauma erschüttert bzw. modifiziert werden, sowie nachfolgende dysfunktionale Gedanken werden in der kognitiven Therapie fokussiert. Kognitive Therapie mit Streßbewältigungstraining zeigte in einer Studie von Foa et al. (1991) eine signifikante Reduktion der PTBS-Symptomatik unmittelbar nach Beendigung der Behandlung. Das Streßbewältigungstraining zeigte sich unmittelbar nach Ende der Therapie auch einer Expositionsbehandlung überlegen, nach 3 1/2 Monaten war in einer Nachuntersuchung die Expositionsbehandlung jedoch sowohl dem Streßbewältigungstraining als auch einer supportiven Beratung oder einer Warteliste überlegen. Den mehrfach berichteten Erfolgen durch Expositionsbehandlung steht gegenüber, daß Expositionsbehandlung in 2 Studien zu einer Verschlechterung der PTBS-Symptomatik, Depression, Rückfall in Alkoholismus und Panikattacken führte. Insgesamt überwiegen jedoch die positiven Berichte, die mehrheitlich eine Symptomverbesserung in verschiedenen Bereichen und eine Stabilität des Erreichten auch in mehrmonatigen Nachuntersuchungen beschreiben. Die psychodynamischen Psychotherapie-Ansätze gehen u. a. von der Freudschen Hypothese aus, daß ein Trauma einen Reizschutz durchbreche. Daher resultiere, eine Störung, die u. a. durch Wiederholungszwang versucht werde, in ein Gleichgewicht zurückzubringen. Die Stütze des Ich, die Integration der traumatischen Erfahrung in das Leben des Opfers und sein Selbstkonzept stehen im Vordergrund der Therapie. In einer kontrollierten Studie fanden Brom et al. (1989) eine Verbesserung der Symptomatik sowohl bei Desensibilisierungsbehandlung wie Hypnotherapie und psychodynamischer Therapie gegenüber einer Wartelisten-Kontrollgruppe. Einige methodische Probleme weisen auch die Studien zur Psychotherapie der PTBS auf. Die meisten Studien zum „flooding" wurden an Männern, zumeist Kriegsveteranen, durchgeführt. Weibliche Probanden nahmen zu einem geringeren Teil an den „flooding"-Studien und ausschließlich an den kontrollierten Studien zur Hypnotherapie, psychodynamischen Therapie und zum Streßbewältigungstraining teil. Die weiblichen Patienten waren zumeist Vergewaltigungsopfer mit zum Teil erst kürzlich zurückliegendem Trauma. Damit zeigt sich, daß in den Studien Patienten mit unterschiedlichen Zeiten seit dem Trauma, unterschiedlichen Trauma-Typen und unterschiedlichen Arten von Therapien untersucht wurden. Derzeit bleiben daher eine Reihe von Fragen völlig unbeantwortet, wie z. B. nach einer optimalen Dauer der Behandlung oder zu welchem Zeitpunkt nach einem Trauma eine Intervention am hilfreichsten ist.

2.3 Eigene Untersuchung zum Vergleich von Psychopharmakotherapie und Psychotherapie

In einer Pilotstudie wird die Wirksamkeit von Psychopharmakotherapie und Psychotherapie erstmals miteinander verglichen. Über eine Spezialambulanz für Posttraumatische Belastungsstörungen werden ambulante Patienten rekrutiert und randomisiert einer von zwei Behandlungsgruppen zugeführt. Die eine Hälfte erhält eine kognitive und Verhaltenstherapie, die andere Hälfte der Patienten eine psychopharmakologische Therapie mit dem Serotonin-Wiederaufnahme-Hemmer Paroxetin (Seroxat®) über einen Zeitraum von 3 Monaten. Die Diagnosen werden mittels strukturierten Diagnostischen Interviews gestellt. Die monatliche Evaluation der Symptomatik erfolgt über Fremd- und Selbstbeurteilungsskalen. Bisher wurden in jede Gruppe 7 Patienten eingeschlossen. Die Patienten haben unterschiedliche Traumata erlitten, mit unterschiedlichem Zeitraum seit dem Trauma. 2 Patienten brachen bereits bei 10 bis 20 mg Paroxetin innerhalb der ersten Tage aufgrund von Unruhe und/oder Kopfschmerzen die Behandlung ab. Die Patienten hingegen, die die Psychopharmakotherapie fortsetzten, berichteten lediglich über geringfügige unerwünschte Wirkungen, die angesichts der erwünschten Wirkungen gut tolerierbar wären. Die bisherige Datenlage läßt noch keine statistischen Signifikanzprüfungen zu. Einige Erfahrungen lassen sich jedoch beschreiben. Ein Problem stellt die Rekrutierung der Patienten dar. Das Krankheitskonzept der Patienten beinhaltet, daß sie sich zwar schlecht fühlen, sie sich aber nicht als psychisch krank attribuieren und sie der Auffassung sind, daß sie mit ihren Problemen eigentlich allein fertig werden müßten. So konnten aus unseren Studien zur Häufigkeit und Prädiktoren der PTBS an Verkehrs- und Arbeitsunfallopfern keine Patienten für die Therapiestudie gewonnen werden. Die Compliance ist mitunter sehr begrenzt und führt zu Therapieabbrüchen oder Verweigerung einer vorgeschlagenen Therapie. Es zeigt sich auch, daß die Comorbidität mit Persönlichkeitsstörungen den Therapieerfolg sowohl der Pharmako- wie auch der Psychotherapie einschränkt, während bei prämorbid unauffälligen Personen die Behandlung wesentlich erfolgreicher verläuft. Die Symptomatik kann deutlichen Schwankungen unterliegen und ist von äußeren Faktoren abhängig. Scheinbar gewonnene Stabilität kann unter dem Einfluß traumabezogener Ereignisse wieder schwerwiegend erschüttert werden. Eine Erfahrung aus der Studie ist, daß ein oder zwei Monate als Therapiedauer nicht ausreichen, um deutliche Effekte zu erzielen. Diese treten sowohl bei VT wie bei Paroxetin meist erst im 3. Monat auf.

Bei Paroxetin ist eine Dosis von mindestens 40 mg einzusetzen. Die Veränderung der Symptomatik stellt sich auf verschiedenen Skalen unterschiedlich dar, so daß die Veränderungen individuell sehr variieren. Insgesamt ergibt sich eine Vielzahl von Fragen, die bei dieser Pilotstudie deutlich werden und erst in weiteren Untersuchungen mit einem rigoroseren Design zu klären wären.

Literatur

American Psychiatric Association (1994) Diagnostic and Statistical Manual of Mental Disorders, 4th Ed. American Psychiatric Press, Washington DC

Brom D, Kleber RJ, Defares PB (1989) Brief Psychotherapy for Posttraumatic Stress Disorders. J Consult Clin Psychol 57: 607–612

Foa EB, Rothbaum BO, Riggs DS, et al. (1991) Treatment of Posttraumatic Stress Disorder in Rape Victims: A Comparison Between Cognitive-Behavioral Procedures and Counseling. J Consult Clin Psychol 59: 715–723

Foa EB, Hearst-Ikeda D, Perry K (1995) Evaluation of a Brief Cognitive-Behavioral Program for the Prevention of Chronic PTSD in Recent Assault Victims. J Consult Clin Psychology 63: 948–955

Freud S (1920) Jenseits des Lustprinzips. Studienausgabe, Bd III. Fischer, Frankfurt

Kessler R, Sonnega A, Bromet E, Hughes M (1995) Posttraumatic Stress Disorder in the National Comorbidity Survey. Arch Gen Psychiatry 52: 1048–1060

Shalev A, Bonne O, Eth S (1996) Treatment of Posttraumatic Stress Disorder: A Review. Psychosomatic Medicine 58: 165–182

Solomon S, Gerrity E, Muff A (1992) Efficacy of Treatments for Posttraumatic Stress Disorder. An Empirical Review. JAMA 268: 633–638

van der Kolk BA, Dryfuss D, Michaels M, et al. (1994) Fluoxetine in Post Traumatic Stress Disorder. J Clin Psychiatry 55: 517–522

Korrespondenz: Dr. med. Dipl.-Biol. Ulrich Frommberger, Abteilung für Psychiatrie und Psychotherapie mit Poliklinik, Universitätsklinik für Psychiatrie und Psychosomatik, Hauptstraße 5, D-79104 Freiburg, Bundesrepublik Deutschland.

Behandlung der Körperschemastörung bei Magersucht und untergewichtiger Bulimie im Rahmen eines stationären verhaltensmedizinischen Therapieprogramms

E. Geissner[1], **C. Bauer** und **M. M. Fichter**[2]

[1] Katholische Fachhochschule Nordrhein-Westfalen, Münster, Bundesrepublik Deutschland
[2] Medizinisch-Psychosomatische Klinik Roseneck, Prien/Chiemsee, Bundesrepublik Deutschland

Magersucht (Anorexia nervosa, im folgenden AN) ist neben Untergewichtigkeit und anderen körperlichen sowie psychischen Symptomen durch eine gestörte Einschätzung des körperlichen Aussehens bzw. Gewichts gekennzeichnet, d. h. die Patientinnen nehmen sich ungeachtet eines teilweise gravierenden Abmagerungszustands als zu dick wahr, und die Befürchtung, zu dick zu sein, schlägt sich negativ auf die Bewertung der eigenen Person nieder. Dieses Symptom wurde vor vielen Jahren bereits von der erfahrenen Eßstörungstherapeutin Hilde Bruch (1962) beschrieben und von ihr als eines der drei Kardinalsymptome der AN bezeichnet. Es ist auch Bestandteil moderner klassifikatorischer Diagnosesysteme wie DSM oder ICD. Für Bulimia nervosa (BN), zumindest in ihrer untergewichtigen Variante, wird in neuerer Zeit ebenfalls eine Störung des Körperschemas beschrieben (Hsu und Sobkiewicz 1991). Interessanterweise fand die Beeinflussung der Körperschemastörung bislang als eigenständiges Therapieelement kaum Eingang in breiter angelegte Eßstörungs-Behandlungsprogramme. [Dies gilt nicht für die sorgfältige Ausarbeitung und Abgrenzung der Begrifflichkeiten (Nutzinger und Slunecko 1991) oder meßmethodische Fragen (Meermann 1983)]. Die therapeutische Grundidee bestünde hierbei darin, die Patientinnen mit ihrem Aussehen zu konfrontieren, um sowohl eine Emotionsinduktion als auch eine Korrektur kognitiver Strukturen zu bewirken (vgl. auch Bents et al. 1996, für weitere Expositions-/Konfrontationselemente in der Eßstörungsbehandlung). Im allgemeinen zeigt die klinische Erfahrung, daß die Patientinnen es ablehnen, sich ihres tatsächlichen körperlichen Aussehens gewahr zu werden, beispielsweise verhüllen sie nicht selten ihren Körper in weiter Kleidung. Mit Hilfe einer Konfrontation mit ihrem körperlichen Erscheinungsbild könnten sie zum einen zu genaueren Einschätzungen der Körpermaße gelangen, wodurch eines der Bruchschen Kardinalsymptome angezielt wäre. Zum anderen könn-

ten sie zu einer Änderung des Eßverhaltens motiviert werden und damit einhergehend zu therapeutisch erwünschter Gewichtszunahme. Die Bearbeitung von Fragen, die mit der pathologisch erhöhten Assoziation des Aussehens
mit selbstwertbezogenen Kognitionen bzw. mit darüber hinausgehenden psychischen Problemstellungen zusammenhängen, schlössen sich daran an.

Praktisch-therapeutisches Vorgehen

Das hier geschilderte Vorgehen greift eine praktisch-therapeutische Umsetzung
auf (Probst et al. 1990), in der von der Patientin eine Videoaufnahme mit
anschließender therapeutischer Nachbesprechung gemacht wurde. Dieser
Ansatz (der einzige in der Literatur beschriebene seiner Art) diente als eine
erste grobe Orientierung für die folgenden therapeutischen Schritte: (a)
Nach einem fest ausgearbeiteten Drehbuch wurde eine Videoaufnahme der
Patientin, die nur mit einem Bikini bekleidet war, erstellt (Nettodauer 16
Min.). Die Patientin wurde statisch und bei bestimmten Bewegungen aufgenommen, wobei sowohl der ganze Körper als auch „kritische" Körperpartien
erfaßt wurden. (b) Im eigentlichen Konfrontationsteil wurde diese Videoaufnahme in 3 therapeutischen Einzelsitzungen mit der Patientin angesehen
und besprochen. Hier ging es um die Evozierung von Wahrnehmungen und
personbezogenen Urteilen sowie von Emotionen und Vorstellungen gedank-
licher Art. Grundlage war ein thematisch halbstandardisierter therapeutischer Leitfaden (weitere Informationen zu [a] und [b] bei den Autor/inn/en).

Empirische Überprüfung

In einem therapieexperimentellen Design wurden 15 Patientinnen der skizzierten Therapiebedingung zugewiesen, während weitere 14 Patientinnen
– nach Diagnose, Gewicht (es galt das BMI-Kriterium < 18) und Dauer des bisherigen stationären Aufenthaltes „gematcht" – eine Kontrollgruppe bildeten.
Beide Gruppen absolvierten ein intensives mehrwöchiges Eßstörungs-Behand-
lungsprogramm in einer verhaltensmedizinischen Klinik, welches aus einer
Anzahl eßstörungsspezifischer und allgemein-therapeutischer Behandlungselemente mit insgesamt gesicherter Wirksamkeit bestand (Böse et al. 1994,
Fichter 1995). Zur Kontrolle des hier zu prüfenden Therapieelementes wurde
eine Reihe von diagnostischen Merkmalen untersucht. Die empfindungs-
bezogene Komponente des Körperschemas wurde mit Hilfe eines graphischen
(Figure-Rating-Scale) und eines sprachgebundenen Verfahrens (Item-Auswahl
aus dem *Eating-Disorder-Inventory)* erhoben. Die wahrnehmungsbezogene
Komponente des Körperschemas wurde mittels der *Image-Marking-Procedure*
erhoben. Daneben wurde das Merkmal *Angst, zu dick zu werden,* und das Merkmal *Zufriedenheit mit den Körperformen* erfaßt. Als distaleres Maß wurde ferner
die *Öffentliche Selbstaufmerksamkeit* untersucht (Auswirkungen sozialer
Selbsteinschätzung auf selbstsicheres Auftreten, z. B. sich Gedanken machen,
wie man auf andere wirkt; Filipp und Freudenberg 1989). Der allgemeine Therapieverlauf des Gesamtbehandlungsprogramms wurde mittels des *Anorexia-*

Nervosa-Inventars zur Selbstbeschreibung (ANIS) und des Merkmals *Private Selbst-aufmerksamkeit* (Reflexionen über das eigene Selbst) kontrolliert. Die Proze-dur für das hier überprüfte Therapieelement dauerte einschließlich der Vor-her-Nachher-Messungen 10 Tage und startete nicht vor Beginn der zweiten Aufenthaltshälfte der Patientin (weitere Informationen: Geissner et al., im Druck).

Ergebnisse

Zweifaktorielle Varianzanalysen mit Meßwiederholung auf dem zweiten Faktor zeigten ein Ergebnisbild, das die Wirksamkeit des untersuchten Ansatzes klar belegen kann. (a) In der *empfindungsbezogenen* Komponente des Körperschemas konnten die Teilnehmerinnen des Therapieelementes *Video und Konfrontation* ihre Einschätzungen in Richtung einer realistischeren Sicht ihres körperlichen Erscheinungsbildes korrigieren. Die Kontrollgruppenteilnehmerinnen zeig-ten diese Änderungen nicht und stagnierten in ihren (Fehl-)Einschätzungen. Dies gilt für die *Figure-Rating-Scale,* auf der die Patientinnen zum einen urteilen sollten, *„wie sie sich sehen",* zum anderen, *„wie sie sich fühlen",* und für die verba-le Erfassung des *„Sich-zu-dick-Fühlens"* (Items aus dem *Eating-Disorder-Inventory).* (b) Die *wahrnehmungsbezogene* Komponente des Körperschemas erwies sich interessanterweise als wenig gestört, die *Image-Marking-Procedure* erbrachte hier relativ korrekte Schätzungen. Insofern zeigten sich mit einer Ausnahme auch keine Änderungen am Ende der Untersuchung. (c) Massive Reduktionen erziel-te die Experimentalgruppe im Merkmal *Angst, zu dick zu werden* (bei Stagnati-on der Angst in der Kontrollgruppe). Die *Zufriedenheit mit den Körperformen* ließ sich – therapeutisch erwünscht – reduzieren (ein Blick der Patientin auf ihren realen körperlichen Zustand sollte eine vordergründige Zufriedenheit zugun-sten einer stärkeren Betroffenheit und damit Un-Zufriedenheit ersetzen). Der Effekt war hier etwas weniger eindeutig, da für die Experimentalgruppe zwar eine sehr deutliche Abnahme zu verzeichnen war, die Kontrollgruppe aber ebenfalls – wenngleich geringere – Abnahmen in der Zufriedenheit mit den Kör-performen zum 2. Meßzeitpunkt aufwies. (d) Für *öffentliche Selbstaufmerksamkeit* ließen sich keine Interventionseffekte belegen. Die Untersuchungsgruppen zeigten zu beiden Meßzeitpunkten sehr deutlich erhöhte Werte im Vergleich zu einer Referenzgruppe (Filipp und Freudenberg 1989). (e) Neben den spe-zifischen Effekten zur Beeinflussung der Körperschemastörung ließ sich bele-gen, daß auch das Gesamtbehandlungsprogramm Effekte hatte, denn beide Gruppen, die Interventions- *und* die Kontrollgruppe zeigten deutliche Verbes-serungen auf den verschiedenen Dimensionen des *Anorexia-Nervosa-Inventars zur Selbstbeschreibung* (ANIS) und auf der Skala *Private Selbstaufmerksamkeit.* Beide Untersuchungsinstrumente thematisieren von der Körperschemastörung im engeren Sinne unabhängige Bereiche, nämlich allgemeinere Eßstörungsfacet-ten (ANIS) oder aber das Reflektieren über die eigene Person (Selbstauf-merksamkeit; weitere Informationen: Geissner et al. 1997).

Diskussion

Resümierend kann folgendes festgehalten werden. (a) Ein ausgearbeitetes Behandlungselement zur Beeinflussung der Körperschemastörung bei AN und BN, das aus einem Videoaufnahme-Teil und einem Konfrontations-Teil (3 Sitzungen) bestand, erwies sich als wirksam in der Korrektur der empfindungsbezogenen Komponente der Körperschemastörung. Diese Effekte sind über die allgemeinen Therapieeffekte hinaus belegbar, denn ein bewährtes Gesamtprogramm wie das hier praktizierte (Böse et al. 1994, Fichter 1995) sollte selbstverständlich, ungeachtet der getesteten spezifischen Intervention, ebenfalls zu Änderungen in unterschiedlichen Faktoren der Eßstörung führen (was gezeigt werden konnte). Die mittels dieses neuen Interventionselementes erhaltenen Ergebnisse legen nahe, daß das Bruchsche Kardinalsymptom der Körperschemastörung (zugleich auch essentieller DSM/ICD-Störungsindikator) ganz unmittelbar und mittels einer spezifischen Behandlungsmethodik angegangen werden kann, und implizieren die künftige systematische Berücksichtigung dieses Ansatzes in Eßstörungs-Behandlungsprogrammen. (b) Als ein „Nebenprodukt" der Untersuchung wäre zu diskutieren, inwieweit das Phänomen *Körperschemastörung* künftig stärker auf einen subjektiv-empfindungsbezogenen Aspekt hin konzipiert werden sollte. Offenbar ist die Körperschemastörung keine Störung der Wahrnehmung(sgenauigkeit) – diese Komponente erwies sich hier als kaum gestört –, sondern eine Störung des Erlebens (nämlich, sich subjektiv als zu dick zu fühlen oder zu sehen). (c) Stärkeres Augenmerk muß künftig auf die Auswirkung der erzielten Veränderungen auf selbstbezogene Kognitionen gelegt werden. Meßmethoden-kritisch muß allerdings angemerkt werden, daß das hier verwendete Instrument (Filipp und Freudenberg 1989) Dispositionen mißt, also praktisch veränderungs-insensitiv ist. (d) Erwartet werden sollten schließlich auch Auswirkungen, die die geänderte Sicht des eigenen körperlichen Erscheinungsbildes auf andere Faktoren der Eßstörung hat: Hilft den Patientinnen eine korrigierte und weniger angstbesetzte Einschätzung ihres Körpers dabei, das Eßverhalten zu ändern, sich mehr Gewicht zu erlauben und die übertrieben erhöhte Assoziation zwischen körperlichem Aussehen und Selbstwertattributen zu lockern. Dies zu klären muß einer Folgeuntersuchung mit einem größeren Sample vorbehalten bleiben.

Literatur

Bents H, Tuschen B, Florin I (1996) Stationäre Intensivtherapie der Bulimia nervosa. In: Bents H, Frank R, Rey ER (Hrsg) Erfolg und Mißerfolg in der Psychotherapie, S 106–129. Roderer, Regensburg

Böse R, Greimel KV, Geissner E (1994) Therapie der Anorexia nervosa. In: Sulz SKD (Hrsg) Das Therapiebuch, S 457–483. Verlag CIP-Mediendienst, München

Bruch H (1962) Perceptual and Conceptual Disturbances in Anorexia nervosa. Psychosom Med 29: 187–194

Fichter MM (1995) Inpatient Treatment of Anorexia nervosa. In: Brownell KD, Fairburn CG (eds) Eating Disorders and Obesity, S 336–343. The Guilford Press, New York London

Filipp S-H, Freudenberg E (1989) Der Fragebogen zur Erfassung dispositionaler Selbstaufmerksamkeit (SAM). Hogrefe, Göttingen

Geissner E, Bauer C, Fichter MM (1997) Videogestützte Konfrontation mit dem eigenen
körperlichen Erscheinungsbild als Behandlungselement in der Therapie der Anorexia
nervosa. Zschr Klin Psychol 26: 218–225

Hsu LKG, Sobkiewicz TA (1991) Body Image Disturbance: Time to Abandon the Concept
for Eating Disorders? Int J Eating Disord 10: 15–30

Meermann R (1983) Experimental Investigation of Disturbances in Body Image Estima-
tion in Anorexia nervosa Patients, and Ballet and Gymnastics Pupils. Int J Eating Disord 2: 91–100

Nutzinger DO, Slunecko T (1991) Körperwahrnehmung und Körperbild bei adipösen und
normalgewichtigen Frauen: Ein methodischer Vergleich verschiedener Meßverfahren.
Zschr Klin Psychol 20: 379–388

Probst M, Van Coppenolle H, Vandereycken W (1990) Evaluating the Body Experience
of Patients with Eating Disorders Through Video Confrontation – An Evaluation Pro-
tocol. In: Doll-Tepper G, Dahms C, Doll B, von Selzam H (eds) Adapted Physical Activi-
ty – An Interdisciplinary Approach, S 367–371. Springer, Berlin Heidelberg New York

Korrespondenz: Prof. Dr. rer. nat. Edgar Geissner, Fachbereich Sozialwesen, Katholische
Fachhochschule Nordrhein-Westfalen, Piusallee 89–93, D-48147 Münster, Bundesrepublik
Deutschland.

Kurzzeitverhaltenstherapie in Gruppen bei Patienten mit psychophysiologischer Insomnie

J. Backhaus, U. Voderholzer, F. Hohagen und **D. Riemann**

Abteilung für Psychiatrie und Psychotherapie mit Poliklinik,
Universitätsklinik für Psychiatrie und Psychosomatik, Freiburg,
Bundesrepublik Deutschland

1. Einführung

Epidemiologische Studien belegen, daß Ein- und Durchschlafstörungen (Insomnien) sehr verbreitet sind: Etwa 1/5 bis 1/3 aller Erwachsenen leiden darunter (z. B. Weyerer und Dilling 1991, Hohagen et al. 1993). Ein- und Durchschlafstörungen lassen sich nach DSM-III-R untergliedern in Insomnien im Rahmen psychiatrischer Erkrankungen (z. B. Depression), Insomnien im Rahmen organischer Erkrankungen (z. B. Restless-legs-Syndrom) und die psychophysiologischen/primären Insomnien. Die Verteilung der Insomnien auf diese drei Gruppen ist ungefähr gleich, d. h. die primären Insomnien machen ca. ein Drittel aller Insomnien aus (Dressing und Riemann 1994). Chronische Insomnien bereiten den Betroffenen erheblichen Leidensdruck und stellen möglicherweise sogar einen Risikofaktor dar, später an einer Depression zu erkranken (Ford und Kamerow 1989). Nebenwirkungen und Risiken der medikamentösen Behandlung, wie z. B. Wirkverlust und Abhängigkeitsentwicklung bei Benzodiazepinhypnotika, lassen es dringlich erscheinen, Patienten mit primärer Insomnie auch nicht-medikamentöse Therapien anzubieten.

2. Diagnose-Kriterien für eine primäre Insomnie

Nach den diagnostischen Kriterien für eine „primäre Insomnie" nach DSM-IV (stimmt weitgehend mit DSM-III-R überein) muß der Betroffene unter Ein- oder Durchschlafstörungen bzw. nicht erholsamem Schlaf leiden und zudem durch die Schlafstörung auch tagsüber beeinträchtigt sein (z. B. verminderte Leistungs- und Konzentrationsfähigkeit). Die Schlafstörung ist dabei weder auf bestimmte organische Erkrankungen wie Apnoe oder Narkolepsie noch auf eine psychiatrische Störung zurückzuführen. Die Störung muß über mindestens 4 Wochen auftreten.

3. Aufrechterhaltende Faktoren für eine primäre Insomnie: ein Modell

Akute Insomnien treten häufig in Zusammenhang mit Streß- bzw. belastenden Lebenssituationen auf (z. B. Hohagen et al. 1993). Eine chronische Insomnie entsteht wahrscheinlich dann, wenn eine situativ bedingte Insomnie vom Betroffenen mit einer Zentrierung der Aufmerksamkeit auf den Schlaf beantwortet wird. Es stellen sich schlafbehindernde Gedanken und Erwartungsängste ein; hinzu kommen Sorgen über kurz- und langfristige Konsequenzen der Schlafstörung. Versuche, willentlich einzuschlafen, den Schlaf herbeizuzwingen, führen eher zu Aktivierung und Anspannung, wirken dem eigentlichen Ziel entgegen und perpetuieren die Schlafstörung. Weitere aufrechterhaltende Faktoren sind schlaf-dysfunktionale Verhaltensweisen wie Verlängerung der Bettzeit (früher zu Bett gehen, später aufstehen) und Versuche, tagsüber zu schlafen, wodurch der Schlaf-Wach-Rhythmus instabilisiert wird. Nicht selten finden sich zudem ungünstige Selbsttherapieversuche mit Langzeiteinnahme von Hypnotika oder Alkohol als Einschlafhilfe. Zudem liegt meist ein gesteigertes physiologisches Erregungsniveau („Hyperarousal") vor, wobei sich die Patienten einerseits sehr erschöpft und müde fühlen, andererseits jedoch gleichzeitig aktiviert und angespannt sind, insbesonders, wenn sie sich zur Ruhe begeben. Ein zusammenfassendes Modell dieser lerntheoretischen Annahmen zur Aufrechterhaltung primärer Insomnien ist in Abb. 1 dargestellt.

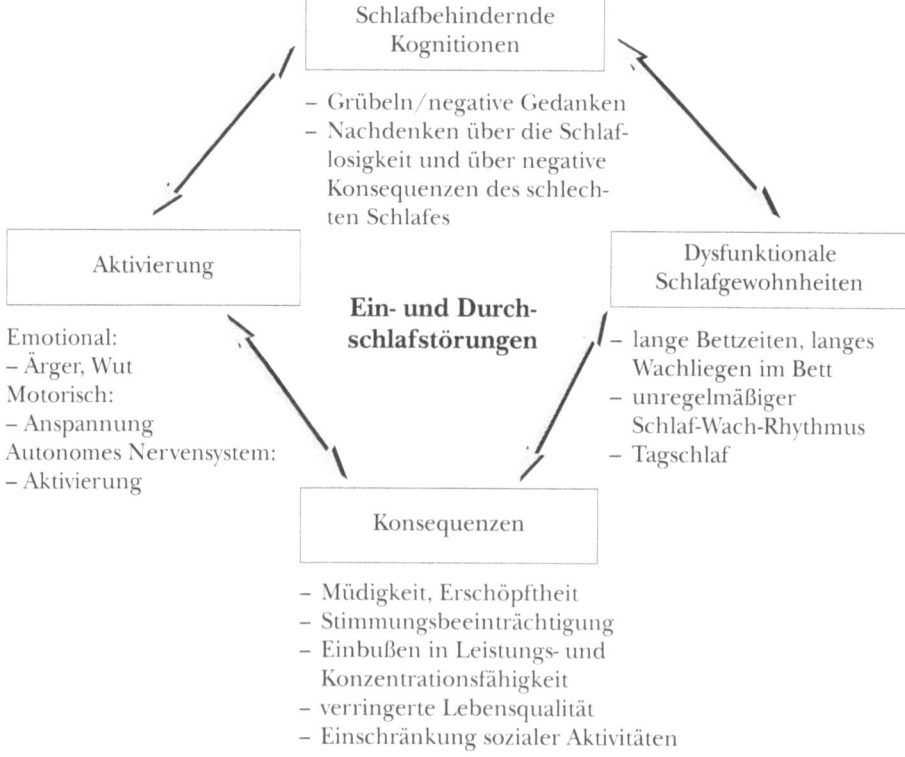

Abb. 1. Modell aufrechterhaltender Faktoren (nach Morin 1993)

4. Therapiekonzept

Ausgehend von diesem Modell aufrechterhaltender Faktoren haben wir ein Kurz-zeitgruppentherapieprogramm auf kognitiv-verhaltenstherapeutischer Basis kon-zipiert und evaluiert. Das Programm umfaßt 6 Doppelstunden und wird in Grup-pen von 4–8 Teilnehmern durchgeführt. Das halbstandardisierte Therapiepro-gramm ist ausführlich in einem Therapeutenmanual beschrieben (Riemann und Backhaus 1996); die Therapiekomponenten sind in Abb. 2 dargestellt.

Die Wirksamkeit der einzelnen Therapiekomponenten ist wissenschaftlich gesichert (s. Metaanalyse von Morin 1994). Für Patienten haben die Autoren ein Therapiebegleitbuch in Form eines Selbsthilfemanuals erstellt (Backhaus und Riemann 1996), in dem die einzelnen Therapieelemente erklärt werden. Diese schriftlichen Materialien bilden einen wichtigen Baustein in der Psy-choedukation der Patienten und unterstützen den starken Selbstmanage-ment-Charakter der Therapie, wodurch die Gruppensitzungen auf ein Mini-mum beschränkt werden können. Das vorrangige Ziel der Therapie ist es, den Patienten mit den verschiedenen schlafbezogenen Maßnahmen Auswege aus dem Teufelskreis der aufrechterhaltenden Faktoren aufzuzeigen, die Hilf-losigkeitsgefühle gegenüber dem Schlaf bzw. der Schlafstörung abzubauen und wieder mehr Gelassenheit bzgl. des Schlafes aufzubauen.

I. Entspannung

Körperliche Entspannung:
Progressive Muskelrelaxation nach Jacobson

Gedankliche Entspannung:
Ruhebild, Phantasiereisen

II. Regeln für einen gesunden Schlaf

Informationen zu Schlaf
und Schlafstörungen, schlafhygienische Regeln

Schlaf-Wach-Rhythmus-Strukturierung:
Stimuluskontrolle, Schlafrestriktion

III. Kognitive Kontrolle

Präventiv: Grübelstuhl, Problemlösen

Ablenkungstechnik: Gedankenstopp und Ersetzen des Grübelns durch
angenehme Gedanken wie z. B. Ruhebild/Phantasiereisen

Kognitives Umstrukturieren
schlafdysfunktionaler Gedanken und Erwartungen

Erstellen eines **individuellen Störungsmodells** aufrechterhaltender
Faktoren und entsprechender Gegenmaßnahmen

Abb. 2. Kognitiv-verhaltenstherapeutisches Kurzzeitkonzept zur Behandlung primärer Insomnien

5. Stichprobe

Bislang umfaßt die Stichprobe unserer laufenden Studie 16 Patienten (12 Frauen, 4 Männer) mit primärer Insomnie nach DSM-IV. Das Durchschnittsalter beträgt 42,8 Jahre ($\pm$13), die mittlere Störungsdauer 8 Jahre ($\pm$8). Die Patienten bilden eine Eigenwartegruppe.

6. Messungen und Methodik

Zur Erfassung der Schlafqualität wurde der PSQI (Pittsburger Schlafqualitäts-Index, Buysse 1989, deutsche Version von Schramm 1992) eingesetzt; schlafbezogene Gedanken wurden mit dem FEPS-II (Fragebogen zur Erfassung spezifischer Persönlichkeitsmerkmale Schlafgestörter, Hoffmann et al. 1996) erhoben. Da Insomnien häufig mit depressiven Verstimmungen und Ängsten korrelieren, wurden zusätzlich das Beck Depressionsinventar (deutsche Fassung von Hautzinger 1986) und das State-Trait-Angst-Inventar (STAI, deutsche Fassung von Laux et al. 1981) eingesetzt. Katamnesen wurden nach 3 und 12 Monaten erhoben. Die statistischen Vergleiche wurden mit dem Wilcoxon-Test gerechnet.

7. Ergebnisse

In der 2–3-monatigen Wartezeit ergaben sich in keinem der erhobenen Parameter signifikante Veränderungen. Während der Therapie besserten sich die Patienten signifikant in der Einschätzung ihres Schlafes: Die Schlafqualität stieg signifikant an (s. Abb. 3), und die Tagesmüdigkeit verringerte sich.

Schlafdauer und Einschlaflatenz verbesserten sich signifikant ($p < 0,05$ von Therapiebeginn zu Therapieende und 3-Monatskatamnese): Die Schlafdauer lag zu Beginn der Wartezeit (T0) bei 292,5 Min. ($\pm$115), am Ende der Wartezeit, also zu Therapiebeginn, unverändert bei 295,3 Min. ($\pm$99) und stieg bis zum Ende der Therapie auf 348,7 Min. ($\pm$53) an und lag bei der 3-Monatskatamnese (T3) bei 360 Min. ($\pm$30). Die Einschlaflatenz betrug zum Zeitpunkt T0 61,2 Min. ($\pm$63), bei Therapiebeginn 69,5 Min. ($\pm$94) und am Therapieende 30,6 Min. ($\pm$29), in der 3-Monatskatamnese 25,5 Min. ($\pm$26). Ein wichtiger Therapieeffekt betrifft die kognitive Kontrolle: Die Patienten reduzierten schlafbehindernde, negative Gedanken im Laufe der Therapie signifikant. Sowohl das Fokussieren auf die Schlafstörung als auch das Grübeln (FEPS-II) wurden deutlich verringert, wodurch Hilflosigkeitsgefühle gegenüber dem Schlaf und der Schlafstörung abnahmen. Auch die Depressions- und Angstwerte verringerten sich signifikant. Diese Effekte hielten sich über die 3-Monatskatamnese; die 12-Monatskatamnese-Daten stehen noch aus. Die Patienten wurden nicht verpflichtet, vor der Therapie sämtliche Schlafmittel abzusetzen, jedoch während der Therapie ermutigt, Schlafmittel langsam auszuschleichen. Vor der Therapie nahmen 12 der 16 Patienten ein Schlafmittel ein, nach der Therapie 9 und in der 3-Monatskatamnese nur noch 4 Patienten.

Pittsburgher Schlaf-Qualitätsindex (PSQI)
Primäre Insomnie (*N* = 16)

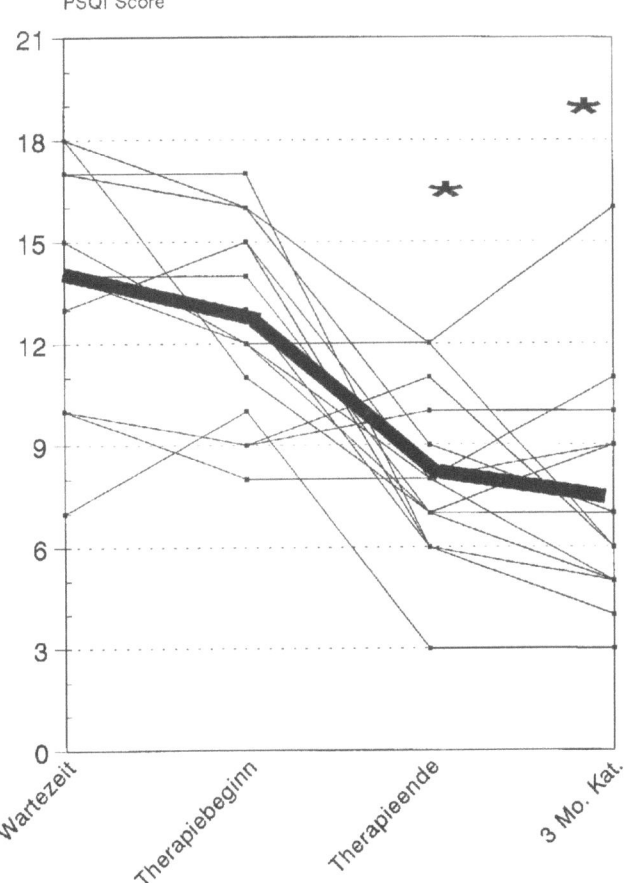

Abb. 3. Veränderung in der Schlafqualität (Einzelwerte und Mittelwert)

8. Diskussion

Die Ergebnisse zeigen, daß ein kognitiv-verhaltenstherapeutisches Kurzzeit-programm effektiv zur Behandlung von primären Insomnien eingesetzt werden kann. Ein weitergehendes Gruppenprogramm, welches zusätzlich noch auf Tagesstrukturierung, Streßbewältigung, Aufbau sozialer Kompetenz u. a. abhebt, ist nicht generell effektiver: In einer früheren Studie (Backhaus et al. 1994, Schramm et al. 1995) untersuchten wir das 11 Doppelstunden umfassende Mehrkomponentenprogramm von Hohenberger und Schindler (1984) und fanden vergleichbare Effekte. Die Studienergebnisse zeigen, daß für die meisten Patienten mit primärer Insomnie ein kurzes, ausschließlich symptombezogenes Programm sehr effektiv ist.

Literatur

Backhaus J, Riemann D (1996) Schlafstörungen bewältigen. Informationen und Anleitung zur Selbsthilfe. PVU, Weinheim

Backhaus J, Schramm E, Hohagen F, Lis S, Riemann D, Berger M (1994) Kognitivverhaltenstherapeutische Gruppentherapie bei Patienten mit primärer Insomnie. Wien Med Wochenschr 144 Sonderheft: 79–81

Beck AT, Rush AJ, Shaw BF, Emery G (1986) In: Hautzinger M (Hrsg) Kognitive Therapie der Depression. PVU, München-Weinheim

Buysse DJ, Reynolds CF, Monte TH, Berman SR, Kupfer DJ (1989) The Pittsburgh Sleep Quality Index: A New Instrument for Psychiatric Practice and Research. Psych Res 28: 193–213

Ford DE, Kamerow DB (1989) Epidemiologic Study of Sleep Disturbances and Psychiatric Disturbances. J Am Med Assoc 262: 1479–1484

Hohagen F, Rink K, Schramm E, Riemann D, Weyerer S, Berger M (1993) Prevalence and Treatment of Insomnia in General Practice – A Longitudinal Study. Eur Arch Psych Clin Neurosci 242: 325–336

Hohenberger E, Schindler L (1984) Ein verhaltenstherapeutisches Programm zur Behandlung von Schlafstörungen. In: Brengelmann JC, Buhringer G (Hrsg) Therapieforschung für die Praxis. Themen der 10. Verhaltenstherapiewoche. Roettger, München

Hoffmann M, Schnieder G, Rasch T, Schürmann H, Paterock B, Müller T, Becker-Carus, C (1996) Fragebogen zur Erfassung spezifischer Persönlichkeitsmerkmale Schlafgestörter (FEPS-II). Hogrefe, Göttingen

Laux L, Glanzmann P, Schaffner P, Spielberger CD (1981) State-Trait-Angstinventar (STAI). Beltz, Weinheim

Morin C (1993) Insomnia. Psychological Assessment and Management. The Guildford Press, New York London

Morin C, Culbert J, Schwartz S (1994) Nonpharmacological Interventions for Insomnia: A Meta-Analysis of Treatment Efficacy. Am J Psych 151: 1172–1180

Riemann D, Backhaus J (1996) Behandlung von Schlafstörungen. Ein psychologisches Gruppenprogramm. PVU, Weinheim

Schramm E, Hohagen F, Backhaus J, Lis S, Berger M (1995) Effectiveness of a Multicomponent Group Treatment for Insomnia. Behav Cog Psychother 23: 109–127

Weyerer S, Dilling H (1991) Prevalence and Treatment of Insomnia in the Community: Results from the Upper Bavarian Field Study. Sleep 14: 392–398

Korrespondenz: Dipl.-Psych. Jutta Backhaus, Abteilung für Psychiatrie und Psychotherapie mit Poliklinik, Universitätsklinik für Psychiatrie und Psychosomatik, Hauptstraße 5, D-79104 Freiburg, Bundesrepublik Deutschland.

Psychologisch-psychiatrische Aspekte ungewollter Kinderlosigkeit

A. Rohde[1] und **A. Marneros**[2]

[1] Funktionsbereich Gynäkologische Psychosomatik, Universität Bonn,
Bundesrepublik Deutschland
[2] Klinik und Poliklinik für Psychiatrie, Martin-Luther-Universität,
Halle/Saale, Bundesrepublik Deutschland

1. Einleitung

Infertilität ist eines der großen medizinischen und psychologischen Probleme in der westlichen Welt (Herz 1989). Ca. 10 % der Ehepaare in der BRD bleiben ungewollt kinderlos (Bruckert 1991). Neuere Behandlungstechniken der Reproduktionsmedizin, wie etwa die In-vitro-Fertilisation (IvF), sind trotz der geringen Erfolgsraten (10 bis 20 %, Diedrich et al. 1991) ein wesentlicher Bestandteil der Sterilitätsbehandlung geworden. Aber nicht nur die ungewollte Kinderlosigkeit, sondern auch deren Behandlung geht mit einem erheblichen Maß an Belastungen einher (Stauber 1988, Strauß 1991, Walker 1978). Die Bereitschaft der betroffenen Paare, diese Belastungen auf sich zu nehmen, reflektiert oftmals den erheblichen Leidensdruck, der durch die ungewollte Kinderlosigkeit entsteht.

Ziel des Bonner Psychiatrisch-psychologischen Projekts zu den Begleit- und Folgeerscheinungen der In-vitro-Fertilisation war es, Ausmaß und Art der Belastungen zu erfassen, die einerseits durch die Sterilität, andererseits aber auch durch deren Behandlung entstehen. Für diesen Beitrag werden besonders das subjektive Erleben der ungewollten Kinderlosigkeit und auch die Motive zum Beginn einer reproduktionsmedizinischen Behandlung berücksichtigt.

2. Material und Methode

Vorgestellt werden Befunde von 546 ungewollt kinderlosen Paaren, die sich zwischen Februar 1990 und April 1991 in der Kinderwunsch-Sprechstunde der Universitätsfrauenklinik Bonn vorstellten und bereit waren, an einer prospektiven Längsschnittuntersuchung zu den Begleit- und Folgeerscheinungen der In-vitro-Fertilisation teilzunehmen. Das Projekt wurde in Kooperation zwischen der Abteilung Medizinische Psychologie und Allgemeine Psychopatho-

logie (damaliger Direktor Prof. Dr. A. Marneros) und der Universitätsfrauenklinik (Projektleiter dort der damalige Leitende Oberarzt Prof. K. Diedrich)
durchgeführt. Mit den Ehepartnern wurde zu Beginn jeweils getrennt ein
halbstrukturiertes Interview durchgeführt („Erstgespräch"), in dem unter
anderem die Bereiche Erleben der ungewollten Kinderlosigkeit, erlebte Veränderungen im Selbstgefühl, in Partnerschaft und sozialer Umgebung sowie
Erwartungen an die Behandlung und Alternativen erfaßt wurden. Während
der folgenden Behandlungszyklen wurden die Patientinnen durch die betreu-
ende Psychologin begleitet, und es wurden sowohl weitere halbstrukturierte
Interviews zum Erleben der Behandlung durchgeführt als auch verschiedene
testpsychologische Fragebögen ausgefüllt. Ausführliche Informationen zu
Ausgangspopulation, Einschlußkriterien, methodischem Vorgehen und zu
den beteiligten Mitarbeitern s. in Marneros et al. (1996). Bei 59 der 546 Paare
mußte auf die Exploration des Ehemannes verzichtet werden – meist aus ter-
minlichen bzw. beruflichen Gründen. Die folgenden Befunde beziehen sich
auf 546 Frauen und 487 Männer, insgesamt 1033 Patienten.

3. Ergebnisse

3.1 Soziodemographische Merkmale

Das durchschnittlicher Alter der Frauen betrug zum Zeitpunkt der Untersuchung 30,9 Jahre ($\pm$ 4,2, 19 bis 43 Jahre), das der Männer 33,3 Jahre ($\pm$ 4,9,
21 bis 52 Jahre). 95,2 % der 546 Paare waren verheiratet, die restlichen Paare
planten die Eheschließung vor Beginn der Behandlung (da die Durch-
führungsbestimmungen der Ärztekammer Nordrhein-Westfalen eine Behandlung mittels künstlicher Befruchtung nur für verheiratete Paare vorsieht). Die
durchschnittliche Ehedauer (bzw. bei den länger zusammenlebenden Paaren
die Zeit des Zusammenlebens) lag bei 5,8 Jahren ($\pm$ 3,6, 1 bis 19 Jahre). Bei
der Schul- und Berufsausbildung zeigte sich eine leichte Überrepräsentation
des höheren zu Lasten des mittleren Bildungsniveaus, Einzelheiten dazu s. in
Rohde et al. (1996).

3.2 Psychiatrische/psychotherapeutische Vorbehandlung

Von den 546 Frauen gaben 52 (9,5 %) an, bereits einmal in psychiatrischer oder
psychotherapeutischer Vorbehandlung gewesen zu sein, z. B. wegen Depressionen, Kopfschmerzen, psychosomatischer Beschwerden oder in einem Fall
wegen einer Eßstörung. Bei den Männern waren es 31 (6,4 %), und zwar ebenfalls wegen Kopfschmerzen, Depressionen, psychosomatischer Beschwerden
oder auch wegen Alkoholproblemen. Die ungewollte Kinderlosigkeit hatte nur
in Einzelfällen im Vordergrund der Behandlung gestanden. Dies führte eher
dazu, daß sich die Patienten [31 Frauen (5,7 %) bzw. 19 Männer (3,9 %)] bei
einem Psychologen oder bei einer Familienberatung vorstellten.

3.3 Kinderwunsch-Anamnese und Kinderwunsch-Motive

Bei allen Paaren bestand eine vordiagnostizierte Sterilität zum Zeitpunkt der
Vorstellung in der Universitätsfrauenklinik Bonn. Bei 35,4 % der Paare gab es

eine gynäkologische und bei 23,4 % eine andrologische Ursache der ungewollten Kinderlosigkeit, bei 36,6 % der Fälle lag bei beiden Partnern eine Störung vor. 3,5 % der Fälle wurden als „idiopathisch steril" bezeichnet.

Der Wunsch nach einem eigenen Kind hatte im Durchschnitt seit 4,8 Jahren bestanden ($\pm$ 2,9 Jahre, 1 bis 21 Jahre, $n = 1022$), das Wissen um die Sterilität im Durchschnitt 3,4 Jahre ($\pm$ 2,8 Jahre, 3 Monate bis 21 Jahre, $n = 973$).

Die subjektive Bedeutung des Wunsches nach einem eigenen Kind wurde von den Patienten auf einer 10-stufigen Rating-Skala eingeschätzt. Der Mittelwert lag bei den Frauen bei 8,5 mit nur geringer Varianz ($\pm$ 1,7, Min = 1, Max = 10, $n = 536$), bei den Männern mit 8,3 im Mittel ($\pm$ 1,5, Min = 4, Max = 10, $n = 481$) zwar nur geringfügig, jedoch statistisch signifikant niedriger ($p = 0,045$).

Gegen Endes des halbstrukturierten Interviews, wenn sich bereits ein gewisses Vertrauensverhältnis herausgebildet hatte, wurden die Patienten nach den Motiven für ihren Kinderwunsch gefragt. Die Antworten wurden offen erfaßt und später inhaltsanalytisch kategorisiert. Tab. 1 gibt einen Überblick über die kategorisierten Kinderwunsch-Motive. Da an dieser Stelle zur genauen Beschreibung der Kategorien der Raum fehlt, wird auf andere Arbeiten verwiesen (z. B. Rohde et al. 1996).

Der emotionale Aspekte eines eigenen Kindes stand an erster Stelle, entsprechende Motive wurden von 69,4 % der Frauen und 65,7 % der Männer angegeben. Signifikante Unterschiede zwischen weiblichen und männlichen Patienten zeigten sich bei mehreren Motiv-Kategorien (siehe Tab. 1; eine ausführliche Arbeit zu diesem Thema ist zur Publikation eingereicht). Während

Tabelle 1. Kinderwunsch-Motive (kategorisiert) (Mehrfachnennungen möglich)

Kategorisierte Kinderwunschmotive	Frauen ($n = 546$) %	Männer ($n = 487$) %	chi²-Test p	
Biologische Begründung	20,5	19,9	0,812	
Kind als Quelle positiver Emotionen	48,2	49,1	0,771	
Kind als Objekt positiver Emotionen	9,5	7,2	0,177	
Einfluß auf die Entwicklung des Kindes als Quelle positiver Emotionen	26,4	21,2	0,049	*
Emotional defizitäre Motive	21,6	14,4	0,003	**
Identitätsbezogene Motive	24,2	32,0	0,005	**
Lebensgestaltende Motive	33,3	31,4	0,511	
Schwangerschaftsbezogene Motive	4,0	0,6	0,001	**
Familiäre/berufliche Vorerfahrung mit Kindern/Geschwistern	23,1	20,9	0,409	
Partnerschaftsbezogene Motive	37,4	34,9	0,412	
Norm-/rollenbezogene Motive	42,5	40,3	0,465	
Erwartungen aus dem sozialen Umfeld	6,0	5,1	0,589	
Kinder als Funktionsträger	5,3	13,1	0,001	**
„Undifferenzierter" Kinderwunsch	9,2	5,5	0,027	*

Frauen signifikant häufiger Begründungen angaben, wie z. B. „es ist schön, ein Kind zu erziehen" oder „es ist schön, Einfluß auf die Entwicklung des Kindes zu nehmen" (Einflußnahme auf die Entwicklung des Kindes als Quelle positiver Emotionen) oder auch „im Kind die Möglichkeit zur Behebung eigener emotionaler Defizite sehen" („ich möchte im Alter nicht alleine sein", „Kind als Ersatz für …") standen für die männlichen Kinderwunsch-Patienten neben den emotionalen Begründungen im Vergleich zu den Frauen signifikant häufiger andere Erwartungen an das Kind im Vordergrund, wie etwa „sich im Kind wiederfinden", „möchte durch das Kind weiterleben" (identitätsbezogene Motive), aber auch die Erfüllung bestimmter Funktionen (z. B. „zukünftiger Erbe" = Kind als Funktionsträger).

3.4 Erleben der Diagnose „Sterilität"

Thematisiert wurde im Rahmen des psychologischen Erstgespräches auch retrospektiv, wie die Patienten die Mitteilung der Diagnose „Sterilität" aufgenommen hatten und ob sie in der Zeit danach Veränderungen an sich oder in ihrer Partnerschaft wahrgenommen hatten. Wie Tab. 2 zeigt, beschrieben signifikant mehr Frauen (46,5 %) als Männer (21,6 %) die Reaktion auf die mitgeteilte Sterilität als schwere seelische Erschütterung bzw. Krise, während Männer diese Gefühle häufiger in eher sachlicher Form als Enttäuschung, Resignation oder Trauer bezeichneten. Die untersuchten Männer berichteten auch signifikant häufiger über eine gelassene Reaktion (25,9 %) als die Frauen (17,6 %, Tab. 2). In die Kategorie „handlungsbezogene Verarbeitung" wurden alle Äußerungen eingeordnet, bei denen die Patienten ihre gefühlsmäßigen Reaktionen in den Hintergrund stellten und mehr über ihre Versuche, mit dem Problem umzugehen, berichteten (z. B. Information über Behandlungsmöglichkeiten, Adoption etc.).

Tab. 3 gibt einen Überblick über die subjektiv erlebten Veränderungen nach der Mitteilung der Diagnose „Sterilität" für das Paar: Signifikant häufiger erlebten Frauen Veränderungen im Selbstgefühl, in der Mehrzahl in negativer Weise (Verunsicherung, Verbitterung, Gefühl des Kontrollverlustes über die Lebensplanung etc). Auch in allen anderen Bereichen berichteten die

Tabelle 2. Erleben der Sterilitätsdiagnose (retrospektiv) (Mehrfachnennungen möglich)

Reaktion auf die Sterilitätsdiagnose	Frauen (n = 546) %	Männer (n = 487) %	chi²-Test p
Enttäuschung, Resignation, Trauer	34,8	41,1	0,038
Schwere emotionale Krise	46,5	21,6	0,001 **
Schuld-, Versagens-, Minderwertigkeitsgefühle	7,7	7,6	0,950
Wut	4,6	3,1	0,213
Gelassene Reaktion	17,6	25,9	0,001 **
Handlungsbezogene Verarbeitung	12,5	15,8	0,121

Tabelle 3. Subjektiv erlebte Veränderungen nach Mitteilung der Sterilitätsdiagnose (retrospektiv) (Mehrfachnennungen möglich)

Erlebte Veränderungen	Frauen ($n = 546$) %	Männer ($n = 487$) %	chi^2-Test p	
im Selbsterleben	55,3	32,2	0,001	**
in der Partnerschaft	40,3	29,2	0,001	**
im Sexualleben	56,0	45,8	0,001	**
in den Sozialkontakten allgemein	19,6	11,5	0,001	**
im Kontakt zu Familien mit Kindern	32,2	23,2	0,001	**
im Kontakt zu schwangeren Frauen	51,7	26,3	0,001	**

untersuchten Frauen signifikant häufiger über Veränderungen, sowohl im Hinblick auf die Partnerschaft (in der Mehrzahl der Fälle im Sinne eines „engeren Zusammenrückens"), aber auch im Sexualleben (negativer Einfluß durch Fokussierung auf den Kinderwunsch), in den allgemeinen Sozialkontakten sowie im Kontakt zu Familien mit Kindern oder schwangeren Frauen. Gerade die letzten beiden Angaben wurden oft unterlegt durch Berichte über Neidgefühle und den Versuch, solche Kontakte einzuschränken oder zu vermeiden.

4. Diskussion

Hinsichtlich soziodemographischer Charakteristika stimmen die im Rahmen des Bonner Psychiatrisch-psychologischen Projektes zu den Begleit- und Folgeerscheinungen der In-vitro-Fertilisation erhobenen mit anderen untersuchten Stichproben von Kinderwunsch-Patienten überein (vgl. Übersichtsarbeit von Mazure und Greenfeld 1989, die 8 psychologische Studien über IvF/Embryotransfer-Partizipanten berücksichtigt).

Die untersuchten 546 Paare versuchten im Durchschnitt seit 4,8 Jahren, ein Kind zu zeugen, und wußten im Mittel seit 3,4 Jahren, daß sie nicht ohne weiteres Kinder bekommen können. Besonders die Frauen hatten oftmals die Mitteilung der Diagnose Sterilität als sehr belastend erlebt, wie etwa als „schwere emotionale Krise" (46,5 %). Trotz dieser und anderer, teils prolongierter Reaktionen hatten nur einzelne Patienten wegen der Kinderwunsch-Problematik professionelle psychologische oder psychiatrische Hilfe gesucht. Bedeutsam ist, daß auch ein erheblicher Prozentsatz betroffener Männer – wenn auch mit 21,6 % signifikant seltener als Frauen – in eine schwere emotionale Krise geraten war. Männer standen bisher seltener im Blickfeld entsprechender psychologischer oder psychiatrischer Untersuchungen und werden nicht selten in der Erforschung der psychologischen Folgen ungewollter Kinderlosigkeit hinten angestellt oder sogar vergessen (Grieb et al. 1997). Dies beruht möglicherweise darauf, daß neuere Techniken der Reproduktionsmedizin – wie etwa die In-vitro-Fertilisation – in der Regel in Frauenkliniken oder entsprechenden gynäkologischen Spezialpraxen durchgeführt werden.

Sowohl weibliche als auch männliche Patienten des Projektes berichteten über eine Reihe von erlebten Veränderungen nach der Mitteilung der Sterilitätsdiagnose, sowohl hinsichtlich Selbstbewußtsein, Partnerschaft, Sexualleben oder auch Sozialkontakten. Fast ein Drittel aller Frauen (32,2 %), aber auch fast ein Viertel (23,2 %) aller Männer berichtete über Veränderungen im Umgang mit Familien mit Kindern. Den Kontakt zu schwangeren Frauen erlebten mehr als die Hälfte der Frauen anders (51,7 %), aber auch mehr als ein Viertel der Männer (26,3 %), und zwar in der Regel im Sinne von Neidgefühlen oder auch Rückzug aus solchen Kontakten. Diese Ergebnisse belegen, daß über die direkten Reaktionen hinaus das Erkennen der Unfähigkeit, auf natürlichem Weg ein Kind zu zeugen, längerfristige Auswirkungen auf das Wohlbefinden und Selbstbewußtsein, schließlich auch auf das gesamte Lebenskonzept haben kann. Daß es Unterschiede gibt, unter anderem auch in Abhängigkeit davon, ob der Patient selbst oder der Ehepartner „Verursacher" der Kinderlosigkeit ist, ist in Pierschkalla et al. (1996) dargestellt.

In der Zeit zwischen Mitteilung der Sterilitätsdiagnose und der Vorstellung in der Kinderwunsch-Sprechstunde der Universitätsfrauenklinik Bonn hatten sich die untersuchten Patienten oftmals sehr intensiv mit dem Kinderwunsch und möglichen Alternativen auseinandergesetzt. Von der Mehrzahl der Patienten wurde als Begründung für den Wunsch nach einem eigenen (leiblichen) Kind, für das sie die Strapazen der künstlichen Befruchtung auf sich nehmen wollten, eine Reihe von verschiedenen Motiven genannt. Insgesamt zeigen die Ergebnisse insbesondere bezüglich der wichtigsten Kategorien (Kind als Quelle positiver Emotionen, norm- und rollenbezogene Motive, partnerschaftsbezogene Motive, auf die eigene Lebensgestaltung bezogene Motive) Übereinstimmung mit den Ergebnissen, die in anderen Studien an IvF-Partizipanten, Schwangeren, verhütungswilligen Frauen oder in epidemiologischen Stichproben gefunden wurden (z. B. Newton et al. 1992, ausführliche Diskussion s. in Rohde et al. 1996).

Die Untersuchungsergebnisse zeigen, daß das Erleben ungewollter Kinderlosigkeit und die Bewältigung dieser Problematik bis hin zum Lösungsversuch in Form künstlicher Befruchtung eine erhebliche emotionale Belastung für Betroffene darstellen kann. Leider suchen nur wenige betroffene Patienten Unterstützung oder Hilfe bei Psychotherapeuten oder Psychiatern – die im Projekt gemachten diesbezüglichen Erfahrungen mit Betreuungsangeboten stützen diese Befunde.

Literatur

Bruckert E (1991) How Frequent is Unintentional Childlessness in Germany? Andrologia 23: 245–250

Diedrich K, Al-Hasani S, Van der Ven H, Bauer O, Werner A, Krebs D (1992) Indications for In-vitro-Fertilization and Results. Hum Reprod 7 (Suppl 1): 115–121

Grieb I, Rohde A, Fischer J, Fischer C, Marneros A, Diedrich K (1997) Das Bonner Psychiatrisch-psychologische Projekt zur In-vitro-Fertilisation. Teil III: Der männliche Patient in der Kinderwunsch-Sprechstunde – Erleben der ungewollten Kinderlosigkeit und Samenspendesituation. Fertilität 13: 39–45

Herz EK (1989) Infertility and Bioethical Issues of the New Reproductive Technologies. In: Parry BL (ed) The Psychiatric Clinics of North America, Vol. 12: Women's Disorders. Saunders, Philadelphia

Marneros A, Diedrich K, Rohde A, Fischer J, Krebs D (1996) Das Bonner Psychiatrisch-Psychologische Projekt zur In-vitro-Fertilisation, I: Projektbeschreibung. Fertilität 12: 172–179

Mazure CM, Greenfeld DA (1989) Psychological Studies of in Vitro-Fertilization/Embryo Transfer Participants. J In Vitro Fertil Embryo Transfer 6: 242–256

Pierschkalla U, Rohde A, Fischer C, Marneros A, Diedrich K, Fischer J (1996) Das Erleben der Diagnose „Infertilität" von Patientinnen einer Kinderwunsch-Sprechstunde in Abhängigkeit von der Infertilitätsursache. Der Frauenarzt 6: 846–856

Rohde A, Fischer C, Fischer J, Grieb I, Marneros A, Diedrich K (1996) Das Bonner Psychiatrisch-Psychologische Projekt zur In-vitro-Fertilisation, II: Der männliche Patient in der Kinderwunschsprechstunde. Vorgeschichte und Kinderwunschmotivation. Fertilität 12: 212–220

Stauber M (1988) Psychosomatik in der sterilen Ehe. Fortschritte der Fertilitätsforschung, 2. Aufl. Grosse, Berlin

Strauß B (1991) Psychosomatik der Sterilität und der Sterilitätsbehandlung. Enke, Stuttgart

Korrespondenz: Prof. Dr. med. Anke Rohde, Funktionsbereich gynäkologische Psychosomatik der Universitätsfrauenklinik Bonn, Sigmund-Freud-Straße 25, D-53127 Bonn, Bundesrepublik Deutschland.

Die verhaltenstherapeutische Behandlung von Patienten mit sexuell devianten Störungen

Exposition und Desensibilisierung von Handlungsketten-Unterbrechungen in sensu und in vivo (EDHU)

A. Ehret

Zentrum für Psychiatrie, Weinsberg,
Bundesrepublik Deutschland

1. Einleitung

Die Erfolgsquoten psychotherapeutischer Behandlungsstrategien bei Patienten mit sexuell devianten bzw. paraphilen Störungen sind nicht sehr zufriedenstellend. Wenig überzeugend sind die Ergebnisse psychodynamischen Vorgehens. Schorsch et al. (1988) erreichten, daß bei Therapieende 24 % ihrer Patienten (21 von 86 Patienten) symptomfrei waren. Da aber Aussagen zu Therapieerfolg bzw. Rückfallhäufigkeit erheblich von der Dauer der Katamnese abhängig sind, sind diese Ergebnisse noch kritischer zu betrachten. Rückfälle nach 2 oder mehr Jahren sind leider kein Einzelfall.

Auch verhaltenstherapeutische Therapiestrategien konnten im wesentlichen nur in Einzelfallstudien bessere Langzeiteffekte erzielen (Kockott 1983a). Lediglich Maletzky (1980) setzte eine Meßlatte mit einer Erfolgsrate von 87 % bei der Behandlung von Exhibitionisten. Er arbeitete im Selbstkontrollparadigma mit einer Variante der verdeckten Sensibilisierung. Katamnesen über einen Zeitraum von 5 Jahren und mehr bestätigten die Stabilität der Erfolge.

Die Arbeitsgruppe von Hoyndorf et al. (1995) konnte diese Erfolge jedoch nicht replizieren. Ihr sehr umfassendes verhaltenstherapeutisches Breitbandkonzept beinhaltet die Gewährleistung von Therapie- und Veränderungsmotivation, Kontrolle des symptomatischen Verhaltens, Verbesserung der sexuellen Zufriedenheit, Verbesserung der interpersonalen Beziehung und persönliche Stabilisierung (Christmann et al. 1988). Sie gehen von einer Erfolgsrate von 50 % aus. Rückfälle 2, 3 und mehr Jahre nach Therapieende haben sie vorsichtig werden lassen in der Beurteilung der Erfolgsrate.

Für die alleinige Behandlung mit Antiandrogenen sind positive Langzeiteffekte ebenfalls nicht konstant nachgewiesen (Hoyndorf et al. 1995, Kockott 1983b, Menghini und Ernst 1991).

Nach Marshall und Barbaree (1990) erzielen Therapiekonzepte, die Impuls- und Selbstkontrolle in den Mittelpunkt der Behandlung stellen, die besten Behandlungsergebnisse. McConaghy (1990) kombinierte ein spezielles verhaltenstherapeutisches Selbstkontrollprogramm mit der gezielten 6monatigen ambulanten Behandlung mit dem Antiandrogen Metroxyprogesteron. Über einen Follow-up-Zeitraum von 2 bis 5 Jahren erreichte er eine Erfolgsquote von ca. 77 %.

Im Zentrum für Psychiatrie Weinsberg erprobten und evaluierten wir eine Modifikation dieses Behandlungsschemas. Wir gehen wie McConaghy (1990) von einem Verhaltensketten-Komplettierungs-Modell (Behavior-Completion-Model) aus. Wenn ein Verhalten regelmäßig und oft ausgeführt wurde (mindestens ca. 20 bis 30mal), etabliert sich ein neurophysiologischer Verhaltens-Vervollständigungs-Mechanismus im Nervensystem. Relativ unabhängig vom primären Trieb, der das Verhalten ursprünglich motivierte, ist dieser Mechanismus für das Andauern und Weiterlaufen dieses Verhaltens verantwortlich. Wenn das Verhalten bzw. die Verhaltenskette vor der Vollendung unterbrochen wird, aktiviert dieser Mechanismus das Arousal-System. Der daraus resultierende Erregungsanstieg wird als Spannung oder Angst wahrgenommen und ist aversiv genug, den Patienten zum Vollenden des Verhaltens zu motivieren, selbst wenn er dies eigentlich nicht will.

2. Patientenstichprobe

Auf unserer verhaltenstherapeutisch orientierten Station für psychosomatische Störungen wurden im Zeitraum von 1990 bis 1996 insgesamt 20 Patienten mit sexuell deviantem Verhalten ohne körperliche Gewalt behandelt. Bei 11 Patienten war das deviante Verhalten mehr als 30mal aufgetreten. Sie wurden in das folgende Behandlungsprogramm aufgenommen. In der Regel lag bei diesen 11 Patienten ein chronifiziertes komplexes Muster von devianten Sexualpraktiken und Sexualorientierungen vor. Bei 7 Patienten lag exhibitionistisches, bei 5 pädophiles, bei 2 voyeuristisches, bei 2 intrafamiliär sexuell mißbrauchendes, bei 1 fetischistisches, bei 1 frotteuristisches und bei 1 telefonisch sexuell belästigendes Verhalten vor. Alle Patienten wiesen mindestens 1 psychiatrische Zusatzdiagnose auf. Bei 6 Patienten lag eine kontaktgehemmt-selbstunsichere Persönlichkeitsstörung, bei 3 eine Minderbegabung, bei 2 eine leichte frühkindliche Hirnschädigung, bei 2 Alkoholabusus bzw. Alkoholabhängigkeit, bei 2 eine erregbare emotional instabile Persönlichkeitsstörung und bei 2 eine dissoziale Persönlichkeitsstörung vor.

Der Beginn der devianten Symptomatik lag im Mittel bei 17,4 (minimal 11 und maximal 27) Jahren. Die Dauer der devianten Symptomatik variierte von 2 bis 40 (Mittelwert 19) und das Alter bei Therapiebeginn von 20 bis 55 (Mittelwert 36) Jahren. Im Durchschnitt waren die Patienten 2,7mal (minimal 0 und maximal 6mal) wegen der devianten Symptomatik verurteilt worden. 5 Patienten hatten eine Haftstrafe verbüßen müssen. Es lagen insgesamt 12 Vorbehandlungen vor. 8 Patienten hatten die Behandlung als Bewährungsauflage. Der Testosteronspiegel variierte vor Behandlungsbeginn von 2,65 bis maximal

7,53 bei einem Mittelwert von 4,34 ng/dl. Bei Normalwerten von 3 bis 14 ng/dl lagen die Patienten somit alle an der unteren Normgrenze. In den letzten 3 Monaten vor der Behandlung traten die devianten Handlungen im Schnitt 1,8mal (minimal 0,5 und maximal 4mal) pro Woche auf.

3. Behandlungsprogramm

3.1 Exposition und Desensibilisierung der Handlungsketten-Unterbrechung in sensu und in vivo (EDHU)

Zuerst erfolgt die Erstellung der *Verhaltensanalyse*. Sie beinhaltet neben dem verhaltensanalytischen Interview das Vorgeben von sexuell expliziten Video-aufnahmen oder Bildmaterial, die Visualisierung von repräsentativen ver-gangenen Handlungssequenzen, die teilnehmende Beobachtung in quasi rea-listischen Situationen sowie Kombinationen dieser Erhebungsmethoden. Auf-grund des automatisierten Ablaufs der Handlungssequenzen entdeckt man in der Regel häufig erst bei Fortschreiten der Expositionsbehandlung wichtige verhaltensanalytische Informationen.

Parallel zur Verhaltensanalyse erlernt der Patient schon frühzeitig die Anfänge der selbstinduzierten *Entspannung*, die genauere *Wahrnehmung* von internen peripheren und sexuellen Indikatoren für Spannungs- und Ent-spannungszustände sowie die *Visualisierung* der repräsentativen Handlungs-sequenzen. Die periphere Erregung wird dem Patienten dabei u. a. anhand von Pulsfrequenz-Biofeedback zurückgemeldet.

Nachdem diese Voraussetzungen erfüllt sind, wird die „Exposition und Desensibilisierung von Handlungssequenz-Unterbrechungen" (EDHU) *in sensu* durchgeführt. Dabei stellt sich der Patient vor, daß er die repräsentati-ve Handlungssequenz an irgendeiner Stelle unterbricht und ein sozial ange-paßteres alternatives Verhalten bzw. eine positivere Aktivität ausführt. Während der gesamten Vorstellungssequenz (insbesondere während der Sequenz der Unterbrechung der Handlungskette) sollte der Patient relativ entspannt blei-ben bzw. sich intensiv entspannen. Es werden in der Regel zwischen 15 und 30 solcher Expositionen in sensu durchgeführt. Später werden dann die Expo-sitionen zwischen 10 und 20mal in der Realität durchgeführt. Dabei werden die Freiheitsgrade im Hinblick auf externe Kontrolle und zeitliche Ausdeh-nung allmählich und kontinuierlich erhöht.

3.2 Medikamentöse Behandlung

Sollten nach der Desensibilisierungsbehandlung die devianten Impulse und/oder die periphere Erregung bei Handlungssequenz-Unterbrechung in gewissem Umfang weiter persistieren, wird den Patienten die zusätzliche Behandlung mit dem triebdämpfenden Medikament Cyproteronazetat ange-boten. Hierbei kommt es zu einer reversiblen Reduktion der sexuellen Appe-tenz, der emotionalen Verstimmbarkeit sowie der peripheren Erregbarkeit, aber zu keiner Veränderung der Triebrichtung (Kockott 1983).

Man geht davon aus, daß während der normalerweise 6monatigen Behandlung, in der das Sexualinteresse durch das Medikament reduziert ist, der Handlungs-Vervollständigungs-Mechanismus durch Löschung abgeschwächt wird, da der Patient mit den Auslösereizen für dieses Verhalten konfrontiert wird, ohne verstärkt zu werden. Wenn nach der Behandlung das Sexualinteresse wieder auf das normale Niveau zurückkehrt, ist der Drang, das paraphile Verhalten auszuführen bzw. zu vervollständigen, nicht mehr stark genug, um als zwanghaft erlebt zu werden. Da dieses Verfahren aber nur in der natürlichen Umgebung seine Wirkung erzielt, sollte es im stationären Rahmen bzw. bei Patienten in Haft erst kurz vor der Entlassung bzw. während der ambulanten Phase eingeführt werden.

3.3 Andere fakultative Behandlungskomponenten

Da manchmal ganz spezifische situative Reizkonfigurationen (u. a. sexuell explizite externe und/oder interne Stimulation), in denen bisher die Handlungssequenz häufig und/oder ausschließlich aufgetreten ist, die dranghaften Impulse auslösen, bietet sich in Einzelfällen auch die Durchführung einer „Cue Exposure"-Behandlung (Lindenmeyer et al. 1995) an. Interaktionelle Konfliktsituationen sowie Langeweile und Monotonie lösen bei vielen Patienten aversiv getönte negative Gefühle aus, die die Patienten verlernt haben zu tolerieren und die dranghafte Impulse zur Ausführung der devianten Handlungssequenz auslösen. Hierfür werden im Gruppen- und Einzeltherapiesetting Selbstkontrollstrategien (Aufbau sozialer Fertigkeiten, konstruktiverer Emotionsregulationsstrategien und eines funktionaleren interaktionellen Problemlöseverhaltens) erarbeitet. Ein Stress-Inokulations-Training und der Aufbau von Stimulus-Kontroll-Strategien runden das Behandlungsprogramm ab.

4. Ergebnisse

Alle 11 Patienten wurden mit dem Expositions- und Desensibilisierungsverfahren behandelt. 6 Patienten wurden zusätzlich für 6 Monate mit Cyproteronazetat behandelt. Nur 3 Patienten wurden ausschließlich ambulant behandelt; 1 davon mit Cyproteronazetat. Der Mittelwert der Testosteronspiegel war bei diesen 6 Patienten in den ersten 4 Wochen von 4,34 auf 1,13 (minimal 0,48 und maximal 2,35) ng/dl gesenkt worden. 8 Patienten erlernten zusätzlich effizientere interaktionelle Problemlösestrategien und konstruktivere Emotionsregulationsstrategien. Nach der Desensibilisierungsbehandlung wurden 7 Patienten über durchschnittlich 1 Jahr in ca. 4wöchigem Abstand ambulant nachbetreut.

Alle 11 Patienten konnten nachuntersucht werden. Der Follow-up-Zeitraum variierte von 2 Monaten bis zu 5 Jahren und 4 Monaten. Der Mittelwert lag bei 2 Jahren und 4 Monaten. Bei keinem Patienten war es zu einer polizeilichen oder juristischen Auffälligkeit gekommen. Die Auftretenshäufigkeit der devianten Handlungen konnte über den gesamten Follow-up-Zeitraum gesehen im Schnitt von 1,8mal (minimal 0,5 und maximal 4mal) pro Woche auf 0,02mal (minimal 0 und maximal 0,25mal) pro Woche gesenkt werden.

Bei allen Patienten traten anfänglich in „High-Risk-Situationen" noch häufig deviante Impulse auf, die alle kontrolliert werden konnten. Die Häufigkeit und Intensität sowie die gedankliche Präokkupation mit diesen Impulsen haben dann über den Follow-up-Zeitraum hinweg langsam progredient abgenommen. Es gelang den Patienten immer besser, Risikosituationen nicht mehr aktiv aufzusuchen, Auslösesituationen früher und eindeutiger zu diskriminieren und darin sowohl die allgemein-periphere als auch die sexuelle Erregung besser zu reduzieren.

Die Patienten waren allgemein ruhiger, ausgeglichener sowie streß- und frustrationstoleranter geworden. Bei allen Patienten hatte sich die soziale Integration und bei den Patienten mit Partnerinnen hatten sich die partnerschaftlichen und/oder sexuellen Beziehungen kontinuierlich verbessert, obwohl dafür keine spezifischen Therapiekomponenten angeboten worden waren.

5. Diskussion

Diese vorläufigen Ergebnisse erscheinen sehr vielversprechend. Trotz der bei uns deutlich schwerer gestörten Patienten scheint die Erfolgsquote von 87 % von Maletzky (1980) erreichbar bzw. übertreffbar zu sein. Ein anfängliches Überwiegen der Fremdmotivation gegenüber Eigenmotivation und geringem intrinsischem Leidensdruck scheint, obwohl häufig ein therapeutisches Ausschlußkriterium, den Therapieerfolg nicht wesentlich zu beeinflussen. Sowohl die „Exposition und Desensibilisierung von Handlungsketten-Unterbrechungen" (EDHU) als auch die medikamentöse Behandlung scheinen Strategien zum Erwerb von Selbstkontrollmechanismen in Risikosituationen darzustellen. Die Triebrichtung wird aber dadurch nicht (unmittelbar) verändert. Die Annäherung an sozial adäquatere Partner und sozial adäquatere partnerschaftliche und sexuelle Praktiken ist aber danach um ein vielfaches leichter.

Zwischen der Methode der EDHU, der verdeckten Sensibilisierung (Covert Sensitization) bei Cautela (1966), Cox und Daitzmann (1980) und Maletzky (1980), dem Mentalen Training bei Christmann et al. (1988) und Hoyndorf et al. (1995) und den von Kockott (1983) als Selbstkontrollmethoden apostrophierten Verfahren bestehen mehr oder weniger große Ähnlichkeiten. Die wesentlichsten Unterschiede sind wohl aus dem oben angeführten „Behavior-Completion-Model" von McConaghy (1990) ableitbar. Als Spezifikum unverzichtbar erscheint uns das Wahrnehmungstraining im Hinblick auf die eigene periphere Erregung.

Literatur

Cautela JR (1966) Treatment of Compulsive Behavior by Covert Sensitization. Psych Report 86: 33–41

Christmann F, Hoyndorf S, Reinhold M (1988) Psychologische Breitbandtherapie bei Sexualdelinquenten am Beispiel des Exhibitionismus. In: Christmann F (Hrsg) Heterosexualität – Ein Leitfaden für Therapeuten. Springer, Berlin Heidelberg New York

Cox OJ, Daitzman RJ (1980) Exhibitionism: Description, Assessment and Treatment. Garland, New York

Hoyndorf S, Reinhold M, Christmann F (1995) Behandlung sexueller Störungen. Ätiologie, Diagnostik, Therapie: Sexuelle Dysfunktion, Mißbrauch, Delinquenz. Beltz, Weinheim

Kockott G (1983a) Verhaltenstherapie bei sexuellen Deviationen. Ein orientierender Überblick. Psych Praxis 10: 78–82

Kockott G (1983b) Die Behandlung sexueller Delinquenz mit Antiandrogenen. Psychiatrische Praxis 10: 83–98

Lindenmeyer J, Bents H, Fiegenbaum W (1995) „In der Realität ist alles anders …". Exposition-in-vivo bei der Rückfallbehandlung von Alkohol- und Medikamentenabhängigen. Verhaltensther und Psychosoz Praxis 27: 35–45

Maletzky BM (1980) Assisted Covert Sensitization. In: Cox OJ, Daitzman RJ (eds) Exhibitionism: Description, Assessment and Treatment. Garland, New York

Marshall WL, Barbaree HE (1990) An Integrated Theory of the Etiology of Sexual Offending. In: Marshall WL, Laws DR, Barbaree HE (eds) Handbook of Sexual Assault: Issues, Theories, and Treatment of the Offender. Plenum Press, New York

McConaghy N (1990) Sexual Deviation. In: Bellack AS, Hersen M, Kazdin AE (eds) International Handbook of Behavior Modification and Therapy. Plenum Press, New York

Menghini P, Ernst K (1991) Die Antiandrogenbehandlung im rückblickenden Urteil von 19 Sexualstraftätern. Nervenarzt 62: 303–307

Schorsch E, Galedary G, Haag A (1988) Perversion als Straftat: Dynamik und Psychotherapie. Springer, Berlin Heidelberg New York

Korrespondenz: Dipl.-Psych. Alfred Ehret, Zentrum für Psychiatrie, Postfach 1280, D-74184 Weinsberg, Bundesrepublik Deutschland.

IX. Kinder- und Jugendpsychotherapie

Psychotherapeutische Konzepte in der Kinder- und Jugendpsychiatrie

G. Lehmkuhl und **M. Döpfner**

Klinik und Poliklinik für Psychiatrie und Psychotherapie
des Kindes- und Jugendalters, Universität Köln,
Bundesrepublik Deutschland

1. Aktuelle Fragestellungen und Aufgaben

Der Entwicklung psychotherapeutischer Konzepte und ihrer Evaluation kommt in der Kinder- und Jugendpsychiatrie eine zentrale Bedeutung zu. Hierbei ergeben sich vor allem folgende Fragestellungen: Wie wirkt eine Behandlungsmethode, wie ist ihre Effizienz im Vergleich zu anderen Methoden einzuschätzen, für welches Indikationsspektrum ist sie geeignet und wann sollte sie möglichst nicht angewandt werden? Ihre Durchführung muß bestimmten Qualitätsstandards entsprechen, wobei in der Facharztweiterbildung die hierzu notwendigen praxeologischen Fähigkeiten vermittelt werden sollten.

Insbesondere zwei eng zusammenhängende Aspekte werden zukünftig bei der Entwicklung und Anwendung psychotherapeutischer Verfahren in der Kinder- und Jugendpsychiatrie zu beachten sein:

1.1 Effektivitätsstudien

– Der Effektivitätsnachweis für spezifische Interventionen verlangt eine veränderte Sichtweise weg von der Schulen- hin zur Symptomorientiertheit bei der Auswahl von Therapieverfahren. Nur die wenigsten Störungen lassen sich ausschließlich tiefenpsychologisch oder verhaltenstherapeutisch behandeln, und neben einer deutlichen Konvergenz der verschiedenen Therapieformen werden zunehmend verschiedene Behandlungsbausteine nach der jeweils individuellen Symptomatik zu einem spezifischen Therapieplan integriert.

Für Levitt (1957, 1963) besaß die Frage, ob Psychotherapie bei Kindern und Jugendlichen überhaupt hilft, noch zentrale Bedeutung, während in der Folgezeit die methodischen Probleme empirischer Studien zunehmend deutlicher herausgearbeitet wurden (Barnett et al. 1991):

- unzureichende Definition von Einschluß- bzw. Ausschlußkriterien bei den behandelten Stichproben,
- eine zu geringe Spezifizierung und Definition des therapeutischen Vorgehens,
- unzureichende Kontrollgruppen bzw. mangelnde Überprüfung von Variablen, die einen Einfluß auf den Therapieeffekt ausüben können,
- fehlerhafte, d. h. unreliable und unvalide Meßverfahren bzw. eine nicht standardisierte Beurteilung des Behandlungsverlaufes.

Während in den vergangenen Jahrzehnten ein deutlicher Fortschritt in der Psychotherapieforschung Erwachsener erreicht wurde (Williams und Spitzer 1984), gilt es nun, vergleichbare Standards im Kindes- und Jugendalter einzuführen.

1.2 Qualitätsstandards und therapeutische Leitlinien

Die Entwicklung von therapeutischen Leitlinien findet in einem Spannungsfeld statt, das auf der einen Seite durch die Sorge vor extremem Dirigismus, d. h. vor der Einschränkung der individuellen Anwendung und Wahl des therapeutischen Vorgehens und vor der Gefahr von rechtlichen Konsequenzen, geprägt ist. Dem steht die Hoffnung auf Orientierungshilfen für den Therapeuten und damit einer besseren Patientenversorgung gegenüber.

- Die Notwendigkeit von Qualitätssicherung und -standards in der kinder- und jugendpsychiatrischen Diagnostik und Therapie verändert in hohem Maße die Entwicklung und Anwendung von Handlungskonzepten und verlangt darüber hinaus eine Evaluation und Etablierung von diagnostischen und therapeutischen Leitlinien.

Qualitätssicherung kann jedoch nur betrieben werden, wenn Qualitätsstandards explizit formuliert sind, an denen sich die Prozeßqualität von Diagnostik und Behandlung bemessen läßt. Leitlinien zur Diagnostik und zur Behandlung psychischer Störungen im Kindes- und Jugendalter stellen also eine wesentliche Voraussetzung dafür dar, daß Qualitätssicherung operational definiert ist.

Die Formulierung von Leitlinien setzt allerdings voraus, daß es prinzipiell objektive und konsensfähige und verallgemeinerbare Maßstäbe gibt, anhand derer sich die Qualität von Diagnostik und Behandlung bemessen läßt. Diese Annahme mag für andere medizinische Disziplinen weniger problematisch sein und auch im somatischen Bereich der kinder- und jugendpsychiatrischen Diagnostik und Therapie noch relativ leicht Zustimmung finden. Für die Psychodiagnostik und Psychotherapie wird diese Perspektive jedoch sicher auch auf erhebliche Bedenken stoßen, bricht sie doch mit einer langen Tradition, die Psychotherapie eher als individuelle Kunst, denn als objektivierbare Methode verstanden hat. So gesehen, können Leitlinien auch eine grundlegende Veränderung der psychiatrischen und psychotherapeutischen Praxis einleiten.

1.3 „Practice Parameters"

Die American Academy of Child and Adolescent Psychiatry hat 1991 mit der Veröffentlichung von sogenannten „Practice Parameters" für einzelne Störungsformen begonnen, zunächst für hyperkinetische Störungen, dann für Störungen des Sozialverhaltens und für schizophrene Störungen sowie für die psychiatrische Beurteilung (American Academy of Child and Adolescent Psychiatry 1991, 1992, 1994; McClellan und Werry 1994). Mittlerweile beginnt auch auf europäischer Ebene die Formulierung von Leitlinien Gestalt anzunehmen. So werden von dem European Network on Hyperkinetic Disorders (EUNETHYDIS) derzeit europäische Leitlinien für die Diagnose und Behandlung hyperkinetischer Störungen formuliert, die spezifischer als die amerikanischen Standards sein sollen. Für den deutschen Sprachraum wurden die Leitlinien der American Academy zur Diagnose und Behandlung hyperkinetischer Störungen übersetzt, kommentiert und zur Diskussion gestellt (Döpfner und Lehmkuhl 1993).

Die Leitlinien verdeutlichen, daß diagnostische und therapeutische Standards in einer engen Beziehung stehen und nur auf diesem Wege differentielle Indikationsstellungen und Verlaufsbeurteilungen möglich sind. Beispielhaft sollen die checklistenartig aufgebauten und in fünf Bereiche gegliederten Leitlinien der American Academy für die Diagnose und Therapie hyperkinetischer Störungen aufgeführt werden (American Academy of Child and Adolescent Psychiatry 1991, Döpfner und Lehmkuhl 1993):

— Sie beschreiben die notwendigen *diagnostischen Erhebungsmethoden*.
— Sie geben Hinweise auf Aspekte, die bei der *Formulierung der Diagnose(n)* zu berücksichtigen sind (vor allem differentialdiagnostische Abgrenzungen und Berücksichtigung von komorbiden Störungen).
— Sie definieren *Behandlungsmethoden und psychosoziale Interventionen* und geben Hinweise für die Indikation der einzelnen Interventionen.
— Sie spezifizieren die Art der notwendigen *Verlaufskontrollen*.
— Sie listen *Aspekte* auf, die bei der Diagnose und Behandlung spezifischer Patientengruppen beachtet werden sollen.

2. Differentielle Diagnostik, Indikationsstellung und therapeutische Interventionen

Die empirischen Ergebnisse zur Ätiologie kinder- und jugendpsychiatrischer Störungen münden in ein multifaktorielles Ursachenmodell, das zu einem multimodalen, d. h. verschiedene Maßnahmen umfassenden, Behandlungskonzept führt:

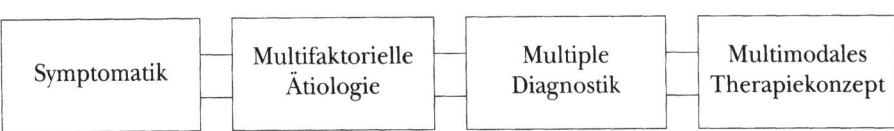

Die Interventionen können hierbei aus tiefenpsychologischen/analytischen Ansätzen, verhaltenstherapeutischen bzw. kognitiven Methoden, gruppentherapeutischen, familienzentrierten und körperzentrierten Ansätzen und einer unterschiedlichen Kombination dieser Verfahren bestehen. Die vorhandenen Therapiestudien verdeutlichen, daß aus ihnen eine differenzierte Indikationsstellung bestimmter Behandlungsstrategien für spezifische Störungen nicht ableitbar ist, zu heterogen erscheinen die Resultate und methodischen Voraussetzungen der jeweiligen Untersuchungen. Übereinstimmend fordern sowohl verhaltenstherapeutisch-kognitiv als auch tiefenpsychologisch-psychodynamisch orientierte Autoren eine bessere Erfassung des psychotherapeutischen Prozesses und eine Evaluation spezifischer Interventionen (Heinicke 1989, Weisz und Weiss 1989). Die Literatur läßt sich dahingehend interpretieren, daß sich bei verhaltenstherapeutischem Vorgehen und kognitiven Methoden am ehesten spezifische Wirkfaktoren nachweisen lassen und zu einer differentiellen Indikationsstellung beitragen können.

Am Beispiel der Behandlungsstandards bei Kindern mit hyperkinetischen Störungen der American Academy of Child and Adolescent Psychiatry (1991) soll der störungsbezogene komplexe Therapieansatz verdeutlicht werden:

Multimodale Behandlungsmethoden (Psychotherapie und psychosoziale Interventionen sowie Pharmakotherapie sind zu berücksichtigen):

Aufklärung und Beratung:

a) Aufklärung der Eltern, Großeltern und anderer Bezugspersonen über Symptomatik, Verlauf und Prognose der Störung, Beratung der Eltern hinsichtlich Methoden der Verhaltenssteuerung.
b) Aufklärung des Kindes über die Störung in altersangemessener Weise. Besprechen Sie mit dem Kind die Auffälligkeiten, die Sie selbst während der Diagnostik beobachten konnten. Anleitung des Kindes zur Selbstbeobachtung.
c) Aufklärung und Zusammenarbeit mit den Lehrern, soweit möglich.
d) Beratung der Eltern und Lehrer hinsichtlich adäquater Beschulung und pädagogischer Strategien in der Schule.

Psychotherapie und psychosoziale Interventionen, soweit indiziert:

a) Familientherapie bei Störungen der Familienbeziehungen.
b) Einzel- und/oder Gruppenpsychotherapie zur Verminderung von geringem Selbstwertgefühl und/oder Problemen mit Gleichaltrigen.
c) Soziales Kompetenztraining bei sozialen Kompetenzdefiziten (einschließlich Förderung der Empathie-Fähigkeit) und kognitive Therapie bei Aufmerksamkeitsstörungen und Impulsivität.
d) Elterntraining zur Entwicklung angemessener und konsistenter Grenzsetzungen und Verhaltensmodifikationsprogramme zur Verminderung von Verhaltensstörungen in der Familie.

Zu den einzelnen Unterpunkten existieren noch spezielle Hinweise und Manuale, um die Umsetzung der Therapieziele zu erleichtern.

3. Wie können wir zu störungsorientierten Therapiekonzepten kommen?

Sowohl psychodynamisch als auch kognitiv ausgerichtete Therapeuten fordern eine Intensivierung der Forschungsanstrengungen (s. a. Kazdin 1988): Gemessen an der Wichtigkeit psychotherapeutischer Behandlungen im Kindes- und Jugendalter ist unser Wissen über die zugrundeliegenden Behandlungsprozesse und deren Effizienz erschreckend gering (Weisz und Weiss 1989). Heinicke (1989) formuliert von einem tiefenpsychologischen Standpunkt aus folgende Voraussetzungen, die künftige Untersuchungen erfüllen sollten (s. a. Lehmkuhl und Lehmkuhl 1991, Lichtenberg 1991, Shapiro und Esman 1992):

– Es gibt allgemeine und spezifische konzeptuelle Zusammenhänge zwischen Eigenschaften der behandelten Kinder und der Behandlungsform.
– Es werden mehrere Dimensionen, mehrere Beurteiler, verschiedene Datenquellen und mehrfache Evaluationszeitpunkte verwendet, um ein Profil der kindlichen und familiären Funktionen zu erhalten.
– Das Erfassungsprofil enthält Messungen der offen beobachtbaren und persönlichkeitsrelevanten Funktionen, die für die spezifische Symptomatologie der Kinder relevant sind.
– Ein Manual, in dem der konzeptionelle Rahmen und spezifische Schritte des Behandlungsprozesses dargestellt werden, ist vorhanden.
– Nachfolgeuntersuchungen stellen einen unerläßlichen Teil der Untersuchungsplanung dar.
– Kontroll- und Kontrastgruppen werden mit den Behandlungsgruppen verglichen.
– Die gesamte Planung wird geleitet durch spezifische Hypothesen, die aus theoriegebundenen Fragen abgeleitet wurden.

Durch die Anwendung der dargestellten Möglichkeiten der Therapieevaluation könnten im Bereich der Kinder- und Jugendlichenpsychotherapie wichtige Fortschritte erreicht werden, die über Aufnahme in die Leitlinien und Qualitätsstandards ihren praktischen Niederschlag fänden.

Literatur

American Academy of Child and Adolescent Psychiatry (1991) Practice Parameters for the Assessment and Treatment of Attention-Deficit Hyperactivity Disorder. J Am Acad Child Adolesc Psychiat 30: I–III

American Academy of Child and Adolescent Psychiatry (1992) Practice Parameters for the Assessment and Treatment of Conduct Disorders. J Am Acad Child Adolesc Psychiat 31: IV–VII

American Academy of Child and Adolescent Psychiatry (1994) Practice Parameters for the Assessment and Treatment of Children and Adolescents with Schizophrenia. J Am Acad Child Adolesc Psychiat 34: 616–635

Barnett JR, Docherty JP, Frommelt GM (1991) A Review on Child Psychotherapy Research Since 1963. J Am Acad Child Adolesc Psychiat 30: 1–40

Döpfner M, Lehmkuhl G (1993) Zur Notwendigkeit von Qualitätsstandards in der Kinder- und Jugendpsychiatrie. Z Kinder-Jugendpsychiat 21: 188–193

Heinicke CM (1989) Psychodynamic Psychotherapy with Children. Current Status and Guidelines for Future Research. In: Lahey BB, Kazdin AE (eds) Advances in Clinical Child Psychology, Vol 12, pp 1–25. Plenum, New York

Kazdin AE (1988) Child Psychotherapy. Developing and Identifying Effective Treatments. Pergamon, New York

Lehmkuhl G, Lehmkuhl U (1991) Indikation und Durchführung gruppentherapeutischer Verfahren bei kinder- und jugendpsychiatrischen Erkrankungen. In: Lehmkuhl U (Hrsg) Therapeutische Aspekte und Möglichkeiten in der Kinder- und Jugendpsychiatrie, S 85–106. Springer, Berlin Heidelberg New York

Levitt EE (1957) The Results of Psychotherapy with Children: An Evaluation. J Cons Psychol 21: 186–189

Levitt EE (1963) Psychotherapy with Children: A Further Evaluation. Behav Res Ther 60: 326–329

Lichtenberg JD (1991) Motivational funktionierende Systeme als psychische Strukturen. Forum Psychoanal 7: 85–97

McClellan J, Werry J (1994) Practice Parameters for the Assessment and Treatment of Children and Adolescents with Schizophrenia. J Am Acad Child Adolesc Psychiat 33: 616–635

Shapiro T, Esman A (1992) Psychoanalysis and Child and Adolescent Psychiatry. J Am Acad Child Adolesc Psychiat 31: 6–13

Weisz JR, Weiss B (1989) Cognitive Mediators of the Outcome of Psychotherapy with Children. In: Lahey BB, Kazdin EG (eds) Advances in Clinical Child Psychology, Vol 12, pp 27–51. Plenum, New York

Williams JB, Spitzer RL (eds) (1984) Psychotherapy Research. Guilford, New York

Korrespondenz: Prof. Dr. med. Dipl.-Psych. Gerd Lehmkuhl, Klinik und Poliklinik für Psychiatrie und Psychotherapie des Kindes- und Jugendalters, Universität zu Köln, Robert-Koch-Straße 10, D-50931 Köln, Bundesrepublik Deutschland.

Zur Entwicklungspsychopathologie adoleszenter Anpassungskrisen

F. Resch

Abteilung für Kinder- und Jugendpsychiatrie, Psychiatrische Klinik, Universität Heidelberg, Bundesrepublik Deutschland

1. Zur Entwicklungspsychopathologie

Die Entwicklungspsychopathologie versucht Erkenntnisse der Entwicklungs-psychologie, der Pädagogik und anderer Sozialwissenschaften für die psychiatrische Forschung und Therapie nutzbar zu machen. So beachtet sie Einflüsse der normalen Entwicklung auf die Genese psychopathologischer Symptome und fokussiert andererseits auf den Einfluß psychopathologischer Symptome auf die normale psychische Entwicklung. Wir müssen davon ausgehen, daß psychische Störungen des Kindes- und Jugendalters nicht monokausal bedingt sind. Die Ansicht von rein erlebnisbedingten (psychogenen), hirn-organisch bedingten (exogenen) oder durch genetische Funktionsanomalien cerebraler Prozesse (endogen) bedingten psychopathologischen Phänomenen muß als überholt betrachtet werden. Psychopathologische Phänomene sind als multimodales und multikausales Geschehen aufzufassen. Jedes Kind hat eine spezifische genetische Ausstattung mit individuellen Entwicklungs- und Verhaltensbereitschaften. Dazu gehören Temperamentsfaktoren, die affektive Reagibilität und eine Basisausstattung mit kognitiven Bereitschaften.

Das Kind ist nun im Rahmen seiner Entwicklung mit dieser Basisausstattung unterschiedlichsten Entwicklungseinflüssen ausgesetzt. So existiert das Kind in einem psychosozialen Feld, von dem ihm unterschiedliche Responsivität und Fürsorge zuteil wird. Unter den Stichworten von *Bindung* (einer besonderen affektiven Beziehung zwischen dem Kind und einer bevorzugten, von anderen Personen unterschiedenen erwachsenen Person – Bezugsperson) und *Erziehung* (also einer klaren Grenzensetzung und Gestaltung kindlicher Erfahrungsräume) können die psychosozialen Entwicklungseinflüsse in didaktischer Vereinfachung zusammengefaßt werden.

Andererseits ist das Kind auch körperlichen Krankheiten, Traumen, Vergiftungen und Umweltschäden ausgesetzt, die die Entwicklung des Gehirns – vor allem die neuronale Plastizität – ungünstig beeinflussen können. Das Kind ist solchen Entwicklungseinflüssen psychosozialer und biologischer Art jedoch nicht ausgeliefert, sondern erhöht durch aktive Wahl und initiativen Zugang die Wahrscheinlichkeit, bestimmten Entwicklungseinflüssen mehr oder weniger ausgesetzt zu sein.

In der Regel sind die Entwicklungskapazitäten des Kindes so groß, daß biologische und psychosoziale Schädigungen in Form von abgeschlossenen Einzelereignissen nur selten zu nachhaltigen Entwicklungsbeeinträchtigungen führen. Nur solche Ereignisse, die zu Strukturstörungen des Gehirns oder zu Beeinträchtigungen der psychischen Strukturen führen, wirken sich in der Entwicklung definitiv aus. Auf psychosozialer Ebene sind das nach heutigen Erkenntnissen nicht Einzelereignisse von besonderer aktueller Dramatik, sondern chronisch ungünstige Entwicklungseinflüsse und wiederholte traumatische Belastungen. Das Kind entwickelt also im Rahmen seiner Biographie seine Persönlichkeit. Diese ist durch eine bestimmte Selbststruktur, eine bestimmte Art der Selbstkontrolle, der Affektregulation und einer spezifischen Bereitschaft zur Bewältigung seiner Entwicklungsaufgaben gekennzeichnet. Der Jugendliche bringt also über genetische Muster und frühe biologische sowie psychosoziale Entwicklungseinflüsse aus seiner Biographie eine bestimmte psychische Struktur (Disposition) mit, die sich im Entwicklungskontext der Adoleszenz, im Spannungsfeld zwischen Entwicklungsaufgaben dieser Lebensphase und den schicksalshaften Lebensereignissen im Rahmen des psychosozialen Umfeldes behaupten muß.

2. Entwicklungsaufgaben der Adoleszenz

Die Jugendzeit kennzeichnet den Übergang zwischen Kindheit und Erwachsenenalter. Wir sprechen von Pubertät als der körperlichen Entwicklung der sekundären Geschlechtsmerkmale und Adoleszenz als seelische Auseinandersetzung mit den körperlichen und psychosozialen Veränderungen an der Schwelle zum Erwachsenwerden. Die Entwicklung der sekundären Geschlechtsmerkmale und die durch den Wachstumsschub bedingten körperlichen Veränderungen haben eine Einwirkung auf das körperliche Selbstverständnis, das Körperselbst (Körperschema) muß neu gestaltet werden. Auf der kognitiven Ebene wird das konkret anschauliche Denken des Grundschulkindes durch das Denken in formalen Operationen abgelöst. Der Jugendliche erwirbt die Fähigkeit, in Hypothesen zu denken, Lösungswege für Probleme in Einzelschritten (Paradigmen) zu entwickeln. Schließlich kommt es zu einer Neuorientierung der Bewertungssysteme. Die zunehmende Fähigkeit zu Introspektion und Selbstreflexion stellt an den Jugendlichen eine existentielle Herausforderung. Autoritäten und Wertsysteme können nicht unhinterfragt übernommen werden. Dies kann zu Wertekrisen führen, wenn in unterschiedlichen Lebensfeldern des Jugendlichen unterschiedliche Werthaltungen durchschaubar gemacht werden. Neue Rollen des Erwachsenenalters und eine Aufgabe zur Übernahme von Verantwortlichkeit werden an den Jugendlichen herangebracht.

Eine wichtige Entwicklungsaufgabe ist die der Identitätsbildung. *Identität* beinhaltet die Definition einer Person als einmalig und unverwechselbar durch die soziale Umgebung wie durch das Individuum selbst. Identität ist somit als zeitliche Kontinuität erlebter Einheitlichkeit im sozialen Verband darstellbar. Die Identitätserfahrung beruft sich auf die Erfahrung der Kontinuität, der Konsistenz und einer klaren Abgrenzung von anderen Personen des sozialen Feldes. Ein wichtiger Mechanismus zum Identitätserwerb in der Adoleszenz ist die Identifikation. Bei Störungen einer verbindlichen Übernahme einer sozialen Rolle kann es zu Identitätskrisen und Identitätsdiffusion kommen. Der *Selbstwert* eines Menschen entwickelt sich aus den Erfahrungen der Kompetenz und Akzeptanz. Fertigkeiten und Fähigkeiten können nur dann zum Selbstwert beitragen, wenn sie in eine soziale Akzeptanz eingebettet sind und in der Aktion aktualisiert werden können. Verselbständigung und Eigenständigkeit entwickeln sich im Spannungsfeld zwischen Autonomiestreben und Bindung. Der Erwerb von *Autonomie* setzt Identität und Selbstwert voraus. Nur das sichere Agieren im weiteren sozialen Umfeld und der Gleichaltrigengruppe ermöglicht die Ablösung. Demütigende Mißerfolge im Sozial- und Leistungsbereich können den Ablösungsprozeß ebenso verkomplizieren wie die mangelnde Bereitschaft der Erwachsenen, ihr Kind „loszulassen". Schließlich ist eine Entwicklungsaufgabe des Adoleszenzalters die Aufnahme von intimen engen Beziehungen zu hervorgehobenen Individuen der Gleichaltrigengruppe. Zur Ausbildung von *Intimität* gehört aber nicht nur Sexualität, sondern auch Selbstöffnung, Dialogfähigkeit sowie ein Stück Machtverzicht und Vertrauensvorschuß. Die Selbstbehauptung, also die Verteidigung einer existentiellen Nische in Familie und Gleichaltrigengruppe, kann zu Rivalitäts- und Autoritätskrisen führen, wenn die existentielle Selbstbestimmung durch Bedrohungsgefühle und Selbstzweifel übersteigert ist.

In manchen Fällen kann sich die psychische Struktur unter dem Druck der Entwicklungsaufgaben als vulnerabel erweisen (Abb. 1): Jeder Jugendliche wird im Zuge seiner Entwicklung mit einer Fülle von möglichen „Risikoverhaltensweisen" konfrontiert und übernimmt selbst die eine oder andere in sein Verhaltensrepertoire. Solche Risikoverhaltensweisen sind z. B. Tabakrauchen,

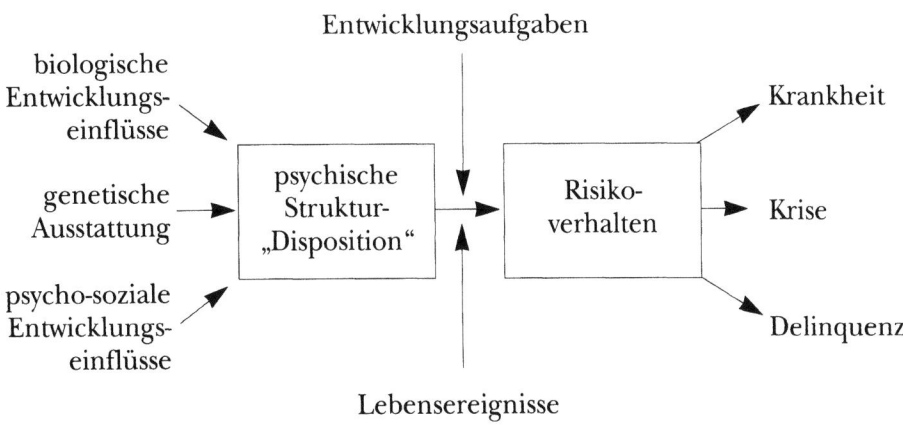

Abb. 1. Entwicklung und Differentialdiagnose der Adoleszentenkrisen

Alkohol- und Drogengebrauch, soziale Regelübertretungen, aggressive Interaktionen, Rückzug, Kontaktabbruch, Veränderungen des Eßverhaltens, Mut-
proben (z. B. Moped- oder Fahrradrasen) oder Eingliederung in eine Gruppe,
die sich mit asozialen Wertvorstellungen identifiziert. Je nach den in die Adoleszenz mitgebrachten dispositionellen Voraussetzungen, kann nun im
Geflecht solcher Risikoverhaltensweisen der Jugendliche eine vorübergehende psychische Krise erleben. Die Übernahme von Risikoverhaltensweisen
hängt nicht nur vom Wissen um das Gefahrenpotential solcher Verhaltensweisen ab, es spielt vielmehr die individuelle Bedeutung einer Risikoverhaltensweise für Selbst und Selbstwert eine Rolle. So kann eine besonders gefahr-
volle Risikoverhaltensweise von Jugendlichen gerade deswegen eingesetzt werden, weil sie von Erwachsenen mit Verboten belegt oder mit besonderer Intensität abgelehnt wird. Risikoverhaltensweisen dienen der Selbstbestimmung
und Selbsterhöhung, erfüllen dadurch eine entwicklungsdynamische Aufgabe, erhöhen aber das Risiko einer psychischen Dekompensation. Unter
ungünstigen Umständen entwickelt sich eine psychische Krankheit in der
Form, daß bestehende dispositionale Vulnerabilitäten im Rahmen der aktuellen Anpassungsproblematik decouvriert werden. In anderen Fällen kann der
Jugendliche durch Eintritt in eine deviante (nicht normenkonforme) Gruppe
eine Entwicklung zur Delinquenz nehmen. Bereits bestehende psychopathologische Symptome am Übergang zum Jugendalter können die Übernahme
von Risikoverhaltensweisen intensivieren, umgekehrt können Risikoverhaltensweisen die Wahrscheinlichkeit von psychopathologischen Entgleisungen
erhöhen (Resch 1996).

Die Innenseite des Adoleszenten mit Anpassungskrisen und Risikoverhaltensweisen ist durch seelische Verletzungen und Konflikte gekennzeichnet. Seelische Traumen im Sinne von sozialen Enttäuschungen, Entbehrungen oder
akuten Einengungen des Handlungsspielraums fallen oft bereits auf einen
Boden, der durch frühere Traumatisierungen, Narben, Sensibilisierungen
und übertriebene Erlebnisbereitschaften gekennzeichnet ist. Äußere Konflikte, z. B. heftiger Streit mit den Eltern, der durch Entwertung des Jugendlichen gekennzeichnet ist, oder gar ein Hinauswurf aus der Familie sind unter
die Kategorien der schweren Traumen einzureihen. Solche Situationen können zur akuten Eskalation psychischer Probleme oder Verhaltensstörungen
führen.

Aber auch innere Konflikte, die sich zwischen den Motiven und Bedürfnissen des Jugendlichen einerseits und seinen subjektiv erkannten realen Ent-
faltungsmöglichkeiten andererseits entwickeln, sind psychodynamisch wirksam.
Solchen Realkonflikten können Konflikte zwischen internalisierten Normen
und Ansprüchen sowie zwischen Idealvorstellungen und Selbsterkenntnis
gegenüberstehen. Innere Konflikte können auch bei Abwesenheit aktueller
äußerer Traumatisierungszustände einen Einsatz von Abwehrmechanismen
und Risikoverhaltensweisen notwendig machen. Konflikte sind immer Konflikte von Konzepten, häufig sind die aktuellen äußeren Gegebenheiten nicht
konfliktverursachend, sondern konfliktauslösend. Die psychodynamischen
Vorstellungen gehen heute davon aus, daß innere Konflikte in der Regel eine
traumatische Wurzel besitzen und nicht als reine Triebkonflikte oder Ent-

wicklungskonflikte aufzufassen sind. Inkonsistenzen in Selbst und Objekt-repräsentanzen, Inhomogenitäten zwischen aktuellem Selbst, Idealselbst und Fremdselbstbild erhöhen die Wahrscheinlichkeit innerer Konflikte vor allem auch dann, wenn rigide Normenvorstellungen vorliegen. Aus jugendthera-peutischer Sicht ist festzustellen, daß Normenkonflikte und schulderzeugen-de Gewissenskonflikte bei Jugendkrisen weniger gravierend einzuschätzen sind, als Konflikte zwischen unterschiedlichen Anteilen des Selbst im Sinne von narzißtischen Konflikten, Identitätskonflikten und Bedürfniskonflikten, die mit den Gefühlen der Scham und tiefgreifender Verunsicherung einhergehen.

Literatur

Cicchetti D, Cohen DJ (1995) Developmental Psychopathology. Wiley, New York
Resch F (1996) Entwicklungspsychopathologie des Kindes- und Jugendalters. Psycho-logie-Verlags-Union, Weinheim

Korrespondenz: Prof. Dr. med. Franz Resch, Abteilung für Kinder- und Jugendpsychia-trie, Psychiatrische Klinik, Universität Heidelberg, Blumenstraße 8, D-69115 Heidelberg, Bundesrepublik Deutschland.

Ethische Grundsatzfragen in der klinischen Psychotherapie bei Kindern und Jugendlichen

R. M. Brunner, F. Resch und **P. Parzer**

Abteilung für Kinder- und Jugendpsychiatrie, Psychiatrische Klinik, Universität Heidelberg, Bundesrepublik Deutschland

1. Einleitung

Ethische Wert- und Zielkonflikte in der klinischen Psychotherapie bei Kindern und Jugendlichen führen nicht selten zu konkreten Entscheidungsproblemen im klinischen Alltag. An einer weiter unten dargestellten Kasuistik einer Anorexia nervosa-Erkrankung mit einer vitalen Bedrohung wird sehr schnell ersichtlich werden, welch schwerwiegende ethische Grundsatzentscheidungen getroffen werden müssen. Auch dann, wenn wir uns im Laufe einer Behandlung für die Unterlassung einer Handlung entscheiden, haben wir wiederum eine Entscheidung getroffen, die ihrer Legitimation bedarf. Die Fragestellungen scheinen zum Teil so komplex, daß sie über eine allgemein medizinischethische Güterabwägung hinaus psychiatrie- bzw. psychotherapiespezifische Überlegungen berücksichtigen müssen. Sass (1991) spricht hier von einer Differentialethik, die ähnlich hohe Differenzierungsleistungen in Analyse, Bewertung und Interventionsvorbereitung erbringen muß, wie wir das von der modernen Differentialdiagnostik erwarten. Ethische Fragen zielen auf das Menschenbild und konkreter auf die Gültigkeit und Verbindlichkeit bestimmter Wertvorstellungen sowie auf die Kriterien, die für die Erwägung der Folgen, also die Nutzen/Risiko-Abschätzung, bedeutsam sind (Helmchen 1986). Im Gegensatz zur allgemein medizinisch-ethischen Güterabwägung erscheint allerdings die Wertbegründung im Bereich der Psychotherapie deutlich schwieriger, insbesondere was die Situationsanalyse und die Güterabwägung anbetrifft (vgl. Sass 1991). Erwähnt sei mit Bühler und Haltenhof (1992, S. 364) „die besondere Art der Beziehung zwischen Psychotherapeut und Patient, die stark in Persönlichkeit und Lebensgeschichte eingreifende Form des diagnostischen und therapeutischen Prozesses, Probleme im Zusammenhang mit der Information über die Ursachen der Erkrankung, die Art der Behandlung und mögliche Alternativen sowie das Einverständnis des Patienten (informed consent)."

Ethik in der Psychotherapie bedeutet vor allem die Notwendigkeit der Legitimation von Therapiezielen und unterscheidet sich somit zentral von ethischen Fragestellungen in der somatischen Medizin, bei denen es nicht nur, aber vorrangig um die Wiederherstellung eines zuvor vorgelegenen Gesundheitszustandes geht. „Das Ziel einer Psychotherapie läßt sich nämlich nicht in erster Linie von einer empirischen bzw. statistischen Norm ableiten, sondern es hängt maßgeblich von der Wert- und der Idealnorm ab, die ihrerseits wieder auf Wertentscheidungen hinsichtlich des Menschenbildes beruhen. (...) So werden z. B. Symptomfreiheit bzw. subjektive Symptombesserung angestrebt oder aber Arbeits- und Genußfähigkeit, Liebes- und Beziehungsfähigkeit bzw. auch übergeordnete Therapieziele wie Wohlbefinden, Eigenverantwortlichkeit oder gar ein glückliches Leben (Bühler und Haltenhof 1992)." Diese häufig impliziten „Zusatzziele" bedürfen insbesondere bei einer stationären Psychotherapie bei Kindern und Jugendlichen, wo es häufig auch um allgemeine entwicklungsfördernde Aspekte geht, einer besonderen Reflexion.

2. Das Vier-Prinzipien-Modell von Beauchamp und Childress

Als normativen Rahmen in der Ethikdiskussion hat das Vier-Prinzipien-Modell von Beauchamp und Childress (1989) eine weite Verbreitung gefunden:

1. Autonomie/Selbstbestimmung,
2. Nichtschädigung/Schadensvermeidung,
3. Fürsorge/Verpflichtung zur Hilfe,
4. Gleichheit/Gebot der Gerechtigkeit.

Birnbacher-Kottje und Birnbacher (1995) sowie Heigl-Evers und Heigl (1989) diskutierten ausführlich dieses Modell als Diskussionsrahmen für ethische Entscheidungskonflikte in der klinischen Psychotherapie.

Das Prinzip der Autonomie betont das Recht auf Selbstbestimmung des Menschen, das sich vor allem in einem „free and informed consent" zur Behandlungsaufnahme ausdrückt, also der freiwilligen Zustimmung nach einer angemessenen Phase der Aufklärung. Gerade dieses Prinzip wird durch die zwei nachfolgenden Prinzipien häufig eingeschränkt, wie z. B. bei Behandlungen gegen den Willen eines Patienten zu dessen eigenem „langfristigen Besten". Hat aber die Aufklärungspflicht nicht gerade ihre Grenzen z. B. bei einer unzureichenden oder fehlenden Krankheitseinsicht, die durch eine akute oder neurotische Erkrankung bedingt sein kann? Bei der Magersucht gehört dies sogar beinahe regelhaft dazu. Es erscheint kaum begründbar, eine Psychotherapie einzuleiten, ehe nicht eine aus Krankheitseinsicht resultierende Behandlungsmotivation entwickelt werden konnte. Denn letztendlich steuert ein subjektiv erlebtes Leid schließlich auch die Behandlungsmotivation. Hierzu ist zumindest ein minimaler Konsens erforderlich.

Das Gebot der Schadensminderung, der Nichtschädigung ist das bekannte zentrale Prinzip vor allem der ärztlichen Ethik. Aber wie ist z. B. ein therapeutisch induzierter Symptomwechsel zu bewerten? Oder eine eventuelle Schädigung Dritter durch eine Symptomverschiebung auf ein anderes Familienmitglied während einer Familientherapie? Welche Auswirkungen haben z. B. die Behandlungsdauer oder die Auswahl des Behandlungssettings oder eine psychopharmakologische Adjuvanstherapie?

Während das Prinzip der Nichtschädigung vor allem die Unterlassung von Schädigungen fordert, so soll *das Prinzip der Fürsorge* aktiv Krankheit lindern, verhindern oder Gesundheit wiederherstellen oder verbessern. Gerade dieses Prinzip wird häufig durch das Prinzip der Autonomie eingeschränkt. In der Medizinethik wird das Ausmaß dieser „paternalistischen" Eingriffe mit Hilfe der Begriffspaare „starker" und „schwacher" Paternalismus unterschieden.

Der Gleichheitsgrundsatz führt zum Gebot der Gerechtigkeit, der sich z. B. auch im gesetzlich verankerten Versorgungsauftrag äußert. Aber nicht nur ökonomische Gesichtspunkte können zur Verletzung des Prinzips führen, sondern nach Heigl-Evers und Heigl (1989) können auch eine überzogene selektive Indikation von Patienten für bestimmte Psychotherapieverfahren zu unnötig prolongierten Behandlungszeiten und entsprechend langen Wartezeiten führen und damit eine Nichtinanspruchnahme notwendiger Hilfen zur Folge haben.

3. Ethische Konfliktfelder bei Kindern und Jugendlichen

Welche Besonderheiten betreffen nun den ethischen Status des Kindes und Jugendlichen in der klinischen Psychotherapie? Seit langem besteht die Forderung, Kinder und Jugendliche – ihren Kompetenzen entsprechend – verstärkt in Entscheidungen über die Teilnahme an Therapie und Behandlungszielen einzubeziehen (vgl. Reiter-Theil et al. 1993). Entwicklungspsychologische Untersuchungen weisen darauf hin, daß die Fähigkeit von Kindern zu einem informierten Einverständnis allgemein eher unterschätzt wird. Können aber Kinder die Sachinformationen wirklich verwenden, oder überlagern sozialpsychologische Variablen die rationale Entscheidung, zu der das Kind an sich entwicklungsmäßig in der Lage wäre? Ein starker Autoritätsdruck verbunden mit Angstgefühlen und Loyalitätsproblemen können die Selbstbestimmungsfähigkeit eines Kindes stark beschränken. Andererseits kann eine überschätzte Autonomie des Kindes auch zu dessen Überforderung führen und Ängste induzieren, die einen Behandlungsabbruch nach sich ziehen können.

Anhand eines Praxisbeispiels seien typische ethisch relevante Entscheidungskonflikte im Behandlungsvorgehen bei Anorexia-nervosa-Patienten dargestellt. Unterschiedliche Wert- und Zielsetzungen können insbesondere bei schwierigen Behandlungsverläufen explizit oder implizit zu unterschiedlichen, zum Teil sehr konfliktreichen Behandlungseinstellungen im therapeutischen Team führen.

Im Rahmen eines Studentenseminars konfrontierten wir die 49 Teilnehmer mit einer Kasuistik und baten nach einer Darstellung der Anamnese und des bisherigen Behandlungsverlaufes unter Hinweisen auf die Mortalität (annäherungsweise 2–3 % im Klientel der Kinder- und Jugendpsychiatrie bis 18 Jahre; 6–15 % Mortalität im fortschreitenden Lebensalter) um deren Einschätzung hinsichtlich eines von ihnen befürworteten Behandlungsregimens. Wir berichteten von einem 16jährigen Mädchen mit einer chronifizierten Anorexia nervosa sowie begleitend massiven affektiv-kognitiven Defiziten sowie einer initial absoluten Behandlungsverweigerung. Auf Antrag der Eltern war die Patientin auf der Grundlage eines vormundschaftsrichterlichen Beschlusses mit einem Körpergewicht von 32 kg (bei einer Körperlänge von 170 cm) uns zur stationären Behandlung eingewiesen worden. Massive Elektrolytverluste sowie Herzrhythmusstörungen hatten passager zu einer vitalen Bedrohung geführt. Das Vormundschaftsgericht hatte einerseits die Unterbringungsmaßnahme gestattet, andererseits aber den möglichen Einsatz einer Magensonde an eine Gewichtsgrenze von 40 kg gebunden. Bei 39,9 kg hatte sich die Patientin bereits zweimal die Magensonde selbst entfernt und den weiteren Therapieprozeß paralysiert. Psychodynamische Aspekte dieser Handlung sollen hier unerörtert bleiben. Auf der Grundlage dieses individuellen Verlaufes baten wir die Studenten, eine exemplarische gutachterliche Stellungnahme zu schreiben, die ihre Behandlungvorstellungen sowie deren Begründung enthalten sollte. Bei der anonymen Auswertung und Diskussion konnten die Stellungnahmen fünf unterschiedlichen Gruppen (s. Tab. 1) zugeteilt werden mit dem Ergebnis, daß nur ein Student – auch auf die Gefahr eines Todes der Patientin – die vollständige Selbstbestimmung forderte, während drei eine eingeschränkte Autonomie und 42 Studenten eher zu einer paternalistischen Haltung neigten. Von dieser Gruppe waren aber 13 Stellungnahmen zu differenzieren, die eher einem starken Paternalismus zuzuordnen waren. Der von uns empfohlenen Vorgehensweise entsprach die am häufigsten geteilte Meinung der Studenten in der Gruppe 4. Abschließend sei kurz berichtet, daß nach wiederholten eigenen gutachterlichen Stellungnahmen in dem genannten Fall ein revidierter Gerichtsbeschluß erfolgte, der den Einsatz einer Magensonde über die bisherige Gewichtsgrenze ermöglichte. Nach dreimonatiger Behandlung wurde die Patientin mit einer guten Gewichtsrestitution von 50 kg sowie einer deutlichen psychopathologischen Besserung entlassen und zeigte sich auch nach einem längeren Intervall in einer sehr stabilen Verfassung.

Tabelle 1. Ergebnisse der Studentenbefragung ($n = 49$)

1. Uneingeschränkte Autonomie (keine Verletzung der Selbstbestimmung, Ablehnung der Therapie wird akzeptiert)	1
2. Eingeschränkte Autonomie (Vorrang einer ambulanten Therapie, stationäre Behandlung ausschließlich bei vitaler Bedrohung)	3
3. Starker Paternalismus (strenges, symptomorientiertes Behandlungsregimen mit freiheitsentziehenden Rahmenbedingungen)	13
4. Schwacher Paternalismus (psychodynamisch und symptomorientiertes Behandlungsvorgehen mit freiheitseinschränkenden Rahmenbedingungen)	29
5. Keine Entscheidung	3

Die Erfahrungen im Seminar machten uns deutlich, daß bereits in der Ausbildungssituation Studenten für ethische Konflikte in klinischen Alltagsproblemen sensibilisiert werden sollten und daß eine Diskussion und Offenlegung der fachlichen Einschätzungen sowie eine philosophische Reflexion über die getroffenen Wertentscheide in schwierigen Entscheidungsfindungsprozessen unverzichtbar erscheint.

Literatur

Beauchamp TL, Childress IF (1989) Principles of Biomedical Ethics. Oxford University Press, New York, Oxford

Bühler KE, Haltenhof H (1992) Ethische Aspekte der Psychotherapie. Z Klin Psychol Psychopathol Psychother 4: 364–378

Heigl-Evers A, Heigl FS (1989) Ethik in der Psychotherapie. Psychother Psychosom Med Psychol 39: 68–74

Helmchen H (1986) Ethische Fragen in der Psychiatrie. In: Kisker KP, Lauter H, Meyer JE, Müller C, Strömgen E (Hrsg) Psychiatrie in der Gegenwart, Bd 2, S 309–368. Springer, Berlin Heidelberg New York

Kottje-Birnbacher L, Birnbacher D (1995) Ethische Aspekte der Psychotherapie und Konsequenzen für die Therapeutenausbildung. Psychotherapeut 40: 59–68

Reiter-Theil S, Eich H, Reiter L (1993) Der ethische Status des Kindes in der Familien- und Kinderpsychotherapie. Praxis der Kinderpsychol Kinderpsychiat 42: 14–20

Resch F (1996) Entwicklungspsychopathologie des Kindes- und Jugendalters. Beltz, Psychologie-Verlags-Union, Weinheim

Sass HM (1991) Differentialethik und Psychiatrie. In: Pöldinger W, Wagner W (Hrsg) Ethik in der Psychiatrie. Wertebegründung – Wertedurchsetzung, S 95–118. Springer, Berlin Heidelberg New York

Korrespondenz: Dr. med. Romuald M. Brunner, Abteilung für Kinder- und Jugendpsychiatrie, Psychiatrische Klinik, Universität Heidelberg, Blumenstraße 8, D-69115 Heidelberg, Bundesrepublik Deutschland.

Qualitative Psychotherapieforschung in der Kinder- und Jugendpsychiatrie am Beispiel dissoziativer und somatoformer Störungen

O. Bilke[1] und Ch. Eggers[2]

[1] Poliklinik für Kinder- und Jugendpsychiatrie, Medizinische Universität, Lübeck, Bundesrepublik Deutschland
[2] Rheinische Landes- und Hochschulklinik, Klinik für Kinder- und Jugendpsychiatrie, Essen, Bundesrepublik Deutschland

Zusammenfassung

Qualitative Forschungsmethodik spielte in der Kinder- und Jugendpsychiatrie eine untergeordnete Rolle und blieb speziellen Fragestellungen vorbehalten. Die Erfassung psychotherapeutischer Prozesse in diesem Fach ist aber mit quantitativen Outcome-Untersuchungen nur durch Reduktion der tatsächlichen Therapieverläufe möglich. Nach einer Einführung in qualitative Methoden wird eine Methodenkombination vorgestellt, die theoriegeleitet mittels standardisierter Methodik ausgewählte Kategorien von Therapieprozessen erfaßt. Am Beispiel von Konversionsneurosen werden typische Konfliktmuster und Strukturprofile gemäß den Kriterien der Operationalisierten Psychodynamischen Diagnostik (OPD) erarbeitet und eine erste Typologie entwickelt.

Einleitung

Qualitative Forschungsmethodik hat in Psychiatrie und Psychotherapie eine Tradition, die aus psychoanalytischen Vignetten und durch die idiographische Psychopathologie gespeist wurde. Der Einzelfall in seiner singulären Bedingtheit wie in seinem exemplarischen Charakter war empirische Basis für qualitative Ansätze. Im objektivierenden und quantitativ ausgerichteten Wissenschaftsparadigma der Kinder- und Jugendpsychiatrie der letzten zwanzig Jahre traten diese Ansätze nicht zuletzt wegen mangelhaft explizierter Methodik zurück (Kazdin 1993).

Ausgehend von Sozialpsychologie (Jüttemann 1990), Psychotherapie (Faller und Frommer 1994, Buchholz und Streeck 1994) und Soziologie (Wolff 1994) entstehen seit Beginn der 1990er Jahre auch für die Kinder- und Jugendpsychiatrie stärker subjektorientierte Forschungsrichtungen ergänzend zu bewährten quantitativen Methoden. Bisherige Foci waren subjektive Krankheitstheorien (Schulte-Markwort 1993), Therapieprozeßforschung (Bilke und Eggers 1995) und methodologische Fragen.

Qualitative Forschung bedeutet „die Benutzung (zunächst) nicht standardisierter Methoden der Datenerhebung und interpretativer Methoden der Auswertung, wobei die Interpretation sich nicht nur auf die Generalisierung von Schlußfolgerungen bezieht, sondern auch auf den Einzelfall" (Lamneck 1988/1989).

Psychotherapieforschung bei Kindern und Jugendlichen steht in diesem Zusammenhang am Anfang (Märtens und Petzold 1995), zumal bei multimodaler stationärer Behandlung (Kovacs und Lohr 1995).

Qualitative Methoden

Das Spektrum eingeführter empirischer Methoden (s. Tab. 1) im Bereich der Qualitativen Sozialforschung ist breit (Flick et al. 1991). Wesentliche Punkte sind gegenstandsadäquates Vorgehen, Anpassung der Methodik an den Forschungsgegenstand, Darstellung impliziter Hypothesen und Kommunikation mit den Beforschten als integrativer Bestandteil des wissenschaftlichen Prozesses.

Tabelle 1. Qualitative Methoden (Auswahl)

Grounded Theory
Komparative Kasuistik
Objektive Hermeneutik
Qualitative Inhaltsanalyse
Repertory Grid
Idealtypenkonzeption
Metaphernanalyse

Für die Bearbeitung kinder- und jugendpsychiatrischer Fragestellungen sind folgende Ansätze hilfreich:

Grounded Theory

Die „gegenstandsbezogene Theoriebildung" wurde 1967 von Glaser und Strauss entwickelt, um der Problematik deduktiver Sozialwissenschaft entgegenzuwirken, die – vom Objekt entfernt – stets das auffindet, was a priori festgelegt wird. Die grounded theory ist eine theorie- und hypothesenfreie Herangehensweise und postuliert transparente Dokumentation jedes Schrittes des Forschungsprozesses. Im Austausch mit den Beforschten werden Hypothesen über zu klärende Fragen gebildet und bedeutsame Beobachtungsbereiche definiert. Dann erfolgt ggf. die Anwendung anderer Methoden im Bezugsrahmen der grounded theory (Strauss 1994). Es folgen Kategorien- und Typologiebildung aus dem Datenmaterial heraus (Interviews, Befragungen, verschriftete Daten). Da eine völlige Theoriefreiheit des Untersuchers unmöglich ist, müssen eigene implizite Vorannahmen klar expliziert werden, um deren konzeptionellen und interpretativen Einfluß auf die Ergebnisse offenzulegen. In Kinder- und Jugendpsychiatrie ermöglicht gegenstandsbezogene Theoriebildung die systematische Hinwendung zum Subjekt. Krankheitstheorien, Therapieabbrüche, aber auch Fragen der Patientenzufriedenheit in der Qualitätssicherung (Bilke und Möllering 1997) sind Anwendungsfelder.

Qualitative Inhaltsanalyse

Qualitative Daten (Videoaufzeichnungen, Therapieprotokolle) haben zumeist eine hochkomplexe Struktur und sind nur bedingt durch elektronische Datenverarbeitung aufzubereiten (Kuckartz 1995). Anknüpfend an eine grounded theory läßt sich mit einer Qualitativen Inhaltsanalyse (Mayring 1994) schriftliches Datenmaterial bearbeiten. Die Qualitative Inhaltsanalyse will nicht semantische Bedeutungskategorien, sondern komplexe Sinnstrukturen und latente Inhalte von Kommunikation erfassen. Sie erzeugt induktiv aus Texten für die Fragestellung relevante Kategorien im Wechsel mit a priori definierten Kategorien. Das strukturierte Ablaufmodell der Qualitativen Inhaltsanalyse umfaßt Zusammenfassung der Daten, Reduktion redundanter Textanteile, Explikation primär unverständlicher Textstellen durch neue Datenquellen (Fremdanamnese, Testpsychologie etc.) und abschließend Neustrukturierung der Daten hinsichtlich der relevanten Beobachtungsbereiche. Durch die Formulierung von Definitionen und Kategorien entsteht im ersten Durchgang durch die Daten der zentral wichtige Kodierleitfaden mit Ankerbeispielen, der bei weiteren Durchgängen die Richtschnur ist.

Komparative Kasuistik

Die Generalisierung z. B. durch Qualitative Inhaltsanalyse induktiv aus Einzelfällen gewonnener Ergebnisse erfordert einen strukturierten Vergleichsprozeß. Die Komparative Kasuistik (Jüttemann 1990) steht als Such- und Prüfstrategie zur Verfügung. Fallübergreifende Typen und Charakteristika werden mittels Komparationstabellen reproduzierbar formuliert. In den Tabellen werden Hinweise auf Übereinstimmungen in induktiv und deduktiv konstruierten Kategorien gesammelt. Kategoriale Ähnlichkeiten und Parallelen verdichten die Einzelfälle und reduzieren die individuellen Charakteristika auf vergleichbare Dimensionen, in die weitere Einzelfälle eingefügt werden, so daß eine endliche Typenzahl formuliert wird. Dieses Verfahren korrespondiert mit dem Idealtypenkonzept nach Max Weber (Gerhardt 1991).

Einsatz qualitativer Methodik in der Psychotherapieforschung bei Kindern und Jugendlichen

Für die Psychotherapieforschung des Kindes- und Jugendalters sind qualitative Methoden in besonderer Weise geeignet. Die Komplexität familiärer Prozesse, die Entwicklungspsychopathologie und multimodale Therapie lassen sich mit quantifizierenden Methoden nur bedingt erfassen. Qualitative Forschung konzentriert sich dabei nicht auf Outcome-Evaluation, sondern auf die Therapieprozesse selbst, letztlich auf die Frage, „was Therapeuten und Patienten in der Therapiestunde miteinander tun und wie sie es tun" (Wolff 1994). Subjekthaftigkeit von Therapeuten ist ebenso Untersuchungsgegenstand wie das individuelle Erleben des Patienten. Beide Dimensionen werden durch objektive Daten (Therapiedauer, Symptomreduktion, soziale Kompetenzerweiterung) ergänzt und relativiert.

Klinisches Studienbeispiel – Stationäre Psychotherapie von Konversionsstörungen im Kindes- und Jugendalter

Konversionsstörungen machen 3–8 % der stationären kinder- und jugendpsychiatrischen Patienten aus. Ihre Behandlung gilt als anspruchsvoll, und es findet sich eine hohe Abbruchquote. In einer retrospektiven Analyse von Therapieprotokollen wurde der Frage nachgegangen, ob Qualitative Sozialforschung in der Lage ist, mittels Diagnoseinstrumenten wie ICD und Operationalisierter Psychodynamischer Diagnostik (OPD) spezifische Konfliktmuster (OPD-Achse III) und Strukturprofile (OPD-Achse IV) bei Patienten in stationärer psychodynamischer Psychotherapie zu beschreiben.

Insgesamt wurden 4000 Seiten Therapiedokumentation gesichtet und nach definierten Kriterien 1829 Seiten dokumentierter Individualtherapie von 30 Patienten mit Konversionsstörung gemäß ICD-9 (Nr. 300.1) bearbeitet.

Die Kombination von modifizierter Qualitativer Inhaltsanalyse auf Einzelfallniveau mit Methoden der Komparativen Kasuistik zur Generierung hypothetischer Idealtypen, die die psychotherapeutischen Prozesse abbilden, wurde erstmalig auf derartiges Datenmaterial angewandt.

Bei den Patienten (im Mittel 14,7 J.) fanden sich in 33 % (Typus A) neurosentypische Konflikt- und Strukturmuster. In 66 % (Typus B) fanden sich deutliche Hinweise auf ich-strukturelle Störungen (bei längerer Aufenthaltsdauer und einer hochstrukturierten und eher supportiven Psychotherapie).

Es ließen sich somit zwei Typen stationärer Psychotherapie definieren, wobei der zweite Typus hohe Überschneidungen mit Patienten zeigt, die Persönlichkeitsentwicklungsstörungen (z. B. mit Borderline-artiger Akzentuierung) aufweisen.

Diskussion

Die Kombination qualitativer Untersuchungsverfahren kann auch komplexe Daten wie Therapieprotokolle verarbeiten und durch die Formulierung von

Hypothesen und Typisierungen auf induktivem Wege die Grundlage für prospektive Untersuchungen legen. Bei einer psychodynamischen Behandlungsstrategie sind die Kriterien der OPD, obwohl für andere Belange entwickelt, als Richtschnur für eine Kategoriebildung einer Qualitativen Inhaltsanalyse auch für die Kinder- und Jugendpsychiatrie hilfreich. Problematisch bei der skizzierten Untersuchung ist die Heterogenität der Dokumentationen in inhaltlicher Hinsicht. Das Postulat einer theoriegeleiteten, standardisierten Dokumentation (Leuzinger-Bohleber 1995) ist aufzugreifen, um Replizierbarkeit und Vergleiche zu erleichtern.

Insgesamt stellen qualitative Methoden eine komplementäre Herangehensweise an Fragen der Diagnostik und Therapie psychiatrischer Störungen bei Kindern und Jugendlichen dar, deren Effizienz und Validität aber durch eindeutig festgelegte Gütekriterien gesichert werden müssen (vgl. Frommer und Tress 1994).

Gemäß dem Postulat von Janzarik, „Heuristik und Empirie" in psychiatrischer Anwendung zu verbinden (Janzarik 1994), schließt qualitative Forschung die Lücke zwischen „impressionistischer Fallgeschichte und naturwissenschaftlichem Experimentaldesign" (Frommer und Tress 1994), zwischen „Kasuistik und Kohorte" (Lehmkuhl und Döpfner 1993).

Literatur

Bilke O, Eggers C (1995) Qualitative Therapieverlaufscharakteristika konversionsneurotischer Störungen im Kindes- und Jugendalter. Z Kinder- u Jugendpsychiatrie 23, Suppl 1: 23

Bilke O, Möllering M (1997) Multidisziplinäre Qualitätssicherungszirkel in der kinder- und jugendpsychiatrischen Klinik. Praxis Kinderpsychol Kinderpsychiat 46: 257–267

Buchholz MB, Streeck U (Hrsg) (1994) Heilen, Forschen, Interaktion. Westdeutscher Verlag, Opladen

Faller H, Frommer J (Hrsg) (1994) Qualitative Psychotherapieforschung. Grundlagen und Methoden. Asanger, Heidelberg

Fegert J, Gerwert U (1993) Qualitative Forschungsansätze im praxisnahen Einsatz in der Kinder- und Jugendpsychiatrie. Praxis Kinderpsychiat Kinderpsychol 42: 293–298

Flick U, et al. (1991) Qualitative Sozialforschung. PVU, München

Frommer J, Tress W (1994) Wie kommt qualitative Psychotherapie-Forschung zu ihren Ergebnissen? Psychother Psychosom Med Psychol 44: 172–173

Gerhardt U (1991) Typenbildung. In: Flick U, et al. (Hrsg) Qualitative Sozialforschung. PVU, München

Janzarik W (1994) Heuristik und Empirie in psychiatrischer Anwendung. Nervenarzt 65: 277–281

Jüttemann G (1990) Komparative Kasuistik. Asanger, Heidelberg

Kazdin AE (1993) Psychotherapy for Children and Adolescents. American Psychologist 48: 644–657

Kovacs M, Lohr WD (1995) Research on Psychotherapy with Children and Adolescents. J Abnormal Child Psychol 23: 11–30

Kuckartz U (Hrsg) (1995) Computergestützte Auswertung qualitativer Daten: Praxis, Erfahrungen, Zukunft. MAX-Benutzerkonferenz, Berlin

Lamneck S (1988/1989) Qualitative Sozialforschung. PVU, München

Lehmkuhl G, Döpfner M (1993) Zwischen Kasuistik und Kohorte-quo vadis, Kinder- und
    Jugendpsychiatrie? In: Knölker U, Schulte-Markwort M (Hrsg) Subjektivität in der kin-
    der- und jugendpsychiatrischen Diagnostik, Therapie und Forschung, S. 158–186. Hän-
    sel-Hohenhausen, Egelsbach
Leuzinger-Bohleber M (1995) Die Einzelfallstudie als psychoanalytisches Forschungs-
    instrument. Psyche 49: 434–480
Märtens M, Petzold H (1995) Psychotherapieforschung und kinderpsychotherapeutische
    Praxis. Praxis Kinderpsychiat Kinderpsychol 44: 302–321
Mayring P (1994) Qualitative Inhaltsanalyse. Beltz, Weinheim
Schulte-Markwort M (1994) Das seelisch kranke Kind. In: Knölker U, Schulte-Markwort M
    (Hrsg) Subjektivität in der kinder- und jugendpsychiatrischen Diagnostik, Therapie
    und Forschung, S 144–157. Hänsel-Hohenhausen, Egelsbach
Strauss A (1994) Grundlagen qualitativer Sozialforschung. Fink, München
Wolff S (1994) Innovative Strategien qualitativer Sozialforschung. In: Buchholz MB,
    Streeck U (Hrsg) Heilen, Forschen, Interaktion. Westdeutscher Verlag, Opladen

Korrespondenz: Dr. med. Oliver Bilke, Poliklinik für Kinder- und Jugendpsychiatrie,
Medizinische Universität, Kahlhorststraße 31, D-23538 Lübeck, Bundesrepublik Deutschland.

Therapieevaluation in der tagesklinischen Behandlung junger Kinder unter besonderer Berücksichtigung ausagierenden wie internalisierenden Verhaltens

K. Schmeck, S. Schlüter-Müller, C. Arbeitlang und **G. Schmötzer**

Klinik für Psychiatrie und Psychotherapie des Kindes- und Jugendalters,
Universität Frankfurt, Bundesrepublik Deutschland

1. Einleitung

Die Tagesklinik der Frankfurter Klinik für Psychiatrie und Psychotherapie des Kindes- und Jugendalters wurde im April 1988 eröffnet und bietet 10 Plätze für Patienten im Alter von 3–11 Jahren aus dem Frankfurter Raum. Im Gegensatz zu vielen anderen Tageskliniken handelt es sich nicht um eine Nachfolgeeinrichtung nach Ablauf einer vollstationären Behandlung, sondern die zumeist schwer gestörten Patienten werden in der Regel primär in dieser Tagesklinik aufgenommen mit dem Ziel einer langfristigen therapeutischen Behandlung. (Der mittlere Score der Child Behavior Checklist (Achenbach 1991, Döpfner et al. 1995), einem Maß für den Schweregrad von kinder- und jugendpsychiatrischen Störungen, lag bei Aufnahme im Vergleich zur Normalbevölkerung auf der 99. Perzentile, im Vergleich zur Klinikpopulation immerhin auch noch auf der 82. Perzentile.)

Die Behandlung erfolgt montags bis freitags von 8 bis 16 Uhr nach einem psychoanalytisch orientierten Bezugspersonensystem, in dessen Rahmen den Betreuern, also Krankenschwestern, Pflegern und Sozialpädagoginnen, ein sehr bedeutsamer Stellenwert im therapeutischen Prozeß zukommt (eine genaue Beschreibung des therapeutischen Konzepts findet sich bei Schlüter-Müller und Arbeitlang 1995). Jedes Kind erhält außerdem 2 Stunden Einzeltherapie pro Woche, und es wird großer Wert auf eine kontinuierliche und intensive Elternarbeit gelegt. Das konkrete therapeutische Vorgehen ist bei Bedarf auch multimodal ausgelegt, d. h. es werden bei entsprechender Indikation auch Übungsbehandlungen, Verhaltenspläne, logopädische und motopädische Behandlungen oder auch Pharmakotherapie eingesetzt. Schule ist in Form von Einzel- oder Kleinstgruppenunterricht auf der Station integriert, die nicht schulpflichtigen Kinder erhalten eine Vorschulförderung.

Das tagesklinische Setting ist so ausgerichtet, daß jedem Patienten während der gesamten Zeit seines Aufenthalts weitgehend dieselbe Person als Bezugsbetreuer zur Verfügung steht. (Dies bedeutet z. B. auch, daß die Mitarbeiter ihren Urlaub während der Schließungszeiten – 3 Wochen im Sommer und 1 Woche über Weihnachten/Neujahr – nehmen, um Vertretungen in der Betreuung zu minimieren.) Dadurch verfügt der Bezugsbetreuer über alle relevanten Informationen, kann eine intensive Beziehung zu seinen 2–3 Bezugskindern aufbauen und konsistente Erziehungsregeln durchsetzen, wodurch auch die Gefahr von Spaltungen der Patienten zwischen verschiedenen Personen des Betreuungspersonals verringert wird.

2. Methode

2.1 Patientenstichprobe

In die Katamnesen-Stichprobe sollten alle Patienten aufgenommen werden, die bis zum Jahresende 1992 behandelt wurden. Von den 34 Patienten, die bis dahin über einen Zeitraum von länger als 6 Wochen behandelt worden waren, konnten 32 nachuntersucht werden. (Ein Patient war unbekannt verzogen, ein Elternpaar verweigerte die Mitarbeit.)

Tabelle 1. Beschreibung der Katamnesenstichprobe

Stichprobe	Gesamt-N = 32		
Geschlecht	Jungen: $N = 27$	Mädchen: $N = 5$	
Mittleres Alter	7,0 Jahre (3,8 –13,1 J.)		
Nationalität	Deutsche: $N = 28$	Ausländer: $N = 4$	
Sozioökonomischer Status	hoch: $N = 3$	mittel: $N = 19$	niedrig: $N = 10$
Mittlere Behandlungsdauer	13,6 Monate (2–22)		
Weiterbehandlung nach Entlassung	ambulante Therapie: $N = 16$	therapeut. Heim: $N = 7$	keine Behandlung: $N = 9$
Aufenthaltsort nach Entlassung	in der Familie: $N = 25$	in einem Heim: $N = 7$	

In der folgenden Darstellung soll nur noch auf die beiden größten Gruppen der Kinder mit ausagierenden ($N = 18$) und emotionalen ($N = 6$) Störungen eingegangen werden, da wegen der geringen Fallzahl in den übrigen drei Gruppen eine differenzierte Darstellung nicht möglich ist, ohne zu Einzelfalldarstellungen zu gelangen.

Tabelle 2. ICD-10-Diagnosenverteilung

1. Ausagierende Störungen (HKS, Stör. des Sozialverh.: F90, F91, F92)	18	56,3 %
2. Emot. Störungen (spezif. emot. Stör., Mutismus, Zwang: F93, F94.0, F42.2)	6	18,8 %
3. Reaktive Bindungsstörungen (F94.1, F94.2)	4	12,5 %
4. Autismus (F84.5)	2	6,3 %
5. V.a. Persönlichkeitsstörung* (F60.31)	2	6,3 %

* Diese Diagnose darf nach den Richtlinien der ICD-10 nicht bei Kindern < 18 Jahre vergeben werden. In beiden Fällen lagen jedoch ausführliche Informationen über mehrjährige Therapieverlaufe vor, die am ehesten mit der Verdachtsdiagnose einer beginnenden Persönlichkeitsstörung in Einklang zu bringen waren (zur Frage der Persönlichkeitsstörung bei Kindern siehe auch die Kontroverse von Kernberg P und Shapiro T 1990)

2.2 Erfolgskriterien

2.2.1 Einschätzung zum Behandlungsende

Bei der Entlassung der Patienten aus der teilstationären Behandlung wurde im Rahmen einer Klassifikationskonferenz (an der der Leiter der Abteilung, die Oberärztin sowie die Stationsärzte teilnehmen) bestimmt, in welchem Umfang sich die Symptomatik der psychiatrischen Störungen verbessert hatte. Darüber hinaus wurde die Kooperationsbereitschaft der Patienten und ihrer Eltern eingeschätzt sowie abnorme psychosoziale Lebensumstände, wie sie in der 5. Achse des MAS erfaßt werden (Poustka et al. 1994). (Darunter fallen z. B. Kindesmißhandlung, Mangel an Wärme in der Eltern-Kind-Beziehung oder Sündenbockzuweisung, aber auch Disharmonie in der Familie zwischen den Erwachsenen oder psychische Störungen der Eltern.)

2.2.2 Katamnese

Diese klinische Einschätzung wurde zum Katamnesezeitpunkt (6–54 Monate nach Entlassung) von kinderpsychiatrisch erfahrenen Ärzten bzw. Fachärzten anhand der Elternangaben bzw., falls möglich, auch anhand der direkten Untersuchung der Kinder noch einmal wiederholt. Es wurde erfragt, wie sich die bei der Aufnahme vorherrschenden Symptome im Katamnesezeitraum verändert hatten und ob neue Symptome aufgetreten waren. Daraus wurde die Behandlungsbedürftigkeit zum Katamnesezeitpunkt bestimmt (klinisches Urteil).

In Anlehnung an das „Developmental Profile" der Londoner Hampstead-Klinik (Hodges 1986 und unveröff. Manuskript des Anna-Freud-Centers) wurde von Schlüter-Müller ein Fragebogen entwickelt, um Veränderungen der intrapsychischen Struktur und Funktionsfähigkeit erfassen zu können (genaue Beschreibung bei Schlüter-Müller und Schmeck in Vorb.). Anhand dieses „Profiles" wurde eine Verlaufseinschätzung an drei Meßzeitpunkten über den Behandlungs- und Katamnesezeitraum hinweg vorgenommen.

Als weiteres Erfolgskriterium wurde von den Eltern sowohl bei der Aufnahme als auch zum Katamnesezeitpunkt die Child Behavior Checklist ausgefüllt, mit deren Hilfe Soziale Kompetenz sowie Verhalten und Befinden der Kinder zwischen Behandlungsbeginn und Katamnesezeitpunkt verglichen werden können.

3. Ergebnisse

3.1 Behandlungserfolg

In Tab. 3 ist der Behandlungserfolg bei den beiden Störungsgruppen zum Ende der tagesklinischen Behandlung dargestellt. 65 % der Patienten mit ausagierenden Störungen und 83 % der Patienten mit internalisierenden Störungen wurden, bezogen auf die psychiatrische Symptomatik, als „völlig gebessert" oder „deutlich gebessert" eingeschätzt.

Zum Katamnesezeitpunkt wurden 63 % der Patienten mit ausagierenden Störungen als „nicht behandlungsbedürftig" eingestuft, was eine erfreuliche und nicht zu erwartende Stabilität der tagesklinischen therapeutischen Erfolge bedeutet und unserer Meinung nach vor allem auf die spezifischen Möglichkeiten einer Tagesklinik zurückgeführt werden kann, wegen des fehlenden Schichtwechsels und der langen Aufenthaltsdauer diesen Kindern stabile und tragfähige Beziehungen anbieten zu können. Da bekannt ist, daß Störungen des Sozialverhaltens eine hohe Persistenz vom Kindesalter bis zum Erwachsenenalter aufweisen und aggressives Verhalten das stabilste aller frühzeitig erfaßbaren Persönlichkeitsmerkmale darstellt (Löber 1982), ist es besonders wesentlich, für diese Störungsgruppe möglichst früh wirksame Behandlungsmöglichkeiten anzubieten. Zwei Drittel der emotional gestörten Patienten wurden zum Katamnesezeitpunkt als „nicht behandlungsbedürftig" eingeschätzt (eine Patientin hatte nach der Entlassung neue Symptome entwickelt).

Tabelle 3. Behandlungserfolg und Behandlungsbedürftigkeit zum Katamnesezeitpunkt

Patienten mit	Symptomatik bei Entlassung		Klin. Einschätzung zur Katamnese	
	völlig gebessert/ deutlich gebessert	etwas gebessert/ unverändert/ verschlechtert	nicht behandlungs- bedürftig	behandlungs- bedürftig
ausagierenden Symptomen	65 % (11)	35 % (6)	63 % (10)	37 % (6)
internalisierenden Symptomen	83 % (5)	17 % (1)	67 % (4)	33 % (2)

3.2 Veränderungen in der Psychopathologie

Sowohl Patienten mit ausagierenden Störungen wie auch solche mit interna-lisierenden Störungen zeigten zum Zeitpunkt der Katamnese im Vergleich zur Aufnahme deutlich weniger Verhaltensauffälligkeiten und Befindensstörun-gen, und zwar sowohl im internalisierenden wie auch im externalisierenden Bereich. Die deutlichsten Veränderungen sind bei den Patienten mit gestör-tem Sozialverhalten im Externalisierungsscore zu erkennen, d. h. in der ursprünglich zur Aufnahme führenden Kernsymptomatik (Tab. 4).

Tabelle 4. CBCL-Summen-Scores

Patienten mit	Gesamt-Score		Internalisierungs-Score		Externalisierungs-Score	
	Aufnahme	Katamnese	Aufnahme	Katamnese	Aufnahme	Katamnese
ausagierenden Störungen	79,4	48,3	11 ,5	8,5	33,7	22,3
internalisier. Störungen	55,8	37,4	17,3	14,0	14,3	10,4

3.3 Veränderungen in der Persönlichkeitsstruktur

In den für das Störungsbild besonders relevanten Bereichen „Aggressivität", „Gewissensbildung", „Frustrationstoleranz" sowie „Beziehung zu sich selbst und zu anderen" zeigten sich bei den Kindern mit ausagierenden Störungen deutliche positive Veränderungen während des Behandlungszeitraums, die bis zur Katamnese stabil blieben. Die Patienten mit emotionalen Störungen, die bei Aufnahme im Vergleich deutlich geringere Defizite in ihrer Persönlich-keitsstruktur aufwiesen, zeigten während des Behandlungszeitraums die größ-ten positiven Veränderungen im Bereich „Beziehung zu sich selbst" (Selbst-wertprobleme, Minderwertigkeitsgefühle etc.), während es im Bereich „Aggres-sivität" eher zu einer leichten Zunahme kam, was auch als bessere Selbst-behauptungsfähigkeit verstanden werden kann. Eine ausführliche Darstel-lung dieser intrapsychischen Veränderungen findet sich bei Schlüter-Müller und Schmeck (in Vorb.).

3.4 Heimunterbringung

Wir gingen auch der Frage nach, welche Faktoren zu einer Heimunterbrin-gung der Kinder führten und welche Auswirkung eine solche Maßnahme auf das psychische Befinden der Kinder hatte. Dabei stellte sich heraus, daß die Einleitung einer Heimunterbringung einerseits unabhängig von der Schwe-re der Symptomatik war, andererseits aber abhängig von der Art der Sympto-matik (Patienten mit Störungen des Sozialverhaltens wurden häufiger unter-gebracht als andere Patienten) und vor allem auch vom familiären Hintergrund (Unterbringung bei schwerwiegender Disharmonie in der Familie, Ablehnung, Vernachlässigung und Mißhandlung). Die Prognose zeigte sich eher günstig: 4 von 7 in einem Heim untergebrachten Kindern waren zum Katamnesezeitpunkt nicht mehr behandlungsbedürftig, nur bei 1 von diesen 7 Kindern waren neue Symptome aufgetreten, und 3 von ihnen wurden im Anschluß an den Heimaufenthalt wieder in ihre Familien integriert.

4. Zusammenfassung

Ein zentrales Ergebnis der Katamnese waren deutliche und ungewöhnlich stabile positive Veränderungen bei Patienten mit ausagierenden Störungen. Die positive Beeinflussung gerade besonders schwer gestörter Kinder (sowohl mit internalisierenden wie auch mit ausagierenden Störungen) scheint unserer Meinung nach wesentlich vom Behandlungskonzept dieser Tagesklinik abzuhängen. Der gleichbleibende Tagesablauf ohne Schichtwechsel und das konstante Beziehungsangebot erreicht im besonderen Maße Kinder mit sogenannten ich-strukturellen Störungen, bei denen es an festen Objektbeziehungen mangelt. Der Versuch einer therapeutischen „Nachbemutterung" (siehe Schlüter-Müller und Arbeitlang 1995) scheint von Kindern zur Überwindung ihrer ich-strukturellen Mängel genutzt werden zu können, was sich auch nach Behandlungsende als stabil erweist. Diese deutlichen positiven Veränderungen zeigen sich auch im Urteil der Eltern bei der Beschreibung von Verhaltens- und Befindlichkeitsproblemen ihrer Kinder mit Hilfe der Child Behavior Checklist. Falls sich im Verlauf der Behandlung keine Veränderungen im familiären Umfeld erzielen ließen und eine konstante Ablehnung des Kindes bestand, zeigten sich vor allem bei den Kindern mit ausagierenden Störungen deutliche Besserungen in der Symptomatik durch die (z. T. vorübergehende) Unterbringung dieser Kinder in einem therapeutischen Heim.

Literatur

Achenbach TM (1991) Manual for the Child Behavior Checklist/4-18 and 1991 Profile. University of Vermont, Department of Psychiatry, Burlington

Döpfner M, Melchers P, Fegert J, Lehmkuhl G, Lehmkuhl U, Schmeck K, Steinhausen H-Ch, Poustka F (1994) Deutschsprachige Konsensus-Versionen der Child Behavior Checklist (CBCL/4-18), der Teacher Report Form (TRF) und der Youth Self Report Form (YSR). Kindheit und Entwicklung 3: 54–59

Hodges J (1986) Provisional Diagnostic Profile on a Sexually Abused Girl. Bull Anna Freud Centre 9: 235–267

Kernberg P (1990) Debate Forum: Resolved: Borderline Personality Exists in Children Under Twelve. Affirmative. J Am Acad Child Adolesc Psych 29: 478–482

Loeber R (1982) The Stability of Antisocial and Delinquent Child Behavior: A Review. Child Development 53: 1431–1446

Poustka F, Burk B, Bästlein M, Denner S, van Goor-Lambo G, Schermer D (1994) Assoziierte Aktuelle Abnorme Umstände. Achse Fünf des Multiaxialen Klassifikationsschemas für psychiatrische Erkrankungen im Kindes- und Jugendalter (ICD-10). Glossar der WHO in deutscher Übersetzung mit Interview für Eltern (Life-Time-Fassung) und Kindern. SwetsTest, Frankfurt/M

Shapiro T (1990) Debate Forum: Resolved: Borderline Personality Exists in Children Under Twelve. Negative. J Am Acad Child and Adolesc Psych 29: 478–483

Schlüter-Müller S, Arbeitlang C (1995) Der Stationsalltag als therapeutischer Raum: Multiprofessionelles Behandlungskonzept im Rahmen einer kinderpsychiatrischen Tagesklinik. Praxis Kinderpsych Kinderpsychiatrie 3: 85–92

Schlüter-Müller S, Schmeck K (in Vorb) Erfolge teilstationärer Behandlung bei Kindern mit Ich-strukturellen Störungen

Korrespondenz: Dr. med. Dipl.-Psych. Klaus Schmeck, Klinik für Psychiatrie und Psychotherapie des Kindes- und Jugendalters, Universität Frankfurt, Deutschordenstraße 50, D-60528 Frankfurt/Main, Bundesrepublik Deutschland.

Differentielle Therapie der Enuresis im Kindesalter

A. von Gontard und **G. Lehmkuhl**

Klinik für Kinder- und Jugendpsychiatrie und -psychotherapie,
Universität zu Köln, Bundesrepublik Deutschland

Enuresis wird nach ICD-10 als unwillkürlicher Harnabgang ab dem 5. Lebensjahr definiert, nachdem neurogene und strukturelle Ursachen ausgeschlossen wurden (Remschmidt und Schmidt 1994). Sie gehört zu den häufigsten Störungen des Kindesalters – so nässen ca. 10 % der 7jährigen nachts und 3 % tags ein – und ist mit einem hohen Leidensdruck verbunden.

Neben der traditionellen Einteilung in Nacht- und Tag-, sowie in primäre (ohne trockenes Intervall) und sekundäre (nach einem trockenen Intervall von 6 Monaten) Formen wurden spezifische Syndrome diagnostiziert, die sich nach Ätiologie, Pathogenese und Klinik unterscheiden und eine spezifische Therapie benötigen. Die wichtigsten Formen sind: 1. die primäre und sekundäre Enuresis nocturna; 2. die idiopathische Dranginkontinenz; 3. die Harninkontinenz bei Miktionsaufschub; 4. die Detrusor-Sphinkter-Dyskoordination.

Neben einer kurzen Definition, soll die differenzierte Therapie dieser Formen zusammengefaßt werden. Fragen der Pathogenese und Diagnostik können nicht berücksichtigt werden. Neue Übersichten finden sich bei Olbing (1993) und von Gontard und Lehmkuhl (1997a, b).

1. Enuresis nocturna

1.1 Definition

Bei den Kindern, die nur nachts einnässen, können unterschieden werden: (a) Die primäre isolierte (monosymptomatische) Enuresis nocturna, gekennzeichnet durch tiefen Schlaf und schwere Erweckbarkeit trotz normaler Schlafarchitektur, eine hohe Einnäßfrequenz, Polyurie, eine Variation der zirkadianen ADH-Sekretion, eine unauffällige Urodynamik und keine Miktionsauffälligkeiten tagsüber. Es liegt ein autosomal dominanter Erbgang mit reduzierter Penetranz vor, eine Kopplung zu drei Genorten auf Chromosomen 8, 12 und 13 wurde nachgewiesen. Die psychiatrische Komorbidität ist gering.

(b) Die primäre symptomatische Enuresis nocturna mit Miktionsauffälligkeiten wie Drangsymptome, Aufschub oder Dyskoordination tagsüber.

(c) Die sekundäre Enuresis nocturna definiert als ein Rückfall nach einer trockenen Periode von 6 Monaten mit einer erhöhten Rate von psychiatrischen Begleitsymptomen.

1.2 Therapie der Enuresis nocturna

Falls Miktionsauffälligkeiten tagsüber, wie z. B. Drangsymptome, vorliegen, sollten diese zuerst symptomatisch behandelt werden. Falls eine behandlungsbedürftige psychiatrische Grundstörung, wie z. B. ein Hyperkinetisches Syndrom oder eine Emotionale Störung, vorhanden ist, erfordert diese selbstverständlich eine gezielte kinderpsychiatrische Therapie. Ansonsten ist immer eine symptom-orientierte Therapie indiziert – unabhängig, ob es sich um eine primäre oder eine sekundäre Enuresis nocturna handelt.

Die Effektivität von nicht-pharmakologischen und pharmakologischen Therapieformen wurde in der Metaanalyse von Houts et al. (1994) miteinander verglichen (siehe Tab. 1). Es wird deutlich, daß sowohl bezüglich des

Tabelle 1. Ergebnisse der Metaanalyse zur Effektivität der Enuresisbehandlung (Houts et al. 1994) – Prozent der trockenen Kinder am Behandlungsende und zum Katamnesezeitpunkt [durchschnittlich 21,2 Wochen (1–122 Wochen)]

Behandlungsmethode	Prozent trocken am Behandlungsende	Prozent trocken bei Katamnese
Psychotherapie		
Klingelgerät (AVT – apparative Verhaltenstherapie) – insgesamt	66 %	51 %
Nur AVT	62 %	47 %
AVT plus andere Methoden	72 %	56 %
Ohne Klingelgerät (AVT) – insgesamt	31 %	21 %
Verhaltenstherapien	33 %	30 %
Verbale Psychotherapien	21 %	11 %
Pharmakotherapie		
Trizyklische Antidepressiva	40 %	17 %
Imipramin	43 %	14 %
Andere trizyklische Antidepressiva	33 %	22 %
Desmopressin	46 %	22 %
Andere Medikamente	23 %	13 %
Sedativa	27 %	10 %
Stimulantien	18 %	16 %

Kurzzeit-, wie auch des Langzeiterfolges nicht-pharmakologische Methoden den pharmakologischen überlegen sind. Ferner ist eindeutig, daß alle Methoden, die mit einem Klingelgerät (apparative Verhaltenstherapie – AVT) arbeiten, deutlich günstigere Therapieerfolge erzielen als Psychotherapien ohne Gerät. Für die Gesamtgruppe der Methoden mit einem Klingelgerät errechnete Houts, daß 66 % am Behandlungsende, 51 % zum Nachuntersuchungszeitpunkt trocken waren. Dies ist doppelt so effektiv wie Verhaltenstherapien ohne Gerät und 3 bis 5mal so effektiv wie verbale Psychotherapien.

Ferner erwiesen sich in der Übersicht von Butler (1987) folgende Therapieformen als nicht effektiv: Strafen; Flüssigkeitsrestriktion; Wecken durch Eltern, was zwar die Einnäßhäufigkeit reduzieren kann, aber nicht zu bleibendem Erfolg führt; Blasentraining und psychodynamische Psychotherapien. Partielle Erfolge konnten erreicht werden: mit hypnotherapeutischen Verfahren; und vor allem mit allgemeinen Maßnahmen wie Beratung, positive Verstärkung, Beruhigung, Motivationsaufbau, Entlastung und Verantwortungsübertragung auf das Kind durch Kalenderführung. So wurden 19 % (22/127) der Patienten in der Studie von Devlin und O'Cathain (1990) in einer 8-wöchigen Baseline ohne spezifische Maßnahmen trocken.

Therapeutisch am effektivsten sind nach Butler (1987) zwei spezifische Methoden: die apparative Verhaltenstherapie mit einem Klingelgerät und das Dry-Bed-Training (DBT) nach Azrin et al. (1974). In diesem Rahmen muß auf eine ausführliche Darstellung der Wirkungsweise, Effektivität und Kovariablen dieser beiden Methoden verzichtet werden. Es darf deshalb auf wichtige grundlegende Arbeiten verwiesen werden: für die apparative Verhaltenstherapie: Butler (1987, 1994), Forsythe und Butler (1989), Devlin und O'Cathain (1990), Stegat (1991), für das Dry-Bed-Training: Azrin et al. (1974), Butler (1987, 1994).

In einem Stufenmodell bietet sich nach ausführlicher Diagnostik folgendes Vorgehen an: Eine Baseline-Periode mit Kalenderführung von mindestens 4 Wochen, die bei gutem Ansprechen fortgesetzt werden kann; falls kein Erfolg mit unspezifischen Maßnahmen erreicht werden kann, ist die apparative Verhaltenstherapie Mittel der ersten Wahl. Als letzte Maßnahme, wegen des hohen zeitlichen Aufwandes, kommt das Dry-Bed-Training in Frage. Zusätzlich können pharmakologische Maßnahmen alternativ oder simultan eingesetzt werden, wobei, wie Houts et al. (1994) in ihrer Übersicht zeigen konnten, nur bei 2 Medikamentengruppen antienuretische Effekte nachweisbar sind: DDAVP (Desmopressin; Minirin) und Antidepressiva, insbesondere Imipramin (Tofranil) (siehe Übersicht bei von Gontard und Lehmkuhl 1996). Stimulantien und Neuroleptika sind nicht wirksam.

Indikationen für eine Pharmakotherapie umfassen: bei Therapieresistenz gegenüber anderen Methoden; in Kombination mit nicht-pharmakologischen Methoden; bei familiären und sonstigen Belastungen, die eine aufwendige Behandlung nicht erlauben; andere spezifische Indikationen, z. B. die Notwendigkeit von kurzfristigem Trockenwerden vor Schulausflügen und dergleichen.

DDAVP (Minirin), ein synthetisches Analogon des antidiuretischen Hormons (ADH) wird in der Behandlung der Enuresis nocturna angewendet, nachdem eine geringere Sekretion des ADH in den frühen Abendstunden bei Enuretikern (im Vergleich zu nicht Einnässenden) nachgewiesen wurde (Norgaard 1991).

In der umfassendsten Übersicht bezüglich Effektivität von Moffat et al. (1993) wurden 18 randomisierte Studien berücksichtigt, in denen insgesamt 591 Patienten mit DDAVP behandelt wurden. Bezüglich der Kurzzeiteffekte konnten alle 14 Studien, die Placebo und DDAVP verglichen, eine Reduktion der nassen Nächte um 10 bis 91 % zeigen. Bei 13 Studien war dies signifikant. Unter Berücksichtigung von 11 Studien mit 326 Patienten wurden 24,5 % (80) während einer 2-wöchigen Periode vollkommen trocken. Die Langzeiteffekte wurden in nur 3 Studien erfaßt. Nach einer Behandlungsdauer von 48 bis 60 Tagen waren nur 7 (5,7 %) 6 Monate später noch trocken. Mögliche Indikationen für eine Langzeittherapie über 12 Monate, vor allem für therapieresistente Enuretiker, werden in Schweden untersucht (Hjälmas 1996). Auch ist eine Kombination von Minirin, begrenzt auf 6 Wochen, kombiniert mit einer AVT, erfolgversprechend (Bradbury und Meadow 1995).

DDAVP (Minirin) wird intranasal (20–40 µg abends) und peroral (200–400 µg abends) appliziert. Die individuelle Dosierung muß über 4 Wochen austitriert werden. Falls Trockenheit errreicht wird, wird die niedrigst erforderliche Dosierung weitere 4 Wochen gegeben, dann abgesetzt. Die seltenen Nebenwirkungen umfassen Reizung der Nasenschleimhaut, Kopfschmerzen, Bauchschmerzen, Atemnot, Appetitstörungen, Sehstörungen, Geschmacksveränderungen, niedriger Blutdruck. Es fanden sich keine laborchemischen Veränderungen, die endogene ADH-Sekretion wird nicht betroffen (Hjälmas und Bengtsson 1993). Die wichtigste Nebenwirkung war in bisher 21 dokumentierten Fällen Hyponatriämie und Wasserintoxikation, Todesfälle traten nicht auf.

Auch *Imipramin (Tofranil)* hat einen eindeutigen antidiuretischen Effekt mit einer Rückfallquote nach Absetzen der Medikation (siehe Houts et al. 1994). Die Wirkung tritt sehr viel rascher (Furlanut 1989) und bei wesentlich kleineren Dosen als bei einer antidepressiven Behandlung (Fritz et al. 1994) ein, wobei der exakte antienuretische Wirkungsmechanismus nicht gesichert ist.

Nachdem 4 Todesfälle unter einer Desipramin-(DMI)-Therapie aufgrund von vermutlich kardialen Nebenwirkungen auftraten (Riddle et al. 1993), wurde die Indikation wegen der Intoxikationsgefahr zurückhaltender gestellt. Wir haben deshalb die Indikation auf folgende Gruppen eingeschränkt: bei Resistenz gegenüber anderen Methoden und bei einer Komorbidität von Enuresis nocturna und anderen psychiatrischen Störungen (vor allem Depression und Hyperkinetischem Syndrom) nach genauer Diagnostik. Dabei sollten folgende Empfehlungen berücksichtigt werden: eine genaue Familienanamnese und körperliche Untersuchung, 3 EKG-Ableitungen, vor, während der Aufsättigungsphase und während des Steady-States mit einer Dauer von mindestens 2 Minuten; keine Verschreibung von trizyklischen Antidepressiva bei verlängertem QTc; Beginn mit einer niedrigen Dosierung von 10 bis 25 mg (1 mg pro kg KG/die), falls erforderlich Erhöhung alle 4 bis 5 Tage um 20 bis 30 % bis zum Steady-State von 3 mg pro kg KG/die, Serumspiegel unter 150 ng/ml (Tingelstadt 1991, Biedermann 1991).

2. Idiopathische Dranginkontinenz

2.1 Definition

Die idiopathische Dranginkontinenz ist die häufigste Form des Einnässens tagsüber. Sie wird klinisch als ungewollter Harnabgang mit überstarkem Harndrang, einer Pollakisurie, einer verminderten Blasenkapazität und einem Einsatz von Haltemanövern gekennzeichnet; urodynamisch wird sie als eine Detrusorinstabilität mit ununterdrückbaren Detrusorkontraktionen während der Füllungsphase (Olbing 1993) definiert.

2.2 Therapie

Der Schwerpunkt der Therapie ist ein symptomorientiertes kognitiv-verhaltenstherapeutisches Vorgehen, das ambulant oder stationär durchgeführt werden kann (Hellström et al. 1987, van Gool und de Jonge 1989, van Gool et al. 1984 und 1992, Gäbel und Olbing 1993). Ziel ist eine zentrale Kontrolle der Drangsymptome ohne motorische Haltemanöver. Nach einem Motivationsaufbau wird den Kindern, entsprechend ihres Entwicklungstandes, kognitiv die Blasenfunktion und entsprechende Zielveränderungen dargestellt. Die Kinder sollen den Harndrang wahrnehmen, sofort die Toilette nach Wahrnehmung von Blasenfülle oder Harndrang aufsuchen und auf Haltemanöver als Gegenmaßnahmen verzichten. In einem sogenannten „Fähnchenplan" werden Miktionen ohne Einnässen als Fähnchen, Einnässeepisoden als Wolken dargestellt. Dies kann auch positiv verstärkt werden (Gäbel und Olbing 1993).

Diese Maßnahmen können kombiniert werden mit einer apparativen Konditionierung mit einem Klingelgerät (Olbing und Gäbel 1993) sowie einem gezielten Blasentraining nach Kegel, das aus einer Kontraktion und anschließenden Relaxation besteht und bei 60 % (von 79) Kindern mit einer Dranginkontinenz zur Trockenheit führte (Schneider et al. 1994).

Falls die bisherigen Maßnahmen nicht ausreichen, können sie mit einer Pharmakotherapie mit *Oxybutinin (Dridase)* unterstützt werden, das über eine spasmolytische, anticholinerge und lokal-analgetische Wirkung (Olbing 1993, von Gontard und Lehmkuhl 1996) verfügt. Die Effektivität in der Behandlung der idiopathischen Dranginkontinenz ist bei Erwachsenen wie auch bei Kindern erwiesen (Thüroff et al. 1991, Homsy et al. 1985). Die anticholinergen Nebenwirkungen sind dosisabhängig. An unserer Klinik führen wir folgendes Schema durch: mindestens 4 Wochen Verhaltenstherapie; falls kein Erfolg, 0,3 mg/kg KG/die in 2–3 Dosen bis maximal 0,6 mg/kg KG/die Oxybutinin (maximal 15 mg) unter Fortsetzung der Verhaltenstherapie.

3. Harninkontinenz bei Miktionsaufschub

3.1 Definition

Bei der Harninkontinenz bei Miktionsaufschub handelt es sich um ein psychogenes Verweigerungssyndrom, bei dem Harn retiniert und die Miktion hinausgezögert wird, so daß es trotz Einsatz von Haltemanövern zum Einnässen tagsüber kommt (Olbing 1993, Beetz 1993). Typischerweise tritt dies bei Beschäftigungen auf, die die Kinder nicht unterbrechen wollen, wie beim Spielen, vor dem Fernseher und in der Schule. Interaktionsprobleme zwischen Eltern und Kind sind häufig. Die Rate von anderen psychiatrischen Störungen, vor allem Enkopresis und Störung des Sozialverhaltens, ist erhöht.

3.2 Therapie

Zunächst ist ein symptomorientiertes Vorgehen angezeigt mit Entlastung der Eltern und ein beratendes, kognitives Erklären der Zusammenhänge zwischen Einnässen und Aufschub. Verhaltenstherapeutische Maßnahmen umfassen eine Kalenderführung mit regelmäßigen „Schickzeiten" zur Toilette, eventuell kombiniert mit einer Digitaluhr mit einstellbaren Weckzeiten, so daß das Kind nach 3 bis 4 Stunden an den Toilettengang erinnert wird (Halliday et al. 1987, Meadow 1990).

Häufig sind jedoch weitergehende Maßnahmen notwendig, wie andere verhaltenstherapeutische Maßnahmen, Verschreibung von Stimulantien oder Antidepressiva, familientherapeutische, spieltherapeutische und tiefenpsychologisch orientierte Therapien, sowie tagesklinische oder vollstationäre kinderpsychiatrische Behandlungen.

4. Detrusor-Sphinkter-Dyskoordination

4.1 Definition

Das Syndrom wird ausschließlich urodynamisch definiert durch eine fehlende Relaxation und unkoordinierte Kontraktion des Sphinkter externus während der Miktion (Hinman 1986). Es kommt zu einer Verlängerung der Miktionszeit, Verminderung der maximalen Harnflußrate, ausgeprägten Kontraktionen des Beckenbodens, sowie stakkatoartige oder fraktionierte Miktionen mit inkompletter Blasenentleerung (Olbing 1993). Typischerweise kommt es zu einem Pressen zu Beginn der Miktion, der Urinfluß ist unterbrochen. Häufig finden sich medizinische Komplikationen wie Harnwegsinfekte, vesiko-ureteraler Refluxe und obstruktive Nephropathien bis hin zu terminaler Niereninsuffizienz (Varlam und Dippel 1995).

4.2 Therapie

Therapieprogramme umfassen Motivationsaufbau, kognitive und verhaltenstherapeutische Elemente, vor allem aber ein spezifisches Training mit Biofeedbackmethoden. Dabei werden entweder visuelle Signale des Harnflusses über Uroflowmetriekurven alleine (van Gool et al. 1992) oder kombiniert mit akustischen Signalen über ein perianales Beckenboden-EMG mit nicht-invasiven Oberflächenelektroden zurückgekoppelt (Sugar und Firlet 1982, Kjolseth et al. 1993). An unserer Klinik wird ein tagesklinisches oder ambulantes, nicht-invasives Training mit erhöhter Flüssigkeitszufuhr durchgeführt. Bei Harndrang werden die Kinder aufgefordert, auf einem Uroflowgerät, bestehend aus einem Toilettenstuhl und einem Harnflußmesser, entspannt und ohne Pressen die Blase vollständig zu entleeren. Auf einem Monitor ist die Harnflußkurve, angeführt von einem „Männchen", zeitgleich zur Miktion sichtbar. Jede Anspannung des Beckenbodens wird akustisch über ein piepsendes Geräusch wahrgenommen. Resturin wird anschließend über eine Sonographie der Blase registriert und mit den Kindern besprochen. Schon nach wenigen Trainingstagen ist die Miktion üblicherweise koordiniert, häufig mit Stabilität in Langzeitkatamnesen (Hanson et al. 1987, Kjolseth et al. 1993).

5. Zusammenfassung

Enuresis ist eine Störung, die zunächst einer detaillierten Diagnostik bedarf, da sich hinter dem Symptom „Einnässen" mehrere ätiologisch und klinisch unterschiedliche Syndrome verbergen. Je nach Form des Einnässens ist eine spezifische, differenzierte Therapie notwendig. Allgemeine tiefenpsychologische oder nicht-direktive Psychotherapien sind bei einer reinen Einnäßproblematik nicht indiziert und wenig wirksam, können aber bei entsprechender psychiatrischer Komorbidität notwendig sein. Es sollte immer ein symptomorientiertes Vorgehen gewählt werden, da für die meisten Einnäßformen verhaltenstherapeutisch-kognitive Verfahren oder direkte Trainingsmethoden bei weitem am effektivsten sind und eine Symptomreduktion zu einer Steigerung des Selbstwertgefühls führt (Moffat et al. 1987). Eine Besonderheit stellt die Detrusor-Sphinkter-Dyskoordination dar, die wegen der möglichen, gravierenden medizinischen Komplikationen diagnostiziert und mit spezifischen Biofeedbackmethoden behandelt werden muß. Obwohl nicht-pharmakologische Maßnahmen immer an erster Stelle stehen, gibt es klare Indikationen für eine Pharmakotherapie – aber nur bei der Enuresis nocturna und der idiopathischen Dranginkontinenz.

Literatur

Azrin NH, Sneed TJ, Foxx RM (1974) Dry-Bed Training: Rapid Elimination of Childhood Enuresis. Behav Res Ther 12: 147–156

Beetz R (1993) Funktionelle Aspekte der Enuresis im Kindesalter – Bedeutung für Diagnostik und Therapie. Akt Urol 24: 241–250

Biedermann J (1991) Sudden Death in Children Treated with a Tricyclic Antidepressant. J Am Acad Child Adoles Psychiatry 30: 495–498

Bradbury M, Meadow SR (1991) Combined Treatment with Enuresis Alarm and Desmopressin for Nocturnal Enuresis. Acta Paediatr 84: 1014–1018

Butler RJ (1987) Nocturnal Enuresis: Psychological Perspectives. Wright, Bristol

Butler RJ (1994) Nocturnal Enuresis – The Child's Experience. Butterworth-Heinemann, Oxford

Devlin JB, O'Cathain C (1990) Predicting Treatment Outcome in Nocturnal Enuresis. Arch Dis Child 65: 1158–1161

Forsythe WI, Butler RJ (1989) Fifty Years of Enuretic Alarms. Arch Dis Child 64: 879–885

Fritz GK, Rockney RM, Yeung AS (1994) Plasma Levels and Efficacy of Imipramine Treatment of Enuresis. J Am Acad Child Adoles Psychiatry 33: 60–64

Furlanut M, Montanari G, Benetello P, Bonin P, Schiaulini P, Pellegrino PA (1989) Steady-State Serum Concentrations of Imipramine, Its Main Metabolites and Clinical Response in Primary Enuresis. Pharmacol Res 21: 561–566

Gäbel E, Olbing H (1993) Verhaltenstherapie bei Kindern mit funktioneller Harninkontinenz. In: Olbing H (Hrsg) Enuresis und Harninkontinenz bei Kindern, S 125–139. Hans Marseille Verlag, München

von Gontard A, Lehmkuhl G (1996) Pharmakotherapie der Enuresis. Z Kinder-Jugendpsychiat 24: 18–33

von Gontard A, Lehmkuhl G (1997a) „Enuresis diurna" ist keine Diagnose – Neue Ergebnisse zur Klassifikation, Pathogenese und Therapie der funktionellen Harninkontinenz im Kindesalter. Praxis der Kinderpsychologie und Kinderpsychiatrie 46: 92–112

von Gontard A, Lehmkuhl G (1997b) Enuresis nocturna – Neue Ergebnisse zu genetischen, pathophysiologischen und psychiatrischen Zusammenhängen. Praxis der Kinderpsychologie und Kinderpsychiatrie 46: 709–726

van Gool JD, de Jonge GA (1989) Urge Syndrome and Urge Incontinence. Arch Dis Child 64: 1629–1634

van Gool JD, Vijverberg MAW, Messer AP, Elzinga-Plomp A, de Jong TPVM (1992) Functional Daytime Incontinence: Non-Pharmacological Treatment. Scand J Urol Nephrol Suppl 141: 93–105

Halliday S, Meadow SR, Berg I (1987) Successful Management of Daytime Enuresis Using Alarm Procedures: A Randomly Controlled Trial. Arch Dis Child 62: 132–137

Hanson E, Hellström AL, Hjälmas K (1987) Non-Neurogenic Discoordinated Voiding in Children. The Longterm Effect of Bladder Retraining. Z Kinderchir 42: 109–111

Hellström AL, Hjälmas K, Jodal V (1987) Rehabilitation of the Dysfunctional Bladder in Children: Method and 3-Year Follow-up. J Urol 138: 847–849

Hinman F (1986) Non-Neurogenic Neurogenic Bladder (the Hinman Syndrome) – 15 Years Later. J Urol 136: 769–777

Hjälmas K (1996) The Swedish Enuresis Trial (SWEET): Long-Term Use of Desmopressin in Primary Monosymptomatic Nocturnal Enuresis. Preliminary Results. In: Norgaard JP (ed) Proceedings of the Third International Children's Continence Symposium, S 83–86. Royal Tunbridge Wells, Wells Medical

Hjälmas K, Bengtsson B (1993) Efficacy, Safety and Dosing of Desmopressin for Nocturnal Enuresis in Europe. Clin Pediatr, special edition: 19–27

Homsy YL, Nsouli I, Hamburger B, Laberge I, Schuck E (1985) Effects of Oxybutinin on Vesico-Ureteral Reflux in Children. J Urol 134: 1168–1171

Houts AC, Berman JS, Abramson H (1994) Effectiveness of Psychological and Pharmacological Treatments for Nocturnal Enuresis. J Consult Clin Psychol 62: 737–745

Kjolseth D, Knudsen LM, Madsen B, Norgaard JP, Djurhuus JC (1993) Urodynamic Biofeedback Training for Children with Bladder-Sphincter-Dyscoordination During Voiding. Neurourol Urodyn 12: 211–221

Meadow SR (1990) Day Wetting. Pediatr Nephrol 4: 178–184

Moffat MEK, Kato C, Pless IB (1987) Improvements in Self-Concept After Treatment of Nocturnal Enuresis: Randomized Controlled Trial. J Pediatr 110: 647–652

Moffat MEK, Harlos S, Kirshen AJ, Burd L (1993) Desmopressin Acetate and Nocturnal Enuresis: How Much Do We Know? Pediatrics 92: 420–425

Norgaard JP (1991) Pathophysiology of Nocturnal Enuresis. Scand J Urol Nephrol, Suppl: 140

Olbing H (Hrsg) (1993) Enuresis und Harninkontinenz bei Kindern. Hans Marseille, München

Remschmidt H, Schmidt MH (Hrsg) (1994) Multiaxiales Klassifikationsschema für psychische Störungen des Kindes- und Jugendalters nach ICD-10 der WHO. Huber, Bern

Riddle MA, Geller B, Ryan N (1993) Another Sudden Death in a Child Treated with Desipramine. J Am Acad Child Adoles Psychiatry 32: 792–797

Schneider MS, King RL, Surwitt RS (1994) Kegel Exercises and Childhood Incontinence: A New Role for an Old Treatment. J Pediatr 124: 91–92

Stegat H (1991) Einflußgrößen auf die apparative Verhaltenstherapie der Enuresis. Z Kinder-Jugendpsychiat 19: 38–48

Sugar EC, Firlit CF (1982) Urodynamic Biofeedback: A New Therapeutic Approach for Childhood Incontinence/Infection (Vesical Voluntary Sphincter Dyssynergia). J Urol 128: 1253–1258

Tingelstad JB (1991) The Cardiotoxicity of the Tricyclics. J Am Acad Child Adoles Psychiatry 30: 845–846

Thüroff JW, Bunke B, Ebner A, Faber P, de Greeter P, Hannappel I, Heidler H, Madersbacher H, Melchior H, Schäfer W, Schwenzer T, Stöckle M (1991) Randomized, Double-Blind, Multicenter Trial on Treatment of Frequency, Urgency and Incontinence Related to Detrusor Hyperactivity: Oxybutinin Versus Propantheline Versus Placebo. J Urol 145: 813–817

Varlam DE, Dippel J (1995) Non-Neurogenic Bladder and Chronic Renal Insufficiency in Childhood. Pediatr Nephrol 9: 1–5

Korrespondenz: Dr. med. Alexander von Gontard, Klinik und Poliklinik für Psychiatrie und Psychotherapie des Kindes- und Jugendalters, Universität zu Köln, Robert-Koch-Straße 10, D-50931 Köln, Bundesrepublik Deutschland.

Psychosozialer Beratungsbedarf bei jugendlichen Rollstuhlfahrern

R. Voll[1], **B. Krumm**[2] und **H. J. Fichtner**[3]

[1] Fachkrankenhaus Neckargemünd, Bundesrepublik Deutschland
[2] Abt. Biostatistik, Zentralinstitut für Seelische Gesundheit, Mannheim, Bundesrepublik Deutschland
[3] Berufsbildungswerk Neckargemünd, Bundesrepublik Deutschland

1. Voruntersuchungen

In einer ersten Untersuchung waren mit dem Freiburger Fragebogen zur Krankheitsverarbeitung nach Muthny (1989) bei 49 Jugendlichen mit verschieden schweren motorischen Beeinträchtigungen im Vergleich zu 37 Jugendlichen ohne motorisches Handicap keine Unterschiede in der Struktur des Coping zu beobachten. Mit dem Freiburger Coping-Meßinstrument konnten in einer zweiten Studie bei 21 Jugendlichen mit Myelomeningocele und 18 Jugendlichen mit traumatischer Querschnittlähmung ebenfalls keine Unterschiede in der Struktur des Coping herausgestellt werden.

Nach diesen Studien wurden die Coping-Meßinstrumente wie der Freiburger Fragebogen zur Krankheitsverarbeitung, die Trierer Skalen zur Krankheitsbewältigung und die Berner Bewältigungsformen auf ihre Themenkonstruktion überprüft. Dabei fiel auf, daß es in keinem Meßinstrument Coping-Strategien gibt, die sich auf die Bewältigung der durch die Krankheit entstandenen Belastungen in menschlichen Beziehungen richten. Dimensionen, wie zum Beispiel Probleme hinsichtlich Partnerschaft und Sexualität aufgrund der Erkrankung, erlebte Belastungen in den Beziehungen durch Überfürsorge oder Ausgrenzung aufgrund der Behinderung, fehlten. Gerade diese Thematik hat aber für jugendliche Rollstuhlfahrer hohe Tragweite, wie aus zahlreichen Gesprächen zu erfahren war.

2. Fragebogenentwicklung

Daher wurde ein eigener Fragebogen mit 60 Items entwickelt, der kein Coping-Inventar darstellt, sondern dazu dienen sollte, das Vorkommen dieser Stressoren bei motorisch behinderten Jugendlichen zu untersuchen. Die Skalierung der Items erfolgte fünfstufig, von „gar nicht" bis „sehr stark". Der Fragebogen enthielt folgende Themen:

1. Erlebte Akzeptanz durch kranke und gesunde Gleichaltrige.
2. Subjektive Belastungen durch Mitleid/Überfürsorge.
3. Ausgrenzung aus der Gemeinschaft/Benachteiligung aus subjektiver Sicht.
4. Selbstvertrauen und Optimismus.
5. Hemmungen und Ängste in Liebesbeziehungen.

2.1 Reliabilitätsuntersuchungen für den entwickelten Fragebogen

Zuerst erfolgte eine Untersuchung zur Reliabilität: 24 Jugendliche wurden nach der Erstbefragung im Abstand von 6–8 Wochen noch einmal befragt. Es wurden sowohl Kreuztabellen erstellt als auch das Übereinstimmungsmaß κ berechnet. Als zufriedenstellendes Kriterium für die Reliabilität wurde angesehen, wenn der Skalenwert bei der Zweitbefragung eines Probanden entweder identisch war oder um plus/minus einen Skalenwert von dem der Erstbefragung abwich. Bei 92,8 % aller Antworten der Zweitbefragung war der gefundene Skalenwert identisch oder wich lediglich um einen Skalenwert ab. Im Mittel betrug κ für die 60 Items 0,71, κ variierte von –0,09 bis 1,0. Bei 3 Items war κ niedrig.

3. Untersuchte Stichprobe

Mit dem entwickelten Fragebogen wurden 137 behinderte Jugendliche im Alter von durchschnittlich 20,5 Jahren untersucht. 73 Personen waren Fußgänger (Gruppe 1), 64 Rehabilitanden waren Rollstuhlfahrer; hiervon hatten 29 Personen keine Querschnittlähmung (Gruppe 2) und 35 Personen eine Querschnittlähmung (Gruppe 3).

4. Methodik

Zur Hypothesenbildung wurde mit dem entwickelten Fragebogen nach Unterschieden in der Verarbeitung der Behinderung bei den drei Gruppen gesucht. Hierzu wurden für alle Items des Fragebogens Varianzanalysen und Scheffé-Tests durchgeführt.

5. Ergebnisse

Im folgenden wird über die nach α-Adjustierung noch signifikanten Vergleiche berichtet. Es zeigte sich, daß die rollstuhlgebundenen Jugendlichen unabhängig davon, ob eine Querschnittlähmung vorliegt oder nicht, im Vergleich zur Kontrollgruppe vermehrt über Hemmungen dem anderen Geschlecht gegenüber klagten; ferner über Ängste, daß ihnen ein Liebespartner davonlaufen könnte. Sie klagten im Vergleich zur Kontrollgruppe vermehrt darüber, daß sie von Gesunden „blöd angeglotzt" und mehr bemitleidet werden, als ihnen dies lieb ist. Sie wollen aber genauso wenig wie die Personen der Kontrollgruppe später allein leben. Die ständige Fürsorge anderer Menschen wegen der Behinderung belastete nur die Gruppe der querschnittgelähmten Jugendlichen. Tab. 1 und 2 zeigen die Ergebnisse der Varianzanalysen.

Tabelle 1. Ergebnisse der Varianzanalysen für das Thema Ängste und Hemmungen in Liebesbeziehungen, die nach α-Adjustierung bei 60 Mehrfachvergleichen noch signifikant waren. Dargestellt sind die Skalenmittelwerte des Fragebogens für die drei Gruppen, die miteinander verglichen wurden

| Items | Mittelwerte | | | p-Werte |
	Gruppe 1 $n = 73$	Gruppe 2 $n = 29$	Gruppe 3 $n = 35$	Varianz-analysen
Ich fühle mich dem anderen Geschlecht gegenüber wegen der Behinderung bei der Aufnahme von Kontakten unsicher	1,97	2,93	2,82	$p < 0,01$
Ich glaube, ich habe dem anderen Geschlecht gegenüber größere Hemmungen als Gesunde	1,87	2,72	2,71	$p < 0,05$
Ich habe die Angst, mir könnte später ein Liebespartner davonlaufen	1,86	2,51	3,0	$p < 0,01$
Ich befürchte, wegen der Krankheit bzw. Behinderung wenig Glück in der Liebe zu haben	1,83	2,41	2,8	$p < 0,05$

Tabelle 2. Ergebnisse der Varianzanalysen für Items, die erlebte Überfürsorge und Taktlosigkeit beinhalten, die nach α-Adjustierung bei 60 Mehrfachvergleichen noch signifikant waren. Dargestellt sind die Skalenmittelwerte des Fragebogens für die drei Gruppen, die miteinander verglichen wurden

| Items | Mittelwerte | | | p-Werte |
	Gruppe 1 $n = 73$	Gruppe 2 $n = 29$	Gruppe 3 $n = 35$	Varianz-analysen
Es kommt vor, daß ich mich von Gesunden blöd angeglotzt fühle	1,88	2,97	3,17	$p < 0,01$
Ich habe mich von anderen Menschen mehr bemitleidet gefühlt, als mir lieb war	1,85	2,54	2,69	$p < 0,05$
Die ständige Fürsorge anderer Menschen wegen meiner Krankheit/Behinderung belastet mich	2,04	2,62	3,03	$p < 0,05$

6. Rollstuhlgebundenheit und Ängste in Liebesbeziehungen

Im folgenden wurde überprüft, ob Ängste und Hemmungen in Liebesbeziehungen geschlechtsspezifisch auftreten oder mit Variablen wie Alter, Krankheit bzw. Behinderung in Zusammenhang stehen. Die 4 Regressionsanalysen für die 4 Items des Fragebogens, die Ängste und Hemmungen dem anderen Geschlecht gegenüber beinhalten, zeigten, daß die Variable „Angewiesensein auf den Rollstuhl" als einzige unabhängige Variable in einem signifikanten Zusammenhang mit allen 4 abhängigen Variablen stand. Die anderen unabhängigen Variablen wie Geschlecht, Alter und Krankheitsvariablen erwiesen sich erstaunlicherweise in den schrittweisen Regressionsanalysen als zu vernachlässigende Größen.

7. Sexualität behinderter Jugendlicher als Tabu

Reale sexuelle Beeinträchtigung entsteht am häufigsten infolge von traumatischer Querschnittlähmung oder Spina bifida-Erkrankung. In der Untersuchung gaben aber motorisch behinderte Jugendliche ohne Querschnittlähmung (Gruppe 2) genauso häufig Ängste und Hemmungen in Liebesbeziehungen an wie querschnittgelähmte Jugendliche (Gruppe 3). In den Scheffé-Tests gab es für die ersten drei Items der Skala Ängste und Hemmungen in Liebesbeziehungen, die in der Tab. 1 dargestellt sind, zwischen beiden Gruppen keine Unterschiede.

Die Sexualität behinderter Jugendlicher ist ein Bereich, der für Eltern und Angehörige, aber auch für die Jugendlichen selbst oft tabuisiert ist. Vorurteile über die Unvereinbarkeit von Krankheit oder Behinderung mit einer lebendigen Sexualität sind bei Gesunden und Kranken gleichermaßen tief verwurzelt. Buddeberg (1992) nennt folgende Angstmotive, die als Begründung für ein sexuelles Vermeidungsverhalten oder als Empfehlung zur Asexualität herangezogen werden: Fortpflanzungsängste bei Erbkrankheiten, krankheitsbezogene Ängste, die sexuelle Aktivität könne z. B. ein erneutes Ausbrechen der Krankheit nach sich ziehen und Ansteckungsängste bei Gesunden.

Auf der anderen Seite ist die Krankheitsverarbeitung bei Erwachsenen nach Möhring (1991) unter anderem auch von der Qualität der Liebesbeziehung abhängig. Die Konzepte über Lebensqualität chronisch kranker Erwachsener schließen das Thema Zufriedenheit mit dem sexuellen Lebensbereich ein. Bei behinderten Jugendlichen birgt der sexuelle Lebensbereich besonders viel an Konflikthaftigkeit, da das körperliche Erscheinungsbild in seiner Integrität und ästhetischen Dimension betroffen sein kann. Sichtbare körperliche Behinderungen sind geeignet, schwere Individuationskrisen bei den Jugendlichen zu verursachen, da die Jugendlichen um die Zusammenhänge von Verarbeitung der Behinderung, Lebensqualität und Partnerschaft wissen. Aus den Ergebnissen wird ein großer psychosozialer Beratungsbedarf für jugendliche Rollstuhlfahrer abgeleitet.

Literatur

Buddeberg C (1992) Körpersprache und Körpererleben in der Sexualität. Prax Psycho-
    ther Psychosom 37: 24–35
Möhring P (1991) Krankheitsverarbeitung und Partnerschaft. Prax Psychother Psychosom
    36: 266–273
Muthny FA (1989) Freiburger Fragebogen zur Krankheitsverarbeitung. Beltz, Weinheim

Korrespondenz: Dr. med. Renate Voll, Fachkrankenhaus Neckargemünd, Im Spitzerfeld
25, D-69151 Neckargemünd, Bundesrepublik Deutschland.

X. Verhaltenstherapeutische Settings und Konzepte

Die Bedeutung kognitiver und verhaltensorientierter Therapieelemente in der Routinebehandlung durch niedergelassene Verhaltenstherapeuten

M. Linden

Psychiatrische Klinik und Poliklinik, Freie Universität Berlin,
Bundesrepublik Deutschland

Es gibt seit einigen Jahren eine kontrovers geführte Diskussion um die Frage, ob kognitive Therapie und Verhaltenstherapie eigenständige Psychotherapieformen sind, oder ob mit der sogenannten „kognitiven Wende" kognitive Modelle und Interventionen zusammen mit verhaltensorientierten Vorgehensweisen integrale Bestandteile einer einzigen Therapieform sind. Ein Beleg dafür, daß diese Diskussion weiterhin offen ist, ist die Tatsache, daß der Weltkongreß für Verhaltenstherapie und kognitive Therapie in Kopenhagen 1995 explizit zwei wissenschaftliche Programmkomitees hatte, eines für Verhaltenstherapie und das andere für kognitive Therapie. Die Frage der Integration von kognitiver Therapie und Verhaltenstherapie ist dabei als ein Sonderfall der aktuellen Diskussion um die Überwindung von Schulgrenzen und die Forderungen nach einer „integrativen Psychotherapie" anzusehen (London und Omer 1988).

Verhaltenstherapie und kognitive Therapie haben gemeinsame wie auch unterschiedliche historische Wurzeln. Verhaltenstherapie begann mit den Lernexperimenten von Pavlov (1927), den Experimenten zur Angstentwicklung von Watson (1920) und schließlich der Anwendung auf den klinischen Bereich mit der systematischen Desensibilisierung durch Wolpe (1952). Weitere Entwicklungsschritte waren die Herausarbeitung der Bedeutung des operanten Konditionierens (Skinner 1950) und der Prinzipien des sozialen Lernens (Bandura 1969). Bereits in diesen klassischen lerntheoretischen Paradigmen konnte gezeigt werden, daß dabei auch kognitive Prozesse als intervenierende Variablen von Bedeutung waren (Lundh 1993). Von daher war es kein grundsätzlicher Bruch, daß Kognitionen zunehmend mehr Aufmerksamkeit gewidmet wurde (Mahoney 1974, Meichenbaum 1974), was schließlich in die Entwicklung von kognitiven Theorien, beispielsweise der Depression, und darauf aufbauend eine „kognitive Therapie" mündete, die inzwischen nicht mehr nur bei depressiven Erkrankungen sondern ebenso bei Angsterkrankungen, Abhängigkeitserkrankungen oder Persönlichkeitsstörungen zur

Anwendung kommt (Beck et al. 1979, 1993). Viele Autoren sehen heute Verhaltenstherapie als einen Oberbegriff, unter dem kognitive und verhaltensorientierte Interventionen gleichermaßen in einem Gesamtbehandlungsplan zusammengefaßt werden (Sweet und Loiseaux 1991, Lundh 1993, Beck 1993, Hautzinger 1994).

Unabhängig davon bzw. ergänzend zu diesen theoretischen Überlegungen stellt sich die Frage, inwieweit in der praktischen Anwendung der Verhaltenstherapie kognitive oder verhaltensorientierte Interventionen eingesetzt werden. Welche Relevanz haben diese theoretischen Überlegungen für die praktische Therapie? Die Antwort auf diese Frage hat unmittelbare Konsequenzen für die Qualitätssicherung in der Psychotherapie, für die Indikationszuweisung von Patienten und auch für die Ausbildung zukünftiger Therapeuten.

Unter dieser Fragestellung wurden 1344 Anträge auf Einleitung einer Langzeitverhaltenstherapie inhaltsanalytisch ausgewertet, und dabei wurde untersucht, welche Behandlungsinterventionen im Behandlungsplan genannt werden. Diese Auswertung wurde von der Annahme geleitet, daß die Art, wie Therapeuten ihre Behandlungspläne formulieren, möglicherweise nicht unbedingt widerspiegelt, was sie faktisch tun, aber zumindest ihre handlungsleitenden Theorien und Fallkonzeptualisierungen widerspiegelt. Insofern erlaubt eine Auswertung von Therapieanträgen besser als eine direkte Beobachtung des Therapeutenverhaltens eine Aussage über die theoretischen Bezugssysteme von Verhaltenstherapeuten.

Methode

1344 ausführliche Fallberichte, die im Rahmen des Kassenantragsverfahrens verfaßt wurden, wurden inhaltsanalytisch ausgewertet (Linden et al. 1993, Linden 1996). Trainierte Rater exzerpierten die freien Berichte unter Anwendung eines Kategorienmanuals. Die Interrater-Reliabilität erwies sich mit einem Kappa-Wert von $\kappa = 0{,}70$ als zufriedenstellend. Die Klassifikation der Behandlungsinterventionen lehnte sich an das Psychotherapiemanual von Linden und Hautzinger (1981, 1996) an. Es wurde anschließend eine Zuordnung der einzelnen Interventionen zur kognitiven Therapie, zur Verhaltenstherapie und zur sozialen Lerntheorie vorgenommen.

Ergebnisse

Die Therapeuten nennen in den Behandlungsplänen der Anträge insgesamt 71 verschiedene, wenn auch partiell überlappende Behandlungsinterventionen (Tab. 1). Dies sind im Durchschnitt 5,3 Techniken pro Behandlungsfall. Die häufigsten Nennungen entfallen auf die progressive Relaxation nach Jacobson, auf kognitive Therapie ohne nähere Spezifizierung und auf Selbstsicherheitstraining.

Tabelle 1. Kognitive und verhaltenstherapeutische Behandlungsmethoden

Methoden	N	% N = 1344
Kognitive Techniken	1240	92,3
Kognitive Therapie (allgemein)	650	48,3
Selbst-Verstärkung	258	19,2
Problemlösen	252	18,7
Selbstverbalisation	248	18,4
Systemat. Desensibilisierung in sensu	239	17,7
Selbst-Kontrollverfahren	215	16,0
Kognitive Therapie (Ellis)	191	14,2
Kognitive Therapie (Beck)	184	13,7
Selbstbeobachtung	145	10,8
Analyse automatischer Gedanken	127	9,4
Gedankenstopp	96	7,1
Streß-Inokulation	87	6,5
Alternative Erklärungen	73	5,4
Kognitives Rehearsal	53	3,9
Beobachtung dysfunktionaler Gedanken	33	2,4
Zeitprojektion	19	1,4
Verdeckte Kontrolle	18	1,3
Verdeckte Verstärkung	18	1,3
Idealisierte Selbst-Imagination	15	1,1
Verdeckte Sensitivierung	10	1,0
Verhaltenstherapie-Techniken	1217	90,6
Progressive Muskelrelaxation	678	50,4
Aktivitätspläne	305	22,6
Verhaltensanalyse	256	19,0
Exposition	206	15,3
Angstmanagement-Training	158	11,7
Verstärkung	134	10,0
Tagespläne	124	9,1
Diskriminationstraining	98	7,3
Kontakttraining	71	5,3
Verhaltenspläne	68	5,1
Kontrakting	57	4,2
Stimuluskontrolle	48	3,6
Autogenes Training	47	3,5
Reaktionsveränderung	40	3,0
Reaktionsverhinderung	37	2,7
Verhaltensbeobachtung	31	2,3
Gelenktes Üben	30	2,2
Biofeedback	27	2,0
Atemtraining	26	1,9
Hierarchiebildung	24	1,8
Streßtraining	15	1,1
Emotionstraining	14	1,0

Tabelle 1 (Fortsetzung)

Methoden	N	% N = 1344
Mediatorentraining	13	1,0
Tragersstrukturierung	12	0,9
Paradoxe Intervention	10	0,7
Symptomverschreibung	10	0,7
Extinktion	9	0,7
Bestrafung	5	0,4
Risikoattacke	4	0,3
Prophylaxe Strategien	4	0,3
Blasenkontrolltraining	3	0,2
BASIC-ID	2	0,1
Aversionsbehandlung	1	0,1
Stottertraining	1	0,1
Techniken des Sozialen Lernens	975	72,5
Assertiveness-Training	553	41,1
Training sozialer Kompetenz	460	34,2
Kommunikationstraining	165	12,2
Modeling	54	4,0
Interaktionstraining	44	3,3
Andere Techniken	350	26,0
Paar-Therapie	175	13,0
Empathie	84	6,2
Beratung	35	2,6
Neurolinguistisches Programmieren	26	1,9
Familientherapie	23	1,7
Sexual-Therapie	17	1,3
Hypnotherapy und Autosuggestion	17	1,3
Bio-energetik	10	0,7
Imagination	7	0,5
Schmerztherapie	6	0,4
Verwöhnprogramm	6	0,4
Focusing	4	0,3

Die häufigsten kognitiven Interventionen sind Selbstverstärkung, Problemlösung, Desensibilisierung in sensu und Selbstkontrollverfahren. Die häufigsten Verhaltenstherapieverfahren sind Entspannung, Tagespläne, Verhaltensanalyse, Exposition und Angstmanagement. Verfahren des sozialen Lernens sind Selbstsicherheitstraining, Training der sozialen Kompetenz oder Kommunikationstraining. Kognitive Methoden werden insgesamt in 92,3%, verhaltenstherapeutische Verfahren in 90,6% und Verfahren des sozialen Lernens in 72,5% aller Fälle genannt.

Tabelle 2. Behandlungsverfahren in Abhängigkeit von der Diagnose

Methoden	Depressive Störung % n = 222	Angst-Störung % n = 99	Somatisierungs- Störung % n = 23	sign. * $p < 0,1$ ** $p < 0,01$
Kognitive Therapie	95,0	82,8	95,7	**
Verhaltenstherapie	85,6	94,9	95,7	*
Soziales Lernen	76,1	62,6	69,6	*
Andere Techniken	22,5	31,3	26,1	

Untersucht man die Beziehung zwischen Behandlungsinterventionen und verschiedenen Störungen wie Depression oder Angst, dann sieht man schwerpunktmäßig Unterschiede derart, daß bei depressiven Störungen kognitive Interventionen und bei Angsterkrankungen verhaltensorientierte Methoden wie Extinktionsverfahren vergleichsweise häufiger zur Anwendung kommen (Tab. 2). Insgesamt gilt jedoch, daß beide Gruppen von Behandlungsinterventionen in über 80 % aller Fälle unabhängig von der Diagnose genannt werden. Ein anderer Indikator für die therapieleitenden Konzepte der Behandler sind die in den Anträgen genannten Autoren, auf die sich die Therapeuten beziehen, um zu erklären, was sie zu tun gedenken. Die ersten Ränge nehmen Jacobson (1938) mit der progressiven Relaxation, Ellis (1984) und Beck (1993) als kognitive Therapeuten sowie Ullrich (1973) und Meichenbaum (1974) als Verhaltenstherapeuten und Vertreter der sozialen Lerntheorie ein. Es wechseln sich also Autoren, die für die unterschiedlichen Theorieansätze stehen, in bunter Reihenfolge ab.

Diskussion

Zunächst einmal ist es wichtig darauf hinzuweisen, daß die berichteten Daten an einer repräsentativen Stichprobe von Verhaltenstherapeuten erhoben wurden, die im Rahmen der kassenärztlichen Versorgung routinemäßig Patienten behandeln. Die Befunde sind also keine theoretischen Sollwerte, sondern beschreiben, was unter dem Titel „Verhaltenstherapie" derzeit in Deutschland faktisch zu verstehen ist.

Die Ergebnisse sind sehr eindeutig und lassen keine großen Spielräume für Interpretationsalternativen. Kognitive Interventionen und verhaltenstherapeutische Methoden im engeren Sinne kommen in nahezu allen Fällen und auch diagnoseübergreifend gemeinsam in den vorgelegten Behandlungsplänen vor. Dies gilt unbeschadet der Tatsache, daß es störungsabhängig schwerpunktmäßige Bevorzugungen der einen oder anderen Interventionsform gibt, wie beispielsweise den Einsatz von Expositionsverfahren bei Angsterkrankungen. Dies bedeutet, daß der Begriff „kognitive Verhaltenstherapie" besser als kognitive Therapie oder Verhaltenstherapie allein den derzeitigen Entwicklungsstand der angewandten Verhaltenstherapie charakterisiert.

Diese Feststellung führt zu einigen Schlußfolgerungen. Die Integration von kognitiven und verhaltensorientierten Modellen und Techniken muß in der Ausbildung von Therapeuten hinreichende Berücksichtigung finden. Das gleiche gilt auch für die Forschung. Des weiteren läßt die Praxis in der Routine auch keinen Raum für eine Trennung zwischen kognitiver Therapie und Verhaltenstherapie, beispielsweise in Publikationen, Zeitschriften, Berufsverbänden oder der Zulassung von Psychotherapeuten.

Literatur

Bandura A (1969) Principles of Behavior Modification. Holt, Rinehart & Winston, New York

Beck AT, Rush AJ, Shaw BF, Emery G (1979) Cognitive Therapy of Depression. Guilford Press, New York

Beck AT (1993) Cognitive Therapy – Nature and Relation to Behavior Therapy. J Psychother Pract Res 2 (4): 345–356

Ellis A (1984) Rational-Emotive Therapy. In: Corsini (ed) Current Psychotherapies. Peacock Press, Itasca, Ill.

Hautzinger M (ed) (1994) Kognitive Verhaltenstherapie bei psychischen Erkrankungen. Quintessenz, Berlin

Jacobson E (1938) Progressive Relaxation. University Press, Cicago (Midway Reprint 1974)

Linden M (1996) Cognitive-Behaviour Therapy Under Conditions of Routine Treatment in the General Health Care System. Behav Cogn Psychother 24: 39–50

Linden M, Förster R, Oel M, Schlötelborg R (1993) Verhaltenstherapie in der kassenärztlichen Versorgung: Eine versorgungsepidemiologische Untersuchung. Verhaltenstherapie 3: 101–111

Linden M, Hautzinger M (1981) Psychotherapie-Manual; Sammlung psychotherapeutischer Techniken und Einzelverfahren. Springer, Berlin Heidelberg New York

Linden M, Hautzinger M (1996) Verhaltenstherapie. Springer, Berlin Heidelberg New York

London P, Omer H (1988) Metamorphosis in Psychotherapy: End of the Systems Era. Psychotherapy 25: 171–180

Lundh LG (1993) The Role of Behaviour and Cognition in Psychotherapy. Towards an Integration. Scand J Behav Ther 22: 3–30

Mahoney M (1974) Cognition and Behavior Modification. Ballinger, Cambridge, Mass.

Meichenbaum D (1974) Cognitive Behavior Modification. General Learning Press, Morristown, N.J.

Pavlov IP (1927) Conditioned Reflexes. Translated by GV Anrep. Liveright, New York

Sweet AA, Loizeaux AL (1991) Behavioral and Cognitive Treatment Methods. A Critical Comparative Review. J Behav Ther Exp Psych 22: 159–185

Skinner BF (1950) Are Theories of Learning Necessary? Psych Rev 57: 193–216

Ullrich R, Ullrich de Muynck R (1973) Assertiveness-Training-Programm (ATP). In: Brengelmann J, Tunner W (eds) Behavior Therapy – Verhaltenstherapie. Urban & Schwarzenberg, München

Watson JB (1920) Conditioned Emotional Reactions. J Exp Psych 3: 1–14

Wolpe J (1952) Experimental Neurosis as Learned Behavior. Brit J Psych 43: 243–269

Korrespondenz: Prof. Dr. med. Dipl.-Psych. Michael Linden, Psychiatrische Klinik und Poliklinik, Freie Universität, Eschenallee 3, D-14050 Berlin, Bundesrepublik Deutschland.

Zur Konzeptualisierung einer verhaltenstherapeutischen Station in einer psychiatrischen Universitätsklinik

A. Schmidtke, **B. Weinacker**, **V. Hocke** und **H. Beckmann**

Psychiatrische Klinik und Poliklinik, Universität Würzburg,
Bundesrepublik Deutschland

1. Einleitung

Stationäre Psychotherapie und insbesondere stationäre Verhaltenstherapie ist nur sinnvoll, wenn das gesamte Stationssetting dem Therapiekonzept angepaßt ist. Lediglich in einen stationären Rahmen verlegte Konzepte ambulanter Einzeltherapien rechtfertigen weder Aufwand noch Kosten einer stationären Verhaltenstherapie (vgl. Steiner und Thommen 1989). Aufgrund der bei den meisten Patienten impliziten Zielvorgabe des Problembewältigens im „realen Leben" (einschl. der bei rehabilitativen Maßnahmen vorgegebenen Zielvorgaben des Wiederherstellens der Erwerbsfähigkeit oder der Abwehr der Gefährdung der Erwerbsfähigkeit) sollte eine stationäre Verhaltenstherapie „realitätsnah", d. h., wenn möglich, sehr dicht an den alltäglichen Problemfeldern des Patienten, angelegt sein. Eine stationäre VT sollte daher auch im allgemeinen nicht in einem „geschützten" Rahmen stattfinden, denn aus diesen theoretischen Gründen leitet sich ab, daß „in der Therapie ... die externe Wirklichkeit zumindest simuliert werden können" muß (Zielke 1994, S 15). Hierzu sind bestimmte Bedingungen notwendig, denn der größte Teil (Zielke schätzt 2/3) aller therapeutischen Bewältigungsaktivitäten in der stationären Verhaltenstherapie findet außerhalb der Klinik statt. Etwa die Hälfte der innerklinischen Bemühungen dient lediglich der Vorbereitung und Aufarbeitung solcher Erprobungen. Aus diesem Grunde soll das stationäre Setting als Therapievariable auch nur, falls unbedingt notwendig, eingesetzt werden, und daher soll grundsätzlich versucht werden, die stationäre Bedingung so wenig wie möglich als „Störvariable" wirken zu lassen. Ein solches Gesamtkonzept sollte bestrebt sein, die Patienten soweit wie möglich im häuslichen Umfeld bzw. an der Arbeitsstelle zu lassen (bzw. so schnell wie möglich wieder dorthin zu integrieren), um „Störungen" durch den Klinikaufenthalt zu vermeiden und um Problemlösungstechniken im realen Umfeld üben zu können. Zur Abschätzung dieser Möglichkeiten sollten auch ambulante Vorgespräche dienen. Aufgrund der notwendigen „Realitätsnähe" sollte die stationäre Phase der Therapie daher einerseits so lange wie nötig, auf der anderen Seite aber so kurz wie möglich dauern, um den Patienten nicht länger als erforderlich aus der für das Umsetzen der neuen Problembewältigungsstrategien notwendigen realen Umgebung herauszunehmen.

Eine Psychotherapiestation einer Psychiatrischen Klinik, vor allem einer psychiatrischen Universitätsklinik, hat neben den eigentlichen Aufgaben der Patientenversorgung aber auch in der Lehre und Forschung mitzuwirken. Die Konzeptualisierung und Organisation einer solchen Station hat sich daher auch nach diesen Aufgaben zu richten.

2. Konzeption einer VT-Station

Aufgrund dieser Bedingungen ist zunächst eine hochgradige Spezifität und Individualisierung bei gleichzeitig breit angelegter fachlicher Kompetenz der beteiligten Berufsgruppen notwendig. Für die Aufrechterhaltung dieses Anspruchs sind im stationären Bereich daher nach Zielke (1994) bestimmte Mindestgrößen erforderlich. Zielke (1994) hält es aus diesem Grunde auch nicht für angebracht, kleine Stationen an Krankenhäuser der Regelversorgung anzuhängen, was nach ihm eine Simplifizierung des therapeutischen Angebotes zur Folge hätte. Die Integration einer solchen Station in eine größere psychiatrische Klinik erlaubt dagegen externe Ressourcen zu nutzen, bei gleichzeitigem „konsiliartherapeutischem" Angebot für die übrigen Stationen. Am Beispiel der Verhaltenstherapiestation der Psychiatrischen Klinik und Poliklinik der Universität Würzburg soll eine solche Konzeptualisierung einer VT-Station vorgestellt werden.

2.1 Stationsgröße und Zusammensetzung der Patienten

Unserer Erfahrung nach sollte sich die Größe einer einzelnen Station bei etwa 16–18 Betten bewegen. Größere Einheiten sind unpraktikabel. Nach den Würzburger Erfahrungen empfiehlt es sich auch nicht, jeweils mehr als 40 % eines Störungsbildes an der Gesamtpatientenzahl der Station zuzulassen (zur Patientenbeschreibung vgl. Hocke et al. 1997).

2.2 Zusammensetzung des therapeutischen Teams und Verantwortlichkeiten

Hauptprinzip der Aufteilung von Verantwortlichkeiten ist aus therapeutischen Gründen – ähnlich wie bei Konzepten der DBT von Linehan (1993) oder dem von der Levendusky-Gruppe vorgeschlagenen Vorgehen bei der stationären Behandlung von Eßstörungen (Levendusky und Dooley 1985) – die Trennung zwischen der psychotherapeutischen Verantwortung und der Therapieplanung einerseits und der medizinisch/psychiatrischen Betreuung sowie der Durchführung des emotionalen Teils der Therapie und dem „Controlling" bzw. Case-Management des therapeutischen Vorgehens andererseits.

Diese Trennung erleichtert dabei vor allem zunächst die Durchführung des „Skilltrainings" bei auftretenden emotionalen Problemen sowie die Unabhängigkeit der Konsequenzensetzung während der Bearbeitung emotionaler Probleme (Levendusky und Dooley 1985, Linehan 1993). Es ist dadurch auch eine bessere Qualitätskontrolle, Feedback und Supervision der „Therapeuten" möglich, die insbesondere bei der Behandlung von Persönlichkeitsstörungen, vor allem Borderline-Persönlichkeitsstörungen, der Unterstützung bedürfen.

Im Detail hat der „Case-Manager" oder „Monitor" die Verantwortung für die „Kontrolle"/das Einhalten des Therapieplanes sowie für die Konsequenzensetzung bei Regelverstößen. Er hat auch zu kontrollieren, ob die Patienten zu ihrem „Recht" kommen. Er ist auch verantwortlich für die Kontrolle der langfristigen Planung und Einhaltung des Therapiekonzeptes (z. B. die Überwachung der weiteren Einbestelltermine, die Überwachung der Durchführung anderer Untersuchungen/Maßnahmen) und das Feedback der Therapeuten. Er bespricht die Therapieplanung mit den übrigen Teammitgliedern und ist verantwortlich für die Qualitätskontrolle (z. B. die Einzelfallanalysen).

Der „Emotionale Therapeut" hat die Rolle des „individuellen" Therapeuten. Er ist verantwortlich für den „emotionalen Teil" der Therapie, d. h. die eigentliche Problembearbeitung. Durch diese Aufgabentrennung ist sie/er nicht verantwortlich für die Konsequenzensetzung, auch nicht verantwortlich für die medikamentöse Betreuung. Daher entfällt die Rolle des „Verteidigers" von Konsequenzen, und es entstehen weniger Konfliktmöglichkeiten bei Regelverstößen im stationären Rahmen.

Der „Skilltrainer" ist verantwortlich für das Vermitteln von Fähigkeiten, die aufgrund der Verhaltensanalyse (VA) als notwendig zur Problemlösung angesehen werden (z. B. Verhaltensdefizite wie Emotionsregulierung, Selbstsicherheit, Entspannung, soziale Fähigkeiten, Wissen um Störung).

Der Arzt/Psychiater ist verantwortlich für die somatische Untersuchung und Behandlung. Wir erachten eine solche Trennung auch für angebracht, wenn der emotionale Psychotherapeut selbst Arzt ist. Ähnlich wie bei der Trennung Case-Manager und emotionaler Therapeut entfällt dadurch auch die Diskussion um Medikamente während der Übungsphasen oder der emotionalen Therapie.

2.3 Notwendige therapeutische Standardgruppen

Ausgehend von der individuellen Verhaltensanalyse und den Therapiezielen wird eine individuelle Therapieplanung erstellt. Meist zeigen sich im Verhaltensrepertoire Defizite, die die Auftretenswahrscheinlichkeit des problematischen Verhaltens erhöhen (vgl. Schaller und Schmidtke 1983, Tuschen 1996) bis hin zu Persönlichkeitsstörungen (Fiedler 1995b). In der individuellen Therapie sollten daher aus ökonomischen und lerntheoretischen Gründen (z. B. Gruppe als Tool zum Erlernen bestimmter Fähigkeiten) verhaltenstherapeutische Standardgruppen als „Bausteine" für die Therapie vorgesehen und angeboten werden. Hierzu sollten aus dem bestehenden Angebot zur Verbesserung des Verhaltensrepertoires (vgl. etwa Fiedler 1995a) folgende Gruppen in einem Minimalangebot vorhanden sein:

- Entspannungsgruppe (progressive Muskelentspannung nach Jacobson) (täglich),
- Konzentrationsgruppe (täglich),
- Gedankenstopgruppe (täglich; z. B. nach Schmidtke und Schaller 1996),
- Gruppe zum Training sozialen Verhaltens (2/Woche),
- Selbstsicherheitsgruppe (2/Woche; z. B. nach Ullrich und Ullrich 1978, Ullrich de Muynck und Forster 1974, Schneider 1994),
- Streßbewältigungsgruppe (2/Woche; z. B. nach Kaluza et al. 1988, Kessler und Galen 1989, Pfingsten und Hinsch 1991),
- euthyme Gruppe („Genußtraining", 2/Woche; z. B. nach Lutz 1983),
- zieloffene Gruppen (2/Woche),
- „Kognitive" Depressionsgruppe (2/Woche),
- Wissensgruppe (z. B. zu spezifischen Problemfeldern),
- Therapiekontrollgruppe (für entlassene Patienten; alle drei Wochen).

Diese Gruppen dienen auch der psychotherapeutischen Ausbildung der Ärzte und Psychologen. Pro Gruppe sollte es dabei eine(n) Verantwortliche(n) geben. Die Durchführung einer Gruppe mit einem Ausbildungskandidaten sollte vorher besprochen werden (Theorie), die Gruppe wird dann zunächst einmal zusammen mit dem Supervisor durchgeführt, dann von dem Ausbildungskandidaten unter Supervision alleine. Alle Gruppen sollen standardisiert angeboten werden, so daß jeder individuelle Therapeut auf die gleichen gelernten Skills zurückgreifen kann.

Der Ablauf des Gruppenbesuchs hat sich nach den in der VA eruierten Verhaltensdefiziten zu richten und sollte einer internen Funktionalität folgen (vgl. Abb. 1). Gruppenangebote, die lediglich dazu dienen, die Patienten „zu

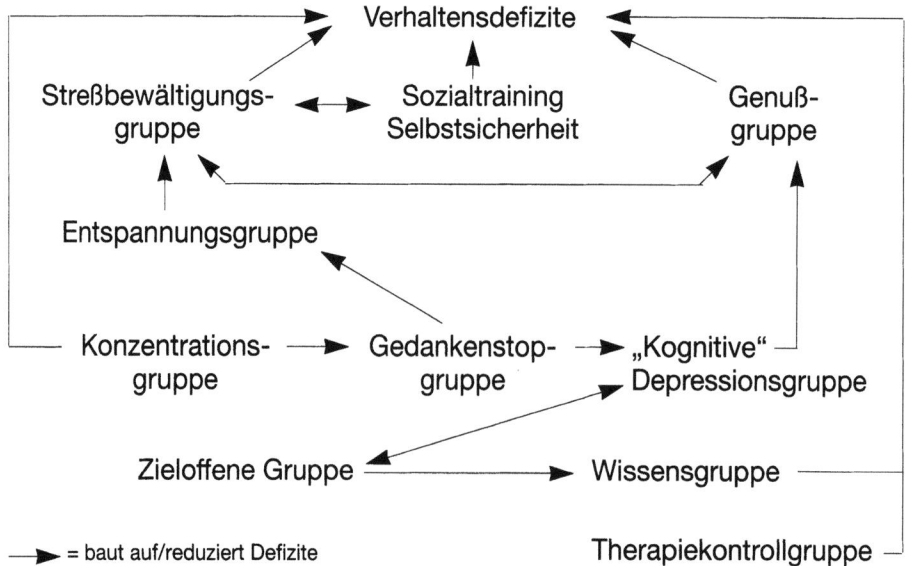

Abb. 1. Schematischer Plan des Aufbaus der Gruppen und der Interaktion der in den Gruppen zu lernenden Kompetenzen

beschäftigen" oder zu unterhalten, halten wir im Rahmen einer stationären VT für unangebracht.

Neben diesen Gruppen wird auf das übrige Angebot der Klinik zurückgegriffen: Beschäftigungs- und Arbeitstherapie (letztere z. T. in Eigenregie), Sportgruppen, AA, etc.

2.4 Zeitliche Planung der Therapie/Therapiekontrolle

Abb. 2 zeigt ein grobes Schema der Struktur und des zeitlichen Ablaufes der Therapie. Neben der individuellen Therapie (in deren Rahmen die therapeutischen Bausteine angeboten werden), sollte versucht werden, die Patienten so weit wie möglich im häuslichen Umfeld bzw. an der Arbeitsstelle zu lassen (bzw. so schnell wie möglich wieder dorthin zu integrieren), um „Störungen" durch den Klinikaufenthalt zu vermeiden und um Problemlösungstechniken im realen Umfeld üben zu können. Dieses Ziel soll in der Regel durch Übungen im realen Umfeld (unter Umständen zunächst auch mit Begleitung durch die Therapeuten) und Arbeitspraktika (falls möglich an der eigenen Arbeitsstelle) erreicht werden. Falls aufgrund der Entfernung des Wohnortes von der Klinik dies nicht möglich sein sollte, werden betroffene Angehörige z. T. einbestellt (z. B. grundsätzlich bei Zwängen) und mit ihnen in der Station oder, falls notwendig, auch in Hotels geübt. Bei den Arbeitspraktika wird versucht, im Ort der Klinik bzw. auch in der Klinik „ausgelagerte" arbeitstherapeutische Praktikumsplätze zur Verfügung zu stellen. Zur Erprobung werden auch Beurlaubungen durchgeführt, die gegen Ende der Behandlung zunehmen. Eine

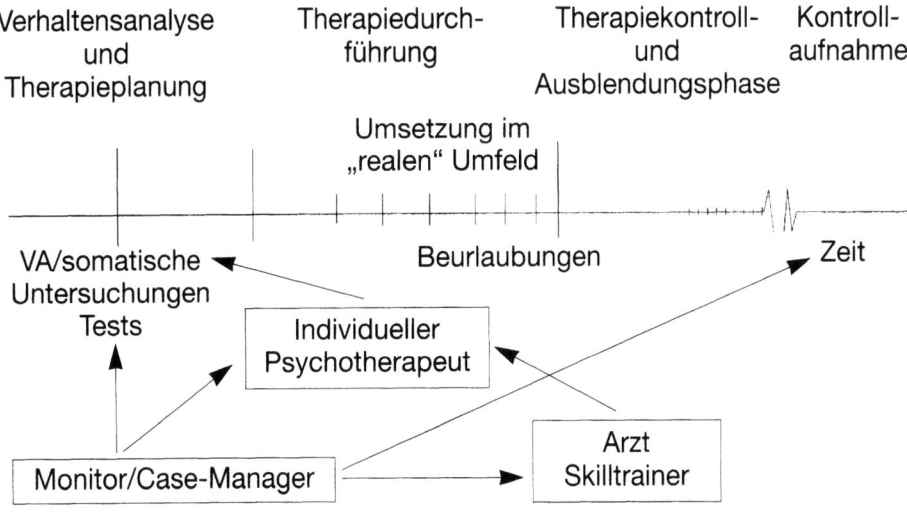

Abb. 2. Zeitliches Schema des Therapieplanes und der Therapiekontrolle

VT-Station sollte daher auch nach Bedarf vollstationär, tages- wie auch nacht-
klinisch, behandeln können.

Der therapeutische Prozeß wird dabei fortlaufend durch den Monitor evaluiert und kontrolliert, ob die Therapie dem Plan, den Bedürfnissen der
Patienten bzw. den sich aus der Evaluation ergebenden notwendigen Änderungen entspricht. Zur Rückfallsprophylaxe dienen bei spezifischen Störungen – ähnlich wie „Inspektionen" – gezielte Wiedereinbestellungen (teilweise auch i. S. von „Booster-Behandlungen"), die der Case-Manager überwacht.
Eine ambulante Therapiekontrollgruppe überprüft ebenfalls den langfristigen
Transfer und die Umsetzung der stationär erlernten Techniken.

Literatur

Beck A, Freeman A, Pretzer J, et al. (1993) Kognitive Therapie der Persönlichkeits-
    störungen. Beltz – Psychologie, Weinheim
Fiedler P (1995a) Psychoedukative Verhaltenstherapie in Gruppen – Eine systematische
    stichwortorientierte Übersicht über zugängliche Konzepte und Therapiemanuale. Ver-
    haltensmodifikation und Verhaltensmedizin 16: 35–53
Fiedler P (1995b) Persönlichkeitsstörungen, 2. überarbeitete Aufl. Beltz – Psychologie,
    Weinheim
Hocke V, Schmidtke A, Mangold R, Weinacker B (1997) Psychotherapiepatienten in der
    Psychiatrie: Selektion „schwerer" Fälle? In diesem Band
Kaluza G, Basler HD, Henrich S (1988) Entwicklung und Evaluation eines Programmes
    zur Streßbewältigung. Verhaltensmodifikation und Verhaltensmedizin 9: 22–41
Kessler A, Gallen M (1989) Der erfolgreiche Umgang mit täglichen Belastungen – ein Pro-
    gramm zur Streßbewältigung. Röttger, München
Levendusky PG, Dooley CP (1985) An Inpatient Model for the Treatment of Anorexia ner-
    vosa. In: Emmett S (ed) Theory and Treatment of Anorexia nervosa and Bulimia.
    Brunner/Mazel, New York
Linehan M (1993) Cognitive-Behavorial Treatment of Borderline Personality Disorder.
    Guilford Press, New York
Lutz R (1983) Genuß und Genießen: Zur Psychologie des genußvollen Erlebens und Han-
    delns. Beltz, Weinheim
Margraf J (1996) Grundprinzipien und historische Entwicklung. In: Margraf J (Hrsg)
    Handbuch der Verhaltenstherapie, Bd 1, S 1–30. Springer, Berlin Heidelberg New York
Pfingsten U, Hinsch R (1991) Gruppentraining sozialer Kompetenz (GSK). Beltz – Psycho-
    logie, Weinheim
Ross A, Petermann F (1987) Verhaltenstherapie mit Kindern und Jugendlichen. Hippo-
    krates, Stuttgart
Schaller S, Schmidtke A (1983) Verhaltensdiagnostik. In: Groffmann KJ, Michel L (Hrsg)
    Enzyklopädie der Psychologie, Themenbereich B, Serie II, Bd 4, Verhaltensdiagno-
    stik, S 489–701. Hogrefe, Göttingen
Schmidtke A, Schaller S (1996) Suizidales Verhalten. In: Margraf J (Hrsg) Handbuch der
    Verhaltenstherapie, Bd 2, S 135–145. Springer, Berlin Heidelberg New York
Schmitz B, Fydrich T, Limbacher K (Hrsg) (1996) Persönlichkeitsstörungen: Diagnostik
    und Psychotherapie. Beltz – Psychologie, Weinheim
Schneider R (1994) Selbstsicherheitstraining. In: Zielke M, Sturm J (Hrsg) Handbuch sta-
    tionäre Verhaltenstherapie, S 395–424. Beltz, Weinheim

Steinhausen HC, Aster M (Hrsg) (1993) Handbuch Verhaltenstherapie und Verhaltensmedizin bei Kindern und Jugendlichen. Beltz – Psychologie, Weinheim,

Steiner S, Thommen M (1989) Stationäre Psychotherapie – eine Episode? Lang, Bern

Tuschen B (1996) Problemanalyse. In: Margraf J (Hrsg) Handbuch der Verhaltenstherapie, Bd 1, S 179–187. Springer, Berlin Heidelberg New York

Ullrich R, Ullrich R (1978) Soziale Kompetenz. Pfeiffer, München

Ullrich de Muynck R, Forster T (1974) Selbstsicherheitstraining. In: Kraiker C (Hrsg) Handbuch der Verhaltenstherapie, S 351–368. Kindler, München

Zielke M (1994) Entwicklung der stationären Verhaltenstherapie. In: Zielke M, Sturm J (Hrsg) Handbuch stationäre Verhaltenstherapie, S 7–27. Beltz, Weinheim

Zielke M, Sturm J (Hrsg) (1994) Handbuch stationäre Verhaltenstherapie. Beltz, Weinheim

Korrespondenz: Priv.-Doz. Dr. phil. Armin Schmidtke, Psychiatrische Klinik und Poliklinik, Universitäts-Nervenklinik, Füchsleinstraße 15, D-97080 Würzburg, Bundesrepublik Deutschland.

Psychotherapiepatienten in der psychiatrischen Klinik: Selektion „schwerer" Fälle?

V. Hocke[1], **A. Schmidtke**[1], **R. Mangold**[2] und **B. Weinacker**[1]

[1] Psychiatrische Universitätsklinik, Würzburg, Bundesrepublik Deutschland
[2] Klinik für Psychiatrie und Psychotherapie, Fulda,
Bundesrepublik Deutschland

1. Einleitung

Im allgemeinen werden in der Literatur zur Evaluationsforschung von Psychotherapien Behandlungsfälle nicht nach Schweregrad differenziert. In der Regel wird bei Therapiestudien auf Homogenität von Diagnosen geachtet, damit Indikationsstellung, Interventionsstrategien und Erfolgskriterien nachvollziehbar bleiben. In den Ergebnisdarstellungen und Diskussionen sind aber immer kleinere oder größere Kollektive von Patienten als ungebessert zu finden, wobei Therapieabbrecher dabei häufig auch als Therapieversager eingestuft werden. Angaben, ob es sich hier um Fehldiagnosen oder eventuelle Fehlbehandlungen handelt, oder aber, ob weitere, nicht dargestellte Variablen den Therapiemißerfolg moderieren, fehlen häufig (Schmidt 1991). Es stellt sich daher die Frage, ob es sich bei diesen Gruppen um sogenannte „schwere Fälle" handelt und welche operationalisierbaren Kriterien dieser Einstufung zugrunde gelegt werden können.

Werden einerseits die Diagnosen zwar nicht nach Schweregraden unterschieden, so ist andererseits in der Zuweisungspraxis doch aufgrund der Ausprägung der Psychopathologie und der Auswirkungen auf die Umwelt und auch durch die Wahl des Arztes/Therapeuten beim Erstkontakt bzw. dessen Erfahrungs- und Ausbildungshintergrund implizit eine Selektion von Patienten zur Psychotherapie anzunehmen.

So werden sowohl bei der Beurteilung von Anträgen zur ambulanten Psychotherapie, vor allem aber auch vor Beginn einer stationären Psychotherapie, Kriterien, die es ermöglichen, die Schwere einer Störung zu beurteilen, und Parameter der Selektion darstellen, angewendet. Die häufig erwähnte Praxis, Vorgespräche vor einer stationären Aufnahme durchzuführen, dient explizit als Selektionsfilter, potentielle „Mißerfolgspatienten" nicht aufzunehmen. Zu den Beurteilungskriterien gehört dabei insbesondere, in wieviel Therapien der Patient bereits erfolglos behandelt wurde. Die Anzahl der bisher stattgefundenen Therapien wird somit zu einer Variablen der „Schwere der Therapierbarkeit der Störung" (Zielke 1993).

Der Schweregrad einer psychischen Störung kann sich aber auch in problematischen sozialen Interaktionen und in einer Beeinträchtigung der Arbeitsfähigkeit manifestieren. Drohen Scheidung oder „Entfernung" aus dem gemeinsamen Haushalt und/oder kommen Schulden und evtl. gerichtliche Auseinandersetzungen in der Folge einer Erkrankung hinzu, kann dies ebenfalls die „Schwere" einer Störung anzeigen. Auch lange Krankschreibungszeiten, die zusammen mit häufigen somatischen Krankenhausaufenthalten und einer hohen Anzahl ambulanter psychotherapeutischer Vorbehandlungen im Vorfeld dann ‚endlich' stattfindender stationärer Psychotherapie gefunden werden, weisen in die gleiche Richtung (Zielke 1993). Diese zunehmenden sozialen Schwierigkeiten und drohende Arbeitsplatzproblematik können oft überhaupt erst die Einsicht bei den Patienten ermöglichen, daß eine psychische Krankheit vorliegt. Oft wird auch erst durch diese Schwierigkeiten der Weg in eine Beratung oder Therapie gebahnt, die Weichenstellung erfolgt dann in ambulante oder stationäre Settings.

Obwohl vordergründig oft so beurteilt, sind die Krankheitsdauer und damit die Chronizität einer Krankheit/Störung dagegen weniger als Parameter der Schwere einer Störung anzunehmen. Es ist davon auszugehen, daß es lange bestehende Störungen gibt, die so milde verlaufen oder kompensiert werden können, daß sie zwar diagnostizierbar sind, aber keine der o. g. Folgen nach sich ziehen. Dies bedeutet, daß es Verläufe gibt, die die sozialen Beziehungsgefüge nicht zunehmend belasten, so daß nicht mehr als sporadischer ambulanter Betreuungsbedarf besteht. Sicher sind aber auch Verläufe anzunehmen, die zwar behandelt werden müssen, dann aber remittiert bleiben.

Von solchen milden chronischen Verläufen einer Krankheit abzugrenzen ist hingegen das chronische Krankheitsverhalten eines Patienten. Sich als chronisch krank zu verhalten, obwohl die medizinischen Befunde dies nicht rechtfertigen, führt zu einer Einschränkung des Lebensraumes bis hin zu Arbeits- und dann Erwerbsunfähigkeit (Zielke 1993, Zielke und Sturm 1994). Ein solches Verhalten würde eher die Schwere einer psychischen Störung anzeigen und wahrscheinlich auch häufige ambulante und stationäre Behandlungen bedingen.

Die Anzahl stationärer und ambulanter psychotherapeutischer Vorbehandlungen stellt somit sicher das härteste Kriterium „schwerer" Fälle bei Einweisungen in eine psychiatrische Klinik dar (Schmidt 1991).

Die Verfügbarkeit von entsprechenden therapeutischen Angeboten ist als Variable bei der Beurteilung von Zuweisungen/Selektion in eine therapeutische Maßnahme ebenfalls zu berücksichtigen (König 1995). Inwieweit der Schweregrad der Störung eine Selektion bedingt, ist bisher noch kaum untersucht.

Das Angebot stationärer Psychotherapie unterscheidet sich sehr durch den jeweiligen institutionellen Rahmen (König 1995, Strauß und Burgmeier-Lohse 1994, Zielke und Sturm 1994, Zimmer 1991). Aufgrund einer anzunehmenden Vorurteilshaltung gegenüber psychiatrischen Einrichtungen werden bei neurotischen Störungen und Persönlichkeitsstörungen wahrscheinlich meist Einweisungen in psychotherapeutisch/psychosomatische Kliniken für eine stationäre Behandlung bevorzugt (König 1995). Die Auswahl unter diesen Einrichtungen wird durch die unterschiedlichen therapeutischen Schulen oder durch das Angebot von spezifischen Behandlungsprogrammen für bestimmte Störungen (Bassler und Hofmann 1994, Hand 1990, Olbrich und Mussgay 1989, Roder et al. 1988, Sulz 1987) bestimmt. Versagen aber ambulante oder stationäre psychotherapeutische Angebote in speziellen Kliniken, so wird unterschiedlich schnell dann auch an eine Einweisung in eine psychiatrische Klinik gedacht.

Es läßt sich daher die Hypothese formulieren, daß durch die Wahl der Institution eine Selektion von Patienten stattfindet (König 1995, Rey 1994): Das Angebot einer stationären Psychotherapie in einer psychosomatischen Klinik oder Abteilung an einem Allgemeinkrankenhaus wird sicher sowohl von Patienten als auch von einweisenden Ärzten der Überweisung in ein psychiatrisches Krankenhaus und/oder eine Universitätsklinik vorgezogen. In der Folge ist somit zu erwarten, daß eher schwierigere Behandlungsfälle in psychiatrische Kliniken eingewiesen werden, und daß sich dies in einer höheren Anzahl an Vorbehandlungen und mehr sozialen Problemen bestätigen läßt.

2. Fragestellung

Anhand des Patientengutes der Verhaltenstherapiestation der Universität Würzburg und der Psychotherapiestation der Psychiatrischen Klinik Fulda wurde der Frage nachgegangen, welche Patienten zur spezifischen psychotherapeutischen Behandlung aufgenommen wurden und ob sich diese Patienten bzgl. demographischer Parameter und stationärer Vorbehandlungen von Psychotherapiepatienten anderer Einrichtungen unterscheiden.

3. Material und Methoden

Die Station der Universitäts-Nervenklinik Würzburg hat 16 Betten und arbeitet seit Mai 1987 mit verhaltenstherapeutischem Schwerpunkt. Es findet keine Vorselektion der Patienten statt. Die Zuweisungen erfolgen von anderen Kliniken einschließlich den verschiedenen Universitätskliniken, von niedergelassenen Therapeuten/Nervenärzten mit dem Auftrag zur Psychotherapie sowie von den offenen und geschlossenen Stationen des Hauses. Die Psychiatrische Klinik Fulda arbeitet seit 1991 mit einer 14-Betten-Station. Die Aufnahmen erfolgen als Akutaufnahmen aus der Notfallambulanz bzw. Übernahmen von der Intensivstation nach einem Suizidversuch. Ferner erfolgen ebenfalls Verlegungen innerhalb der psychiatrischen Klinik bei gegebener Psychotherapieindikation sowie von anderen Abteilungen des Klinikums Fulda nach Konsil.

Für eine Zufallsstichprobe von Erstaufnahmen der Station in Würzburg und die Erstaufnahmen des Jahrgangs 1995 der Station in Fulda wurden die für unsere Fragestellung interessierenden Parameter aus den Krankengeschichten erhoben und deskriptiv statistisch ausgewertet. Soweit in der Literatur (Klinik Berus 1992, Rief 1993, Rief und Fichter 1994, Strauß und Burgmeier-Lohse 1994) vergleichbare Angaben für andere Kliniken zu finden waren, wurden sie unseren Ergebnissen gegenübergestellt.

4. Ergebnisse

4.1 Anzahl

Auf der Psychotherapiestation der psychiatrischen Universitätsklinik Würzburg wurden im Zeitraum 5/87 bis 12/95 877 Patienten erstmalig aufgenommen. Von diesen wurde eine zufällige Stichprobe von $n = 108$ Patienten ausgewählt. Auf der Psychotherapiestation Fulda wurden während des Jahres 1995 $n = 142$ Patienten erstmalig aufgenommen.

4.2 Diagnosen

Die Diagnosen nach ICD 10 gibt Tab. 1 wieder. Die Häufigkeiten sind nicht vergleichbar, da in Würzburg Persönlichkeitsstörungen (F60 und F61) und Minderbegabungen (F07) als Achse-2-Störungen separat erfaßt werden. Für die $n = 39$ Patienten mit einer zusätzlichen Persönlichkeitsstörung/Intelligenzminderung sind in der Tabelle nur die Symptome der Achse 1 angegeben. Hierbei handelt es sich häufig um depressive Episoden, die somit den hohen Anteil der F3-Diagnosen erklären. Ein „Zustand nach Suizidversuch" ist als ICD-10-X-Codierung unter „sonstige" subsummiert. Dissoziative und somatoforme Störungen sind die häufigsten F4-Diagnosen. In Fulda sind die beiden Kategorien F60 und F07 mit den anderen Diagnosen zusammen erfaßt. Die Angaben der Klinik Roseneck waren nach ICD 9 verschlüsselt, so daß keine direkte Vergleichsmöglichkeit bestand. Bei den Patienten der Klinik Fulda wiesen 46,6 % der Patienten mit einer F4-Diagnose eine akute Belastungsreaktion (F43.0), meist verbunden mit Suizidalität oder einem Suizidversuch, auf.

Tabelle 1. Diagnoseverteilung in Würzburg und Fulda

	Würzburg	Fulda
F0: organische psychische Störungen	1,9	2,2
F1: Störungen durch psychotrope Substanzen	1,9	16,1
F2: Schizophrenie, wahnhafte Störungen	15,5	1,8
F3: affektive Störungen	31,1	14,3
F4: neurot./Belastungs-/somatoforme Störungen	30,1	40,3
F5: Verhaltensstörungen mit körperl. Störungen	7,8	3,7
F6x > 1WÜ/F6FD: Persönlichkeits-/Verhaltensstörung	2,9	20,5
F7: Intelligenzminderung	0	0,4
F8: Entwicklungsstörungen	1,9	0
F9: KJ – Verhaltens-/emotionale Störungen	1	0,7
ICD 10 Kap. G, X, Y: sonstige Störungen	5,8	0

4.3 Geschlecht, Familienstand und berufliche Qualifizierung

64,8 % der Stichprobe in Würzburg und 67,6 % der Fuldaer Gruppe waren Frauen. Wesentliche Unterschiede zu Angaben in der Literatur fanden sich nicht.

Ledig waren 56,5 % der Patienten in Würzburg, 32,4 % in Fulda, 32 % der Klinik Roseneck (1993), 30 % der Klinik Berus und 93 % in der Klinik der Universität Kiel. Mit Partner lebten zum Aufnahmezeitpunkt in Würzburg 31,5 %, in Fulda 46,5 %, in Roseneck 63% und in Berus 67 %.

Bzgl. des beruflichen Status waren die Erhebungsparameter der verschiedenen Untersuchungen nicht in allen Kategorien vergleichbar. Soweit beurteilbar, zeigten sich keine auffälligen Unterschiede.

4.4 Altersverteilung, Schulbildung, Erkrankungsdauer, stationäre Vorbehandlungen

Deutlich bildeten sich jedoch Unterschiede in der *Altersverteilung, Schulbildung, Erkrankungsdauer* und Anzahl *stationärer Vorbehandlungen* ab.

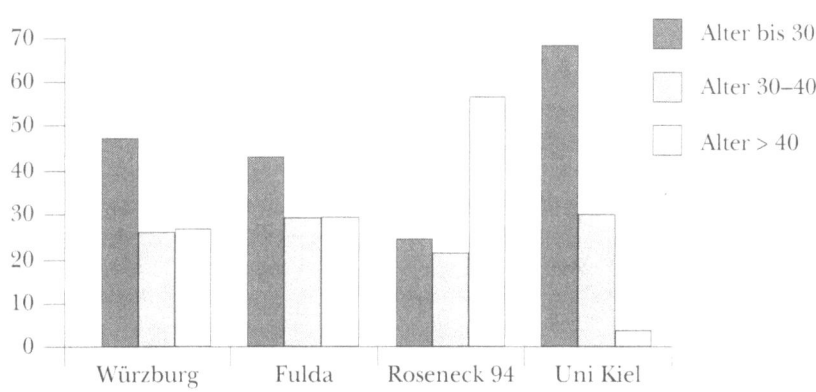

Abb. 1. Altersverteilung in den verschiedenen Kliniken

Bis zu 30jährige Patienten sind in den Psychiatrischen Kliniken Würzburg, Fulda und Kiel häufiger zu finden als in der Psychosomatischen Klinik Roseneck.

Die *schulische Bildung* (Abb. 2) zeigt in der Würzburger Gruppe und in der Kieler Patientengruppe eine Unterrepräsentanz der Hauptschulabgänger gegenüber den Kliniken Roseneck und Berus und ein Überwiegen bei den Abiturienten. In der Fuldaer Untersuchungsgruppe ist wiederum der Anteil der Hauptschulabgänger hoch.

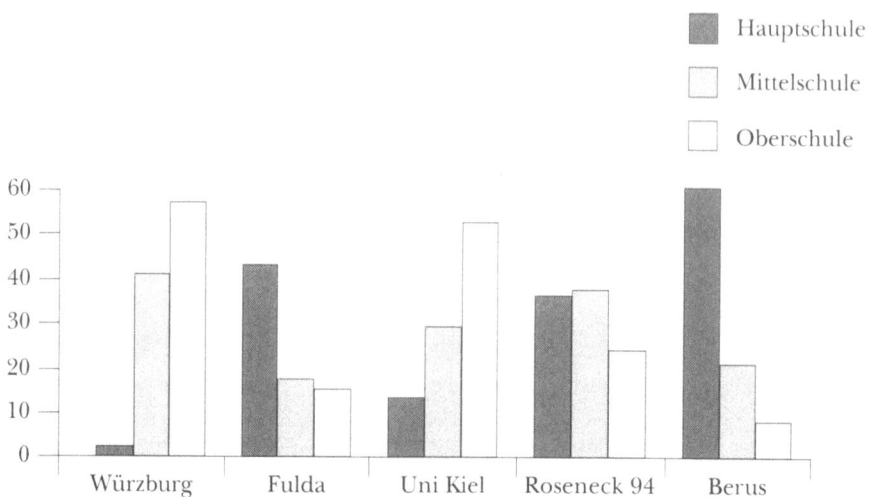

Abb. 2. Schulbildung der Patienten in den verschiedenen Kliniken

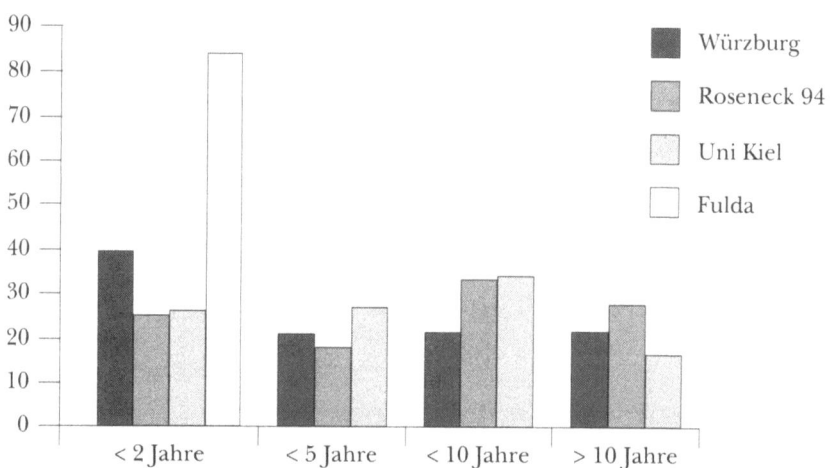

Abb. 3. Erkrankungsdauer vor Beginn der Psychotherapie in den verschiedenen Kliniken

Der Anteil der Patienten mit *kurzem Krankheitsverlauf* (Abb. 3) überwiegt in der Untersuchungsgruppe Würzburg und Fulda deutlich im Vergleich zu den Untersuchungen anderer Kliniken. Mit großer Differenz zu den übrigen Kliniken zeigen 83 % der Patienten des Psychiatrischen Krankenhauses Fulda eine Erkrankungsdauer von weniger als 2 Jahren.

Die Zahl der *stationären Vorbehandlungen* (Abb. 4) ist in der Kategorie „mehr als ein Aufenthalt" in der Würzburger Gruppe deutlich erhöht. Die Mittelwerte für die Anzahl stationärer Aufenthalte beträgt für Würzburg 1,6, für Fulda 0,6 und für Roseneck 0,9. Ohne Berücksichtigung stationärer Aufenthalte waren

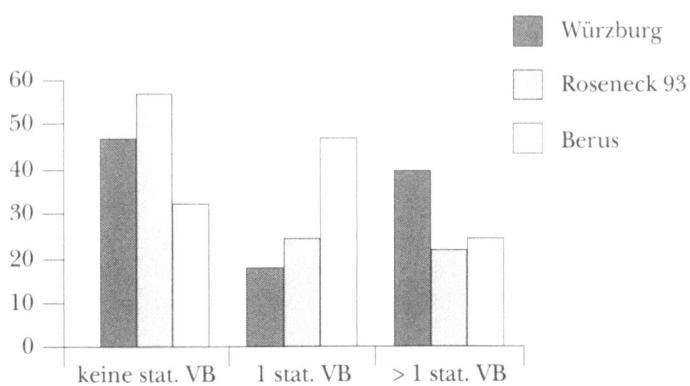

Abb. 4. Stationäre Vorbehandlungen der Patienten der verschiedenen Kliniken

in der untersuchten Würzburger Stichprobe 82,6 % bereits in einer ambulanten Therapie. Werden die Anzahl positiv in der Krankengeschichte vermerkter ambulanter und stationärer Vorbehandlungen zusammen berücksichtig, so konnten nur bei 11,1% aller Patienten keine Vorbehandlungen gefunden werden.

5. Diskussion

Aufgrund der demographischen Parameter ist festzustellen, daß sich die Patienten der verschiedenen Kliniken deutlich unterscheiden. Die Würzburger Patientengruppe ist jünger, hat einen höheren Bildungsabschluß, und die Patienten sind im Vergleich zu den beiden psychosomatischen Kliniken häufiger ledig. Es finden sich eine kürzere Krankheitsanamnese, aber eine höhere Anzahl stationärer Voraufenthalte. Zur Klinik der Universität Kiel besteht ein Unterschied, bezogen auf den Erkrankungsbeginn, dort wurden bereits länger erkrankte Patienten behandelt.

Die Patientenpopulationen der Psychosomatischen Kliniken sind älter, haben auch meist eine längere Krankheitsanamnese. Es sind jedoch weniger stationäre Voraufenthalte zu finden. Außerdem scheint die soziale Integration besser, da sie häufiger in Partnerbeziehungen leben.

Es scheint sich daher die Hypothese zu bestätigen, daß eine Selektion schwererer Verläufe psychischer Erkrankungen bei einer vorgeschlagenen Behandlung in psychiatrischen Kliniken stattfindet. Trotz eines längeren Krankheitsverlaufs seltener Behandlung in Anspruch zu nehmen und eine Partnerschaft zu gründen, spricht gegen eine „schwere" Beeinträchtigung des Lebens durch eine psychische Erkrankung.

Die Variablen „höhere Schulbildung", „jüngeres Alter" und „kürzerer Krankheitsverlauf" könnten jedoch auch auf mögliche Unterschiede in der

Zuweisungspraxis hinweisen. Da jedoch das untersuchte Klientel auch eine hohe Zahl von Vorbehandlungen aufweist, bleibt der Schluß naheliegend, daß nicht nur allein die Anzahl von Vorbehandlungen einen Parameter der Schwere darstellt, sondern auch die hohe Anzahl Vorbehandlungen bezogen auf die Dauer der Erkrankung und das junge Lebensalter.

Ein anderes Bild zeichnet sich für die Klinik Fulda ab, die als Klinik der Vollversorgung Aufnahmepflicht hat. Hier ist zwar die Anzahl der Voraufnahmen im Mittel niedriger als bei der Würzburger, Rosenecker und Berus' Patientengruppe, jedoch sind kurze bis sehr kurze Krankheitsanamnesen zu finden. Unter Berücksichtigung dieser kurzen Krankheitsanamnesen und der hohen Zahl akuter Belastungsreaktionen als Einzeldiagnosen ist für diese Patienten eine Selektion dahingehend festzustellen, daß eher ein Angebot der Behandlung für akute Erkrankungssyndrome wahrgenommen wird. Da sich diese Akuität häufig in Suizidalität oder Suizidversuchen ausdrückt, die ja eine Lebensbedrohung darstellen, ist auch hierin sicher ein Schweregrad einer psychischen Störung zu sehen.

Zusammenfassend läßt sich feststellen, daß die Ergebnisse die Hypothese bestätigen, daß es wahrscheinlich eine Selektion „schwerer" Fälle psychischer Störungen bei der Empfehlung psychotherapeutischer Behandlung in einer psychiatrischen Klinik gibt.

Literatur

Klinik Berus (1992) Der Tätigkeitsbericht für die Jahre 1986–1991

Bassler M, Hoffmann S (1994) Stationäre Psychotherapie bei Angststörungen – ein Vergleich ihrer Wirksamkeit bei Patienten mit generalisierter Angststörung, Agoraphobie und Panikstörung. Psychother Psychosom med Psychol 44: 217–225

Hand I (1990) Verhaltenstherapie bei Angsterkrankungen. In: Möller HJ (ed) Therapie psychiatrischer Erkrankungen. Enke, Stuttgart

König K (1995) Einführung in die stationäre Psychotherapie. Vandenhoeck & Ruprecht, Göttingen, Zürich

Olbrich R, Mussgay L (1989) Reduction of Schizophrenic Deficits by Cognitive Training: An Evaluative Study. Europ Arch Psych Neurol Sci 239: 366–369

Rey E-R (1994) Verhaltenstherapie in einer psychiatrischen Universitätsklinik. In: Zielke M, Sturm J (eds) Handbuch Stationäre Verhaltentherapie, S 127–132. Psychologie-Verlagsunion, Weinheim

Rief W (1993) Jahresbericht der medizinisch-psychosomatischen Klinik, Roseneck

Rief W, Fichter M (1994) Jahresbericht der medizinisch-psychosomatischen Klinik, Roseneck

Roder V, Brenner H-D, Kienzle N, Hodel B (1988) Integriertes psychologisches Therapieprogramm für schizophrene Patienten (IPT). Psychologie-Verlagsunion, Weinheim, München

Schmidt J (1991) Evaluation einer psychosomatischen Klinik. VAS Verlag für Akademische Schriften, Frankfurt

Strauß B, Burgmeier-Lohse M (1994) Evaluation einer stationären Langzeitgruppentherapie – Ein Beitrag zur differentiellen Psychotherapieforschung im stationären Feld. Psychther Psychsom med Psychol 44: 184–192

Sulz SKD (1987) Psychotherapie in der klinischen Psychiatrie. Thieme, Stuttgart New York

Zielke M(1993) Wirksamkeit stationärer Verhaltenstherapie. Psychologie-Verlagsunion, Weinheim

Zielke M, Sturm J (eds) (1994) Handbuch Stationäre Verhaltenstherapie. Psychologie-Verlagsunion, Weinheim

Zimmer F (1991) Kognitive Verhaltenstherapie bei Depressionen. In: Schneider F, Bartels M, Foerster K, Gaertner H (eds) Perspektiven der Psychiatrie. Forschung – Diagnostik – Therapie, S 143–153. Gustav Fischer, Stuttgart

Korrespondenz: Dr. med. Volker Hocke, Psychiatrische Klinik und Poliklinik, Universitäts-Nervenklinik, Füchsleinstraße 15, D-97080 Würzburg, Bundesrepublik Deutschland.

Erfahrungen in einer verhaltensmedizinischen Schmerzambulanz

M. Bach[1], **M. Aigner**[1], **G. Lenz**[1] und **H.-G. Kress**[2]

[1] Klin. Abteilung für Sozialpsychiatrie und Evaluationsforschung,
Universitätsklinik für Psychiatrie, Wien, Österreich
[2] Klin. Abteilung für Allgemeine Anästhesie und Intensivmedizin (B),
Universitätsklinik für Anästhesie und Allgemeine Intensivmedizin, Wien, Österreich

1. Grundlagen der psychotherapeutischen Medizin bei chronischem Schmerz

Entsprechend dem traditionellen Nozizeptions-Modell wird Schmerz als eine rein somato-sensorische Erfahrung verstanden, die – im Sinne eines singulären Reiz-Reaktions-Modells – direkt proportional zum Ausmaß einer organischen Läsion ist. Während dieses Modell viel zum Verständnis akuter Schmerzzustände beigetragen hat, wird es jedoch dem Phänomen chronischer Schmerzen in wesentlichen Punkten nicht gerecht.

Angeregt durch die Gate-Control-Theorie (Melzack and Wall 1965) wird chronischer Schmerz gegenwärtig als psychophysisches Gesamtereignis aufgefaßt, an dessen Entstehung und Aufrechterhaltung neben der biologisch-physiologischen (sensorischen) Ebene auch affektiv-emotionale, motivationale und evaluativ-kognitive Faktoren beteiligt sind. Weiters sind interaktionelle und soziokulturelle Faktoren des Schmerzerlebens und Schmerzausdrucks als Determinanten von Chronifizierungsprozessen wirksam.

Psychosoziale Faktoren des Schmerzes können nun (Mit-)Ursachen oder Folgeprobleme chronischer Schmerzzustände darstellen. Viele chronische Schmerzkranke klagen über Leistungseinbußen, Reizbarkeit und depressive Verstimmung, Versagensängste, Krankheitsbefürchtungen und Schlafstörungen. Die zunehmende affektive Labilität kann sich zum Bild einer depressiven Störung oder Angststörung ausformen, die als Risikofaktoren für die weitere Chronifizierung von Schmerzzuständen bedeutsam sind (Hasenbring et al. 1990). Sozialer Rückzug und fortschreitende Inaktivität führen zu entsprechenden Konsequenzen im privaten (Problem der Legitimation der chronischen Krankenrolle in der Familie), beruflichen (gehäufte Krankenstände, Arbeitsunfähigkeit bis hin zur vorzeitigen Berentung) und gesundheitspolitischen Bereich (übermäßige Inanspruchnahme medizinischer Einrichtungen, Analgetikamißbrauch, daraus resultierend Folgeprobleme).

2. Psychotherapeutische Verfahren bei chronischem Schmerz –
Chancen und Probleme

Infolge der Multidimensionalität des chronischen Schmerzes soll hier für eine komplementäre Anwendung unterschiedlicher Ansätze plädiert werden. Organmedizinische und psychotherapeutische Behandlungsverfahren sind gerade beim chronischen Schmerz nicht als konkurrierende, sondern einander ergänzende Interventionen aufzufassen. Das Spektrum der Methoden, die zur psychotherapeutischen Behandlung chronischer Schmerzen eingesetzt wird, reicht von klassisch verhaltenstherapeutischen (operanten) Verfahren und kognitiv-behavioralen Ansätzen über interpersonelle Psychotherapie, tiefenpsychologisch ausgerichtete Interventionen und Hypnotherapie bis hin zu Gestaltungs- und Kunsttherapien zur Schmerzbewältigung.

Das Therapieziel psychotherapeutischer Behandlungsansätze ist nicht primär die Schmerzfreiheit, sondern die Förderung der Eigenaktivität und Selbstkompetenz der Patienten im Umgang mit den Schmerzen und deren Folgen, sodaß diese nicht passiv-leidend und hilflos ihren Schmerzen ausgeliefert sind, sondern aktiv und bewußt in das Schmerzgeschehen eingreifen können. Ansatzpunkte einer aktiven Schmerzbewältigung sind (1) die Einflußnahme auf die (inneren und äußeren) Auslöser der Schmerzen (Präventivmaßnahmen), (2) die Schmerzreduktion durch Anwendung von Entspannungs- und Imaginationsverfahren, und (3) der Aufbau gesundheitsbezogener Maßnahmen (z. B. Reduktion des Analgetikakonsums, gestufter Aktivitätsaufbau, psychosoziale Rehabilitation und Reintegration) mit dem Ziel einer Förderung von Lebensqualität trotz chronischer Schmerzen (Turk et al. 1983, Basler et al. 1990, Basler und Kröner-Herwig 1995).

Die Präferenz des vorliegenden Artikels für verhaltensmedizinisch ausgerichtete Behandlungsansätze erklärt sich aus der theoriegeleiteten und gleichzeitig handlungsorientierten Vorgehensweise, die der Forderung nach Wissenschaftlichkeit und empirischer Überprüfbarkeit der vorgeschlagenen Interventionsstrategien entgegenkommt. Dementsprechend sind es auch die verhaltensmedizinischen Verfahren, deren Wirksamkeit bei chronisch Schmerzkanken gegenwärtig empirisch am besten belegt ist. So finden sich in den meisten Untersuchungen zur Effizienz verhaltensmedizinischer Behandlungsprogramme klinische signifikante Besserungen für ca. 60–70 % der behandelten Patienten; die Aufrechterhaltung des Therapieerfolges im Sinne eines Langzeiteffektes konnte in mehreren Follow-up-Untersuchungen nachgewiesen werden (Basler et al. 1990).

Trotz des belegten Wirksamkeitsnachweises psychotherapeutischer Maßnahmen gelangen nur wenige Patienten mit chronischen Schmerzen in eine entsprechende Behandlung (Basler et al. 1990). Eine mögliche Erklärung wäre die weitgehende Ablehnung psychiatrisch-psychotherapeutischer Behandlungsansätze aufgrund eines unikausalen somatischen Krankheitskonzeptes vieler Schmerzpatienten (wie auch vieler Ärzte), demzufolge chronischer Schmerz ausschließlich als Konsequenz einer körperlichen Schädigung oder Funktionsstörung verstanden wird. Häufig werden chronische Schmerzpatienten erst dann einer gezielten psychosozialen Diagnostik und Therapie zuge-

führt, wenn eine umfassende somato-medizinische Diagnostik keine hinreichenden Befunde erbracht hat oder entsprechende Behandlungsversuche
nicht zu einer eindeutigen Schmerzreduktion geführt haben. So wird der
Vorschlag, einen Psychiater bzw. Psychotherapeuten beizuziehen, in dieser
Situation oftmals als „ultima ratio" der Schmerztherapie verstanden und führt
bei vielen Patienten zu der – durchaus berechtigten – Angst, als „eingebilde-
te Kranke" angesehen und abgeschoben zu werden (Klinger 1992).

Eine grundlegende Voraussetzung für das Gelingen jeglicher psychotherapeutischer Behandlung ist der Aufbau einer entsprechenden Psychotherapie-
Motivation – dies insbesondere in der Versorgung jener Patienten, die primär
eine psychiatrisch-psychotherapeutische Behandlung ablehnen. Eine Verbesserung der psychotherapeutischen Versorgung von chronischen Schmerzpatienten im Sinne rechtzeitiger, vollständiger Diagnosestellung und angemessener (Mit-)Behandlung erfordert daher entsprechende Basiskompetenzen
der primär versorgenden Ärzte sowie eine ausreichende – im günstigsten Falle
kontinuierliche – Verfügbarkeit von Spezialisten. In diesem Zusammenhang
wurden daher mehrfach interdisziplinäre Kooperationsmodelle zwischen Psy-
chiatrie/Psychotherapie/klinischer Psychologie und somatisch ausgerichteten
Fachbereichen vorgeschlagen (Herzog und Hartmann 1990, Basler et al. 1990,
Klinger 1992).

3. Die Verhaltensmedizinische Schmerzambulanz mit Konsiliar-Liaison-Dienst

An der Universitätsklinik für Psychiatrie Wien wurde im Jahr 1995 eine Ver-
haltensmedizinische Schmerzambulanz mit vorgeschaltetem Konsiliar-Liai-
son (C/L)-Dienst an der Schmerzambulanz der Universitätsklinik für Anästhesie und Allgemeine Intensivmedizin (Abteilung B) eingerichtet. Zielsetzung
war die Implementierung des folgenden mehrstufigen psychiatrisch-psychotherapeutischen Versorgungsmodells (siehe Tab. 1).

Chronische Schmerzpatienten werden zur differentialdiagnostischen
Abklärung und/oder interdisziplinären Therapieplanung von niedergelassenen Fachärzten oder anderen Kliniken an die Anästhesiologische Schmerzambulanz zugewiesen. Die regelmäßige Anwesenheit des psychiatrischen C/L-
Dienstes an der Anästhesiologischen Schmerzambulanz ermöglicht nun eine
frühzeitige Einbindung in die Differentialdiagnostik und Therapieplanung von
Schmerzpatienten. Dies wird auf dem Weg einer direkten Kommunikation zwischen dem anästhesiologischen und psychiatrischen Fachbereich gewährleistet (z. B. durch gemeinsame Fallbesprechungen). Weiters stellt die Begutachtung und Beratung chronischer Schmerzpatienten einschließlich Motivationsaufbau zur Psychotherapie eine erste, vielleicht entscheidende Phase zur
komplementären psychotherapeutischen Versorgung dieser Patienten dar.
Bei entsprechender Indikation werden weiterführende psychopharmakologische und/oder psychotherapeutische Interventionen teils direkt an der
Anästhesiologischen Schmerzambulanz, teils an einer eigens dafür einge-
richteten Verhaltensmedizinischen Schmerzambulanz an der Universitäts-

Tabelle 1. Interventionsziele der Verhaltensmedizinischen Schmerzambulanz mit Konsiliar-
Liaison-Dienst

---

1. Konsiliarmodell:
- Kontaktaufnahme und psychiatrische Untersuchung chronischer Schmerzpatienten
  an dem Ort, den die Patienten selbst zur Behandlung der Beschwerden aufsuchen
    → Vermeidung von langen Überweisungswegen, die meist auf Ablehnung stoßen
    → Früherkennung psychischer Störungen bei chronischen Schmerzpatienten

2. Liaisonmodell:
- Regelmäßige und direkte Rücksprache mit zuweisenden (nicht-psychiatrischen) Ärzten
    → Verbesserung der Zuweisungsmodalitäten bzw. Patientenselektion
    → Gegenseitige Wissensvermittlung bezüglich neuer Diagnose- und Behandlungs-
      verfahren für chronische Schmerzen

3. Patientenbetreuung:
- Beratung und Behandlung von chronischen Schmerzpatienten
    → Förderung der Behandlungsmotivation hinsichtlich psychopharmakologischer
      und/oder psychotherapeutischer Interventionen
    → Einleitung weiterführender Behandlungsmaßnahmen (z. B. ambulante Schmerz-
      bewältigungsgruppe an der Verhaltensmedizinischen Schmerzambulanz)

4. Forschung:
- Planung und Durchführung interdisziplinärer Forschungsprojekte
    → Evaluation von multimodalen (psycho-somatischen) Dokumentations- (bzw. Dia-
      gnose-)Systemen und Behandlungsplänen
    → Annäherung an eine multidimensionale Sichtweise chronischer Schmerzen

---

klinik für Psychiatrie veranlaßt. Die personelle Kontinuität im psychiatrisch-
psychotherapeutischen Bereich (C/L-Dienst und weiterbehandelnder Psychiater bzw. Psychotherapeut) erhöht die Compliance der Patienten hinsichtlich dieser Therapieansätze.

4. Ergebnisse des ersten Beobachtungsjahres
und Schlußfolgerungen

In einem ersten 12-monatigen Beobachtungszeitraum wurden insgesamt 68
Patienten dem psychiatrischen C/L-Dienst zugewiesen. Davon wurden 49 Patienten einer psychiatrischen bzw. psychotherapeutischen Behandlung zugeführt. Rund 72 % der Untersuchten wiesen eine primäre psychische Störung
auf, die in engem Zusammenhang mit der Schmerzsymptomatik stand. Bei
rund 70 % der Untersuchten bestand eine Indikation für eine Psychopharmakotherapie (insbesondere eine Antidepressiva-Therapie), bei rund 30 % für
eine ambulante Schmerzbewältigungsgruppe. Insbesondere fand sich ein
hoher Prozentsatz von Patienten mit einer somatoformen Störung (59 %)
(siehe Abb. 1), für die die psychiatrisch-psychotherapeutische Behandlung die
Therapie der Wahl darstellt. Diese Zahlen unterstreichen die klinische Rele-

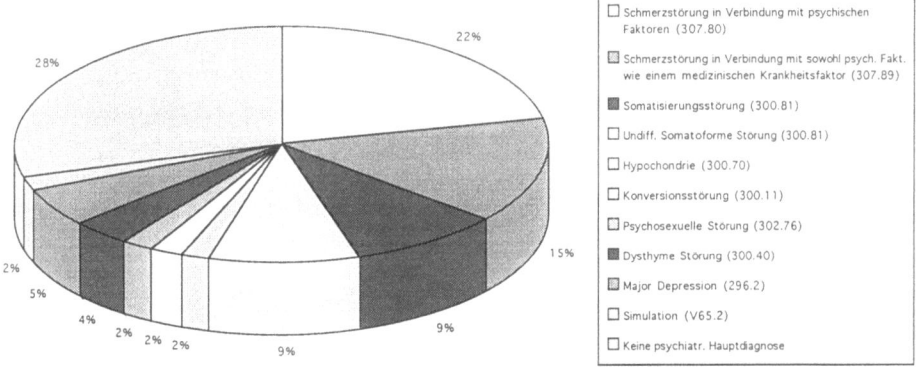

Abb. 1. Psychiatrischer C/L-Dienst: DSM-IV-Diagnosen bei chronischen Schmerzpatienten
($n = 68$)

vanz des psychiatrischen *Konsiliar-Modells* als komplementäre Versorgungs-
einrichtung für chronische Schmerzpatienten.

Die beobachteten Häufigkeiten für psychische Störungen liegen deutlich
über den aus bisherigen klinischen und epidemiologischen Studien erwarteten Prävalenzraten. Dies weist auf eine gezielte Patientenselektion seitens der
Mitarbeiter der Anästhesiologischen Schmerzambulanz hin und unterstreicht
die Brauchbarkeit des psychiatrischen *Liaison-Modells,* das die direkte Beratung
nicht-psychiatrischer Fachbereiche hinsichtlich Diagnostik und Therapie psychischer Störungen vorsieht.

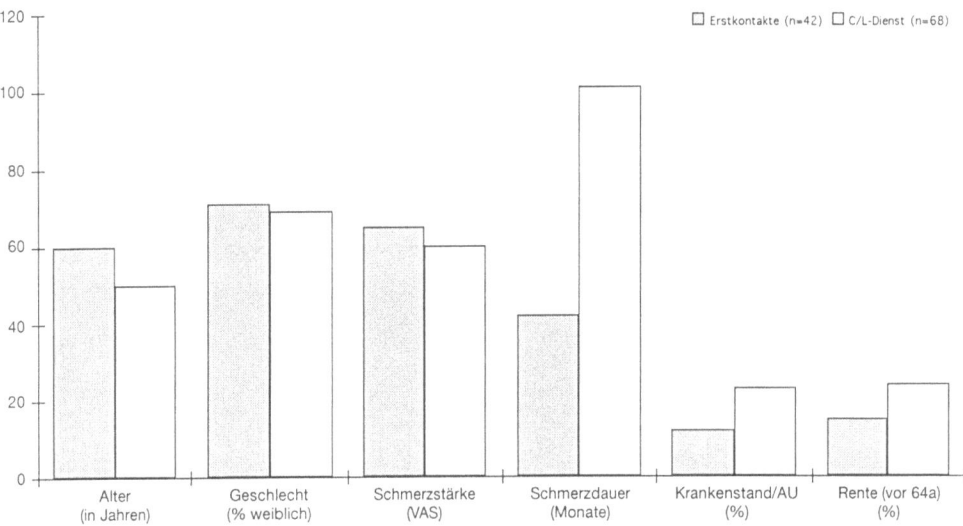

Abb. 2. Schmerzambulanz: Vergleich von Erstkontakten mit Zuweisungen zum psychiatrischen C/L-Dienst

Die untersuchten Patienten wurden weiters mit einer konsekutiven Stichprobe von 42 Patienten, die sich im Lauf eines Monats erstmals an die Anästhesiologische Schmerzambulanz wandten (= Erstkontakte), verglichen (siehe Abb. 2). Im Vergleich zu den Erstkontakten zeigten die Patienten des C/L-Dienstes eine signifikant längere Erkrankungsdauer und Zeichen stärkerer psychosozialer Behinderung (häufiger Krankenstände, Arbeitsunfähigkeit und vorzeitige Berentung).

Die beobachteten Prävalenzraten für psychische Störungen sowie das Ausmaß an psychosozialer Behinderung unterstreichen den Schweregrad und die Chronizität der Erkrankung bei den untersuchten Schmerzpatienten. Hierbei sollte betont werden, daß es sich bei der Anästhesiologischen Schmerzambulanz um eine spezialisierte medizinische Einrichtung handelt, an die Schmerzpatienten erst nach längerer „Patientenkarriere" gelangen. Aus sozialpsychiatrischer Sicht ergibt sich demnach die *Forderung nach frühzeitiger Diagnosestellung und Behandlung psychischer Störungen bei chronischen Schmerzpatienten* – beispielsweise im Rahmen der primärmedizinischen Versorgung – mit dem Ziel, einer weiterreichenden Chronifizierung und Invalidität vieler Betroffener auch mit Hilfe psychiatrisch-psychotherapeutischer Interventionsstrategien entgegenwirken zu können.

Literatur

Basler HD, Franz C, Kröner-Herwig B, Rehfisch H, Seemann H (1990) Psychologische Schmerztherapie. Springer, Berlin Heidelberg New York

Hasenbring M, Marienfeld G, Ahrens S, Soyka D (1990) Chronifizierende Faktoren bei Patienten mit Schmerzen durch einen lumbalen Bandscheibenvorfall. Der Schmerz 4: 138–150

Herzog T, Hartmann A (1990) Psychiatrische, psychosomatische und medizinpsychologische Konsiliar- und Liaisontätigkeit in der Bundesrepublik Deutschland. Nervenarzt 61: 281–293

Klinger R (1992) Versorgung chronischer Schmerzpatienten: Organisatorische Aspekte. In: Geissner E, Jungnitsch G (Hrsg) Psychologie des Schmerzes, S 369–380. Psychologie-Verlags-Union, Weinheim

Melzack R, Wall PD (1965) Pain Mechanism: A New Theory. Science 150: 971–978

Turk DC, Meichenbaum D, Genest M (1983) Pain and Behavioral Medicine: A Cognitive-Behavioral Perspective. Guilford Press, New York

Korrespondenz: Univ.-Doz. Dr. med. Michael Bach, Klinische Abteilung für Sozialpsychiatrie und Evaluationsforschung, Universitätsklinik für Psychiatrie, Währinger Gürtel 18–20, A-1090 Wien, Österreich.

XI. Diagnostik und Prozeßforschung

Operationalisierte Psychodynamische Diagnostik (OPD)

G. Rudolf[1], **M. Cierpka**[2], **H. J. Freyberger**[3], **G. Heuft**[4] und **W. Schneider**[5]

[1] Psychosomatische Universitätsklinik, Heidelberg,
Bundesrepublik Deutschland
[2] Universitätsklinik und Poliklinik für Psychosomatik und Psychotherapie,
Schwerpunkt Familientherapie, Göttingen, Bundesrepublik Deutschland
[3] Klinik und Poliklinik für Psychiatrie und Psychotherapie, Universität Bonn,
Bundesrepublik Deutschland
[4] Klinik für Psychotherapie und Psychosomatik, Rheinische Landes- und
Hochschulklinik, Essen, Bundesrepublik Deutschland
[5] Klinik und Poliklinik für Psychosomatik und Psychotherapeutische Medizin,
Universität Rostock, Bundesrepublik Deutschland

1. Die Entwicklung operationalisierter psychodynamischer Diagnostik

Quantifizierungen und Operationalisierungen widersprechen in ihrer Entscheidungslogik dem traditionellen psychodynamischen Denkstil, der individuelle Beschreibungen gegenüber Kategorialdiagnosen bevorzugt, der möglichst wenig Festlegungen trifft, um der Potentialität künftiger Entwicklungen Raum zu lassen, und der es ablehnt, Patienten in ihren Befunden zu objektivieren, statt ihnen intersubjektiv zu begegnen.

Gleichwohl haben Systematisierungen der psychodynamischen Diagnostik eine Tradition, die bis in die 50er Jahre zurückreicht: Gill et al. (1954) entwickelten ein dynamisches Interview, das insbesondere die Beziehung zwischen dem Untersucher und dem Patienten fokussiert. Balint (1961) stellte auf der Grundlage seines Interviewschemas eine jeweilige psychodynamische Hypothese über den Zusammenhang zwischen der Symptombildung und der unbewußten Konfliktsituation her. Eine stärkere Betonung der biographischen und der strukturellen Aspekte in der Diagnostik weist das Schema der tiefenpsychologischen Anamnese auf, das von Schultz-Hencke (1951) entwickelt und von Mitgliedern seiner Arbeitsgruppe differenziert wurde (Dührssen 1981). Eine stärker theoriegeleitete Orientierung des diagnostischen Vorgehens findet sich im Hampstead-Index von Freud (1962). Wie dieser strebt auch das strukturelle Interview von Kernberg (1981) eine entwicklungsbezogene Diagnostik an. Hier wird zwischen unterschiedlichen Funktionsniveaus der Persönlichkeit (neurotisch, Borderline, psychotisch) unterschieden. Die Einschätzung psychischer Funktionen des Patienten auf psychodynamischer Grundlage intendiert das System Kapp (Weinryb und Rössel 1991). Die wenigsten der genannten Instrumente sind jedoch gleichzeitig gut praktikabel und befriedigend reliabel, d. h. sie sind z. T. nicht scharf genug operationalisiert oder stark an theoretische Annahmen gebunden.

Angesichts der unbefriedigenden Situation der psychodynamischen Diagnostik konstituierte sich 1992 der Arbeitskreis OPD (Operationalisierte Psychodynamische Diagnostik). Unter Mitarbeit von ca. 30 Wissenschaftlern aus 10 Universitäten entwickelte und erprobte diese Gruppe ein diagnostisches Modell, bestehend aus fünf Achsen. Das System schließt sich in der fünften Achse an ICD 10 an und versteht sich insofern als psychodynamischer Kontrapunkt zur syndromalen Diagnostik der ICD 10.

Mittlerweile ist die konzeptionelle Arbeit an der OPD beendet. Für die fünf Achsen wurden umfangreiche Manuale erstellt, welche die einzelnen Bereiche theoretisch begründen und anhand klinischer Beispiele operationalisieren; sie sind in einem Handbuch zusammengefaßt (Arbeitskreis OPD 1996). Publiziert sind Übersichtsartikel über das Gesamtsystem (Cierpka et al. 1995, Schneider et al. 1995), Arbeiten über den Teilaspekt der Struktur (Rudolf et al. 1995) und über das zugehörige Interview (Janssen et al. 1996) sowie über die Ergebnisse von Reliabilitätsstudien (Freyberger et al. 1996, Rudolf et al. 1996).

Im folgenden werden die relevanten Aspekte der einzelnen Achsen vorgestellt. In der Achse I (Krankheitserleben) steht die Erfahrung des erkrankten Subjekts im Mittelpunkt. Die Achse II (Beziehung) beschreibt, in welchen Mustern der Patient habituell seine Beziehungen zu anderen gestaltet. In diesem Spannungsfeld sucht die Achse III (Konflikt) nach typischen vorbewußten Konflikten. Die Achse IV (Struktur) schätzt ein, in welchem Umfang dem Patienten psychische Funktionen zur Gestaltung seiner inneren und äußeren Welt zur Verfügung stehen. Die Achse V (Syndrome) entspricht, wie bereits ausgeführt, der ICD 10.

2. OPD-Achse I: Die Einschätzung des Krankheitserlebens und Behandlungsvoraussetzungen

Das Krankheitserleben und die Behandlungsmotivation des Patienten sehen wir als relevante diagnostische Merkmale an, die im Prozeß der Indikationsstellung zur Psychotherapie Berücksichtigung finden sollten. Forschungsarbeiten zum „Coping" oder der „Krankheitsbewältigung" haben seit den sechziger Jahren Tradition und sind insbesondere zu Beginn in einem erheblichen Ausmaß von der Streßforschung beeinflußt worden. Obwohl auf diesem Feld eine Vielzahl von elaborierten Konzepten existiert (z. B. das transaktionale Copingmodell von Lazarus 1966, Lazarus und Folkman 1984) und auch im deutschsprachigen Raum eine Reihe von Selbstbeschreibungsskalen zur Untersuchung der Krankheitsverarbeitung vorliegt, haben wir uns dafür entschieden, die Dimension der „Krankheitsverarbeitung" in der OPD so praxisnah wie möglich zu konstruieren und auch ein besonderes Augenmerk auf die Berücksichtigung von affektiven Aspekten zu legen. So fanden die verfügbaren Erhebungsinstrumente zum Coping, die alle schwerpunktmäßig auf die Erhebung von kognitiven Variablen abzielten, schon aus inhaltlichen Gründen keine Berücksichtigung. Darüber hinaus sollte auch die Achse I – Diagnostik als Fremdbeurteilung durch den Interviewer auf der Grundlage eines semistrukturierten Interviews erfolgen, so daß sich eine Adaptation bereits vorhandener Copingfragebögen, die meist Selbstbeurteilungsskalen sind, nicht anbot.

Konzeptionell sind wir bei der Konstruktion der Achse I davon ausgegangen, daß sowohl das Krankheitserleben wie der individuelle Zugang des Patienten zu psychosomatischen oder somatopsychischen Zusammenhängen und auch seine Behandlungsmotivation ein Resultat einer komplexen Interaktion aus Persönlichkeitsvariablen (Traitvariablen), der konkret vorliegenden Erkrankung und früheren wie aktuellen Behandlungserfahrungen darstellen. Sind die Persönlichkeitsvariablen eher als zeitlich stabile – situationsübergreifende – Muster anzusehen, so finden wir auf der Ebene der Erkrankung im Gesamt ihrer Belastungen wie auch der Behandlungserfahrungen Variablen mit einem starken situativen Bezug (Statevariablen).

Das Krankheitserleben wird als ein Teilbereich der Krankheitsverarbeitung verstanden, der von der Art der vorliegenden Erkrankung sowie von den Bewältigungskompetenzen des Patienten beeinflußt wird, aber gleichzeitig wieder auf die Bewältigungsfähigkeiten zurückwirkt. Die Behandlungsvoraussetzungen werden als abhängig von der Art des Krankheitserlebens, der Reflexionsfähigkeit des Patienten über psychosomatische oder somatopsychische Zusammenhänge sowie seiner Behandlungsmotivation in einem relevanten Ausmaß von gesellschaftlich tradierten Krankheits- und Behandlungskonzepten beeinflußt werden. Diese Einflußnahme vollzieht sich sowohl über direkte Erfahrungen im Gesundheitswesen als auch über Berichte oder Wertungen in öffentlichen Medien.

Die Achse-I-Diagnostik der OPD soll grundsätzlich sowohl bei Patienten mit psychischen, psychosomatischen und auch somatischen (somatopsychischen) Erkrankungen angewendet werden können. Die Achse umfaßt 19 Items, die jeweils bezüglich vier Ausprägungsgraden („nicht vorhanden", „niedrig", „mittel", „hoch" und der Kategorie „nicht beurteilbar") eingestuft werden sollen. Die Items sind nicht im Sinne einer Gesamtskala zu verstehen, so daß keine Aufaddierung von Punktwerten vorzunehmen ist.

Schweregrad des
  1. somatischen Befundes,
  2. psychischen Befundes,
  3. Leidensdruck,
  4. Beeinträchtigung des Selbsterlebens,
  5. Ausmaß der körperlichen Behinderung,
  6. sekundärer Krankheitsgewinn.

Einsichtsfähigkeit für
  7. psychosomatische Zusammenhänge,
  8. somatopsychische Zusammenhänge.

Einschätzung der geeigneten Behandlungsform:
 9. Psychotherapie,
10. körperliche Behandlung.

Motivation zur
11. Psychotherapie,
12. körperlichen Behandlung,
13. Compliance.

Symptomdarbietung:
14. die somatische Symptomatik stellt sich dar,
15. die psychische Symptomatik stellt sich dar,
16. psychosoziale Integration,
17. persönliche Ressourcen,
18. soziale Unterstützung,
19. Angemessenheit der subjektiven Beeinträchtigung zum Ausmaß der Erkrankung.

Wie auch für die anderen OPD-Achsen steht für die Achse „Krankheitserleben und Behandlungsvoraussetzungen" ein Manual zur Verfügung sowie eine Synopsis, in der für die jeweiligen Ausprägungsgrade der Merkmale prägnante Charakterisierungen aufgeführt sind.

Nachdem in der ersten Phase der OPD-Entwicklung bereits empirische Überprüfungen der Interraterreliabilität der einzelnen Achsen durchgeführt worden sind (siehe Freyberger et al. 1996), stehen nun nach Erscheinen der ersten Version der Operationalisierten Psychodynamischen Diagnostik (OPD) umfangreiche empirische Überprüfungen der Achsen wie des Gesamtsystems an. Neben den Gesichtspunkten Reliabilität sind insbesondere Fragen der Validität von Interesse. Ein Vergleich der diagnostischen Bewertung von Patienten der psychosomatischen Ambulanz mit Patienten aus dem psychosomatischen Konsildienst an der Universitätsklinik Rostock mit der Achse „Krankheitserleben und Behandlungsvoraussetzungen" hat erste Hinweise auf eine gute klinische Validität des Instruments gezeigt. Beide Gruppen unterscheiden sich in charakteristischer Weise auf den unterschiedlichen Merkmalen der Achse I.

Aktuell ist eine multizentrische Validitätsstudie zur Achse I im Konsil- und Liaisonbereich geplant, bei der die Validität des Instrumentes mit unterschiedlichen Methoden (externe Validierung an einem Außenkriterium, faktorielle Validierung und Aspekte der Konstruktvalidität) überprüft werden wird. In einer Reihe von OPD-Trainingsseminaren hat sich in den verschiedenen Schulungsgruppen bereits eine nennenswerte Anzahl von Hinweisen bezüglich einzelner Items der Achse I ergeben, die sicherlich Berücksichtigung bei einer Überarbeitung der Achse finden werden.

3. OPD-Achse II: Zur Diagnostik von Erleben und Verhalten in Beziehungen

Mit der OPD-Beziehungsachse werden die für einen Patienten charakteristischen Erlebens- und Verhaltensweisen abgebildet, wie sie sich in seinen gegenwärtigen und vergangenen sozialen Beziehungen typischerweise ereignen bzw. ereignet haben. Die Abbildung beschränkt sich dabei auf die dysfunktionellen Beziehungsgestaltungen des Patienten.

Voraussetzung für die Einschätzung der zentralen Beziehungsgestaltung als Fremdrating in der klinischen Diagnostik ist eine ausreichende Kenntnis der Beziehungsgestaltungen des Patienten. Grundlage für die Einschätzung bilden die folgenden zwei Informationsquellen:

- Die vom Patienten im therapeutischen Gespräch geschilderten Beziehungserfahrungen: In den Erzählungen des Patienten über tatsächlich erlebte bedeutsame Interaktionen mit „signifikanten anderen" erschließen sich sein subjektives Erleben und seine Beziehungserfahrungen auf anschauliche und effiziente Weise.
- Die szenisch-interaktionellen Informationen aus der Interaktion mit dem Patienten: Für den Diagnostiker ist das Beziehungsverhalten des Patienten im Erstgespräch der direkten Beobachtung zugänglich. Neben der beobachtbaren Beziehungsgestaltung des Patienten können das eigene Erleben und die eigenen Reaktionen des Diagnostikers (Gegenübertragung) als Informationen genutzt werden.

Die Erlebensperspektiven

Entsprechend den beiden unterschiedlichen Informationsquellen wird bei der Diagnostik des zentralen Erlebens und Verhaltens in Beziehungen zwischen den Erlebensperspektiven des Patienten und denen des Untersuchers unterschieden.

Erlebensperspektive des Patienten (Perspektive A)

Die innere Vorstellung des Patienten von seiner Beziehungsgestaltung ergibt sich aus seinen Schilderungen. Ihnen kann entnommen werden, welche Beziehungsaspekte er selbst in seinem eigenen Verhalten und dem seiner Interaktionspartner erleben und benennen kann.

Erlebensperspektive des Diagnostikers (Perspektive B)

Der Untersucher beobachtet die Beziehungsgestaltung des Patienten im Kontakt mit ihm selbst (Übertragung) und das eigene Erleben und die eigenen Reaktionen auf den Patienten. Er beschreibt, wie er den Patienten und sich selbst (Gegenübertragung) in der Interaktion erlebt.

Der Untersucher soll bei dieser Beschreibung darauf achten, daß seine Beurteilung eine über singuläre Interaktionen hinausgehende Gültigkeit besitzt: Sowohl die eigenen Gegenübertragungsreaktionen als auch die vom Patienten berichteten Beziehungsverhaltensweisen anderer sollen Schlußfolgerungen ermöglichen, wie Interaktionspartner das Beziehungsverhalten des Patienten erleben und wie sie sich ihm gegenüber wahrscheinlich verhalten. Diese äußere Perspektive kann sich mit dem Erleben des Patienten decken, sie kann jedoch auch andere Aspekte enthalten und somit von ihr abweichen.

Die interpersonellen Positionen

Dysfunktionelle interpersonelle Beziehungsmuster werden als spezifische Konstellation a) der habituellen Beziehungsgestaltung des Patienten und b) der typischen Reaktionsweisen seiner Sozialpartner beschrieben. Das Inventar organisiert dementsprechend die diagnostische Einschätzung der Beziehungsdynamik anhand der folgenden zwei interpersonellen Positionen, die für Perspektive A und Perspektive B unterschiedlich zu formulieren sind:
Für die Erlebensperspektive des Patienten gilt die Formulierung:

Der Patient erlebt sich immer wieder so, daß er ...

Hier liegt der Fokus auf dem interpersonellen Erleben des Patienten. Beschrieben wird dasjenige interpersonelle Verhalten, das im Selbsterleben des Patienten als dominant und mehr oder weniger durchgängig wirksam erscheint.

Der Patient erlebt andere immer wieder so, daß sie ...

Hier wird auf die Verhaltensweisen der Objekte gegenüber dem Patienten fokussiert. Es wird dasjenige interpersonelle Verhalten beschrieben, das andere Personen im Erleben des Patienten als Antwort auf sein eigenes Verhalten mehr oder weniger durchgängig zeigen.
Für die Erlebensperspektive des Diagnostikers gilt die Formulierung:

Der Untersucher erlebt, daß der Patient ihn immer wieder ...

Hier liegt der Fokus auf der Beziehungsgestaltung des Patienten in der Interaktion mit dem Untersucher. Beschrieben wird dasjenige Verhalten, das der Patient in der Beziehung zu dem Untersucher vor allem zeigt.

Der Untersucher erlebt sich gegenüber dem Patienten immer wieder so, daß er ...

Hier wird auf die Reaktionen und Verhaltenstendenzen fokussiert, die der Untersucher im Kontakt mit dem Patienten bei sich selbst erlebt. Es wird dasjenige interpersonelle Verhalten beschrieben, das der Patient beim Untersucher vor allem auslöst.

Die Items

Die Beurteilung der Erlebensperspektiven wird durch die Items des Inventars vorgenommen, die für die verschiedenen interpersonellen Positionen und Erlebensperspektiven analog konzipiert und formuliert sind. Jedes Item des Inventars repräsentiert eine spezifische Beziehungsqualität interpersonellen Verhaltens. Der Itemauswahl liegt das Kreismodell interpersoneller Verhaltensweisen (vgl. Benjamin 1974) zugrunde. Dabei werden die auf dem Kreismodell angeordneten basalen Beziehungsmodalitäten jeweils durch ein Spektrum klinisch relevanter Nuancierungen differenziert.
Für die Auswertung ist es notwendig, aus den Itemlisten für jede interpersonelle Position (Patientenverhalten bzw. Verhalten der Interaktionspartner) und für jede Erlebensperspektive (Erleben des Patienten bzw. des Untersuchers) jeweils maximal bis zu drei Items auszuwählen. Aus diesen Items, die

durchaus sehr verschiedene Beziehungserlebensweisen beschreiben sollen, kann eine beziehungsdynamische Formulierung zur psychodynamisch orientierten Behandlung des Patienten gewonnen werden.

4. OPD-Achse III: Die Einschätzung des Konflikts

Theoretische Grundlagen

Es gibt keine hinreichenden Belege für eine spezifische Beziehung zwischen Triebkonflikten umschriebener psychosexueller Entwicklungsstufen und Neurosetypen. Aggressions- und Autonomiekonflikte entstehen z. B. nicht ausschließlich in der „analen" Entwicklungsphase. Reale Umweltfaktoren sowie sozioökonomische und biologische Faktoren spielen eine immer noch wenig beachtete Rolle bei der Entstehung von Neurosen. Das psychoanalytische Konfliktverständnis geht in Übereinstimmung mit der kognitiven Theorie von „dysfunktionalen" Konflikten aus, die entwicklungsbehindernd und beziehungsbelastend sind. Die zeitlich überdauernden, oft unbewußten Konflikte sind gekennzeichnet durch festgelegte Erlebnismuster, die in entsprechenden Situationen zu einem repetitiven Verhaltensmuster führen. Solche zeitüberdauernden Konfliktmuster erfordern eine relativ stabile (Ich-)Struktur. Dagegen zeigen strukturelle Ich-Störungen bereits unter objektiv geringfügigen konflikthaften Belastungen vielgestaltige Störungsbilder. Konflikt und Struktur können insoweit als Pole einer Ergänzungsreihe klinischer Bilder verstanden werden, wobei Struktur als Prozeß mit langsamer Veränderungsrate definiert wird. Struktur kann ihrerseits – wenigstens teilweise – als fixierte pathologische „Lösung" von konflikthaften Entwicklungsaufgaben begriffen werden (Mentzos 1982, S 83–84). Ausgehend von der phänomenalen Oberfläche des körperlichen, psychischen und sozialen Leidens werden die repetitiven Muster durch Ableitung unbewußter Bedeutungen unter Einbeziehung von Übertragung und Gegenübertragung in der Untersuchungsszene zu verstehen versucht. Dies setzt ein spezifisches Setting und Training voraus.

Konflikt-Diagnostik mit der OPD

Ausgehend von diesen – hier nur skizzierten – theoretischen und empirischen Grundlagen benennt die OPD 7 *zeitlich überdauernde Konflikte*: (1) Abhängigkeit versus Autonomie; (2) Unterwerfung versus Kontrolle; (3) Versorgung versus Autarkie; (4) Selbstwertkonflikte (narzißtische Konflikte; Selbst- versus Objektwert); (5) Über-Ich- und Schuldkonflikte (egoistische versus prosoziale Tendenzen); (6) Ödipal-sexuelle Konflikte; (7) Identitätskonflikte (Identität versus Dissonanz). Diese überwiegend polar formulierten Konflikte gründen sich *nicht* auf entwicklungspsychologischen Annahmen und setzten auch *nicht* das psychoanalytische Dreiinstanzenmodell voraus. Für jeden Konflikt findet sich ein passiver (regressiver) und ein aktiver (kontraphobischer, reaktionsbildender) Modus, ausgehend von der grundsätzlichen Bipolarität des Menschen zwischen Passivität und Aktivität, zwischen Selbst- und Objektbezogenheit. Inte-

grative „Sowohl-als-auch-Lösungen" werden vom Patienten oft gerade nicht
gefunden. – Neben diesen 7 zeitlich überdauernden Konflikten wird als (8)
überdauerndes konfliktbegründetes Problem die „Fehlende Konflikt- und
Gefühlswahrnehmung" beschrieben. Diese Kategorie gründet sich auf der Alexithymie-Diskussion z. B. bei psychosomatisch reagierenden Patienten.

Die Konflikte manifestieren sich in wesentlichen Lebensbereichen des
Menschen. Hierzu zählen (nach Dührssen 1981) Partnerwahl, Bindungsver-
halten und Familienleben, die Herkunftsfamilie, der gesamte Berufsbereich,
das Besitzverhalten, die soziale Gruppe und das Krankheitserleben. In der
Regel sind für eine positive Konfliktdiagnose zumindest 2–3 Manifestationen
bei den insgesamt 6 möglichen Kriterien hinreichend.

In Ergänzung zu den *zeitlich überdauernden* Konflikten formuliert die OPD
zusätzlich das Konzept eines „Aktualkonfliktes" (Heuft et al. 1997) für Patienten
nach Erreichen des Erwachsenenlebens, der als „konflikthafte äußere Lebens-
belastung" bezeichnet wird. Der Aktualkonflikt stürzt den Patienten ebenfalls
in eine teilweise auch unbewußte psychodynamisch wirksame Konfliktlage, die
auch einem eher aktiven oder einem passiven Modus folgen und die er nicht
lösen kann. Der Aktualkonflikt ermöglicht ein erweitertes Verständnis psychodynamischer Konflikte und ist abzugrenzen von bewußt erlebten, aber im
Prinzip lösbaren inneren und äußeren konflikthaften Belastungen und von
Posttraumatischen Belastungsstörungen. – Werden mehr als 2 aus allen diesen genannten Konfliktbereichen als bedeutsam diagnostiziert, ist für die beiden wichtigsten eine Rangfolge anzugeben.

Anwendungs- und Praktikabilitätsstudie

In einer Erprobungsstudie von 16 Zentren mit 134 Diagnostikern an 3 exemplarischen Video-Interviews (Freyberger et al. 1996) wurde die Leichtigkeit der
Konfliktdiagnose in der OPD als „mäßig leicht" eingeschätzt. Die Sicherheit
der Konfliktdiagnose lag beim 3stufigen Rating (1–3) bei im Mittel 1,81 (SD
0,53). Der zufallskorrigierte mittlere Kappawert der Übereinstimmung erfahrener Diagnostiker betrug 61,7 %. Wesentlich für den Einsatz der Konflikt-
Achse ist ein ausführliches Training unter Bezugnahme auf das Manual, will
man nicht einem unspezifischen Vorverständnis konfliktbezogener Termini
aufsitzen.

5. OPD-Achse IV: Die Einschätzung des Strukturniveaus

Neben der Einschätzung des intrapsychischen Konflikts und der zentralen
Beziehungsthematik des Patienten stellt die Einschätzung der Struktur bzw.
der strukturellen Störung die wichtigste Aufgabe psychodynamischer Diagnostik dar. Strukturdiagnostik stützt sich auf ein theoretisches Konzept von
psychischer Struktur. In der psychodynamischen Tradition wird der Struk-
turbegriff vielfach und in unterschiedlichen Zusammenhängen verwendet:
Freuds Konzept des psychischen Apparats mit seinen Substrukturen Ich, Es und
Über-Ich, seiner Unterscheidung von bewußt und unbewußt, seinen dynami-

schen, genetischen und adaptiven Aspekten bildet das traditionelle Grundmodell eines theoretisch fundierten Systems in der Psychoanalyse (vgl. Rapaport 1960). Zeitweise wird Persönlichkeitsstruktur gleichbedeutend mit Charakterstruktur verwendet; im Begriff der Neurosenstruktur (Schultz-Hencke 1951) werden typische Verarbeitungen (depressiv, hysterisch, zwanghaft, schizoid) von Triebkonflikten dargestellt. Die moderne Strukturtheorie stützt sich in starkem Maße auf Konzepte der Ich-Psychologie; dabei geht es vor allem um die strukturell verankerten Vorgänge der Abwehr nach innen und der Adaptation nach außen mit Hilfe der Ich-Funktionen. Kernberg spricht 1976 erstmals von der strukturellen Analyse und damit von der Möglichkeit, das Funktionsniveau der Persönlichkeit abzustufen (neurotisch, Borderline, psychotisch). Dabei stützt er sich vor allem auf Ich-Kriterien wie Reife der Abwehr, Fähigkeit zur Realitätsprüfung, Anzeichen von Ich-Schwäche, Reife der Objektbeziehungen.

Die Struktur wird als Ergebnis entwicklungspsychologischer Prozesse angesehen, welche im wesentlichen einen seelischen Binnenraum schaffen, in welchem Vorstellungen von wichtigen anderen entstehen und affektiv besetzt werden können und wo das Ich seine Beziehungserfahrungen mit anderen durchspielen kann. Die Reifung von Struktur, das Niveau seiner Integration kann in Abhängigkeit von belastenden Entwicklungsbedingungen, welche die Internalisierung positiver Erfahrungen unmöglich machen, beeinträchtigt sein.

In dem vorliegenden OPD-Entwurf wird der Versuch unternommen, unter Beiseitelassen der traditionellen psychoanalytischen Terminologie ein synoptisches Konzept von Struktur vorzulegen, welches sich als „Struktur des Selbst in der Beziehung zum anderen" definieren läßt (Rudolf 1993, Rudolf et al. 1995).

In diesem Sinne wird Struktur in Dispositionsbegriffen beschrieben. Struktur meint die Verfügbarkeit (bzw. deren Einschränkung) über psychische Funktionen und Regulationsprozesse und die daraus abgeleiteten Verhaltenswahrscheinlichkeiten.

Um Ausmaß und Qualität struktureller Störungen unterscheiden zu können, werden 4 Integrationsniveaus unterschieden. Auf dem Niveau der *guten Integration* verfügt ein autonomes Selbst über einen psychischen Binnenraum, in dem intrapsychische Konflikte ausgetragen werden können. Das Niveau der *mäßigen Integration* läßt eine geringere Verfügbarkeit über Funktionen und schwächere Ausdifferenzierung psychischer Substrukturen erkennen. Bei *geringer Integration* sind psychische Substrukturen so wenig entwickelt, daß Konflikte vorwiegend interpersonell ausgetragen werden. Das *desintegrierte Niveau* ist durch Fragmentierung und psychotische Restitution der Struktur charakterisiert.

Es lassen sich 6 strukturelle Kategorien unterscheiden:

Selbstwahrnehmung: Die zentrale Frage lautet: Kann der Patient ein adäquates Bild von sich selbst gewinnen (Selbstreflektion), kann sie oder er darin ein Gefühl der psychosexuellen Identität entwickeln? Inwieweit kann jemand introspektiv seine eigenen Affekte erleben und differenzieren? Die Abstufung des Integrationsniveaus beschreiben, z. B. im Bereich der Identität Stufen von der sicheren über die fragliche Identität bis hin zur völligen Identitätsdiffusion.

Selbststeuerung: Hier stellt sich die Frage, wie jemand mit seinen eigenen Bedürfnissen und Affekten und dem Selbstwertgefühl steuernd und integrierend umgeht und wie gut er oder sie auf dieser Grundlage Selbstverfügbarkeit und Selbstwertgefühl entwickelt. Auf dem gut integrierten Niveau sind die Fähigkeiten vorhanden, bei mäßiger Integration überwiegen Übersteuerung oder Impulsdurchbrüche einschließlich autoaggressiver Tendenzen, während im gering integrierten Niveau impulsives Verhalten, fragile Selbstwertregulation und große Kränkbarkeit vorherrschen.

Abwehr: Gemeint ist die Fähigkeit, das seelische Gleichgewicht in inneren und äußeren Konflikten durch bestimmte Abwehrmechanismen herzustellen oder wiederherzustellen. Die 4 Integrationsstufen beschreiben unterschiedliche Stabilität und Effektivität der Abwehrvorgänge; auf dem höheren Niveau ist die Abwehr intrapsychisch, auf dem geringer integrierten Niveau wird sie zunehmend interpersonell.

Objektwahrnehmung: Als strukturelle Leistung gilt die Unterscheidung zwischen Selbst und Objekten und die Fähigkeit, dem äußeren Objekt eigene Rechte und Absichten zuzugestehen und sich empathisch in es einzufühlen. Mit geringerer struktureller Integriertheit wird das Gegenüber als bedürfnisbefriedigend oder verfolgend gefährlich erlebt, und die Empathiefähigkeit geht verloren.

Kommunikation: Beziehungsregulierung erfolgt über nonverbale und verbale Kommunikation. Dazu gehört die Fähigkeit, sich emotional auf andere auszurichten, die eigene Situation affektiv mitzuteilen und die emotionalen Mitteilungen anderer zu entschlüsseln. Bei geringerer struktureller Integration besteht die Unfähigkeit, einander zu verstehen und gemeinsame Wir-Situationen herzustellen.

Bindung: Die strukturelle Fähigkeit, intrapsychisch Repräsentanzen des anderen zu errichten und sie affektiv zu besetzen, bildet eine wichtige Voraussetzung für den Aufbau stabiler äußerer Beziehungen. Dazu gehört auch die Fähigkeit, sich von wichtigen Objekten zu lösen bzw. ihren Verlust zu betrauern. Bei geringerer struktureller Integration sind kaum gute Objekte internalisiert, die vorhandenen Objektbilder sind auf wenige Muster eingeschränkt, objektbezogene affektive Einstellungen wie Fürsorglichkeit, Dankbarkeit, Trauer, Schuld stehen nicht zur Beziehungsregulierung zur Verfügung.

Die Einschätzung des Strukturniveaus erfolgt zweckmäßigerweise zunächst anhand der einzelnen Stichworte (z. B. Selbstbildgewinnung, Identitätsgefühl, Affektdifferenzierung etc.), sodann auf der Ebene der 6 strukturellen Kategorien (Selbstwahrnehmung, Selbststeuerung etc.) und kann abschließend als Gesamteinschätzung gegeben werden. „Modellaussagen" zu den einzelnen Stichworten bilden eine Checkliste, welche die Einschätzung des Strukturniveaus erleichtert. Die bisherigen Untersuchungen lassen erkennen, daß diese Einteilungslogik praktikabel ist und reliabel gehandhabt werden kann, und daß die einzelnen strukturellen Kategorien eine hohe klinische Validität besitzen (z. B. als Prädiktoren des Behandlungsverlaufs, vgl. Rudolf et al. 1996).

6. OPD-Achse V: Syndromale Beschreibung psychischer und psychosomatischer Störungen

Mit der Achse V „Psychische und Psychosomatische Störungen" werden deskriptive operationale Diagnosen entsprechend dem Kapitel V (F) der ICD-10 erfaßt. Für das OPD-System wurden dabei die Forschungskriterien (Dilling et al. 1994) als Basismanual herangezogen, da sie einerseits wissenschaftlichen Anforderungen genügen und andererseits über striktere diagnostische Kriterien sowohl zu einer Stichprobenhomogenisierung als auch zu einer Reduktion der Diagnosenanzahl beitragen. Optional, d. h. im wesentlichen für Forschungszwecke, kann parallel nach DSM-IV verschlüsselt werden.

Um eine Kompatibilität mit Untersuchungsansätzen aus dem angloamerikanischen Raum zu gewährleisten, wurde die Achse V in drei Subachsen unterteilt. Mit der Achse Va lassen sich eine Hauptdiagnose und 3 Zusatzdiagnosen aus dem Bereich psychischer Störungen abbilden. Mit der Achse Vb können maximal 2 Persönlichkeitsstörungsdiagnosen abgebildet werden, während auf der Achse Vc maximal 4 Diagnosen somatischer Erkrankungen (entsprechend den anderen Kapiteln der ICD-10) zu kodieren sind.

Tabelle 1. Unterteilung der Kategorie F54: psychische und Verhaltenseinflüsse bei andernorts klassifizierten Erkrankungen

---

Mit der 4. Stelle wird die Art der psychischen Symptomatik klassifiziert:

F54.0x vorwiegend ängstliche Symptomatik
F54.1x vorwiegend depressive Symptomatik
F54.2x vorwiegend hypochondrische Befürchtungen/körperbezogene Symptomatik
F54.3x multiple psychische Symptome
F54.4x präpsychotische oder psychoseähnliche Symptomatik
F54.5x keine psychische Symptomatik erkennbar
F54.8x andere
F54.9x nicht näher bezeichnete

Mit der 5. Stelle wird die Art der psychischen Wechselwirkung gekennzeichnet:

F54.x0 psychosoziale Faktoren wirken kausal
F54.x1 psychosoziale Faktoren wirken verlaufsstabilisierend
F54.x2 psychosoziale Faktoren sind Folge der Erkrankung
F54.x3 psychosoziale Faktoren wirken kausal und verlaufsstabilisierend
F54.x4 psychosoziale Faktoren wirken kausal und sind gleichzeitig als Folge
        der Erkrankung aufzufassen
F54.x5 psychosoziale Faktoren wirken verlaufsstabilisierend und sind als Folge
        der Erkrankung aufzufassen
F54.x6 alle Wirkmodi stehen in Verbindung
F54.8x andere
F54.9x nicht näher bezeichnete

An zwei Stellen wurde für das OPD-System der operationale Ansatz der ICD-10 ergänzt. Die in der ICD-10 als diagnostische Kategorie unberücksichtigte narzißtische Persönlichkeitsstörung wurde entsprechend ihrer vorläufigen Fassung aus dem Forschungskriterienanhang als Kategorie F60.81 aufgenommen. Des weiteren wurde die Kategorie F54 („psychische und Verhaltenseinflüsse bei andernorts klassifizierten Erkrankungen"), mit der sog. somatopsychische Erkrankungen zusätzlich erfaßt werden, die etwa im internistischen Teil der ICD-10 klassifiziert werden, ergänzt. Mit der 5. Stelle wird entsprechend dem OPD-Ansatz nunmehr die im Vordergrund stehende Symptomatik und mit der 6. Stelle die Verlaufsform abgebildet (vgl. Tab. 1).

7. Empirische Ergebnisse

Mit einer vorläufigen Version des Manuals wurde im Rahmen des OPD-Entwicklungsprozesses eine multizentrische Anwendungs-, Praktikabilitäts- und Reliabilitätsstudie durchgeführt, die als eine Grundlage für die endgültige Fassung des Manuals diente (vgl. zusammenfassend Freyberger et al. 1996). An dieser Studie nahmen 16 Zentren mit 134 Diagnostikern teil, die 3 exemplarische, der Ulmer Textbank entstammende, videodokumentierte psychodynamische Erstgespräche unabhängig in Fallkonferenzen im Hinblick auf die OPD-Achsen einschätzten. In dieser Untersuchung wurden die Leichtigkeit der Diagnosenstellung und die Paßgenauigkeit der diagnostischen Kategorien, d. h. die Übereinstimmung zwischen Patientenbefunden einerseits und der Ope-

Tabelle 2. Prozentuale Übereinstimmung für die einzelnen OPD-Achsen für nach Alter, Geschlecht und Ausbildungsstandard parallelisierte Rater (OPD-Arbeitsgruppenmitglieder vs. Nicht-Mitglieder; $n = 20$ vs. 86)

Achse	Variable	OPD-Gruppe (range)	andere (range)
Achse 1	Gesamt	62,7 (44,2– 81,3)	57,2 (55,0–59,9)
Achse 2	Verhalten 1	54,4 (33,3– 80,0)	36,3 (24,0–59,0)
	Verhalten 2	43,3 (30,0– 50,0)	29,4 (26,9–33,3)
Achse 3	Gesamt	61,7 (44,2– 83,3)	53,9 (31,3–64,1)
Achse 4	Selbstwahrnehmung	63,8 (54,2– 71,8)	50,1 (46,2–56,4)
	Selbststeuerung	72,2 (50,0–100,0)	68,1 (64,1–75,0)
	Abwehr	68,8 (56,4– 83,3)	55,9 (50,0–57,7)
	Objektwahrnehmung	65,0 (50,0– 75,0)	50,0 (46,2–53,8)
	Kommunikation	59,2 (40,0– 70,8)	55,4 (40,0–60,0)
	Bindung	58,6 (50,0– 66,7)	54,2 (50,0–59,0)
	Gesamt	64,6 (50,0–100,0)	55,6 (46,2–75,0)
	Gesamteinschätzung	57,8 (40,0– 83,3)	48,5 (45,8–53,8)
Achse 5	Achse 5a	58,6 (45,1–70,8)	41,2 (31,3–56,4)

rationalisierung der OPD-Achsen andererseits, von den teilnehmenden Klinikern als gut bis befriedigend eingeschätzt. Für die 5 Achsen ergab sich jeweils eine mittlere Bearbeitungszeit von 7–8 Minuten. Im Hinblick auf die ermittelten Interraterreliabilitätswerte wurden die erreichten prozentualen Übereinstimmungen der OPD-Arbeitsgruppenmitglieder mit einer nach Alter, Geschlecht und Berufserfahrung parallelisierten Ratergruppe verglichen (Tab. 2). Dabei zeigten sich für die Mehrzahl der Achsen ausreichende bis befriedigende Werte. Entsprechend ihres höheren Vertrautheitsgrades lagen die OPD-Arbeitsgruppenmitglieder in den mittleren Übereinstimmungsraten durchweg höher als die Kontrollgruppe, so daß insgesamt von erheblichen Trainingseffekten auszugehen ist. Die gebundenen Übereinstimmungsraten liegen etwa auf dem Niveau, das für die operationalisierten psychiatrischen Diagnosensysteme der ICD-10 in den ersten Feldstudien erreicht wurde (Freyberger et al. 1990), erreichen aber nicht die Reliabilitätswerte der Forschungskriterien (Freyberger et al. 1995).

Die zweite bisher veröffentlichte empirische Untersuchung stammt aus der Heidelberger Arbeitsgruppe. Rudolf et al. (1996) schätzten 40 stationär aufgenommene Patienten durch jeweils 2 Raterpaare im Hinblick auf die Achsen Beziehung, Struktur und Konflikt ein. Sie ermittelten zufallskorrigierte, gewichtete Interraterübereinstimmungen zwischen Kappa = 0,59 (Achse Beziehung) und 0,75 (Achse Struktur). Im Hinblick auf die Validität ließ sich eine Reihe von Zusammenhängen identifizieren, die die Konstrukt- und die prädiktive Validität stützen.

Gegenwärtig wird über diese beiden veröffentlichten Studien hinaus in verschiedenen Arbeitsgruppen an weiteren Forschungsansätzen gearbeitet. Neben einer weiteren multizentrischen Reliabilitätsstudie stehen hier vor allem störungsspezifische Ansätze (u. a. zu Borderline- und anderen Persönlichkeitsstörungen, Alkohol- und Drogenabhängigkeit) und Ansätze zur Psychotherapieverlaufs- und Prozeßforschung im Vordergrund.

Literatur

Arbeitskreis OPD (Hrsg) (1996) Operationalisierte Psychodynamische Diagnostik. Grundlagen und Manual. Huber, Bern

Balint M, Balint E (1961) Psychotherapeutic Techniques in Medicine. Tavistock, London

Benjamin LS (1974) A Structural Analysis of Social Behavior (SASB). Psych Rev 81: 392–425

Cierpka M, Buchheim P, Freyberger HJ, Hoffmann SO, Janssen PL, Muhs A, Rudolf G, Rüger U, Schneider W, Schüßler G (1995) Die erste Version einer operationalisierten Psychodynamischen Diagnostik (OPD-I). Psychotherapeut 40: 69–87

Dilling H, Mombour W, Schmidt MH, Schulte-Markwort E (Hrsg) (1994) Internationale Klassifikation psychischer Störungen. ICD-10, Kapitel V (F): Forschungskriterien. Huber, Bern

Dührssen A (1981) Die biographische Anamnese unter tiefenpsychologischen Aspekten. Vandenhoeck & Ruprecht, Göttingen

Freud A (1962) Maßstäbe zur Bewertung der pathologischen Kindesentwicklung. Teil I und II. In: Freud A (1980) Die Schriften, Bd 6, S 1649–1673. Kindler, München. Im

Englischen: Freud A (1977) Assessment of Childhood Disturbances. In: Psychoanalytic Assessment: The Diagnostic Profile, S 1–10. Yale Univ Press, New Haven/London

Freyberger HJ, Dittmann V, Stieglitz RD, Dilling H (1990) ICD-10 in der Erprobung: Ergebnisse einer multizentrischen Feldstudie in den deutschsprachigen Ländern. Nervenarzt 61: 271–275

Freyberger HJ, Schneider W, Malchow CP (1995) Assessment of Comorbidity in the Diagnosis of Psychosomatic and Neurotic Disorders: Results from the ICD-10 Field Trial with the Diagnostic Criteria for Research in Germany. Psychother Psychosom 63: 90–98

Freyberger HJ, Dierse B, Schneider W, Strauß B, Heuft G, Schauenburg H, Pouget-Schors D, Seidler GH, Küchenhoff J, Janssen PL, Hoffmann SO (1996) Operationalisierte Psychodynamische Diagnostik (OPD) in der Erprobung – Ergebnisse einer multizentrischen Anwendungs- und Praktikabilitätsstudie. Psychother Psychosom Med Psychol 46: 356–365

Gill MM, Newmann R, Redlich FC (1954) The Initial Interviews in Psychiatric Practice. Int Univ Press, New York

Heuft G, Hoffmann SO, Mans EJ, Mentzos S, Schüßler G (1997) Das Konzept des Aktualkonflikts und seine Bedeutung für die Therapie. Zschr Psychosom Med 43: 1–14

Janssen PL, Dahlbender RW, Freyberger HJ, Heuft G, Mans EJ, Rudolf G, Schneider W, Seidler GH (1996) Leitfaden zur psychodynamischen diagnostischen Untersuchung. Psychotherapeut 41: 297–304

Kernberg OF (1977) The Structural Diagnosis of Borderline Personality Organisation. In: Hartocollis P (ed) Borderline Personality Disorders, S 87–121. Int Univ Press, New York

Kernberg OF (1981) Structural Interviewing. Psychiatr Clin North Am 4: 169–195

Rapaport D (1960) Die Struktur der psychoanalytischen Theorie. Klett, Stuttgart

Lazarus RS (1966) Psychological Stress and the Coping Process. McGraw Hill, New York

Lazarus RS, Folkman S (1984) Stress, Appraisal and Coping. Springer, Berlin Heidelberg New York

Rudolf G (1993) Psychotherapeutische Medizin. Ein Lehrbuch zur Einführung auf psychodynamischer Grundlage. Enke, Stuttgart

Rudolf G, Buchheim P, Ehlers W, Küchenhoff J, Muhs A, Pouget-Schors D, Rüger U, Seidler GH, Schwarz F (1995) Struktur und strukturelle Störung. Zschr Psychosom Med 41: 197–212

Rudolf G, Grande T, Oberbracht C, Jakobsen T (1996) Erste empirische Untersuchungen zu einem neuen diagnostischen System: Die Operationalisierte Psychodynamische Diagnostik (OPD). Zschr Psychosom Med 42: 343–357

Schneider W, Heuft G, Freyberger HJ, Janssen PL (1995) Diagnostic Concepts, Multimodal and Multiaxial Approaches in Psychotherapy and Psychosomatics. Psychother Psychosom 63: 63–70

Schultz-Hencke H (1951) Lehrbuch der analytischen Psychotherapie. Thieme, Stuttgart

Weinryb RM, Rössel RJ (1991) Karolinska Psychodynamic Profile KAPP. Act Psych Scand 83: 1–23

Korrespondenz: Prof. Dr. med. Gerd Rudolf, Psychosomatische Universitätsklinik, Thibautstraße 2, D-69115 Heidelberg, Bundesrepublik Deutschland.

Qualitative Diagnostikforschung bei Neurosen und Persönlichkeitsstörungen

J. Frommer, E. Hucks-Gil Lopez, A. Jüttemann-Lembke, A. Möllering, V. Reißner, A. Stratkötter und W. Tress

Forschungsstelle für Qualitative Methoden in der Psychotherapeutischen Medizin, Klinik für Psychosomatische Medizin und Psychotherapie, Universität Düsseldorf, Bundesrepublik Deutschland

1. Material und Methode

Untersucht wurden 47 psychotherapeutiche Erstgespräche, die nicht eigens für Forschungszwecke erhoben wurden, sondern der Alltagsroutine unserer Poliklinik entstammen. Einbezogen in die Untersuchung wurden 11 Patienten mit neurotisch-depressiven Syndromen, 12 Patienten mit phobisch-angst-neurotischen Syndromen, 12 Patienten mit schweren Persönlichkeitsstörungen und 12 Bulimikerinnen. Die Tonbandaufnahmen der Gespräche wurden verbatim transkribiert, insgesamt waren über 700 engzeilig beschriebene Seiten Transkriptmaterial auszuwerten. Als Auswertungsmethode bei unserer auf die subjektiven Erlebnisinhalte der Patienten bezogenen Fragestellung bot sich die Methode der *qualitativen Inhaltsanalyse* an. Beim Vergleich der Einzelfallanalysen wurden zunächst die 12 bzw. 11 Fälle jeder Gruppe im Sinne einer *Komparativen Kasuistik* verglichen. Dabei konzentriert sich unser Interesse auf die *subjektiven Krankheitsvorstellungen*, auf die *Biographie* und auf die *Persönlichkeitscharakteristik*.

2. Ergebnisse

Subjektive Krankheitsvorstellungen

Bei den Symptomschilderungen stehen Angst und Depressivität im weiteren Sinne des Wortes nahezu unabhängig von der diagnostischen Klassifizierung ganz im Vordergrund. 35 Patienten nennen Angstaffekte, 27 depressive Verstimmungen als Symptom. Eher syndromtypisch erscheint für die Gruppe der neurotisch Depressiven das Gefühl eines Nicht-mehr-weiter-Könnens im Sinne eines Versagens soziokultureller Anpassungsleistungen. Bei den pho-

bisch-angstneurotischen Patienten stehen körperliche Funktionsstörungen
im Vordergrund, wobei dem Herz als Manifestationsorgan eine besondere
Bedeutung zukommt, und zwar nahezu unabhängig davon, ob der Kliniker
eine „Herzneurose" oder eine andere Spielart von Angsterkrankungen diagnostiziert. Bei den Bulimikerinnen erstaunt das Ausmaß, in welchem die
Eßstörung das Gespräch als zentrales Thema beherrscht. Bei den Persönlichkeitsgestörten erscheinen die Symptomschilderungen vielgestaltet, wobei
selbst- und fremdschädigende Impulshandlungen, direkte Hinweise auf eine
Bedrohung des Identitätserlebens und psychiatrische Behandlungen in der
Vorgeschichte auf die Schwere und die mit der Erkrankung verbundenen
sozialen Komplikationen hinweisen. Die erlebte Geschichte der Beschwerden
ist bei den phobisch-angstneurotischen Patienten mehrheitlich gekennzeichnet durch einen zeitlichen Zusammenhang zwischen Erstmanifestation bzw.
Verschlimmerung der Beschwerden und einer gravierenden Verletzung der
gesundheitlichen Integrität bei sich selbst oder einem nahen Angehörigen. Die
Bulimie-Patientinnen erwähnen häufig innerfamiliäre Auseinandersetzun-
gen im Zusammenhang mit der Symptomgeschichte. Bis auf eine Ausnahme
interpretieren die Patienten aller vier Gruppen ihre Beschwerdebilder im
Kontext psychischer und psychosozialer Ursachenvorstellungen, organische
Ursachen werden allerdings von 15 Patienten zusätzlich in Erwägung gezogen.
Beim Umgang mit der Krankheit und den Reaktionen anderer spielt für die
Depressiven das Auf-sich-gestellt-Sein eine entscheidende Rolle, während die
Phobiker gehäuft untaugliche und wenig hilfreiche Interventionsmaßnah-
men schildern. Bei den persönlichkeitsgestörten und bulimischen Patienten
steht die Thematik der Kontrolle bzw. des Kontrollverlustes im Mittelpunkt.
37 Patienten nennen als Behandlungserwartung psychotherapeutische Hilfe.

Biographie

Zwei Drittel der neurotisch-depressiven Patienten schildert einen einheitlichen
Mutter-Typus im Sinne einer selbst durch Lebensereignisse belasteten altrui-
stischen Person, die nur unzureichend in der Lage ist, ihre eigenen Interessen zu vertreten. Die Beziehung zur Mutter wird zum Teil als sehr eng beschrieben. Von den phobisch-angstneurotischen Patienten wird hingegen in keinem
Fall eine enge und harmonische Mutterbeziehung geschildert. Auch die Bulimikerinnen zeigen eine überwiegend kritische Einstellung zur eigenen Mutter, die als ständig präsent erlebt wird. Die Vater-Schilderungen erscheinen
wesentlich weniger konturiert, wobei vor allem von den neurotisch Depressiven Abwesenheit und Unerreichbarkeit thematisiert werden, während die
Bulimikerinnen gehäuft Aspekte einer mangelnden sozialen Anpassung in
bezug auf den Vater thematisieren. Auffällig ist, daß bei diesen beiden Gruppen Mutter und Vater in allen Interviews erwähnt werden, während sich bei
drei phobisch-angstneurotischen und vier persönlichkeitsgestörten Patienten
keinerlei Aussagen über die eigenen Eltern finden. Bezüglich Kindheit,
Jugend, Ausbildung, Beruf und derzeitige Lebenssituation erscheint für die
neurotisch Depressiven ein Wechselspiel charakteristisch zwischen einem posi-

tiv bewerteten Berufsideal einerseits und einem belasteten, kräftezehrenden und entwertend erlebten Berufsschicksal andererseits. Diese Patienten leiden unter Trennungen bzw. dem Nicht-zustande-Kommen von Beziehungen. Die phobisch-angstneurotischen Patienten schildern gehäuft Integrationsprobleme in Familie, Schule, Gleichaltrigengruppe oder im gesellschaftlichen Umfeld. Alle Patienten dieser Gruppe leben in einer festen Partnerschaft, wobei allerdings gehäuft ein Lebenspartner geschildert wird, der aufgrund verschiedenster Gründe nicht ausreichend als hilfreiche Person zur Verfügung steht. Von den persönlichkeitsgestörten Patienten leben hingegen nur drei in einer festen Partnerschaft. Die Mehrzahl der Patienten dieser Gruppe beschreibt ein charakteristisch erscheinendes Mißverhältnis zwischen anspruchsvollen Berufswünschen und den im realen Berufsalltag ausgeübten untergeordneten Funktionen.

Persönlichkeitscharakteristik

Blickt man auf die Schilderungen von Affekt- und Antriebserleben, so steht bei den neurotisch Depressiven ein Sich-unter-Druck-gesetzt-Fühlen als Befindlichkeit im Vordergrund, begleitet von unerfüllten Bedürfnissen nach liebevoller Zuwendung. Die phobisch-angstneurotischen Patienten schildern sich wenig differenziert als beunruhigt. Für die persönlichkeitsgestörten und bulimischen Patienten ist schließlich von besonderer Bedeutung, ob es ihnen gelingt, aggressive bzw. orale Impulse kontrollieren zu können. Bei den strukturellen Persönlichkeitsbeständen fällt in der Gruppe der neurotisch Depressiven der hohe Stellenwert der Arbeit auf. Versuche, feststehenden Werten gerecht zu werden, sind für diese Patienten ebenso wichtig wie die Übernahme von Pflichten, die sie allerdings auch kritisch-distanzierend beleuchten. Die phobisch-angstneurotischen Patienten erscheinen hingegen fixiert auf ein klischeehaft anmutendes Bild von Normalität. Die persönlichkeitsgestörten Patienten klagen über Entscheidungsunfähigkeit. In ihrem Selbsterleben gelingt es ihnen nicht, gesteckte Ziele, beispielsweise im Bereich der Arbeit, zu erreichen. Leistungsaspekten kommt auch in der Wertehierarchie der Bulimikerinnen ein hoher Rang zu. In dieser Gruppe sind Autonomiewünsche ein fast durchgängig genanntes Ideal. Bei der Schilderung der interpersonellen Beziehungen fallen in der Gruppe der neurotisch Depressiven Wünsche nach enger Bindung und liebevoller Zuwendung auf. Die Patienten schildern sich als bereit, Verantwortung zu übernehmen, charakteristisch erscheinen Konflikte zwischen der Überzeugung von eigener Größe und Dominanzstreben einerseits und Unterlegenheitsgefühlen, Hemmungen und Tendenzen sich anzupassen andererseits. Im Beziehungserleben der phobisch-angstneurotischen Patienten spielt die Angst, von jemandem, auf den man angewiesen ist, alleine gelassen zu werden, eine entscheidende Rolle. Charakteristisch erscheint auch das Gefühl, von anderen falsch verstanden, ausgenutzt und nicht ernstgenommen zu werden. Gleichzeitig werden Hemmungen beschrieben, sich zu öffnen, und das Erleben, daß es bei nachlassenden Kräften nicht mehr gelingt, im Kampf um Leistungen mit anderen mitzuhalten. Das Selbstbild der Persönlichkeitsgestörten erscheint blaß, hier fallen Tendenzen auf, sich an anderen zu orientieren, sich ihnen unterzuordnen und dominiert zu werden. Andererseits schildern sich die Patienten aber auch als jemand, der ausweicht, sich isoliert und zurückzieht. Im Selbstbild der Bulimikerinnen fällt die Orientierung an den Wünschen anderer auf, verbunden mit Wünschen nach Anerkennung und Verständnis. Andererseits schildern sich diese Patientinnen aber auch als gehemmte Außenseiter mit Tendenzen zum Verheimlichen und zum inneren Rückzug.

3. Zusammenfassung

Es wird über eine Studie berichtet an Transkripten von 47 psychotherapeutischen Erstinterviews. Vier Gruppen wurden untersucht: Patienten mit neurotischer Depression ($N = 11$), Patienten mit phobisch-angstneurotischen Erkrankungen ($N = 12$), Patienten mit schweren Persönlichkeitsstörungen ($N = 12$) und Bulimie-Patientinnen ($N = 12$). Die Interviews wurden mittels qualitativer Inhaltsanalyse systematisch ausgewertet. In einem zweiten Auswertungsschritt wurden fallübergreifende Komparationstabellen innerhalb der einzelnen Gruppen erstellt. Schließlich folgte abschließend der Vergleich der vier Gruppen untereinander. Als Ergebnis fanden wir idealtypische Selbstbeschreibungen, die die Determinanten des diagnostischen Prozesses widerspiegeln. Die Resultate werden an anderer Stelle (Frommer 1996) diskutiert.

Literatur

Frommer J (1996) Qualitative Diagnostikforschung. Inhaltsanalytische Untersuchungen zum psychotherapeutischen Erstgespräch. Springer, Berlin Heidelberg New York

Korrespondenz: Prof. Dr. med. Jörg Frommer, Psychosomatische Medizin und Psychotherapie, Universitätsklinikum, Leipziger Straße 44, D-39120 Magdeburg, Bundesrepublik Deutschland.

Das Klinische Reflexivitäts-Rating

Ein Instrument zur Einschätzung struktureller Veränderungen schwer gestörter Patienten während stationärer Psychotherapie in der Psychosomatischen Klinik

G. H. Seidler

Psychosomatische Klinik, Universität Heidelberg,
Bundesrepublik Deutschland

1. Kurzbestimmung

Das „Klinische Reflexivitäts-Rating" ist Hauptbestandteil eines Instrumentariums zur Einschätzung der „Veränderung des Selbstbezuges (VSB)". Es besteht aus 3×10 Einzelitems, wobei jede Itemgruppe jeweils theoriegeleitet auf eine von drei möglichen Ausgestaltungsformen des Selbstbezuges fokussiert. Die einzelnen Items fragen nach der Ausprägung von Merkmalen, die, orientiert an einer Theorie des Selbstbezuges, an Hand einer Zufallsauswahl videographierter Gruppenpsychotherapiesitzungen auf der Grundlage klinischer Erfahrung formuliert wurden. Die Beurteilungsprägnanz dieser Merkmale ist auf einer fünfstufigen Skala – „keine Anhaltspunkte bzw. nein", „eher nicht", „unentschieden", „eher ja" und „ja" – zu dokumentieren.

Zusätzlich zu diesen Einzelitems ist in drei Items nach einer jeweils ebenfalls fünfgestuften Einschätzung der Ausprägungsprägnanz jeder der drei Ausgestaltungsformen des Selbstbezuges gefragt, und in einer abschließenden Skala soll in einer Gesamtbeurteilung die Ausprägung der im Vordergrund stehenden Konfiguration des Selbstbezuges eingeschätzt werden.

2. Theorie

Die zugrundeliegende Theorie des Selbstbezuges wurde in einer größeren theoretischen Arbeit (Seidler 1995) anhand der Erscheinungsformen und der Psychodynamik des Schamaffektes entwickelt. Diese Herleitung hat eine Nähe zum Verständnis des Selbstbezuges von Lewis (1992); sie weicht ab vom Ansatz von Duval und Wicklund (1972), die das Konzept der „objective self-awareness" eingeführt haben, ohne daß es bislang angemessen von der psychotherapeutischen Forschung nutzbar gemacht worden wäre.

Im eigenen Ansatz werden drei Ausgestaltungsformen in der Art und Weise unterschieden, in der sich jemand auf sich selber bezieht. Auf einer *unreflektierten Stufe* fehlt der reflektierende Bezug auf die eigene Handlungsintentionalität; Patienten, die überwiegend auf dieser Stufe organisiert sind, verfügen weder intrapsychisch über ein Selbstbild noch um ein Wissen darüber, wie sie von anderen wahrgenommen werden. Ihre zentrale Angst besteht darin, überhaupt als Individuum wahrgenommen zu werden; erleben sie sich als wahrgenommen und *be*urteilt, konfluiert ihre Selbstbeurteilung mit dem Fremdurteil. Affekte haben bei ihnen überwiegend Globalqualität; die Signalqualität von Affekten steht ihnen kaum zur Verfügung. In ihrer Takt- und Beziehungslosigkeit verletzen sie Grenzen und Intimitätsräume anderer Menschen. Klinisch finden wir hier die schweren Persönlichkeitsstörungen, insbesondere narzißtische Patienten und Borderline-Störungen.

Auf der mittleren Stufe ist der Selbstbezug *außen-reflektiert:* Die in dieser Weise strukturell organisierten Patienten tragen dem Gegenüber die Identitätsfrage an *(„Sag' mir, wer ich bin!")*; sie erleben sich als konturiert und definiert in der Realpräsenz eines Gegenübers, durch dessen Wahrnehmung sie konfiguriert werden. Ihre zentrale Angst ist, *ver*urteilt zu werden; die Realität anderer Menschen wird von ihnen wahrgenommen, die eigene Individuierung und die nicht mehr bruchlose Übereinstimmung mit dem Gegenüber wird schuldhaft als *Verworfenheit* erlebt.

Klinisch sind hier Patienten mit depressiven Störungen zu finden; die meisten Anorexiepatienten scheinen strukturell dieser mittleren Ausgestaltung des Selbstbezuges zuzugehören.

Auf der dritten Stufe ist der Selbstbezug selbstreflexiv; das Subjekt kann sich selbst zum Gegenstand von Wahrnehmung, Beobachtung und Beurteilung nehmen. Hier erst liegt strukturell das vor, was Duval und Wicklund (1972) die „objektive Selbst-Bewußtheit" genannt haben. Auf dieser Entwicklungsstufe ist die Wahrnehmungsfunktion des Gegenübers angeeignet und steht dem Subjekt als Fähigkeit zur Ausbildung eines Selbstbildes und zur eigenen Selbstwertregulation zur Verfügung. Ebenfalls können eigene Aktivitäten selbstreflexiv verantwortet werden; die psychodynamische „Schuldfähigkeit" steht erst auf dieser Stufe strukturell verankert zur Verfügung. – Klinisch finden wir hier die klassischen neurotischen Bilder.

Diese drei Modalitäten des Selbstbezuges werden nicht als Alternativen vorgestellt, sondern als aufeinander aufbauend: Bei Verfügbarkeit der jeweils höheren Stufe sind immer auch situativ Funktionsweisen der jeweils niedrigeren Stufe wirksam.

Das Konzept des Selbstbezuges differenziert und erweitert das herkömmliche Modell psychischer Struktur, wie es etwa in der OPD (Arbeitskreis OPD 1996) dokumentiert wird: Es differenziert den Aspekt der Selbstwahrnehmung, und es erweitert den auf die intrapsychische Konfiguration fokussierenden strukturtheoretischen Ansatz um die Einbeziehung einer Beziehungstypologie, die in Abhängigkeit vom Entwicklungsniveau der jeweiligen Patienten sowohl interaktionelle Strukturäquivalente als auch verinnerlichte Beziehungsmodalitäten einzuschätzen gestattet.

3. Das Rating-Instrumentarium

Das Klinische Reflexivitäts-Rating ist *Hauptbestandteil* eines Instrumentariums zur Einschätzung der „Veränderung des Selbstbezuges (VSB)". Das gesamte Instrumentarium bedient sich videographierter Gruppenpsychotherapiesitzungen als Beobachtungsfeld. Die zugrunde liegende Gruppentherapie gilt den Patientinnen und Patienten, die auf der Station der Psychosomatischen Universitätsklinik Heidelberg behandelt werden. Zur Behandlung kommen allerdings nicht nur Patienten mit strukturellen Störungen, deren Veränderungen mit dem KRR erfaßt werden sollen, sondern auch solche Patienten, bei denen konflikthafte neurotische Einschränkungen ihrer Erlebens- und Beziehungsmöglichkeiten im Vordergrund stehen. Um auch Gelegenheit zu haben, Veränderungen dieser Gruppe von Patienten zu erfassen, wurde das KRR ergänzt um eine Liste von 7 Items, in denen es um „Veränderungen des Beziehungserlebens (BZE)" geht; auch hier sind 5 Gradierungen für die Antworten vorgegeben. Diese Items setzen die Fähigkeit zur Selbstobjektivierung voraus; sie beziehen sich auf spontane oder bestätigende Selbstaussagen des jeweiligen Indexpatienten hinsichtlich einer Erweiterung seiner Wahrnehmungs- und Erlebnismöglichkeiten. Dabei wird in die Wahrnehmung globaler Veränderungen („Der Indexpatient stellt fest, daß er ‚anders' geworden sei") und die diskreter Eigenschaften („... hat bei sich eine neue Fähigkeit oder eine ihm bislang nicht bekannte Eigenschaft festgestellt ...") unterschieden.

Die Nutzung videographierter Gruppenpsychotherapiesitzungen als Beobachtungsfeld ließ es plausibel erscheinen, auch Veränderungen im habituellen Gruppenverhalten der Indexpatienten als Indikator für eine Veränderung in ihrem Selbstbezug zu definieren. Zwar ist die habitualisierte Einnahme einer bestimmten Position in einer Gruppe auch Resultante eines gruppendynamischen Zuweisungsprozesses; die Stabilität hingegen, mit der eine zugewiesene Position – etwa die des Anführers, des Außenseiters, des Beraters, des Kommentators, des Schweigers – besetzt wird, dürfte auch davon abhängen, ob der jeweilige „Stelleninhaber" sich zu sich ins Verhältnis setzen kann und so die Möglichkeit einer Distanzierung von dieser Position und damit die Möglichkeit einer Veränderung findet. Zur Einschätzung der „Habituellen Gruppenaktivität (HGA)" wurden 11 Items entwickelt, wobei für die Antworten wieder 5 Stufen – „keine Anhaltspunkte bzw. nein", „eher nicht", „unentschieden", „eher ja" und „ja" – vorgegeben sind.

Die Differenzierung einer ursprünglich aus einem Instrument bestehenden Version in drei Itemlisten ist Ergebnis einer Vorstudie, in der das Ursprungsinstrument auf Praktikabilität und Reliabilität geprüft wurde. Nach einem ausführlichen Ratertraining haben zwei Psychologiediplomandinnen 20 Patienten aus 10 Gruppensitzungen hinsichtlich der zu dem Zeitpunkt vorliegenden Itemfragen eingeschätzt. Als mögliche Antworten waren in der Vorstudie nur „ja/nein/nicht beurteilbar" zugelassen. Die Übereinstimmung war mit 77 % als ausgesprochen gut anzusehen, insbesondere, wenn man berücksichtigt, daß der „ja/nein"-Fehler nur bei 15 % lag, und die restlichen Nicht-Übereinstimmungen aus Divergenzen zwischen „ja" bzw. „nein" und „nicht beurteilbar" beruhten. Auf der Grundlage der Ergebnisse dieser Vorstudie wurden sowohl die Antwortmöglichkeiten als auch die Zahl der Items erweitert.

4. Zur aktuellen Anwendung des Rating-Instrumentariums

Die Itemlisten zur Einschätzung von „Veränderungen des Selbstbezuges – VSB" (KRR, BZE und HGA) bilden neben anderen, etablierten Instrumenten die zentralen Instrumente in einem gegenwärtig (Anfang 1996) auf der Station der Psychosomatischen Universitätsklinik Heidelberg anlaufenden Projekt. Thematisch geht es um die Erfassung von Umstrukturierungsprozessen bei schwer gestörten Patienten während stationärer Psychotherapie. Einschätzungen mit den genannten Instrumenten finden zu 4 Meßzeitpunkten statt. Trotz unserer Skepsis gegenüber Selbsteinschätzungsinstrumenten – wer nicht über ein Selbstbild verfügt, kann keine Selbsteinschätzung abgeben – findet der „Fragebogen zur Erfassung dispositionaler Selbstaufmerksamkeit" (SAM-Fragebogen) (Filipp und Freudenberg 1989) zu diesen Meßzeitpunkten Anwendung, ebenfalls das „Inventar zur Erfassung Interpersonaler Probleme" (Horowitz et al. 1994). Darüber hinaus wird mit einem weiteren selbst entwickelten Rating-Instrument – „Symptomatik und Krankheitserleben" – zu diesen vier Meßzeitpunkten auf 10 Items die Ausprägung der Symptomatik aus der Außenperspektive und in ihrer subjektiven Leidensqualität für den Patienten eingeschätzt. Zur Routine-Diagnostik gehören bei Beginn der stationären Psychotherapie und bei ihrer Beendigung eine Dokumentation mit dem PSKB (Rudolf 1981) und eine Untersuchung mit einem Teilbereich aus dem „Narzißmus-Inventar" (Deneke und Hilgenstock 1989) – den Items, die sich auf das „ohnmächtige Selbst" beziehen.

In diesem Projekt geht es um die Prüfung der zentralen Hypothese, daß sich im Zeitraum einer 12-Wochen-Therapie strukturelle Veränderungen in der Weise nachweisen lassen, daß sich die „objektive Selbst-Bewußtheit" entweder herausbildet oder so stabilisiert, das sie als integrierendes Strukturelement weiterer Veränderungen identifiziert werden kann. Eine weitere Hypothese bezieht sich auf vermutete Zusammenhänge zwischen Veränderungen in der Symptomatik und im Krankheitserleben: Es wird die Behauptung geprüft, daß Veränderungen in diesen Bereichen in Zusammenhang stehen mit strukturellen Veränderungen.

Literatur

Arbeitskreis OPD (Hrsg) (1996) Operationalisierte Psychodynamische Diagnostik. Huber, Bern
Deneke F-W, Hilgenstock B (1989) Das Narzißmus-Inventar. Huber, Bern
Duval S, Wicklund RA (1972) A Theory of Objective Self-Awareness. Academic Press, New York
Filipp S-H, Freudenberg E (1989) Der Fragebogen zur Erfassung dispositionaler Selbstaufmerksamkeit (SAM-Fragebogen). Hogrefe, Göttingen

Horowitz LM, Strauß B, Kordy H (1994) Inventar zur Erfassung interpersonaler Probleme – Deutsche Version (IIP-D). Beltz Test, Weinheim

Lewis M (1992) Shame. The Exposed Self. Free Press, New York

Rudolf G (1981) Untersuchungen und Befund bei Neurosen und psychosomatischen Erkrankungen. Materialien zum psychischen und sozial-kommunikativen Befund (PSKB). Beltz, Weinheim

Seidler GH (1995) Der Blick des Anderen. Eine Analyse der Scham. Verlag Internationale Psychoanalyse, Stuttgart [Amerikanische Ausgabe: In Other's Eyes. An Analysis of Shame. International Universities Press, Madison, Conn. (in press)]

Korrespondenz: Dr. med. Günter H. Seidler, Psychosomatische Klinik, Universität Heidelberg, Thibautstraße 2, D-69115 Heidelberg, Bundesrepublik Deutschland.

Ein Gesprächspsychotherapie-Manual für Panik und Agoraphobie

L. Teusch und **J. Finke**

Klinik für Allgemeine Psychiatrie, Rheinische Landes- und Hochschulklinik,
Essen, Bundesrepublik Deutschland

1. Problemstellung

Eine der modernen Entwicklungsströmungen innerhalb des personenzentrierten Ansatzes ist die *störungs- und prozeßspezifische* Gesprächspsychotherapie (Greenberg et al. 1994, Finke und Teusch 1996). Diese betont die Entwicklung von Behandlungstechnik und Handlungsregeln, wenn es darum geht, die Grundprinzipien der Gesprächspsychotherapie anzuwenden (Finke 1994). Davon ausgehend wurden Gesprächspsychotherapie-Manuale für die Behandlung katatoner Patienten (Prouty 1990), psychosomatischer Patienten (Sachse 1995) und Angststörungen (Teusch und Finke 1995) entwickelt.

Die Entwicklung von Manualen setzt neben einer allgemeinen Krankheitstheorie, wie sie schon früh von Rogers konzipiert wurde, auch eine spezielle Krankheitstheorie voraus, auf die sich Behandlungstheorie und Behandlungspraxis stützen. Hinzu kommt, soweit Manuale sich auf bestimmte Störungsgruppen beziehen, eine ausreichende klinische Erfahrung mit homogenen Gruppen von Patienten.

2. Von der allgemeinen zur störungsbezogenen Krankheitstheorie

Grundannahmen der Gesprächspsychotherapie sind die aktualisierende Tendenz, d. h., daß der Mensch auf Wachstum und Entwicklung angelegt ist, sowie das Grundbedürfnis des Menschen nach Anerkennung und Akzeptanz („need of social regard"). Wenn diese Grundbedürfnisse nicht in ausreichendem Maß erfüllt werden, kommt es, allgemein gesprochen, zu Deformierungen, die zu manifesten psychischen Störungen führen, wenn bestimmte Erfahrungen von dem Selbst nicht mehr geleugnet werden können (Rogers 1959). Bei Patienten mit Panik und Agoraphobie finden wir entwicklungspsychologisch einen Mangel an elterlicher Empathie gegenüber den Bedürfnissen des Kindes und vor allem ein mangelndes Akzeptieren und Anerkennen von Selbständigkeitsregungen. So wird die Autonomieentwicklung gestört. Das sich entwickelnde Selbst*bild* ist gekennzeichnet durch mangelndes Selbstvertrauen, das Selbst*ideal* gekennzeichnet durch Kontrolliertheit und Unabhängigkeit. Viele dieser Patienten haben ein – oftmals kaum bewußtes – ausgeprägtes Bedürfnis nach Geborgenheit bzw. Angst vor Verlassenwerden. Dieses Bedürfnis steht im Widerspruch zu dem Selbstideal von Ungebundenheit und freier Entfaltung. Es ist verständlich, daß charakteristische Schwellensituationen, wie die Ablösung vom Elternhaus, die Trennung vom Partner oder die Ablösung der Kinder, massive Angst bis hin zu Panikattacken auslösen können. Geht diese Angst mit einer starken Bedrohung der körperlichen Intaktheit (Todesangst) einher oder steht die Befürchtung von Peinlichkeit (Schwindelgefühle mit Angst, vor anderen umzukippen) im Vordergrund, dann kann sich eine Agoraphobie mit entsprechender Ausprägung entwickeln.

2.1 Phasenmodell der Behandlung

Charakteristischerweise läßt sich die Behandlung in verschiedene Phasen unterscheiden (in Anlehnung an Swildens 1991): Prätherapiephase, Symptomphase, Beziehungs- und Konfliktphase und Abschiedsphase.

Für diese Phasen lassen sich charakteristische Ziele beschrieben und entsprechende therapietechnische Konsequenzen (s. Tab. 1).

Tabelle 1. Therapieziele, Therapieprinzipien und charakteristische Interventionsformen bei Panik und Agoraphobie

	Bedingungsfreies Akzeptieren	Einfühlendes Verstehen	Echtheit (Kongruenz)
Ziele in der Symptomphase			
Entkatastrophierung funktioneller Beschwerden, Förderung aktiver Angstbewältigung, Sensibilisieren für Zusammenhänge zwischen Symptomen und Konflikten	Anerkennen, Ermutigen	Einfühlendes Wiederholen, konkretisierendes Verstehen, Selbstkonzeptbezogenes Verstehen	Beziehungsklären (Konfrontieren)
Ziele in der Beziehungs- und Konfliktphase			
Erweiterung der Autonomie Realisierung angemessener Abhängigkeitswünsche		Selbstkonzeptbez. Verstehen, Organismusbez. Verstehen	Beziehungsklären, Konfrontieren, Selbsteinbringen
Ziele in der Abschiedsphase			
Bearbeitung von Trennung und Zulassen von Abschiedsschmerz		Interpretieren	Beziehungsklären

2.1.1 Prätherapiephase

Hierzu sollte die Bereitschaft des Patienten deutlich sein oder geschaffen werden, psychische Ursachen der Störungen zu ergründen. Er sollte Informationen erhalten über den Therapieablauf und Hinweise auf die emotionalen Belastungen, die eine Psychotherapie erfahrungsgemäß mit sich bringt. Behandlungsziele sind herauszuarbeiten, um z. B. durch Klärung der Hintergründe und durch entsprechende Lebensumstellungen eine Abnahme von Angst sowie eine bessere Bewältigung der Angst durch Zunahme an Vertrauen in den eigenen Organismus zu erreichen.

2.1.2 Symptomphase

Wenn der Erkrankungsbeginn nicht zu lange zurückliegt und der Patient noch unter dem akuten Eindruck der Panikattacken steht, und davon überzeugt ist, daß eigentlich eine bedrohliche körperliche Ursache zugrundeliegt, ist es therapeutisch wichtig, die Angst geduldig und einfühlsam aufzugreifen, und die Symptome vor allem auch in ihrer emotionalen Seite zu verbalisieren. Dies kommt meist dem aktuellen Bedürfnis des Patienten nach Halt, Verständnis und Anlehnung entgegen und trägt dazu bei, die therapeutische Beziehungsaufnahme zu erleichtern. Therapeutische Interventionen in Form des *umakzentuierenden Spiegelns* und der *Konkretisierung* sollen die Wahrnehmungsdifferenzierung erleichtern, etwa die als extrem bedrohlich bewerteten Körperwahrnehmungen bei Angst vor einem Herzinfarkt oder etwa bei Schwindelanfällen. Der Patient wird angeregt, sich mit phantasierten Beschämungserlebnissen aufgrund des antizipierten Versagens der Körperfunktionen (z. B. „in Ohnmacht fallen") auseinanderzusetzen. Durch diese Interventionen wird die „Entkatastrophierung" der eingetretenen Angstsymptome erleichtert.

Ein dynamischer Zugang zu den körperlichen Beschwerden des Patienten kann dadurch gefördert werden, daß der Therapeut durch *selbstkonzeptbezogenes Verstehen* und *Beziehungsklären* auf ihn eingeht. *Selbstkonzeptbezogenes Verstehen* bedeutet, den Zugang zum Selbsterleben herzustellen, zu den Idealbildungen und Bewertungsmustern. Hierzu trägt natürlich ganz besonders auch die Beschäftigung mit der subjektiven Krankheitstheorie des Patienten bei. Auch das *Beziehungsklären* fördert den dynamischen Zugang. Der Therapeut spricht an, wenn er Ablehnung oder Zweifel beim Patienten spürt, etwa die vermutete Kränkung, daß der Therapeut von der Psychogenese der Störung überzeugt sei. Gerade die Erfahrung, daß die Skepsis gegenüber dem Therapeuten wohlwollend aufgenommen wird und dieses Beziehungserleben offen angesprochen werden kann, trägt dazu bei, den psychotherapeutischen Prozeß zu intensivieren. Neben den therapietechnischen Mitteln des *einfühlenden Verstehens* im Sinne des *Konkretisierens* und Klärens von Krankheits- und Selbstkonzept und der *Echtheit* im Sinne des *Beziehungsklärens* spielen auch Interventionen des *bedingungsfreien Akzeptierens* eine wichtige Rolle, das in der Begegnung spürbar werden soll, aber auch in den verbalen Interventionen sichtbar werden kann, etwa im *Bestätigen* und *Anerkennen* der bisherigen Bewältigungsversuche.

Im Rahmen des *Beziehungsklärens* und der *Selbsteinbringung* sind therapietechnisch auch Interventionen aufzufassen, in denen der Therapeut sich

abgrenzt gegenüber ausgeprägter Inanspruchnahme oder Haltsuche durch
den Patienten. Dadurch soll verhindert werden, daß der Patient in eine ent-
wicklungshemmende Abhängigkeit oder Scheinharmonie gerät. Der Therapeut soll aber auch u. U. in allerdings einfühlsamer Weise deutlich machen,
daß er offen seine eigenen Bedürfnisse nach Distanz schützt und gerade
dadurch empathisch und kongruent (echt) bleiben kann. Oft stellt sich im
Therapieverlauf die Notwendigkeit heraus, frühere zentrale Erfahrungen,
etwa die wohltuende beschützende Zugewandtheit der Großmutter, oder
traumatische Erfahrungen wiederzubeleben. Eine ausgiebige biographische
Erhellung ist in der Regel jedoch nicht erforderlich. Manchmal ist sie sogar
eine „Sackgasse, in der Therapeut und Patient – in Harmonie verbunden –
die Kindheitsmisere betrachten und aktuelle Konflikte vermeiden" (Teusch
und Finke 1995).

2.1.3 Beziehungs- und Konfliktphase

In dieser Phase ist der Patient dann, wenn er bereits einen Zugang gefunden
hat zum Zusammenhang zwischen seinen Symptomen und seiner Konflikts-
sphäre und wenn er zum spontanen Ansprechen von aktuellen Konflikten und
Diskrepanzen zwischen Beziehungserwartungen und -erleben bereit ist. Von
zentraler Wichtigkeit ist es in dieser Phase, die Bedürfnisse des Patienten
nach Autonomie, entsprechend seinem Selbstideal, aufzugreifen. Im Wege
steht dem oftmals, daß hiermit im Zusammenhang stehende Konflikte als
sehr bedrohlich erlebt werden, da eine Abgrenzung gegenüber Erwartungen
anderer oder „Streit" katastrophiert werden im Sinne von Ablehnung und völ-
ligem Alleingelassenwerden. Oftmals ist es auch wichtig, den Patienten darin
zu unterstützen, Ansprüche zu stellen, auch Forderungen zu stellen an nahe-
stehende Bezugspersonen, auch was Umsorgung und Unterstützung betrifft,
also eigene Bedürfnisse durchzusetzen (die *nicht* darauf gerichtet sind, die
Angstsymptomatik zu stabilisieren). Therapietechnische Mittel sind in dieser
Phase in noch stärkerem Ausmaß *Beziehungsklären, Konfrontieren* im gesprächs-
psychotherapeutischen Sinne und das *Selbsteinbringen,* ebenso im Rahmen des
einfühlenden Verstehens auch das *selbstkonzeptbezogene Verstehen* und das *organismus-
bezogene Verstehen.* Gemeint ist damit, daß der Therapeut auch das noch nicht
direkt ausgedrückte, „an der Grenze der Gewahrwerdung" (Rogers 1977)
spürbare, ursprünglich-ganzheitliche Erleben anspricht. Zu den konfronta-
tiven Interventionen gehört in dieser Phase auch, daß der Therapeut aktiv
thematisiert, wenn der Patient bei aller Selbstexploration phobische Situationen nach wie vor meidet. Dann ist jedoch auch wichtig, auf die Hintergründe dieses Vermeidungsverhaltens einzugehen und den Patienten entsprechend zur aktiven Angstbewältigung zu ermutigen.

Was nicht zur störungs- und prozeßspezifischen Gesprächspsychotherapie
im engeren Sinne gehört, ist – in Abgrenzung zur Reizkonfrontation – ein syste-
matisches Angstbewältigungstraining, etwa mit Tages- und Wochenplänen
oder mit einer systematischen Expositionsinstruktion.

2.1.4 Abschiedsphase

Da Abschied und Trennung die vulnerable Seite von Angstkranken berühren, ist es besonders wichtig, das Thema Abschied therapeutisch aktiv anzugehen. Wenn das Behandlungsende näher rückt, ist es wichtig, daß der Therapeut dies von sich aus thematisiert und auf die emotionalen Auswirkungen zu sprechen kommt. Wenn der Patient den Abschied auszublenden scheint, oder wenn scheinbar unerklärlich erneut Angstsymptome auftreten, ist es spätestens dann wichtig, Trennung und Abschied zu thematisieren, um den Abschied bearbeiten zu können.

2.2

Die vorangegangenen Ausführungen können natürlich nur einen ersten Eindruck vermitteln. Ausführlicher, mit einer Reihe von Interventionsbeispielen, ist die bereits zitierte Arbeit (Teusch und Finke 1995). Darüber hinaus wird z. Zt. eine ausführliche Handanweisung erarbeitet mit Fallskizzen und Videoaufzeichnungen.

3. Manuale für die Forschung oder für die Praxis?

Die Bedeutung von Manualen ist nicht unbestritten (Wilson 1996). Zwar scheint der Einsatz von Manualen im Rahmen der Psychotherapieevaluation unerläßlich wegen der großen Varianz des individuellen Therapeutenverhaltens selbst innerhalb von Therapieschulen. Wenn ihre Anwendung ausschließlich in wissenschaftlichen Projekten, nicht aber in der Praxis angemessen wäre, dann wäre die Relevanz der Ergebnisse fragwürdig. Wir sind der Auffassung, daß Manuale einen wichtigen Beitrag leisten können zur Verbesserung der Ausbildung von Therapeuten und zur Verbesserung der Behandlungspraxis erfahrener Therapeuten. Sie können den Therapeuten für bestimmte Erlebensweisen des Patienten sensibilisieren und ihn anregen, die eigenen Handlungsregeln zu überprüfen. Natürlich ist es wichtig, insbesondere für die Gesprächspsychotherapie, die gerade die *Individualität* des Patienten betont, daß ein derartiges Manual nicht starr und schematisch ist, sondern dem Therapeuten ausreichend Spielraum läßt. Die manualisierte Beschreibung des therapeutischen Vorgehens ebnet auch den Weg zu einer *rationalen* Kombination mit anderen Behandlungsverfahren, wie der verhaltenstherapeutischen Reizkonfrontation (s. Teusch et al., in diesem Band).

Literatur

Finke J (1994) Empathie und Interaktion. Methodik und Praxis der Gesprächspsychotherapie. Thieme, Stuttgart

Finke J, Teusch L (1996) Gesprächspsychotherapie. In: Senf W, Broda M (Hrsg) Praxis der Psychotherapie, S 195–200. Thieme, Stuttgart

Greenberg LS, Elliot RK, Lietaer G (1994) Research on Experiential Psychotherapies. In: Bergin AE, Garfield SL (eds) Handbook of Psychotherapy and Behavior Change, S 509–593. Wiley, New York

Prouty GF (1990) Pre-Therapy: A Theoretical Evolution in the Person-Centered/Experiential Psychotherapy of Schizophrenia and Retardation. In: Lietaer G, Rombauts J, Balen R v (eds) Client-Centered and Experiential Psychotherapy in the Nineties, S 645–658. Leuven University Press, Leuven

Rogers CR (1959) A Theory of Therapy, Personality and Interpersonal Relationships as Developed in the Client-Centered Framework. In: Koch S (Hrsg) Psychology: A Study of a Science. Study I: Conceptual and Systematic. Vol. 3: Formulations of the Person and the Social Context, S 184–256

Sachse R (1995) Der psychosomatische Patient in der Praxis. Grundlagen einer effektiveren Therapie mit „schwierigen" Klienten. Kohlhammer, Stuttgart Berlin Köln

Swildens H (1991) Prozeßorientierte Gesprächspsychotherapie. Einführung in eine differentielle Anwendung des klientenzentrierten Ansatzes bei der Behandlung psychischer Erkrankungen. GwG-Verlag, Köln

Teusch L, Finke J (1995) Die Grundlagen eines Manuals für die gesprächspsychotherapeutische Behandlung bei Panik und Agoraphobie. Psychotherapeut 40: 88–95

Wilson GT (1996) Manual-Based Treatments: The Clinical Application of Research Findings. Behav Res Ther 34 (4): 295–314

Korrespondenz: Priv.-Doz. Dr. med. Dipl.-Psych. Ludwig Teusch, Klinik für Allgemeine Psychiatrie, Rheinische Landes- und Hochschulklinik, Virchowstraße 174, D-45147 Essen, Bundesrepublik Deutschland.

Therapie- und Veränderungsmotivation als Verlaufskriterien im Psychotherapieprozeß

P. Täglich[1] und **G. Plöttner**[2]

[1] Psychiatrisches Landeskrankenhaus Weißenau, Ravensburg-Weißenau, Bundesrepublik Deutschland

[2] Klinik und Poliklinik für Psychotherapie und Pychosomatik, Universität Leipzig, Bundesrepublik Deutschland

Die Motivation zur Psychotherapie spielt bei der Inanspruchnahme psychotherapeutischer Hilfen und im psychotherapeutischen Prozeß bei behandlungsbedürftigen psychischen und psychosomatischen Syndromen eine wichtige und immer wieder neu zu diskutierende Rolle.

In vielen empirischen Arbeiten zeigt sich, daß es eine Motivation geben muß, die dazu führt, daß der Patient psychotherapeutische Hilfe aufsucht und ihn das Therapieangebot in Anspruch nehmen läßt, sowie motivationale Faktoren, die ihn erst im Verlauf der Behandlung aktivieren und Veränderungen zulassen (Freud 1940, Appelbaum 1972, Halder 1977, Schneider et al. 1989).

Nach unserer Auffassung ist die Erwartung auf Hilfe von außen ein Kriterium der Motivation in der initialen Phase der Behandlung. Der Inhalt dieser Erwartung ist vom jeweiligen Therapieangebot, von der Ausprägung der Widerstandsphänomene und von der Bereitschaft des Patienten abhängig, therapeutische Normen und Regeln anzunehmen. Über diese prädiktiven Faktoren hinaus entscheidet über den weiteren Verlauf und Therapiefortschritt, ob der Patient allmählich die Bereitschaft und die Fähigkeit entwickeln kann, Selbstverantwortung für symptomatisches Verhalten zu übernehmen. Die therapeutische Interaktion steht in unmittelbarer Wechselwirkung zur Psychotherapiemotivation, d. h. die Motivation ist u. E. einerseits deren Moderatorvariable und auch Ergebnis.

Die folgenden Ausführungen sind Teilergebnisse einer Untersuchung an der Klinik und Poliklinik für Psychotherapie und Psychosomatische Medizin der Universität Leipzig (Täglich 1996). Eingeschlossen sind 115 Patienten (35 % Männer und 65 % Frauen) eines stationären Settings tiefenpsychologisch fundierter (analytisch orientierter) Gruppenpsychotherapie.

Eine *Zielsetzung* bestand in der standardisierten Erfassung der Psychotherapiemotivation als Indikationskriterium wie auch zur Objektivierung des

Therapieverlaufs und zur Einflußnahme auf den therapeutischen Prozeß. Der Prozeßdiagnostik kam die Aufgabe zu, spontane und induzierte Veränderungen der Psychotherapiemotivation zu bestimmen und auch ihren jeweiligen IST-Zustand festzustellen. In Auseinandersetzung mit Schneiders (Schneider et al. 1989) sehr gründlichen Operationalisierung des Konstrukts zu seinem „Fragebogen zur Messung der Psychotherapiemotivation" sehen wir dieses Konstrukt als veränderungssensitiv an und gehen aber auch von einer zu berücksichtigenden Merkmalsstabilität und Zeitinvarianz aus, also Traitcharakter. Wir verfolgten bei unserer Fragestellung und Untersuchung dennoch die möglichen Veränderungen während des Therapieverlaufs.

Wir setzten ein in Leipzig von Geyer und Plöttner (Geyer 1994) entwickeltes konzept-orientiertes Rating zur stufenweisen Erfassung der Psychotherapiemotivation ein *(„Psychotherapiemotivations-Fragebogen")*:

Stufe 1 besteht in einer „allgemeinen Therapieerwartung",
Stufe 2 in einer Erwartung, von Psychotherapie zu profitieren,
Stufe 3 in einer Fähigkeit und Bereitschaft zur Wahrnehmung pathogenetischer Zusammenhänge,
Stufe 4 in der Fähigkeit zur Kontrolle pathogenetischer Momente und
Stufe 5 in der Bereitschaft zur Anwendung auf den außertherapeutischen Lebensbereich.

Neben einer Instruktion erhält der Patient ein Item für jede Stufe und jeweils drei Ankerbeispiele. Er ist angehalten, sich für eine Stufe zu entscheiden.

Wir gingen davon aus, daß mit Hilfe des Ratings phasentypische Veränderungen einer für den Therapiefortschritt notwendigen Bereitschaft zur Übernahme therapeutischer Ziele und einer Subjektposition abgebildet werden können.

Durch die stufenweise Erfassung wurde der Ausprägungsgrad und die Art und Richtung der Veränderung der Motivation abbildbar. Die Datenerfassung erfolgte einmal wöchentlich.

Zu den Ergebnissen: Mit Hilfe einer Clusteranalyse konnten 3 verschiedene Typisierungen der Motivation differenziert werden. Cluster 1 entspricht einer kontinuierlichen Entwicklung der Motivation bis hin zu einer Bereitschaft und Fähigkeit, Einsicht in pathogenetische Zusammenhänge zu gewinnen („Kontinuitäts"-Cluster). Cluster 2 differenziert einen Verlauf, der bei einer Hilfserwartung von außen, also der allgemeinen und speziellen Hilfserwartung, bleibt und vorwiegend durch Vermeidungs- und Widerstandsphänomene erklärt wird („Vermeidungs- und Widerstands"-Cluster). Cluster 3 besitzt einen Verlauf mit einer hohen Initialmotivation und sich entwickelnder Bereitschaft zur Kontrolle eigenen symptomatischen Verhaltens („Initial"-Cluster). Diesen drei Verläufen konnten situativ kognizierte Selbstbewertungen zugeordnet werden (Selbstwertgefühl und Kompetenzgefühl), denn auch bei der parallelen Bestimmung der Selbstbewertungen (Verlaufsmessung) konnten drei verschiedene Clusterlösungen gefunden werden. Zur Erklärung stützen wir uns auf das Vorhandensein unterschiedlicher Handlungskontrollmodi (Abb. 1).

AZ–Cluster	Motivationscluster			Total
	„Kontinuitäts"-Cluster	„Vermeid./Widerst."-Cluster	„Initial"-Cluster	
„Lage"-Cluster	**40**	13	13	66 57,4
„Defizit"-Cluster	10	**13**	3	26 22,6
„Erfolgs"-Cluster	5	5	**13**	23 20
Column	55	31	29	115
Total	47,8	27	25,2	100

Abb. 1. Zusammenhang zwischen Clustern des Motivationsverlaufs und Clustern des Verlaufs des Aktualzustands (AZ-Cluster)

Daher sehen wir einen Zusammenhang zwischen situativ zwar vorhandenen, aber durch ausgeprägten lageorientierten Kontrollmodus und Kontrollverhalten „abgeschirmten" Kompetenzen einerseits und dem „Kontinuitäts"-Cluster andererseits. Ein weiterer Zusammenhang besteht u. E. in situativ kaum nutzbaren Kompetenzen und fehlenden effizienten Handlungsgenerierungen und dem „Vermeidungs- und Widerstands"-Cluster sowie zum dritten in einem entwicklungsfähigen Selbstwert- und Kompetenzgefühl und dem „Initial"-Cluster, wofür wir einen eher handlungsorientierten Kontrollmodus annehmen.

Abb. 1 zeigt, daß verschiedene Motivationsverläufe mit unterschiedlichen Ausprägungen des Kompetenz- und mit Abstand auch des Selbstwertgefühls zusammenhängen (Übereinstimmung 57 %). Anhand weiterer Ergebnisse von Einzelfalluntersuchungen im ambulanten Setting und einer anderen Patientenstichprobe kann eine weitere unserer Hypothesen vorsichtig gestützt werden, daß der „Psychotherapiemotivations-Fragebogen" sensibel auf intrapsychische Veränderungen reagiert, die dem Patienten eine Annäherung an Therapieziele ermöglichen.

Zusammenfassung

Die Typisierungen der Motivationsverläufe, deren Zusammenhänge zum situativ aktualisierten Selbstkonzept, die Analyse individueller Verhaltensstile, dynamischer und biologischer Komponenten erlauben uns mit aller Zurückhaltung die Aussage, daß das Konstrukt „Motivation zur Psychotherapie" zwei Motivationsformen umfaßt: erstens eine Therapiemotivation, die für die Initiierung der Therapie und die Annahme des Hilfsangebotes spricht und partiell mit einem situativ eher defizitären Selbstwert- und Kompetenzgefühl in Beziehung steht. Diese Therapiemotivation kann sich im Verlaufe des therapeutischen Prozesses zu einem selbstregulatorischen Konzept der Veränderung mit einem kompetenteren Selbstkonzept weiterentwickeln. Die damit mögliche Bereitschaft zur Übernahme von Selbstverantwortlichkeit für symptomatisches Verhalten ist die Voraussetzung für dessen aktive Selbstbeeinflussung, weshalb wir diese für den Therapiefortschritt notwendige Motivation als die zweite Motivationsform, die Veränderungsmotivation, auffassen. Außerdem konnte gezeigt werden, daß der „Psychotherapiemotivations-Fragebogen" als valides Meßinstrument zur Prozeßdiagnostik geeignet ist.

Literatur

Appelbaum A (1972) A Critical Reexamination of the Concept "Motivation for Change" in Psychoanalytic Treatment. Int J Psychoanal 53: 51–59

Freud S (1940) Weitere Ratschläge zur Technik der Psychoanalyse: I. Zur Einleitung der Behandlung. Gesammelte Werke, Bd VIII. Imago, London Frankfurt

Geyer M (1994) Interdisziplinäre Aspekte der Psychotherapie. In: Heigl-Evers A, Heigl F, Ott J (Hrsg) Lehrbuch der Psychotherapie. Gustav Fischer, Stuttgart Jena

Halder P (1977) Verhaltenstherapie und Patientenerwartung. Huber, Bern

Hartung J, Schulte J (1991) Anregung eines handlungsorientierten Kontrollmodus im Therapieprozeß. In: Schulte D (Hrsg) Therapeutische Entscheidungen. Hogrefe, Zürich Göttingen Toronto

Kanfer FH, Reinecker H, Schmelzer D (1991) Selbstmanagement-Therapie. Springer, Berlin Heidelberg New York

Kuhl J (1995) Handlungs- und Lageorientierung. In: Sarges W (Hrsg) Managementdiagnostik. Hogrefe, Göttingen

Pflieger R (1984) Konstruktion eines Verfahrens zur Erfassung von Dimensionen aktueller (subjektiv kognizierter) Realitätskontrolle. Diplomarbeit, Universität Leipzig

Schneider W, Basler H-D, Beisenherz B (1989) Fragebogen zur Messung der Psychotherapiemotivation, FMP. Beltz Test, Weinheim

Täglich P (1996) Zur klinischen Validität eines Motivationsfragebogens in der psychotherapeutischen Praxis. Dissertation, Univ. Leipzig

Weiner B (1976) Theorien der Motivation. Klett, Stuttgart

Korrespondenz: Dr. med. Petra Täglich, Wasserturmanlage 3, D-68766 Hockenheim, Bundesrepublik Deutschland.

XII. Ausbildung und
Qualitätssicherung

Vermittlung von psychotherapeutischem Grundwissen und Wissen für den psychiatrischen Alltag

Bericht über ein einjähriges Pilot-Weiterbildungsprojekt

J. Küchenhoff

Psychiatrische Universitätsklinik, Basel, Schweiz

1. Zielsetzung des Weiterbildungsprogrammes

Durch die neuen Facharztordnungen, die Psychiatrie und Psychotherapie miteinander verbindet, wird Psychotherapie ein integraler Bestandteil der Psychiatrie. Die Ausbildung in spezialisierten psychotherapeutischen Verfahren wird auf diese Weise mehr und mehr zur Facharztausbildung gehören. So wünschenswert diese Entwicklung ist, so wäre die Integration doch unvollständig, wenn allgemeine Psychiatrie und spezialisierte Psychotherapie zwei mehr oder weniger strikt getrennte Weiterbildungs- und Therapiebereiche darstellten. Um dieses Auseinanderklaffen zu vermeiden, müssen Weiterbildungsmaßnahmen getroffen werden, die es erlauben, den psychiatrischen Alltag durch eine psychotherapeutische Perspektive anzureichern. Aus der Sicht des Fachpsychotherapeuten (gleich welcher Schule) ist also eine *subliminale* Vorgehensweise angezeigt: Noch unterhalb der Schwelle eines definierten psychotherapeutischen Settings sollen Bausteine einer psychotherapeutischen Grundhaltung identifiziert und in der Weiterbildung vermittelt werden, die für den psychiatrischen Alltag, vor allem in der Klinik, von Nutzen sein können. Diese Zielsetzung kann verstanden werden als eine Ausbildung für die „integrierte psychiatrisch-psychotherapeutische Behandlung", die im geplanten neuen Weiterbildungsprogramm der Schweiz für Psychiatrie und Psychotherapie vorgesehen ist, bei der es „um eine Integration der psychodynamischen mit der biologischen und der psychosozialen Betrachtungsweise" geht und die ein Angebot enthält für die Patienten, „bei denen Psychotherapien im spezifischen Sinn nicht indiziert sind" (Entwurf des Weiterbildungsprogramms der Schweizerischen Gesellschaft für Psychiatrie, Juli 1995).

2. Theoretische Grundlagen

Das Basisprogramm „Psychotherapie für den psychiatrischen Alltag" nimmt Anregungen vor allem aus psychodynamischen Psychotherapiekonzepten, aber auch aus der Verhaltenstherapie und der systemischen Therapie auf. Somit hat es einen Bezug zur eklektischen Psychotherapiekonzeption, z. B. der problemorientierten Psychotherapie (Blaser et al. 1992), aber auch zu Fokaltherapien (vgl. Strupp und Binder 1991) und supportiven Techniken (Novalis et al. 1993). Die meisten Anregungen verdankt das Programm freilich den Ansätzen, die Psychotherapie in die Psychiatrie verankern wollen (Hilpert et al. 1981, Hubschmid 1993, Janssen 1989). Die spezifische Differenz ist bereits durch den Hinweis auf die subliminale Einführung von Psychotherapie benannt; es wird zwischen der psychotherapeutischen Haltung und spezifischen Techniken unterschieden. Das Basisprogramm „Psychotherapie für den psychiatrischen Alltag" vermittelt eine psychotherapeutische Grundhaltung, für die im Mittelpunkt die Reflexion der Therapeut-Patient-Beziehung steht, also die Frage, wie die therapeutische Beziehung zum Verständnis der seelischen Probleme des Patienten genutzt und wie Hindernisse in der Begegnung zwischen Therapeut, Behandlungsteam und Institution auf der einen und den Patienten auf der anderen Seite ausgeräumt werden können. Spezifische Techniken, die den spezialisierten Rahmen einer definierten Psychotherapie benötigen, treten im Vergleich dazu zurück.

3. Das Kursprogramm

Seit 1995 wird an der Psychiatrischen Universitätsklinik Basel ein Programm angeboten, das die soeben beschriebenen Ziele im Rahmen eines 1jährigen Curriculums umsetzen soll. Das Kursprogramm ist auf 20 Doppelstunden verteilt, die während eines Jahres abgehalten werden. Es besteht (siehe Tab. 1) aus einem allgemeinen und einem speziellen Teil. Der allgemeine Teil verfolgt ein doppeltes Ziel: Er führt ein in die Beobachtung – und das heißt auch Selbstbeobachtung – der therapeutischen Beziehung, er vermittelt aber auch theoretische und begriffliche Grundlagen, die notwendig sind, um dynamische Prozesse in der Arzt-Patient-Beziehung beschreiben zu können. An erster Stelle steht die Schulung der Beobachtung des Patienten, der eigenen Reaktion auf ihn und der Interaktion. Eine therapeutische Haltung, die auf das Verständnis der Beziehung ausgerichtet und somit offener als eine diagnostische Grundhaltung ist, wird erprobt; der explorativen Technik wird also eine subjektzentrierte, offene Haltung gegenübergestellt. Die eigene Wahrnehmung, inkl. die eigene emotionale, unreflektierte und spontane Reaktion auf den Patienten, wird in den diagnostischen Prozeß einbezogen.

Therapeutische Beziehungen haben immer einen Kontext, vor allem in der Institution steht kein Therapeut alleine, jede therapeutische Beziehung ist von der Atmosphäre der Abteilung, von der Dynamik des Teams und der Ausrichtung der Gesamtinstitution beeinflußt.

Am Ende des allgemeinen Teiles stehen Einführungen in die Grundkonzepte der wichtigsten therapeutischen Schulen. Der spezielle Teil orientiert sich an den Stationen eines Behandlungsverlaufes, den ein alltäglicher Patient in der psychiatrischen Institution durchmacht oder durchmachen kann, von der Überweisung und dem Erstkontakt bis zur Entlassung und dem Übergang

Tabelle 1. Curriculum

Teil I: Grundlagen (1–8)	Teil II: Spezieller Teil (9–20)
Beobachtung: – des Patienten – der eigenen Reaktion auf Patienten – der Interaktion Therapeut-Patient Beziehung	Erstkontakt zum Patienten

Therapeutische Haltung:
– Unterschied von diagnostischer und
  therapeutischer Haltung
– Merkmale z. B. Empathie, Offenheit
– In den Hauptrichtungen
  Verhaltenstherapie, Systemische
  Therapie, Psychoanalyse
	Behandlungsplan
	– Diagnose
	– Compliance
	– Zwang

Psychotherapie im Kontext – Teamprozesse – Institution	Krisen in der Behandlung – Suizidale Krisen – Aggressive Krisen – Traumatisierung – Trauer und Tod
Grundkenntnisse über Therapie- richtungen – Verhaltenstherapie – Systemische Therapie – Psychoanalyse	Die Gruppe im Behandlungsplan – Gruppendynamische Grundlagen – Führung von Institutionsgruppen
	Angehörigenarbeit
	Entlassung und Übergang in die ambulante Phase

in die ambulante Therapie. Psychotherapeutische Aspekte des Behandlungsplanes schließen sich an: Was bewirkt die Mitteilung der Diagnose für die therapeutische Beziehung? Wie läßt sich die medikamentöse Behandlung in den Gesamtbehandlungsplan und in das Gespräch integrieren? Wie kann der Therapeut mit negativen Affekten, die er dem Patienten gegenüber entwickelt, umgehen? Welche Auswirkungen hat eine eventuell notwendige Zwangsmaßnahme auf therapeutische Beziehungen und den Behandlungsverlauf? Eine besondere Belastung der therapeutischen Beziehung stellen Krisen im Behandlungsverlauf dar, seien es suizidale oder aggressive Krisen; ihnen wird ein besonderer Stellenwert im Curriculum eingeräumt. Da traumatische Erfahrungen im aktuellen sozialen Umfeld für einen nicht unerheblichen Teil psychiatrischer Patienten eine Rolle spielen, ist es notwendig, die Psychodynamik der Traumatisierung oder der Traumaverarbeitung und ihrer Auswirkungen auf die therapeutische Beziehung zu kennen. Vor allem in der Gerontopsychiatrie wird der Umgang mit dem Sterben und dem Tod wichtig. Schließlich sind die Kontexte der Behandlung wichtig, also die Einbeziehung der Familie in die Therapie oder die positive Nutzung gruppenbezogener Arbeit im Behandlungsplan.

4. Die Durchführung des Kursprogrammes

Für die Vorbereitung und die Durchführung des Kurses hat sich eine Arbeitsgruppe von insgesamt 12 Tutoren unter der Leitung des Referenten etabliert. Die Tutoren rekrutieren sich aus Mitarbeitern der Psychiatrischen Universitätsklinik und der Psychiatrischen Universitätspoliklinik Basel, außerdem nehmen zwei Psychiater und Psychotherapeuten in freier Praxis teil. Das Team ist interdisziplinär zusammengesetzt und umfaßt Ärzte, Psychologen und einen Mitarbeiter des Pflegebereichs. Vorbereitend und begleitend zum 1. Jahreskurs traf sich die Tutorengruppe einmal im Monat, um die einzelnen Weiterbildungsabschnitte im Rotationsverfahren der einzelnen Arbeitsgruppen vorzubereiten und in der Gruppe zu diskutieren. Die Erfahrungen von den einzelnen Kurstagen wurden protokolliert und in der Tutorengruppe jeweils diskutiert.

Es wurden sechs Tutorengruppen eingerichtet, so daß jede Gruppe von zwei Tutoren gemeinsam geleitet wurde. Um eine möglichst intensive Erarbeitung des Programms zu ermöglichen, wurden Kleingruppen gebildet mit maximal 8 Teilnehmern. Ein wichtiger Grundsatz für die Gruppeneinteilung war die Interdisziplinarität; neben Ärzten konnten auch Mitarbeiter des Pflegebereichs und des Sozialdienstes oder von anderen therapeutischen Berufsgruppen teilnehmen. Für die Assistenzärzte der Psychiatrischen Universitätsklinik war die Teilnahme am Kurs verpflichtend.

Der Kurs wurde didaktisch so aufgebaut, daß zu einem Thema jeweils eine Doppelstunde der theoretischen Erarbeitung und eine Doppelstunde der praktischen Umsetzung gewidmet war. Durch die überschaubare Größe der Gruppen konnte gerade der Praxisteil effektiv gestaltet werden; zu den einzelnen Themen wurden praktisch-klinische Beispiele durchgesprochen, die in unterschiedlicher Weise präsentiert wurden; gewünscht waren Videoaufnahmen, wo dies nicht möglich war, wurden Tonbandprotokolle oder aber Fallberichte verwandt, die dann wiederum die Grundlage von Rollenspielen bildeten. Die eigene Beteiligung, das persönliche Engagement der Kursteilnehmer wurde fortlaufend betont. Die Fragestellung und das auf ihnen aufbauende Übungsprogramm sollte tatsächlich aus der Alltagspraxis der Teilnehmer stammen.

5. Probleme in der Durchführung und Bewertung

Vor dem Beginn des Kursprogrammes mußten die Institutionen für das Programm gewonnen werden. Prinzipiell wurde das Programm begrüßt, allerdings war es nicht ganz leicht, den integrativen, alltagspraktischen Aspekt des Kurses verständlich zu machen. In der Arbeit erwies sich die Kohärenz der Arbeitsgruppen als das größte praktische Problem; wegen der manchmal recht kurzen Tätigkeitszeit von AssistenzärztInnen an der gleichen Institution schieden einige Mitarbeiter während des 1jährigen Kursprogrammes vorzeitig aus. Obgleich der Kurs in der Zeit stattfand, die für Weiterbildungsveranstaltungen reserviert ist, waren ärztliche MitarbeiterInnen gelegentlich wegen akuter klinischer Aufgaben abwesend. Schließlich scheiterte der Plan, das internationale Programm zur Entwicklung von PsychotherapeutInnen für die Kursevaluation anzuwenden, also einleitend den ausführlichen Basisfragebogen (CCQ) und abschließend den Fragebogen zur longitudinalen individuellen Entwicklung (LID) zur Beurteilung des Ausbildungsverlaufes einzusetzen (Ambühl 1994). Dieses Instrument stellte sich als zu komplex und zu fachspezifisch – psychotherapeutisch heraus. So konnten nur persönliche Evaluationen im Kursverlauf und am Ende durchgeführt werden.

Diese – methodisch freilich unzureichenden – Evaluationen zeigten, daß das Kursangebot bei den Teilnehmern gut angenommen wurde. Dies zeigte sich auch darin, daß der auf dem geschilderten Kursprogramm aufbauende zweite Jahreskurs, der auf freiwilliger Basis durchgeführt wurde, einen sehr hohen Zuspruch fand. Die Teilnehmer bewerteten positiv, daß sie für die Beziehungsaspekte im psychiatrischen Alltag sensibilisiert seien und einen neuen Zugang zu belastenden Alltagsproblemen gefunden hätten. Für die Mehrzahl der Teilnehmer waren die intensiven fallbezogenen Kleingruppen und der hartnäckig durchgehaltene Praxisbezug eine neue Lernerfahrung. Die Tutoren empfanden die interdisziplinäre Zusammensetzung der Gruppen als didaktisch besonders wertvoll, die Ärzte konnten vom „Begegnungswissen" des Pflegepersonals lernen, während dieses umgekehrt von Ärzten und Psychologen theoretisch-begriffliche Anregungen gut aufnehmen konnte. Die interdisziplinäre Zusammenarbeit wirkte sich förderlich auf die ja auch ansonsten notwendige Zusammenarbeit der Berufsgruppen in der alltäglichen Arbeit aus. Das Gefühl, sich in den eigenen Wahrnehmungsmöglichkeiten bestätigt und bereichert zu fühlen, aber auch die Belastung in der alltäglichen Begegnung mit dem Patienten besser ertragen zu können, dominierten. Insgesamt kann das Pilotprojekt als sinnvoll und erfolgreich angesehen werden. Überarbeitungen des Programmes durch die gemachten Erfahrungen und durch die nachfolgenden Grundkurse werden es ermöglichen, Details in der Kursarbeit zu verbessern und den sich wandelnden Praxisbedürfnissen immer neu anzupassen.

Literatur

Ambühl H (1994) Internationale Studie zur Entwicklung der PsychotherapeutInnen. Psychotherapeut 39: 336–338

Blaser A, Heim E, Ringer Ch, Thommen M (1992) Problemorientierte Psychotherapie – Ein integratives Konzept. Huber, Bern

Hilpert H, Schwarz R, Beese F (Hrsg) (1981) Psychotherapie in der Psychiatrie. Springer, Berlin Heidelberg New York

Hubschmid T (1993) Psychotherapie in der psychiatrischen Institution – Über Therapie am anderen Pol des diagnostischen Spektrums. Psychiat Praxis 20: 141–144

Janssen P (1989) Behandlung im Team aus psychoanalytischer Sicht. Prax Psychother Psychosom 34: 325–335

Novalis P, Rojcewicz S, Peeler R (1993) Clinical Manual of Supportive Psychotherapy. American Psychiatric Press, Washington

Strupp H, Binder J (1991) Kurzpsychotherapie. Klett-Cotta, Stuttgart

Korrespondenz: Prof. Dr. med. Joachim Küchenhoff, Psychiatrische Universitätsklinik, Abteilung Psychotherapie und Psychohygiene, Socinstraße 55A, CH-4051 Basel, Schweiz.

Die neue Weiterbildungsordnung zum Facharzt für Psychiatrie und Psychotherapie

Umfrage an den Psychiatrischen Abteilungen an Allgemeinkrankenhäusern zur Realisierung der Maßgaben der Musterweiterbildungsordnung

N. Grünherz

St. Johannes-Hospital, Hagen,
Bundesrepublik Deutschland

Mit Verabschiedung der Musterweiterbildungsordnung des neuen Facharztes für Psychiatrie und Psychotherapie durch den Deutschen Ärztetag im Jahre 1992 ergeben sich gravierende Veränderungen zur früheren Weiterbildungsordnung (WBO). So erfolgt die vollständige Integration der Theorie- und Praxisbausteine für den früheren Zusatztitel „Psychotherapie"; ferner sind in der neuen WBO erstmals Stundenkontingente für die verschiedensten Weiterbildungsinhalte, aber auch detaillierte Vorgaben zu Behandlungsfällen und deren Zuordnung zu bestimmten Diagnosegruppen enthalten.

Die Vorgaben dieser Weiterbildungsordnung münden in ein strukturiertes Curriculum, das je nach Größe der Ausbildungsklinik, vom Landes- oder Bezirkskrankenhaus über die Universitätsklinik und die Psychiatrische Abteilung am Allgemeinkrankenhaus, die jeweilige Einrichtung sehr viel konkreter mit Zielvorgaben zu den Weiterbildungsinhalten konfrontiert, als dieses früher der Fall war.

Da erfahrungsgemäß gerade Abteilungen an Allgemeinkrankenhäusern durchschnittlich um die 100 Betten/Plätze verfügen und daher auch nur auf einen kleinen Dozentenkreis zurückgreifen können (Pfeifer, persönliche Mitteilung), war es das Ziel der Umfrage, herauszufinden, wie in diesen Abteilungen die Vorschriften der WBO konkret verwirklicht werden. Einschränkend muß allerdings vorausgeschickt werden, daß zum Zeitpunkt der Umfrage (Mai – Juni 1995) die Weiterbildungsordnung erst in den Bereichen der Ärztekammern Nord- und Südbaden, Nord- und Südwürttemberg, Bayern, Hessen, Nordrhein, Westfalen-Lippe-Saarland, Sachsen-Anhalt, Sachsen und Thüringen auf Kammerebene verabschiedet waren.

Umfragedesign

Auf Grund der Adressenliste aller Psychiatrischen Abteilungen an Allgemeinkrankenhäusern wurde an die Klinikleitung von 117 Abteilungen ein 4seitiger
Fragebogen verschickt; bei fehlendem Rücklauf bis Ende Juni 1995 erfolgte
eine Erinnerung mit erneuter Bitte um Rücksendung.

Insgesamt antworteten 88 der angefragten Abteilungen (75 %), von denen
80 Psychiatrische Abteilungen und 8 Neuro-Psychiatrische Abteilungen am
Allgemeinkrankenhaus waren. In die Umfrageergebnisse wurden nur die
80 Psychiatrischen Abteilungen einbezogen.

Ergebnisse

Eckdaten der Abteilungen

Die durchschnittliche Bettenzahl betrug 98, die durchschnittliche Zahl der
Assistenten in Weiterbildung 6,9, davon 4,9 nach alter und 2 nach neuer Weiterbildungsordnung.

Tabelle 1. Extern zu erwerbende WB-Bausteine

Baustein	% aller Kliniken
Klassifikation der Krankheitsbilder	5 %
Verlauf	5 %
Epidemiologie	5 %
Liaison- + Konsiliardienst	5 %
Anamnese	6 %
Allgem. Psychopathologie	6 %
Psychodiagnostik	6 %
Sozialpsychiatrie	6 %
Probenentnahme	6 %
Psychopathologie + Neurosenpsychologie	8 %
Therapieverfahren	8 %
Prävention	8 %
Psychopharmakologie	8 %
Laboruntersuchungen	8 %
Gesetzliche Bestimmungen	9 %
Unterbringungsrecht	9 %
Begutachtung	11 %
EEG	15 %
Neuroradiologie	23 %
Entspannungsverfahren	28 %
Erstverfahren-Supervision	35 %
Theorie der Psychotherapieverfahren	40 %
Zweitverfahren-Supervision	49 %
Balintgruppe	56 %
Selbsterfahrung	74 %

Modelle zur Organisation der Weiterbildung

74 % aller Abteilungen organisieren ihre Weiterbildung im Verbund mit anderen Psychiatrischen Abteilungen, 39 % können die gesamte Weiterbildung aus eigenen Ressourcen leisten, 11 % der Abteilungen arbeiten mit einer ärztlichen Akademie auf Ärztekammerebene zusammen, 28 % kooperieren mit einem Psychotherapieausbildungsinstitut (Mehrfachnennungen möglich!).

Extern zu erwerbende Bausteine

Gemäß den Vorgaben der neuen WBO wurde zu 27 Einzelbausteinen abgefragt, ob sie klinikintern oder aber extern in einem der oben skizzierten Modelle erworben werden müssen. In aufsteigender Häufigkeit erfolgte die Benennung der extern zu erwerbenden Bausteine gemäß den Angaben in Tab. 1.

Form der Selbsterfahrung

Nach Angaben der Klinikleiter bevorzugen 71 % der Assistenten in Ausbildung die Gruppen-Selbsterfahrung, 29 % die Einzel-Selbsterfahrung.

Bevorzugtes Therapieverfahren

Nach Einschätzung der Abteilungsleiter wird in 46 % die Technik der tiefenpsychologisch fundierten Psychotherapie als bevorzugte benannt, in 14 % die der Verhaltenstherapie; 40 % beurteilen beide Therapieverfahren als gleichwertig.

Kontrolle durch ein Studienbuch

60 % der Klinikleiter befürworten die Kontrolle der Weiterbildung über ein Studienbuch, dementsprechend lehnen 40 % dieses ab.

Kosten der Weiterbildung

Nach Angaben der befragten Abteilungsleiter müssen die Weiterzubildenden zu 78 % für die Teilnahme an einer Selbsterfahrungsgruppe, zu 48 % jeweils für die Teilnahme an einer Balintgruppe oder für die Supervision einer tiefenpsychologisch fundierten Psychotherapie bezahlen. Immerhin 24 % der Weiterbildungsteilnehmer nehmen kostenpflichtig an der Supervision einer Verhaltenstherapie teil, 23 % an Theorieseminaren, 16 % an der Vermittlung von Entspannungsverfahren, 13 % müssen für die Organisation ihres Ausbildungssystems Kosten entrichten. Nur 6 % der Teilnehmer erhalten ihre Ausbildung nach Angaben der Klinikleitung unentgeltlich.

Zeitpunkt der Weiterbildungsveranstaltungen

Sowohl in ihrer Dienstzeit als auch in ihrer Freizeit leisten die Teilnehmer zu 85 % ihre Weiterbildungsveranstaltungen ab, nur in der Dienstzeit zu 13 %, nur in der Freizeit zu 2 %.

Teilnehmerkreis

Auf seiten der Weiterzubildenden nehmen alle Assistenten der Psychiatrischen Abteilung selbstverständlich an der Weiterbildung teil, aber auch 20 % der Assistenzärzte aus Neurologischen Abteilungen und sogar 20 % der Assistenzärzte anderer Fachrichtungen.

Kreis der Weiterbilder

Der Kreis der Weiterbilder rekrutiert sich nach Angaben der Befragten zu 90 % aus den leitenden Ärzten, zu 64 % aus übrigen Fachärzten der Klinik, zu 70 % aus Dipl.-Psychologen der Klinik, zu 59 % aus externen Referenten, zu 8 % aus niedergelassenen Ärzten und zu 6 % aus niedergelassenen Dipl.-Psychologen; selbstverständlich waren hier Mehrfachnennungen möglich.

„Vergessene Therapieverfahren"

Die leitenden Ärzte wurden befragt, welche Therapieverfahren bei der Erarbeitung der neuen WBO ihrer Meinung nach vergessen wurden; bei den frei formulierten Antworten wurden einige Gebiete mehrfach benannt. Das Ergebnis zeigt Tab. 2.

Tabelle 2. Welche Ausbildungsinhalte fehlen

Ausbildungsinhalt	Häufigkeit (absolute Zahl)
Familientherapie	8
Gesprächstherapie	5
Verhaltenstherapie	2
Logotherapie	2
Milieutherapie	2
Körperzentrierte Therapie	1
Individual-Therapie n. Leonhardt	1
Transaktionsanalyse	2
Sozialpsychiatrie	1
Kunsttherapie	1

Engpässe im Dozentenkreis

Engpässe im Dozentenkreis wurden bei 10 % der Befragten für die Bereiche Selbsterfahrung, Supervision und Balintgruppe befürchtet; 5 % sahen einen Engpaß im Bereich der Verhaltenstherapie. Für weniger als 5 % ergaben sich Hinweise auf diesbezügliche Engpässe in den Bereichen Theorie der psychotherapeutischen Verfahren, Neurologie, Entspannungsverfahren und Forensik.

Wechsel in die Neurologie

Über 50 % der Weiterzubildenden müssen mehr als 1 Jahr auf den Wechsel in eine Neurologische Abteilung warten, 18 % zwischen 1/2 und 1 Jahr und etwas mehr als 20 % weniger als 1/2 Jahr.

Diskussion

Bei insgesamt recht gutem Rücklauf der Fragebögen zeigt sich eine deutliche Bevorzugung der Weiterbildung im sogenannten Verbundmodell. Hier schließen sich mehrere Abteilungen einer bestimmten Region zu einem gemeinsamen Verbund zusammen, so daß die Dozenten aus dem Kreis der Kliniken wechselseitig alle Assistenten der angeschlossenen Abteilungen zu verschiedenen Bausteinen unterweisen können. Gerade die Theoriebausteine, aber auch die praxisbezogenen Unterrichtsblöcke zu den Psychotherapieverfahren müssen zum großen Teil extern der eigenen Klinik erworben werden; am häufigsten wurde hier verständlicherweise die Selbsterfahrung genannt, wobei andererseits 26 % der Weiterzubildenden die Selbsterfahrung laut diesem Umfrageergebnis in der eigenen Klinik durchführen (!).

Auf der anderen Seite sind die klassischen Bestandteile der Ausbildung zum Psychiater früherer Weiterbildungsordnungen nur in sehr geringem Maße extern zu erwerben, d. h. der tägliche Umgang mit Patienten im Sinne des sogenannten Bedside-Teaching vermittelt klinikintern die hier notwendigen Kenntnisse.

Wie bereits bei der früheren WBO zur Zusatzbezeichnung „Psychotherapie", bevorzugen auch im Rahmen der neuen WBO mehr als 2/3 der Assistenten die Gruppen-Selbsterfahrung, wofür vermutlich auch finanzielle Gründe verantwortlich sein dürften, da diese nach persönlichen Mitteilungen aus einer Vielzahl von Kliniken vom Teilnehmer selbst zu finanzieren ist. Dies steht jedoch in nicht unerheblichem Widerspruch zu der Tatsache, daß die klinische Tätigkeit der Assistenten zu überwiegendem Anteil aus Kontakten in der Dual-Beziehung besteht.

Die Bereitschaft der leitenden Ärzte der Abteilungen, selbst als Dozenten tätig zu werden, ist nach eigener Auskunft mit 90 % sehr hoch; neben Ärzten werden aber auch in über 2/3 der befragten Kliniken Dipl.-Psychologen mit in den Dozentenkreis einbezogen. Vermutlich wird deren verhaltenstherapeutische Ausbildung hier manche Engpässe im Dozentenbereich stopfen müssen, selbst wenn nur 5 % der befragten Klinikleiter dort einen Engpaß angaben. Eine Gleichwertigkeit der beiden großen Psychotherapieverfahren (analytisch versus verhaltensorientiert) zeichnet sich langsam bei der Auswahl von Erst- und Zweitverfahren ab.

Immerhin 8 der 80 Klinikleiter, die die Umfrage beantworteten, vermissen als Therapieverfahren das der Familientherapie, sicher dem klinischen Alltag entsprechend.

Da leider nur in 12 Kammerbereichen zum Zeitpunkt der Umfrage die neue WBO verabschiedet war, muß das Ergebnis lückenhaft bleiben, und viele Angaben wurden prospektiv für die zukünftigen Lehrangebote gemacht. Es bleibt daher einer späteren Umfrage, die für 1997 vorgesehen ist, vorbehalten, nochmal eine genauere Einschätzung der Ausbildungssituation in Psychiatrischen Abteilungen am Allgemeinkrankenhaus zu erheben.

Korrespondenz: Dr. med. Nikolaus Grünherz, Abteilung für Psychiatrie und Psychotherapie, St. Johannes-Hospital, Hospitalstraße 6–10, D-58099 Hagen, Bundesrepublik Deutschland.

Anthropologische Überlegungen zur Qualitätssicherung in der Psychotherapie

M. Schmidt-Degenhard

Psychiatrische Universitätsklinik, Heidelberg,
Bundesrepublik Deutschland

Meine Ausführungen verstehen sich als persönlich gefärbte Überlegungen zum schwierigen Verhältnis von psychotherapeutischer Praxis und Psychotherapieforschung; sie wollen demnach komplexe Fragen aufwerfen, vielleicht mögen sie dem auf methodische Stringenz und Absicherung bedachten Psycho-Wissenschaftler sogar subversiv-verunsichernd erscheinen.

Mein Erfahrungshintergrund ist die tiefenpsychologisch orientierte Psychotherapie; neben den „klassischen" längerfristig angelegten Behandlungen neurotischer Patienten ermutigt mich zu dieser Position auch die ständige Erfahrung, daß die behutsame und individuell-modifizierte Thematisierung biographisch-psychodynamischer Gesichtspunkte in der klinisch-psychiatrischen Alltagsarbeit einen wertvollen Beitrag zur Erweiterung eines verstehenden Umgehens gerade auch mit psychotischen Menschen zu leisten vermag.

Psychotherapie erscheint dabei nicht nur als die möglichst reguläre Anwendung einer theoriegeleiteten Behandlungstechnik – das ist sie natürlich auch, wobei die Definition des Begriffs „Technik" in der Psychoanalyse allerdings ein hochbrisantes Problemfeld kennzeichnet. Psychotherapie stellt daneben aber ebenso eine Art „Kunsthandwerk" (Jaeggi 1994) dar, dessen Erlernen und Lehren sich in einem letztlich wohl nie ganz abschließbaren Prozeß vollzieht. Dieser orientiert sich als ein affektiv-bildhaft fundiertes Geschehen primär kasuistisch an Gestalten und Typen und erfordert zudem vom Therapeuten als Person die Bereitschaft, sich zunächst im Medium kontrollierter Selbsterfahrung gleichfalls als Patient zu begreifen. Diese Selbsterfahrung ist durchaus einem säkularisierten Initiationsritual vergleichbar, wie ja auch der verborgene ideen- und mentalitätshistorische Zusammenhang moderner Therapieschulen mit der auf ganzheitliche Erfahrung zielenden Figur des Priesterheilers früherer und fremder Kulturen zwar oft verdrängt und negiert wird, aber dennoch nicht zu leugnen ist: Hier scheint eine bemerkenswerte Facette der Dialektik der Aufklärung auf, die sich exemplarisch im Konflikt zwischen den Konzeptionen von Freud und Jung manifestiert.

Psychotherapie in solcher Hinsicht geht es um die Ermöglichung subjektiver Authentizität, also um die Aufhebung von Selbsttäuschung, um Neuorientierung und Sinngebung im Rahmen einer – allerdings asymmetrisch konfigurierten – dialogischen Beziehung zwischen Patient und Therapeut.

Betrachtet man nun die gegenwärtige Psychotherapie-Diskussion innerhalb der Psychiatrie, so mögen von da aus meine Überlegungen vielleicht antiquiert und unzeitgemäß anmuten. Das Pontifikat des Technischen (Kisker) scheint sich auch in der Psychotherapie durchzusetzen. Gleichfalls ist aber zu bedenken, daß die aktuelle Psychotherapieforschung nicht nur rein wissenschaftsimmanenten Prämissen folgt, sondern auch eine gesundheits-, sozial- und berufspolitische Bedeutung besitzt und dabei im „Kampf um die Ressourcenverteilung" (A. E. Meyer) der verschiedenen Schulen instrumentalisiert wird (vgl. dazu auch Brockmann 1995).

Psychotherapieforschung stellt – ebenso wie ihr Gegenstandsgebiet – kein einheitliches Terrain dar; sie erweist sich vielmehr als ein disparates und durchaus konfliktträchtiges Forschungsfeld. Der im aktuellen Diskurs zweifellos dominierenden *nomologisch orientierten* Psychotherapie-Evaluation geht es um die Beurteilung von Wirksamkeit und Effizienz unterschiedlicher Psychotherapie-Methoden (Baumann). Die Operationalisierung bestimmter Aspekte bzw. Merkmale des Forschungsgegenstandes „Psychotherapie" ermöglicht dabei quasi-objektive einzelfallüberschreitende Aussagen über therapeutische Kausalzusammenhänge; diese Ergebnisse stellen allerdings eine Funktion des gewählten Methodeninventars dar.

Einem solchen quantitativ orientierten Vorgehen steht eine *qualitative* Psychotherapieforschung gegenüber, die sich mit verschiedenen deskriptiven und interpretativen Methoden um die Erhellung der subjektiven Krankheitstheorien des Patienten einschließlich ihres lebensgeschichtlichen Hintergrundes, also um sein Krank*sein*, sowie um die Erfassung der interpersonalen Dynamik im psychotherapeutischen Prozeß bemüht. Beide Ansätze – quantitative wie qualitative Psychotherapieforschung – können durchaus einander ergänzen und so etwa klinisch-relevante Gesichtspunkte zur differenzierten Indikationsstellung herausarbeiten. Gleichwohl ist vor einer Nivellierung der dialektischen Beziehung zwischen diesen beiden Forschungswegen zu warnen; liegen ihnen doch unterschiedliche wissenschaftstheoretische Positionen und Einstellungen bezüglich des Zieles einer psychotherapeutischen Behandlung zugrunde. Diese Problematik verweist auf die gegenwärtig weitgehend vermiedene Frage nach dem Menschenbild bzw. dem weltanschaulichen Hintergrund, die jedem psychotherapeutischen Handeln implizit oder explizit zugrunde liegen und es in seiner konkreten Ausformung durch die Person des Therapeuten entscheidend prägen.

Der Methodenpurismus der Evaluationsforschung steht zweifellos mitunter in der Gefahr, infolge des hier notwendigen quantifizierenden Reduktionismus mit seiner Eliminierung von Individualvariablen lediglich zu globalen, manchmal trivial erscheinenden Aussagen zu gelangen. Das eigentliche „Objekt" psychotherapeutischer Arbeit – die Person des Patienten in ihrer einzigartigen Geschichte – droht dabei aus dem Blickfeld wissenschaftlicher Erkenntnis zu verschwinden. Die daher ergänzend notwendige Erforschung

von psychotherapeutischen Prozessen als einer radikal subjektiven und inter-
subjektiven Erfahrung stellt sehr wohl aber auch einen wissenschaftlichen
Erkenntnisweg dar, der angesichts der Komplexität seines Gegenstandes allerdings auf das anderen Gütekriterien folgende Methodeninventar der Geistes-
und Kulturwissenschaften zurückgreifen muß.

Qualitative Forschung, die ihr Anwendungsgebiet vornehmlich in der psychodynamisch und tiefenpsychologisch orientierten Psychotherapie, aber
auch in der Gesprächspsychotherapie (Rogers) findet, steht in einer m.E.
zuwenig reflektierten problemgeschichtlichen Nachfolge: Beispielhaft möchte ich Autoren wie Binswanger (1947), Bally (1963) und Bräutigam (1961) nennen, die sich bereits vor Jahrzehnten um eine Freilegung der anthropologi-
schen Dimension und des damit verbundenen hermeneutischen Paradigmas
der Psychotherapie (Lang 1993) bemühten.

So erscheint mir zur konzeptuellen Fundierung qualitativer Forschung eine
Rückbesinnung auf diese Grundgedanken zur psychotherapeutischen Situation und ihrer Sinnstrukturen notwendig. Dies ist jedoch im vorgegebenen
Rahmen allenfalls nur in Andeutungen möglich: Motivation und Entscheidung
zu einer Psychotherapie erwachsen aus einem subjektiven Leidensdruck infolge einer als sinnlos bzw. sinnfremd erlebten neurotischen Symptomatik oder
infolge eines dauerhaften und schwer faßbaren Unter-sich-selbst-Leidens. Es
gibt nun Grade dieses Leidensdruckes, aus denen dessen Krankheitswert zwar
nicht meßbar, aber doch ermeßbar wird. Hierzu ist es aber erforderlich, einen
differenzierten Normbegriff heranzuziehen, der individuelle und kollektive
Seins- und Werdens-Differenzen berücksichtigt und in klinischer Hinsicht
einen individuellen und einen kollektiven Krankheitswert zu unterscheiden
erlaubt (Müller-Suur 1959).

Die Therapie stellt dann für den Betroffenen selbst ein kritisches, sein all-
tägliches „Funktionieren" unterbrechendes Lebensereignis dar, in dem Selbst-
heilungskräfte sowie das Annehmen-Können von Hilfe eine zentrale Rolle spielen. Bräutigam (1961) hat dazu ausgeführt, daß der idealiter zur Wandlung
und realiter zur verbesserten Selbstannahme führende *Einsichtsprozeß* in der
Psychotherapie vom Patienten nur im Rahmen einer haltgebenden und ver-
läßlich tragenden Beziehung zum Therapeuten zu vollziehen ist. Binswanger
(1947) spricht von der *Tragung*, der inneren solidarischen Verbundenheit
von Patient und Therapeut als notwendiger Bedingung des therapeutischen
Prozesses, auf deren Basis und vor derem Hintergrund sich überhaupt erst eine
Übertragungsbeziehung entwickeln kann. In der aktuellen psychoanalytischen Theoriediskussion findet sich dieses Problem der Begegnung in der Psychotherapie wieder bei der Erörterung des Verhältnisses von therapeutischem
Arbeitsbündnis und Übertragungs-Gegenübertragungskomplex (Fischer 1989,
Daser 1993).

Psychotherapeutische Prozesse mit einer solchen Orientierung verlaufen
diskontinuierlich: Sie folgen keiner linearen Zielerreichungsdynamik, sondern
gleichen nicht selten einem zirkulären Geschehen, in dem der subjektive Pro-
blemkern unter sich ständig wandelnden Aspekten betrachtet und erfahren
wird. Die ursprünglich an die Symptomatik angelehnten Zielvorgaben können
sich im Verlauf der Therapie wandeln und sich im langsam aufkeimenden Neu-

verständnis der eigenen Person auflösen. Eine solche Prozeßdynamik impliziert nahezu regelhaft aber eine passagere Verunsicherung, vielleicht sogar zunächst einen verstärkten depressiv-gefärbten Leidensdruck des Patienten. Im Nicht-mehr-Gelingen der Symptom-bedingenden Kompromißbildung kann sich aber auch der Beginn eines personalen Wandlungs- und Umorientierungsprozesses anzeigen, dessen vorsichtige Begleitung und Förderung für mich das Wesen therapeutischer Kunst ausmacht. Zu bedenken ist dabei, daß jede psychotherapeutische Behandlung immer auch mehr oder weniger ein Risiko-Moment des Wagnisses beinhaltet und ungünstigenfalls scheitern und mißglücken kann. Viel ist daher aus der Katamnese solcher abgebrochenen Therapien zu lernen, wobei immer offenbleiben muß, wie sich dieses Scheitern nach längerer Latenz im biographischen Rückblick darstellt. Die subtile Wirksamkeit einer tiefenpsychologisch intendierten psychotherapeutischen Behandlung artikuliert sich zunächst in sprachgebundenen wechselseitigen Reflexionsprozessen (Buchholz 1988), die ihre konstruktiven Folgerungen für die weitere persönliche Entfaltung des Patienten in seiner extratherapeutischen Lebenswelt mitunter aber erst verzögert entfalten.

Psychotherapieforschung muß sich also in verstärktem Maße mit der individuellen Lebenslaufperspektive auseinandersetzen und die integrale Verknüpfung von Therapieverlauf und künftiger Biographie des Patienten als eine entscheidende Bewertungsdimension gelungener Behandlungen herausarbeiten.

Ich plädiere daher für eine Rehabilitierung der Fallgeschichte als Forschungsinstrument und wissenschaftliche Verständigungsform: Das methodische Spektrum reicht dabei vom konkret-empirischen Ansatz einer komparativen Kasuistik (Jüttemann 1990) über die – auch metrisch gestützte – Einzelfallanalyse bis zu Gottfried Fischers hermeneutischem Beschreibungsmodell der Dialektik der Veränderung in Psychoanalyse und Psychotherapie.

Diese Aspekte und Forschungsansätze werden in der innerpsychiatrischen Psychotherapiedebatte derzeit vernachlässigt. Sie könnten aber vielleicht dazu beitragen, daß die im wissenschaftlichen Diskurs oft verdeckte *existentielle* Dimension neurotischen Krankseins und ihr mitmenschlicher Anspruch an den Therapeuten und seine dialogischen Möglichkeiten wieder deutlicher sichtbar wird.

Literatur

Bally G (1963) Grundfragen der Psychoanalyse und verwandter Richtungen. In: Psychiatrie der Gegenwart, Bd I/2, S 274–331. Springer, Berlin Göttingen Heidelberg

Baumann U, Reinecker-Hecht Ch (1986) Psychotherapie-Evaluation. In: Psychiatrie der Gegenwart, 3. Aufl, S 353–373. Springer, Berlin Heidelberg New York

Binswanger L (1947) Über Psychotherapie. Möglichkeit und Tatsächlichkeit psychotherapeutischer Wirkung. In: Ausgewählte Vorträge und Aufsätze, Bd I, S 132–158. Francke, Bern

Bräutigam W (1961) Psychotherapie in anthropologischer Hinsicht. Enke, Stuttgart

Brockmann J (1995) Liefert die empirische Psychotherapieforschung relevante Ergebnisse für die Praxis des Psychoanalytikers? Über Wirkfaktoren psychoanalytisch orientierter Psychotherapie. Forum Psychoanalyse 11: 348–364

Buchholz M (1988) Die therapeutische Situation. Forum Psychoanalyse 4: 273–291

Daser E (1993) Die Heilung im Dialog oder: Das Erkennen des Eigenen im Anderen. Forum Psychoanalyse 9: 293–302

Daser E (1995) Wie „schafft" man Offenheit? Zum Verhältnis von Gegenübertragung, Technik und Begegnung. Forum Psychoanalyse 11: 311–323

Fischer G (1989) Dialektik der Veränderung in Psychoanalyse und Psychotherapie. Modell, Therapie und systematische Fallstudie. Asanger, Heidelberg

Jaeggi E (1994) Die problematische Beziehung zwischen Psychotherapeuten und Psychotherapieforschung. In: Buchholz M, Streeck U (Hrsg) Heilen, Forschen, Interaktion. Psychotherapie und qualitative Sozialforschung, S 107–120. Westdeutscher Verlag, Opladen

Jüttemann G (1990) (Hrsg) Komparative Kasuistik. Asanger, Heidelberg

Lang H (1993) Hermeneutik und psychoanalytische Therapie. In: Tress W, Nagel S (Hrsg) Psychoanalyse und Philosophie: Eine Begegnung, S 12–20. Asanger, Heidelberg

Müller-Suur H (1959) Abgrenzung neurotischer Erkrankungen von der Norm. In: Handbuch der Neurosenlehre und Psychotherapie, Bd I. Urban & Schwarzenberg, Wien München

Stuhr U, Deneke FW (Hrsg) (1993) Die Fallgeschichte. Beiträge zu ihrer Bedeutung als Forschungsinstrument. Asanger, Heidelberg

Korrespondenz: Priv.-Doz. Dr. med. Michael Schmidt-Degenhard, Psychiatrische Universitätsklinik, Voßstraße 4, D-69115 Heidelberg, Bundesrepublik Deutschland.

Empirische Aspekte der Qualitätssicherung stationärer Psychotherapie

G. Seeger[1], B. Renneberg[1], G. Hohendorf[1], W. Lutz[2], H. Kordy[2], M. Richard[2], I. Bangula[1] und A. Kraus[1]

[1] Psychiatrische Universitätsklinik, Heidelberg, Bundesrepublik Deutschland
[2] Forschungsstelle für Psychotherapie, Stuttgart, Bundesrepublik Deutschland

Einleitung

Die Evaluation therapeutischer Prozesse, sowohl psychotherapeutisch als auch medikamentös induziert, erfolgte auf einer kognitiv-verhaltenstherapeutisch orientierten, allgemeinpsychiatrischen 18-Betten-Station. Das therapeutische Setting bestand neben Ergo-, Gestalt-, Musik- und konzentrativer Bewegungstherapie aus einem kognitiven Training, einer verhaltenstherapeutischen Angstbehandlungsgruppe und einer kognitiv verhaltenstherapeutischen Gruppentherapie zur Verbesserung der sozialen Kompetenz, ergänzt durch ein Training von Problembewältigungsstrategien.

Angewandt wurde das Heidelberger Modell der „Aktiven Internen Qualitätssicherung" (Lutz et al. 1996). Dieses Modell besteht im wesentlichen aus 3 Komponenten:

(a) einem Inventar zum routinemäßigen Monitoring der Qualität,
(b) Regeln zur Ergebnisbewertung jedes einzelnen Patienten und
(c) aus einem Kommunikationskonzept zur Rückmeldung der Bewertungsalgorithmen an die Therapeuten. Fokussiert wird hierbei auf problematische Behandlungsverläufe.

Patienten und Methodik

37 Patienten (14 Männer und 23 Frauen) wurden in zufälliger Reihenfolge ihrer stationären Aufnahme in die Bewertungsalgorithmen der Qualitätssicherung aufgenommen. Die Patienten wiesen folgende psychische Störungen auf: neurotische, Belastungs- und somatoforme Störungen, affektive/schizoaffektive Störungen, Schizophrenien, Eß- und Persönlichkeitsstörungen.

Die Durchführung des Qualitätssicherungsinventars erfolgte am Tag der stationären Aufnahme, nach 4 Wochen (Zwischenbilanz, Therapiefokussie-

Tabelle 1. Qualitätssicherungsinventar

Beurteilung und Einschätzung des Therapeuten		Beurteilung und Einschätzung des Patienten	
THE	Ergebniseinschätzung	**PAE**	Ergebniseinschätzung
BSS	Beeinträchtigungsschwere-score (Schepank 1987)	**physisch:** **BL**	Beschwerdeliste (v. Zerssen 1976)
		psychisch: **SCL-90-R**	Self-report symptom inventory (Derogatis 1977)
		sozial: **IP**	Interpersonale Probleme (Kurzform; Horowitz, Strauß, Kordy 1994)
		Lebens-qualität:	
		ZUF-8	Patientenzufriedenheit (Midt, Lamprecht, Wittmann 1991)
		LQ	Lebensqualität (Fahrenberg et al. 1986)
ThB	Therapeutische Beziehung (Alexander und Luborsky 1986)	**ThB**	Therapeutische Beziehung (Alexander und Luborsky 1986)

rung), zum Entlassungszeitpunkt und 3–4 Monate nach der stationären Entlassung (Katamnese).

Der Bewertungsalgorithmus einer einzelnen Behandlung umfaßt sowohl qualitative als auch quantitative Merkmale, die sich aus den Einschätzungen der Therapeuten und der Patienten ergeben. Ziel dieser multimodalen Vorgehensweise ist es, anhand des Bewertungsalgorithmus Auffälligkeitssignale im Behandlungsverlauf bereits nach 4 Wochen zu erkennen, um therapiefokussierende Interventionen im Behandlungsteam einzuleiten.

Ein *Auffälligkeitssignal* ergibt sich aus negativen Veränderungen zwischen den Meßzeitpunkten unter Berücksichtigung aller psychometrischen Skalen und aus Patienten- bzw. Therapeutensicht in einer Verschlechterung des Allgemeinbefindens. Auffälligkeit liegt auch vor, wenn weder positive noch negative Veränderungen im Behandlungsverlauf stattfinden. Bei der Anwendung psychometrischer Meßinstrumente (z. B. BSS, BL, SCL-90-R) werden zum Vergleich Mittelwerte und Streuungen einer Vergleichsstichprobe zur Orientierung verwendet bzw. Cut-off-Werte zugrundegelegt, wenn keine Vergleichsgruppen vorhanden sind.

Ein *sehr guter Verlauf* zeigt in den meisten erhobenen Bereichen eine positive Veränderung (mindestens um einen Standardmeßfehler), weniger als 30 % der Skalen zeigen eine negative Veränderung oder keine Veränderung.

Ein *guter Verlauf* ergibt sich aus einer Gewichtung zugunsten positiver Veränderungen im Gegensatz zu negativen.

Ergebnisse

Bei der Darstellung der Ergebnisse wollen wir uns auf harte Daten, wie psychische und physische Symptomreduktion, und Wiederherstellung der Arbeitsfähigkeit beschränken. Alle 37 Patienten wurden je nach Indikation psychotherapeutisch und/oder medikamentös behandelt.

Zum Entlassungszeitpunkt ergaben sich *86 % sehr gute bis gute Behandlungsverläufe* und 14 % (5) auffällige Verläufe. Für die Katamneseerhebung wurden alle 37 Patienten angeschrieben. 21 Patienten unterzogen sich der Katamneseerhebung und zeigten ca. 2–3 Monate nach der *Entlassung 81 % sehr gute bis gute Verläufe* und 19 % (4) auffällige Verläufe. Die Arbeitsfähigkeit zum Entlassungszeitpunkt betrug bei 37 Patienten 78 %. Zum Katamnesezeitpunkt betrug die Arbeitsfähigkeit bei 21 Patienten 76 %.

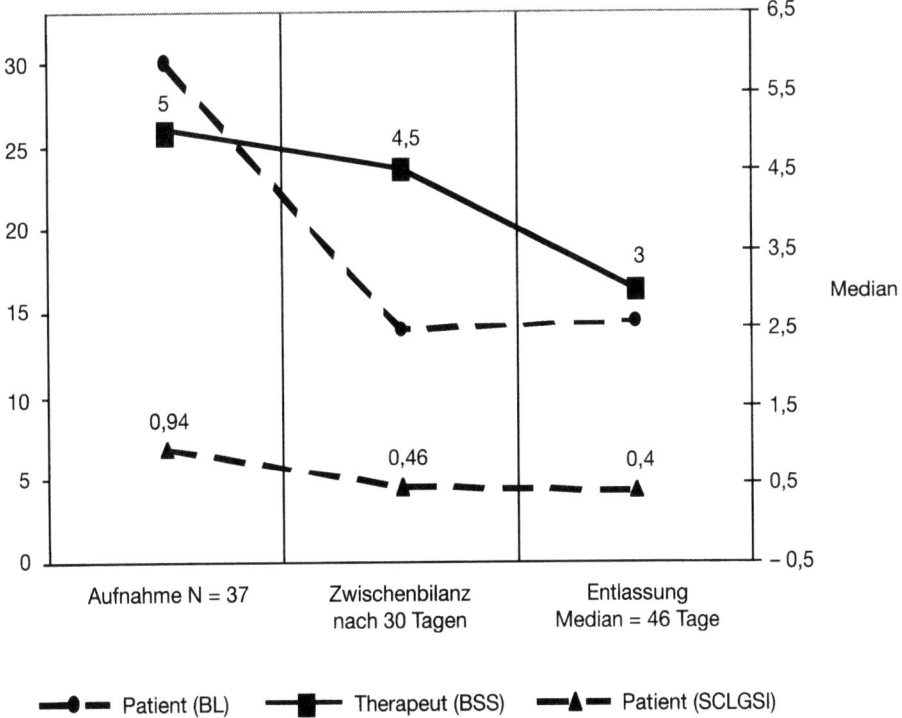

Abb. 1. Vergleich der Patientenselbsteinschätzungen mit der Therapeutenbeurteilung an drei Meßzeitpunkten für den stationären Aufenthalt

Die Auffälligkeitssignale zweier Langzeitpsychotherapiepatienten gingen bis zum Katamnesezeitpunkt in einen guten bzw. sehr guten Verlauf über. Eine persönlichkeitsgestörte und eine schizophrene Patientin zeigten bei der Nachuntersuchung ein Auffälligkeitssignal. Eine eßgestörte Patientin und ein endogen depressiver Patient blieben im gesamten Verlauf auffällig.

Unser besonderes Interesse galt den Patienten, die sich nicht an der Nachuntersuchung beteiligten. Die Untergruppe der Katamneseverweigerer wies 92 % sehr gute bzw. gute Behandlungsverläufe auf und nur eine Patientin zeigte einen auffälligen Behandlungsverlauf. Unter den Katamneseverweigerern betrug die Arbeitsfähigkeit zum Entlassungszeitpunkt 85 %.

Vergleicht man die Therapeuteneinschätzung (Beeinträchtigungsschwere-Score (BSS)) über die stationären Meßzeitpunkte hinweg mit den Patientenselbsteinschätzungen (Self-Report Symptom Inventory SCL-90-R(SCLGSI) und Beschwerdeliste (BL)), so erleben die Patienten bereits nach vier Wochen Behandlung eine deutliche Symptom- und Beschwerdenreduktion, die sich bis zum Behandlungsende weiter stabilisiert. Das Ausmaß der Beeinträchtigung (BSS) aus Therapeutensicht divergiert gegenüber der Patienteneinschätzung und weist auf eine kritischere Gesamteinschätzung hin (Abb. 1).

Zusammenfassung

Die „Aktive Interne Qualitätssicherung" weist zu Behandlungsende dem Großteil der Patienten (80–86 %) einen sehr guten bis guten Therapieverlauf zu, der bis zum Katamnesezeitpunkt (3 Monate) stabil bleibt, dies gilt auch für die Arbeitsfähigkeit (80 %) der Patienten. Die Untergruppe der Katamneseverweigerer wies zum Entlassungszeitpunkt 92 % sehr gute bis gute Behandlungsverläufe auf und nur eine Patientin zeigte einen auffälligen Behandlungsverlauf, die Arbeitsfähigkeit betrug 85 %. Diese Ergebnisse stimmen mit unserem klinisch-therapeutischen Urteil zum Genesungsverlauf der Patienten überein. Anzumerken ist, daß auffällige Therapieverläufe je nach Krankheitsbild (z. B. Neurosen/Persönlichkeitsstörungen) auch auf therapeutisch wertvolle Sensibilisierungsprozesse hinweisen können und nicht zwingend eine ungünstige Ausformung beinhalten.

Ebenso bedarf es auch einer kritischen Betrachtung der durch das Qualitätsinventar ausgewiesenen guten bis sehr guten Verläufe. Hier ist an eine falsche positive Einschätzung der Patienten im Rahmen der sozialen Erwünschtheit oder an eine dependente Haltung gegenüber dem Behandler zu denken.

Beachtenswert ist auch, daß der aus Therapeutensicht geringen Verbesserung des Beeinträchtigungsgrades (BSS) des Patienten nach vier Wochen Behandlung eine deutliche, vom Patienten erlebte Symptomreduktion gegenübersteht (Abb. 1). Naheliegend erscheint zunächst eine Überprüfung der Behandlungsdauer. Eine Gewichtung sollte jedoch zugunsten der auf den psychosozialen Kontext des Patienten bezogenen Therapeuteneinschätzung erfolgen.

Insgesamt objektiviert das evaluierte Qualitätssicherungskonzept unter Miteinbeziehung der wichtigsten Outcomemerkmale psychiatrischer Therapie (Gaebel 1995) den klinischen Eindruck. Es ist jedoch ohne klinische Überprüfung und Relativierung durch das Behandlungsteam nur in begrenztem Maße in der Lage, eine den psychosozialen Kontext miteinbeziehende sichere ganzheitliche Therapieverlaufsbewertung zu gewährleisten.

Literatur

Alexander LB, Luborsky L (1986) The Penn Helping Alliance Scales. In: Greenberg LS, Pinsoff WM (Hrsg) The Psychotherapeutic Process – A Research Handbook, S 325–366. Guilford Press, New York

Derogatis CR (1977) SCL-90. Administration, Scoring and Procedures. Manual-I for the R(evised) Version and Other Instruments of the Psychopathology Rating Scale Series. Johns Hopkins Univ School med, Baltimore, MD.

Fahrenberg J, Myrtek M, Wilk D, Kreutel K (1986) Multimodale Erfassung der Lebenszufriedenheit: Eine Untersuchung an Herz-Kreislauf-Patienten. Psychother Med Psychol 36: 347–354

Gaebel W (1995) Qualitätssicherung in der Psychiatrie: Konzept-Methodik-Durchführung. Nervenarzt 66: 481–493

Horowitz LM, Strauß B, Kordy H (1994) Inventar zur Erfassung Interpersonaler Probleme. Beltz, Weinheim

Lutz W, Stammer H, Leeb B, Dötsch M, Bölle M, Kordy H (1996) Das Heidelberger Modell der aktiven internen Qualitätssicherung stationärer Psychotherapie. Psychotherapeut 41: 25–35

Schepank H (1987) Psychogene Erkrankungen der Stadtbevölkerung. Springer, Berlin Heidelberg New York

Schmidt J, Lamprecht F, Wittmann WW (1989) Zufriedenheit mit der stationären Versorgung. Entwicklung eines Fragebogens und erste Validitätsuntersuchungen. Psychother Psychosom Med Psychol 39: 248–255

Zerssen D v (1976) Klinische Selbstbeurteilungs-Skalen (KSb-S) aus dem Münchner Psychiatrischen Informations-System (PSYCHIS München), Allgemeiner Teil, Manual. Beltz, Weinheim

Korrespondenz: Dr. med. Gert Seeger, Klinik für Psychiatrie und Psychotherapie des Kindes- und Jugendalters am Zentralinstitut für Seelische Gesundheit, J 5, D-68159 Mannheim, Bundesrepublik Deutschland.

Lebensqualität als Outcome-Kriterium

G. Lauer

Psychiatrische Universitätsklinik, Heidelberg, Bundesrepublik Deutschland

1. Einleitung

Die bei chronischen somatischen Erkrankungen schon lange üblichen Fragestellungen zur Lebensqualität von Patienten als Therapie-Outcome (vgl. Renwick et al. 1996) haben in der Psychiatrie erst relativ spät das Interesse von Klinikern und Forschern gefunden. Die bisherigen Ergebnisse empirischer Lebensqualitätsstudien in der Psychiatrie sprechen für die forschungsheuristische Fruchtbarkeit dieses Konstruktes als Outcome-Kriterium (Überblick: Lauer 1993, Lauer 1995, Lauer 1996). In der Psychotherapieforschung gibt es Hinweise, daß rasche Verbesserungen der Lebensqualität mit einer besseren Langzeitprognose einhergehen (Howard et al. 1993). Fragestellungen zum Zusammenhang von Psychotherapie und Lebensqualität sind in der psychiatrischen Psychotherapieforschung selten. Einzig Bootzin et al. (1985) berichten bei chronisch psychisch Kranken über signifikante positive Korrelationen zwischen Lebensqualität und Gruppenpsychotherapie und signifikante negative Korrelationen zwischen Lebensqualität und Einzelpsychotherapie.

2. Fragestellung

In dieser Pilotstudie wurde untersucht, ob psychotherapeutisch mit Einzeltherapie betreute, chronisch schizophrene Patienten, die mit ihrer psychotherapeutischen Betreuung zufrieden sind, eine bessere Lebensqualität empfinden als Patienten, die mit ihrer psychotherapeutischen Betreuung eher unzufrieden sind.

3. Methoden

3.1 Stichprobe

Es wurden $N = 30$ schizophrene, psychotherapeutisch betreute Bewohner aus drei gemeindenahen, rehabilitativen Einrichtungen des Rhein-Neckar-Raumes untersucht. Die Probanden waren 29,73 Jahre ($SD = 9,15$ Jahre) alt und seit

7,37 Jahren (*SD* = 6,84 Jahre) erkrankt. Die tägliche Neuroleptikadosis betrug 433,73 Chlorpromazinäquivalente (*SD* = 363,89; Berechnung nach Jahn und Mussgay 1989). *N* = 21 (70 Prozent) der Stichprobe waren Männer, *N* = 29 (97 Prozent) ledig. Nur *N* = 5 (17 Prozent) hatten eine abgeschlossene Berufsausbildung, obgleich *N* = 21 (70 Prozent) mehr als 10 Schuljahre absolviert hatten.

3.2 Erhebungsinstrumente

Die subjektive Lebensqualität (Zufriedenheit mit den Lebensbereichen: Wohnsituation, Familienbeziehungen, Sozialbeziehungen, Freizeit, Arbeit und Beschäftigung, Religion, Finanzen, Sicherheit und Gesundheit; vgl. Tab. 1) wurde mittels einer deutschsprachigen Übersetzung des „Quality of Life Interview" (QLI, Lehman 1988, Lehman et al. 1993) erfaßt. Im QLI bezieht sich ein mittels siebenstufigem Rating zu beantwortendes Item auf die Zufriedenheit mit der psychotherapeutischen Betreuung (vgl. Tab. 1). Die Residualsymptomatik und die aktuelle Psychopathologie wurden mittels der „IntentionalitätsSkala" (InSka, Mundt et al. 1985) und der „Brief Psychiatric Rating Scale" (BPRS, Overall und Gorham 1962) erhoben. Erfaßt wurden ferner mittels 34 Items die Medikamentennebenwirkungen. Die gesamte Untersuchung dauerte pro Patient – je nach Belastbarkeit – zwischen 50 Minuten und zwei Stunden.

Tabelle 1. Lebensqualität von *N* = 30 Schizophrenen in Abhängigkeit von ihrer Zufriedenheit mit der psychotherapeutischen Betreuung (siebenstufiges Rating: 1 = schrecklich, ..., 7 = begeistert); nähere Erläuterungen im Text

Subjektive Lebensqualitätsskalen	Rating	
	1–4 (*N* = 7)	5–7 (*N* = 23)
Wohnsituation	14,78	15,71
Familienbeziehungen	13,50	16,10
Sozialbeziehungen*	9,54	17,30
Freizeit	11,78	16,63
Arbeit und Beschäftigung	14,85	15,69
Religion	15,85	15,39
Finanzen	15,92	15,36
Sicherheit**	6,57	18,21
Gesundheit**	6,07	18,36
Medikamentennebenwirkungen*	21,85	13,56
BPRS-Gesamtwert[†]	40,39	30,61
InSka-Gesamtwert[†]	27,77	19,43
Chlorpromazinäquivalente	464,64	402,36

Anmerkungen: [†] $p < 0,10$; * $p < 0,05$; ** $p < 0,01$

4. Ergebnisse

Auf der siebenstufigen Ratingskala geben $N = 7$ (23 Prozent) der $N = 30$ schizophrenen Patienten an, mit der psychotherapeutischen Behandlung eher unzufrieden zu sein; $N = 23$ (77 Prozent) äußerten sich positiv. Beim Vergleich der Unzufriedenen mit den Zufriedenen hinsichtlich der subjektiven Lebensqualität fallen überwiegend niedrigere Werte der Unzufriedenen auf (Ausnahmen: Religion, Finanzen; vgl. Tab. 1).

Signifikant schlechter ist die Lebensqualität der mit der psychotherapeutischen Betreuung unzufriedenen schizophrenen Patienten in drei Bereichen: Sozialbeziehungen ($p < 0{,}05$), Sicherheit ($p < 0{,}01$) und Gesundheit ($p < 0{,}01$). In den anderen sechs Bereichen (Wohnsituation, Familienbeziehungen, Freizeit, Arbeit und Beschäftigung, Religion und Finanzen) finden sich keine signifikanten Unterschiede. Die Unzufriedenen erleben und zeigen auch stärkere Medikamentennebenwirkungen ($p < 0{,}01$), obgleich keine Unterschiede zwischen beiden Gruppen in der Höhe der Medikamentendosis bestehen. Tendenziell sind die mit der psychotherapeutischen Betreuung Unzufriedenen stärker psychopathologisch auffällig (BPRS-Gesamtwert, $p < 0{,}10$) und haben mehr Residualsymptome (InSka-Gesamtwert, $p < 0{,}10$).

5. Diskussion

Obgleich angesichts der geringen Probandenzahl die Ergebnisse dieser Pilotstudie nur als erste Trends gewertet werden sollten, ergeben sich Hinweise auf die Relevanz der Lebensqualität als Outcome-Kriterium auch für die Psychotherapie chronisch schizophrener Patienten. So berichten mit ihrer psychotherapeutischen Betreuung zufriedene Schizophrene über eine bessere Lebensqualität in den Bereichen Sozialbeziehungen, Sicherheit und Gesundheit. Die sonstigen Unterschiede beider Gruppen lassen vermuten, daß die Unzufriedenen gleichzeitig auch psychopathologisch auffälliger sind. Die hier vorgestellten ersten Befunde machen weitere Studien zur Replikation dieser Ergebnisse an größeren Stichproben Schizophrener und mit längsschnittlichem Design (vgl. Howard et al. 1993) zur Untersuchung der Lebensqualität als Outcome-Kriterium für die Psychotherapie in der Psychiatrie lohnenswert.

Literatur

Bootzin RR, Shadish Jr WR, McSweeny AJ (1985) Longitudinal Outcomes of Nursing Home Care for Severely Mentally Ill Patients. J Soc Iss 45: 31–48

Howard KI, Lueger RJ, Mailing MS, Martinovich Z (1993) A Phase Model of Psychotherapy Outcome: Causal Mediation of Change. J Cons Clin Psychol 61: 678–685

Jahn T, Mussgay L (1989) Die statistische Kontrolle möglicher Medikamenteneinflüsse in experimentalpsychologischen Schizophreniestudien: Ein Vorschlag zur Berechnung von Chlorpromazinäquivalenten. Z Klin Psychol 18: 257–267

Lauer G (1993) Ergebnisse der Lebensqualitätsforschung bei chronisch psychisch Kranken. Psychiat Prax 20: 88–90

Lauer G (1995) Die Lebensqualität psychiatrischer Patienten: Theoretische Grundlagen,
    empirische Resultate und Implikationen für die weitere Forschung. In: Pawlik K
    (Hrsg) Bericht über den 39. Kongreß der Deutschen Gesellschaft für Psychologie in
    Hamburg 1994, S 357–362. Hogrefe, Göttingen
Lauer G (1996) Lebensqualität und Schizophrenie: Ein Überblick über empirische Ergeb-
    nisse. In: Möller H-J, Engel RR, Hoff P (Hrsg) Befunderhebung in der Psychiatrie:
    Lebensqualität, Negativsymptomatik und andere aktuelle Entwicklungen, S 63–71.
    Springer, Wien New York
Lehman AF (1988) A Quality of Life Interview for the Chronically Mentally Ill. Evalua-
    tion and Program Planning 11: 51–62
Lehman AF, Postrado LT, Rachuba LT (1993) Convergent Validation of Quality of Life
    Assessments for Persons with Severe Mental Illnesses. Quality Life Res 2: 327–333
Mundt Ch, Fiedler P, Pracht R, Rettig R (1985) InSka (Intentionalitäts-Skala) – ein neues
    psychometrisches Instrument zur quantitativen Erfassung der schizophrenen Resi-
    dualsymptomatik. Nervenarzt 58: 146–149
Overall JE, Gorham DR (1962) The Brief Psychiatric Rating Scale. Psychol Rep 10: 799–812
Renwick R, Brown I, Nagler M (Hrsg) (1996) Quality of Life in Health Promotion and
    Rehabilitation. Conceptual Approaches, Issues, and Applications. Sage, Thousands
    Oak

Korrespondenz: Dipl.-Psych. Gernot Lauer, Psychiatrische Universitätsklinik, Voßstraße 4,
D-69115 Heidelberg, Bundesrepublik Deutschland.

XIII. Besondere Gesichtspunkte

Somatische Veränderungen bei Psychotherapie

J. Aldenhoff

Klinik für Psychiatrie und Psychotherapie, Universität Kiel,
Bundesrepublik Deutschland

Einleitung

Die Zusammenführung von Psychiatrie und Psychotherapie in der neuen
Facharztordnung macht ein Dilemma deutlich, das wegen der nahezu voll-
ständigen theoretischen Trennung beider Fächer bisher kaum wahrgenommen
wurde:

– Die v. a. in der biologisch orientierten Psychiatrie populäre Annahme
  einer „endogenen" Depression bedeutete in der Praxis eine genetisch
  bedingte, biologisch ablaufende und praktisch ausschließlich medikamentös zu behandelnde Erkrankung. Ihr biologisches Modell beruhte auf
  einer Minderverfügbarkeit der biogenen Amine Noradrenalin oder Sero-
  tonin an der Synapse. Dieses Defizit sollte durch die Wiederaufnahme-
  hemmung der klassischen Antidepressiva rückgängig gemacht werden.
  Obwohl im naturwissenschaftlichen Sinne nie bewiesen, war dieses Modell
  über Jahrzehnte gültig.
– Diese Abspaltung war um so leichter möglich, als man im psychotherapeutischen Lager auf biologische Überlegungen weitgehend verzichtete,
  getreu dem kartesianischen Ansatz einer Trennung von Leib und Seele.

Dieser Spaltungszustand war unproblematisch, bis Mitte der 80er Jahre zwei
Kurztherapien für die Depression publiziert wurden, die Interpersonale Therapie (Klerman et al. 1984) und die Kognitive Psychotherapie (Beck et al. 1986).
Beide Verfahren erwiesen sich als den Medikamenten gleichwertig bezüglich
der Behandlung auch schwerer Depressionen (Elkin et al. 1989). Dies brachte für die Praxis zweifelsohne eine Bereicherung, für die Theorienbildung zur
Entstehung seelischer Erkrankungen ist die Situation allerdings unbefriedigend.

Im folgenden soll eine Studie diskutiert werden, in der die Kalzium-Dynamik in T-Lymphozyten bei depressiven Patienten vor und nach Behandlung
mit der Interpersonalen Psychotherapie untersucht wurde (s. a. Fritzsche, dieser Band). An diesem Beispiel und an anderen Befunden aus der Literatur sollen die somatischen Grundlagen von Psychotherapie diskutiert werden.

Die Kalzium-Dynamik in einzelnen T-Lymphozyten wurde bei Patienten mit unipolarer Depression untersucht. (Ausführliche Darstellung bei Aldenhoff et al. 1996). Bei Gesunden kommt es nach Stimulation mit Phytohämagglutinin zu einem oszillatorischen Anstieg der intrazellulären Kalziumkonzentration. Während der Depression ist die Größe des Kalzium-Signals und die Zahl der Oszillationen signifikant reduziert. Nach klinischer Besserung durch Einsatz der Interpersonalen Psychotherapie kommt es zu einer ebenfalls signifikanten Normalisierung der Kalzium-Dynamik.

Diskussion

Die hier beschriebene biologische Veränderung im Bereich der zellulären Kalziumregulation kann als Beispiel für die Veränderungen somatischer Funktionen unter Psychotherapie angesehen werden. In eigenen Untersuchungen fanden wir entsprechende Befunde bei den Kortisolspiegeln (Dumais-Huber, in Vorb.) oder im Schlaf-EEG (Fritzer, in Vorb.). In diesen Experimenten konnte gezeigt werden, daß sich biologische Funktionen, die in der Depression beeinträchtigt sind, mit der klinischen Besserung durch ein psychotherapeutisches Verfahren normalisieren. Interessant erscheint der Befund vor dem Spannungsfeld der Leib-Seele-Diskussionen, wie sie sich in der offenbar noch immer aktiven Nachfolge von Deskartes berühmtem Ausspruch entfaltet haben.

Der Negation eines somatischen Substrates in psychodynamischen Modellen entspricht der in der biologisch orientierten Psychiatrie lange dominierende Neglect gegenüber dem Einfluß psychischer Phänomene auf die neurobiologische Basis seelischer Erkrankungen, insbesondere der sogenannten endogenen Psychosen. Es erscheint nicht zufällig, daß Experimente wie die unseren zu einer Zeit durchgeführt werden, in der „frühe Traumen", wie Deprivation und Mißbrauch, als ursächlich für Depressionen und posttraumatische Streßerkrankungen diskutiert werden (Pihoker et al. 1993).

Wie könnten psychotherapeutische Einflüsse auf somatische Phänomene vermittelt werden? Betrachtet man die in der psychotherapeutischen Literatur diskutierten Wirkprinzipien psychotherapeutischer Verfahren, wie etwa die „tragfähige Beziehung" zwischen Klienten und Therapeuten, oder auch anspruchsvollere Konstruktionen, wie „Motivation", „Autopoiese", oder gar die Entwicklung dissipativer Strukturen (Grawe et al. 1993), so helfen diese Modelle für eine Erklärung der biologischen Phänomene bei Psychotherapie genauso wenig weiter wie die berühmte „depressogene Synapse" der biologischen Psychiater. Der Grund liegt in der fehlenden, brückenschlagenden Literatur.

Weiterführen könnte eine Betrachtung der Bedingungen, unter denen die Interpersonale Therapie zu wirken scheint: Im Kontext dieser Therapieform erscheint ein entscheidender therapeutischer Mechanismus in der Entstehung eines interpersonalen Kontextes, der die in der normalen familiären und beruflichen Situation unmöglichen Prozesse einer adäquaten Trauerreaktion über einen Verlust ermöglicht. Diese Bedingung könnte die neuroendokrine Kaskade der die Depressionsentstehung maßgeblich mitbestimmenden

Streßreaktion verhindern oder ihr entgegenwirken. Obwohl detaillierte experimentelle und prozeß-analytische Untersuchungen dieser Thematik noch ausstehen, erscheint ein solcher Zusammenhang sinnvoll und leicht überprüfbar.

Ein anderer Zusammenhang wird durch das Thema der „Rollenkonflikte" nahegelegt. Es steht in direktem Zusammenhang zu der in der gängigen psychodynamischen Literatur nicht besonders berücksichtigten Thematik der sozialen Hierarchie. Hierzu liegen aus der neueren neurobiologischen Literatur Befunde vor, die zeigen, daß sowohl das Streßsystem, aber auch zelluläre Proteinkinasen, die letztlich auch in der Regulation der intrazellulären Kalzium-Konzentration eine Rolle spielen, bei subdominanten Tieren deutlich verändert sind (Watanabe et al. 1995). Bei solchen Tieren kommt es auch zur Atrophie apikaler Dendriten in der CA3-Region des Hippokampus (Magarinos et al. 1996).

Lernvorgänge, die eine Grundlage der für die Depression wesentlichen Fehladaptation an bestimmte soziale Konstellationen zu sein scheinen und die auch bei der kognitiven Verhaltenstherapie eine wesentliche Rolle spielen, scheinen eine ganze Reihe von neurobiologischen zellulären Mechanismen (Bogerts 1996, Braun 1996) bis hin zu den sogenannten *early genes* (Wang et al. 1996) zu beeinflussen.

Die bisherige Forschung, unsere eigene eingeschlossen, kommt über den Beleg einer Beeinflussung von biologischen Mechanismen durch Verhaltensmodifikationen zum gegenwärtigen Zeitpunkt noch nicht hinaus. Gezielte Forschungsprojekte, wie sie im Bereich der Post-traumatischen Streßerkrankung für Ätiologie und Therapie bereits im Gange sind (Teicher et al. 1993), erscheinen auch für den Zusammenhang von Psychotherapie und Biologie dringend wünschenswert. Dies setzt aber voraus, daß Psychotherapeuten und Neurobiologen, die sich immer noch in sehr unterschiedlichen Zirkeln zu Hause fühlen, aufeinander zugehen und gemeinsame Forschungsprojekte planen.

Literatur

Aldenhoff JB, Dumais-Huber C, Fritzsche M, Sulger J, Vollmayr B (1996) Altered Ca^{2+}-Homeostasis in Single T-Lymphocytes of Depressed Patients. J Psychiat Res (in press)

Beck A, Rush A, Shaw B, Emery G (1986) Kognitive Therapie der Depression. Psychologie-Verlags-Union, München

Bogerts B (1996) Plastizität von Hirnstruktur und -funktion als neurobiologische Grundlage der Psychotherapie. ZKPPP 44: 243–252

Braun K (1996) Synaptische Reorganisation bei frühkindlichen Erfahrungs- und Lernprozessen: Relevanz für die Entstehung psychischer Erkrankungen. ZKPPP 44: 253–266

Elkin I, Shea T, Watkins JT, Imber SD, Sotsky SM, Collins JF, Glass DR, Pilkonis PA, Leber WR, Docherty JP, Fiester SJ, Parloff MB (1989) National Institute of Mental Health Treatment of Depression Collaborative Research Program. Arch Gen Psychiat 46: 971–982

Fritzsche M (1997) siehe dieser Band

Grawe K, Donati R, Bernauer F (1993) Psychotherapie im Wandel. Hofgrefe, Göttingen

Klerman GL, Weisman MM (1984) Interpersonal Psychotherapy of Depression. Basic Books, New York

Magarinos AM, McEwen BS, Flugge G, Fuchs E (1996) Chronic Psychosocial Stress Causes Apical Dendritic Atrophy of Hippocampal CA3 Pyramidal Neurons in Subordinate Tree Shrews. J Neurosci 16: 3534–3540

Pihoker C, Owens MJ, Kuhn CM, Schanberg SM, Nemeroff CB (1993) Maternal Separation in Neonatal Rats Elicits Activation of the Hypothalamic-Pituitary-Adrenocortical Axis. Psychoneuroendocrinology 18: 485–493

Teicher MH, Glod CA, Surrey J, Swett C (1993) Early Childhood Abuse and Limbic System Ratings in Adult Psychiatric Outpatients. J Neuropsychiat Clin Neurosci 5: 301–306

Wang S, Bartolome JV, Schanberg SM (1996) Neonatal Deprivation of Maternal Touch May Suppress Ornithine Decarboxylase via Down-Regulation of the Proto-Oncogenes c-myc and max. J Neurosci 16: 836–842

Watanabe Y, McKittrick CR, Blanchard DC, Blanchard RJ, McEwen BS, Sakai RR (1995) Effects of Chronic Social Stress on Tyrosine Hydroxylase mRNA and Protein Levels. Brain Res Mol Brain Res 32: 176–180

Korrespondenz: Prof. Dr. med. Josef Aldenhoff, Klinik für Psychiatrie und Psychotherapie, Universität Kiel, Niemannsweg 147, D-24105 Kiel, Bundesrepublik Deutschland.

Negative Effekte von Psychotherapie

H. G. Zapotoczky

Universitätsklinik für Psychiatrie, Graz,
Österreich

Einleitung

Die Häufigkeit von Berichten über Schädigung durch Psychotherapie hat in den letzten Jahren stark zugenommen. Vor 1970 finden sich nur vereinzelte Mitteilungen. In den Jahren 1970–1974 waren es 6, zwischen 1975 und 1979 insgesamt 8; die Zahl stieg 1980–1984 und 1985–1989 auf 10; ein sprunghafter Anstieg ist seit 1990 zu vermerken, bis Mitte 1995 waren es 19 (Medline Express, Eric und Psychother. Abstracts). Diese große Anzahl geht vor allem auf Schilderungen von sexuellen Übergriffen oder sexuellen Aktivitäten von seiten der Therapeuten mit Patientinnen zurück.

Wie kann ein nachteiliger Effekt von Psychotherapie überhaupt definiert werden? Prinzipiell wird festgehalten, es müsse theoretisch möglich sein, wenn Psychotherapie positive Erfolge nach sich ziehe, dann könne sie auch negative Wirkungen zur Folge haben (Strupp et al. 1977). Doch ist eine vorübergehende Verschlechterung im Befinden eines Patienten schon ein Hinweis auf einen schädigenden Einfluß von Psychotherapie? Läßt sich doch eine positive Wendung im Befinden oder im Verhalten des Patienten nicht immer gleich auf die Wirkung von Psychotherapie zurückführen, da das Leben des Menschen nicht monokausal begründet werden kann, wie ließe sich erst ein negativer Effekt von Psychotherapie nachweisen? Ist eine vorübergehende Beeinträchtigung im Befinden eines Patienten tatsächlich die Folge einer therapeutischen Intervention (Luborsky et al. 1975)? Worin bestehen Kurzzeit- und Langzeitziele einer Therapie? Sind von ihnen Kurzzeit- und Langzeiteffekte überhaupt zu trennen? Schließlich besteht Psychotherapie auch in einer Leistung des Patienten, die ihn überfordern kann und vor Anforderungen stellt, denen er nicht immer gleich gewachsen ist. Welche Bedeutung ist bei der Beurteilung von positiven wie negativen Effekten der Psychotherapie der Qualität innerer Prozesse beizumessen und welche dem offenen Verhalten? Es kann Kongruenz zwischen den Therapiezielen von Patienten und Therapeuten bestehen, aber auch Diskordanz. Und wer ist imstande, Therapieerfolge überhaupt zu beurteilen – der Patient selbst, der Therapeut oder ein außenstehender Beobachter?

Soll man sich überhaupt an den Erfolg halten – und an welchen? Wie ist es um die Prozeßforschung im psychotherapeutischen Bereich bestellt, und welche Bedeutung kommt Psychotherapie als Machtinstrument sozialer Kontrolle (Szasz 1970) zu? Und können Einzelphänomene im psychischen Bereich überhaupt bewertet werden ohne Rücksicht auf die Definition von geistiger Gesundheit (Strupp et al. 1977, Bergin 1972, Krassner 1977, Weintraub 1977, Appelbaum 1977 u. a.)? Und sind diese Fragen überlegenswert ohne Berücksichtigung einzelner psychotherapeutischer Richtungen? Andererseits sind wir nicht in der Lage, genau zu formulieren, welche Therapie für welche Konflikte und Probleme geeignet erscheint (Palmer 1977). Viele Menschen suchen außerdem Psychotherapeuten auf, ohne eine Störung aufzuweisen, auf die das medizinische Krankheitsmodell zutrifft. Diese Faktoren haben Einfluß auf Definition und Nachweis von negativen Effekten von Psychotherapie.

Ein weiterer Einwand wird von methodischer Seite aus vorgebracht. Psychologische Testverfahren haben keinen entscheidenden Beitrag zur Frage der Therapiemißerfolge leisten können (Ernst 1976, Bergin 1972). Welches Meßinstrument allein könnte zur Überprüfung des Erfolgs von psychotherapeutischen Verfahren dienen (Kiesler 1972)? Spezifischen Meßmethoden müsse mehr Bedeutung zugemessen werden als dem Einsatz globaler Indizes (Bergin 1972).

Zur Definition negativer Effekte

Das Phänomen von derartigen negativen Wirkungen ist lange bekannt. Forel hat schon am Beginn dieses Jahrhunderts auf Schädigungen unsachgemäß angewandter Hypnose aufmerksam gemacht. Auch durch die Lehranalyse wollte Freud (1950) Schädigungsmöglichkeiten zuvorkommen. Crown umschreibt das gemeinte Phänomen: „There was a lasting deterioration directly attributable to therapy“. Die Betonung liegt auf „dauerhaft“ und auf „direkt zurückführbar“. Unbeantwortet bleibt, von wem zurückführbar – und wie lange. Einige Synonyma für diese Beschreibung sind in Tab. 1 zusammengestellt. Es fällt auf, daß einige Autoren nur von Reaktionen sprechen, einige von Erfahrungen, andere von länger dauernden Wirkungen oder sogar von Malpractice (schlechter Behandlung).

Tabelle 1. Synonyma für negativen Psychotherapieeffekt

Deterioration effects	(Bergin 1972)
Negative effects	(Strupp et al. 1977, Göth et al. 1980)
Adverse effects	(Furman und Ahola 1989)
Negative therapeutic reaction	
Psychotherapie-Defekt	(Reimer 1975)
Therapieschäden	(Payk 1974)
Adverse reactions	(Kaplan und Kohl 1972)
Harmful psychotherapy experience	(Grunebaum 1986)
Hazards of long-term psychotherapy	(Dubrovsky und Scully 1990)
Perils of ...	(Bruch 1974)
Critical incidents in psychotherapy	(Plutchik et al. 1994)
Malpractice in psychotherapy	(Conte und Karasu 1990)

Worin können negative Effekte der Psychotherapie bestehen?

1. Bekannt und gefürchtet sind Suizidhandlungen (Versuche und gelungene Suizide) sowie psychotische Manifestationen. In letzter Zeit sind derartige psychotische Entgleisungen vor allem im Zusammenhang mit gruppendynamischen Seminaren bekannt geworden (Küfferle 1988).

2. Eine weitere Möglichkeit, daß man von Therapieschäden sprechen kann, besteht in einer Verschlechterung der Symptomatik: Depressive Symptome und Angst können stärker in den Vordergrund treten, Hemmungszustände können zunehmen, paranoide Reaktionen und Entwicklungen sich verstärken, ebenso sich somatische Beschwerden vermehrt und stärker bemerkbar machen. Unter Umständen kann auch das Verhalten eines Menschen während der Therapie von ihm selbst weniger kontrolliert werden. Diese Beobachtung hat wohl jeder Psychotherapeut in mehr oder weniger drastischer Form schon bei einzelnen Patienten machen können. Psychotherapie könne eben den Patienten belasten, damit trösten sich viele Therapeuten.

3. Kritischer wird die Situation allerdings, wenn neue Symptome während einer Psychotherapie auftreten, die niemals vorher bestanden haben. Dazu zählen körperliche und vegetative (sogenannte psychosomatische) Reaktionen, die unter Umständen eine Tendenz zur Chronifizierung erkennen lassen, ferner der Aufbau eines Vermeidungsverhaltens und die Entwicklung von Alkohol- und Medikamentenmißbrauch. Hiemit scheinen sich neue Angstbewältigungsformen zu etablieren. Auch im Sozialverhalten können sich neue Symptome in Form von unerwarteten Verhaltensweisen einstellen: Aggressionen, Zornausbrüche, inflexibles und zwängliches Verhalten, Abbruch bestehender Beziehungen, Trotz, Regression und Isolation – gerade am Ende einer Therapie oder kurz vorher. Auch das Phänomen der „Symptomsubstitution" kann unter diesem Aspekt gesehen werden (Balsam und Bondy 1983). Skinner (1953) hat bei der Anwendung von Aversionstherapie die Entstehung neuer Verhaltensweisen beobachtet, welche bei den Patienten dadurch aufbrechen, daß bestrafte Reaktion und Reaktionen, die zur Vermeidung der Strafe entwickelt worden sind, miteinander in Konflikt geraten.

Vertreter von Psychotherapieschulen, die sich eher an gedanklichen Assoziationen und Einfällen des Patienten orientieren, werden größere Mühe haben, die Entstehung neuer Symptome zu beobachten, als jene Therapeuten, die ihre Behandlung auf eine exakt erhobene Anamnese aufbauen können.

4. Schließlich läßt sich noch die Entwicklung sogenannter prozeßbedingter Fehlinterventionen aufzeigen. Darunter werden negative Psychotherapieeffekte gezählt, die darauf zurückzuführen sind, daß durch Interaktionen zwischen Patient und Therapeut in dem Patienten selbst unrealistische Handlungsziele erwachsen; diese äußern sich als Rationalisierung von Gefühlen, Zunahme von aggressiven Verhaltensweisen (auch Deutungen), Entwicklung eines Überlegenheitsgefühls, die auf das Festhalten von unrealistischen Aufgaben und Zielen oder auf ein starkes Vermeidungsverhalten in realen Gegebenheiten zurückzuführen sind. Es werden auch Haltungen und Bindungen dazugezählt, die schließlich stark behindernd wirken, wie übermäßige Bindung an den Therapeuten, oder das Gegenteil – den Verlust von Vertrauen in The-

rapie und Therapeuten, verbunden mit zunehmender Hoffnungslosigkeit im
Hinblick auf Besserung und Chancen durch die Therapie. Mißmut, Mißtrau-
en und Verzweiflung oder übermäßiges Selbstwertgefühl können sich auch in
übereilten Entscheidungen äußern, die das bisherige Leben prinzipiell verändern (Göth 1982, Göth et al. 1980, Bergin 1972, Ernst 1976, Strupp et al.
1977).

Diese oft schwer zu fassenden Veränderungen stellen den Beurteiler von
negativen Psychotherapieeffekten auch vor die Frage, was sind direkte Folgen
der Behandlung und was ist auf Prozesse zurückzuführen, die sich aus den Konsequenzen einer Therapie im Denken und Handeln bzw. aus der Weiterentwicklung der gesunden Persönlichkeitsanteile des Patienten bzw. aus einer
Interferenz der beiden ergeben. Im klinischen Jargon wurde oft unwissenschaftlich von einer „Psychopathisierung" der Persönlichkeit eines Behandelten nach Therapieende gesprochen.

Angenommene Ursachen für einen negativen Effekt

Wahrscheinlich können alle Therapeuten gelegentlich einmal bei einzelnen
Patienten Verschlechterungen verursachen, die sie nicht mehr beheben kön-
nen und die sich auch nicht spontan zurückbilden (Bergin 1972). Mit Crown
(1973) kann angenommen werden, daß die Ursachen für negative Effekte der
Psychotherapie beim Patienten, beim Therapeuten, in der Patient-Therapeut-
Interaktion oder in der sozialen Situation des Patienten liegen.

1. Ursachen beim Patienten sind dem Therapeuten scheinbar vertraut
und werden in der mangelnden Motivation angenommen, die sich auch als
Widerstand gegen Einsicht und Änderung äußern kann. Kanfer et al. (1991)
haben hervorgehoben, daß sich Angst vor Veränderung, Verhaltensträgheit
(Festhaltenwollen an alten Gewohnheiten), gelernte Inkompetenz, sekundäre Gewinne aus dem Problemverhalten, Fähigkeitsdefizite, fehlende oder
unzureichende Informationen sowie Widerstand gegen den Therapeuten als
Person als Motivationshindernisse erweisen können. Doch auch Fragen, wie
sehr sich der Patient für das entstandene Problem verantwortlich fühlt oder
welche Fähigkeiten zur Einsicht in psychische Zusammenhänge überhaupt auf-
gebracht werden können, sind bedeutsam. Kann der Patient Vertauen zum
Therapeuten bzw. zu irgendeinem anderen Menschen aufbringen oder erfüllt
ihn exzessiver Narzißmus, der die Entwicklung der Beziehungsfähigkeit ver-
eitelt (Sifneos 1979)? Patienten mit ausgeprägten sadomasochistischen Per-
sönlichkeitszügen ziehen häufig negative Therapieerfolge nach sich (Bergin
1972), ebenso erfahren psychotische Patienten oder solche mit Borderline-
Störungen oft Nachteile durch die Therapie (Weber et al. 1965, Bergin 1972).
Auch intellektuelle Beeinträchtigungen können dem Erfolg einer an und für
sich indizierten Therapie entgegenstehen (Göth et al. 1980).

Wird ein Patient in seiner Motivation zur Therapie gefördert, ist es schwer
vorstellbar, daß er aufgrund seiner Persönlichkeitsstruktur ein Hindernis zur
Behandlung darstellen muß. Man muß nur den richtigen Therapeuten und
vielleicht auch die entsprechende Therapiemethode für ihn finden.

2. Ursachen, die beim Therapeuten angenommen werden, betreffen zunächst seine Persönlichkeit: Ignoranz und Gefühlskälte (d. h. Mangel an Interesse am Patienten und Mangel an Wärme – Grunebaum 1986) sowie Zwanghaftigkeit gelten als wenig therapiefördernd und widersprechen den drei nicht spezifischen Psychotherapiebedingungen Empathie, Wärme und Echtheit (Crown 1983, Truax 1963). Starres Festhalten an einer bestimmten Therapietechnik (Bergin 1972) oder ein exzessives Bedürfnis, bei den Patienten Verhaltensänderungen bewirken zu müssen, begünstigen negative Therapieeffekte (Bergin 1972). Pessimistische Einstellungen, Feindseligkeit, sadistische Anwandlungen sowie stark narzißtische Züge (Strupp et al. 1977), emotionale Unsicherheit und geringe Bereitschaft zu persönlicher Einsicht stellen eine Basis für ungünstige Therapieergebnisse dar. „There is no guarantee that a psychotherapist, any more than any one else, has good personal insight" (Crown 1983). Von einem Therapeuten sollte man diese annehmen, doch nicht immer erwarten. Beinahe ein Drittel der von Strupp (1960) untersuchten Psychotherapeuten weisen antitherapeutische Eigenschaften auf. Dies sollte zu denken geben.

Weitere Ursachen liegen in der Technik, die der Therapeut anwendet. Es geht meist nicht um die Frage, ob die angewandte Technik per se stimmt, sondern wie sie in die Patienten-Therapeuten-Beziehung eingefügt ist. Dies bedeutet schließlich, kann der Therapeut mit der von ihm bevorzugten Therapiemethode umgehen oder ist er einfach zu wenig ausgebildet? Gibt es aber unabhängig vom Ausbildungsniveau des Therapeuten Gefahrenmomente einzelner Therapieschulen, die einen negativen Behandlungseffekt hervorrufen können? An aufdeckenden Methoden, welche auf Aufbau und Lösung von Übertragung und Gegenübertragung abzielen und die Bearbeitung von Widerstandsphänomenen beinhalten, wird die Gefahr aufgezeigt, daß die therapeutische Beziehung nicht aufgelöst werden kann (Aronson und Weintraub 1968, Payk 1979, Buckley 1981). Wie soll sich der Therapeut verhalten? Dem Patienten sich nur wie ein blanker Schirm zeigen (Meares und Hobson 1977) oder zur Überinterpretation von Äußerungen des Patienten tendieren und auf diese Weise beide Male negative Effekte hervorrufen? Auf eine weitere Schädigungsmöglichkeit hat Strupp verwiesen: kann jede Äußerung, jedes Bekümmernis eines Patienten im Hinblick auf die Person und die Technik des Therapeuten einfach auf der Ebene von Übertragung und Widerstand abgehandelt werden, könnte der Patient nicht einfach auch einmal Recht haben?

„Indeed the patient may be right!" Nicht nur aufdeckende Methoden bergen Gefahren und Schädigungsmöglichkeit in sich. Auch operante verhaltenstherapeutische Techniken sind kritisch betrachtet worden. Daß Aversionsbehandlungen negative Folgen nach sich ziehen können, ist in über 30 klinischen Arbeiten belegt worden (Bitgood et al. 1980, Kazdin 1982). Homosexuelle haben eine Aversionstherapie auf sich genommen, weil sie bestraft werden wollten (Davison 1983). Auch positive Verstärkung ist nicht immer frei von negativen Effekten (Balsam und Bondy); sie könne inadäquates Verhalten nach sich ziehen wie stereotypes Verhalten, Trinkexzesse, Überaktivität (Müller et al. 1979), so daß dadurch die erwünschten Verhaltensweisen sogar hintangehalten oder unterdrückt werden (Williams und Williams 1969, Boakes 1979). Auch könne dadurch die eigene Motivation zu einer Aktivität zerstört werden (Lepper und Greene 1978).

Crown (1983) hebt im Zusammenhang mit der Erörterung von möglicher Symptomsubstitution die Gefahr einer zu brüsken Symptomreduktion hervor. Es könnte dadurch eine Dekompensation des Gleichgewichts im Verhalten hervorgerufen werden, wie er am Beispiel einer frigiden Frau aufzeigt, die der Mann unbewußt gewählt habe, der nunmehr nach ihrer erfolgreichen Therapie konfus vor seinen eigenen Potenzproblemen steht. Gerade dieses Beispiel weist auf die Notwendigkeit einer gründlichen Ausbildung hin. Eine entsprechende Verhaltensanalyse hätte Hinweise auf das therapeutische Procedere geben können.

Dasselbe Kriterium einer unkritischen Anwendung von Behandlungstechniken trifft auch auf andere Therapiemethoden zu. Schuldzuweisungen im Rahmen einer Familientherapie derart, daß ein Splitting von Familie und Patient erreicht werde, können sich unheilvoll auswirken (Terkelsen 1983). Oft werde der Therapeut durch den Zeit(un-)geist zu solchen Einstellungen gedrängt (Schaffer et al. 1962). Anstatt sich offen mit Ängsten der Familienangehörigen zu konfrontieren, provoziere der Therapeut Schuldgefühle, Scham, Gewissensbisse und Selbstverachtung, was die Familienangehörigen veranlassen könne, den vermuteten Schaden, die Anschuldigungen wieder gut zu machen, woraus neue Fehlhaltungen resultieren können.

Suggestive und entspannende Techniken bergen Gefahren der Schädigung in sich, wenn der suggestive Auftrag nicht ausdrücklich und energisch zurückgenommen wird, so daß Benommenheitsgefühle, Kopfschmerzen und Beklemmungsgefühle entstehen können. Schon Forel (1921) hat darauf hingewiesen: „Die angeblichen Schädigungen durch die Hypnose beruhen zum Teil auf Anwendung schlechter Methoden, zum Teil auf der Einfalt ungeschickter Operateure, zum Teil auf frevelhaften Experimenten, hauptsächlich aber auf Mißdeutungen und Übertreibungen". Auch Payk (1979) verweist auf die Bedeutung einer unzureichend gelöschten hypnagogen Formel der Aktivhypnose. Die Patienten werden dadurch nicht beruhigt sondern weiter verängstigt. In vielen Berichten wird die Möglichkeit eines negativen Effekts gar nicht erwogen. Greenberg und Pies (1983) überblicken 15 Behandlungsprotokolle mit paradoxen Techniken (paradoxical intervention, negative practice, implosion, Symptomverschreibung), in denen auf Schädigungsmöglichkeiten nicht geachtet wurde. Die Autoren führen eine Krankengeschichte einer 22jährigen Frau mit einer Persönlichkeitsstörung an, die auf paradoxe Intention schließlich suizidal reagiert hat. Entfremdungserlebnisse und massive Angstreaktionen wurden auch auf die Behandlung mit konzentrativer Bewegungstherapie berichtet, denen besonders Patienten mit hysterischen und psychotischen Störungen sowie Borderline-Patienten ausgesetzt sind (Pawlowsky 1983). Selbst reaktive Musiktherapie kann nicht ohne nachteilige Folgen sein. Geyer und Schwabe (1975) beobachteten bei gehemmt Depressiven eine „abnorme Aktivierung symbiotischer Fantasien", weswegen sie eine strengere Indikationsstellung voraussetzen. Diese Mitteilungen unterstreichen die Überlegungen von Wolpe (1977), Bergin (1972), Strupp et al. (1977), daß

Therapeuten bei ihren Patienten Ängste hervorrufen und dadurch den Zustand derselben verschlechtern können.

Gruppendynamische Seminare (analytische Gruppentherapie, Balint-gruppen, themenzentrierte Interaktionsgruppen, Gestalttherapie, Psycho-drama, Transaktionsanalyse, Sensitivity-Training, Encountergroups, Selbster-fahrungsgruppen etc.) können zu psychischen Dekompensationen, zu depres-siven Syndromen und psychotischen Manifestationen (schizophreniforme Episoden) führen, auch wenn oder gerade wenn ihnen gar keine psychothe-rapeutische Tendenz zugrunde liegt (Battegay 1973, Beck 1970, Küfferle 1988, Payk 1974, Ploeger 1966, Yalom und Lieberman 1971). Den Seminarleitern entgehen offenbar Anzeichen von Aktivierung negativer Gefühle, Potenzie-rung und Inflation von Emotionen, von erhöhtem Potential für destruktive Interaktionen bei den Teilnehmern solcher Gruppen. Auch Schlafmangel, Nahrungsmitteleinschränkung, erhöhter Alkoholkonsum etc. tragen dazu bei. Nicht immer führen die Teilnehmer ihre Schädigung auf die Mitwirkung an solchen Seminaren zurück (Lieberman et al. 1973).

Auch nach Meditationsübungen sind solche psychopathologische Beein-trächtigungen bekannt geworden (Shapiro 1982). Im Grunde handelt es sich nicht um negative Effekte der Psychotherapie, weil eine solche ja gar nicht durchgeführt wurde.

Erwähnenswert ist auch noch die LSD-Psychotherapie, die als aufdecken-des Verfahren bezeichnet wird. Als negative Folgen dieser Therapie gelten Ver-stärkung der ursprünglichen Symptome, neue psychopathologische Phä-nomene (psychotische Episoden, anhaltende Reaktionen), „flash-backs". Ein-zelne Therapeuten bezeichnen sie als „verständliche Phänomene" (Grof 1983), die zur dynamischen Entfaltung des Aufdeckungsprozesses beitragen und ein kalkulierbares Risiko darstellten. Komplikationen und negative Folgen werden auf eine Schwächung des Abwehrsystems und die unvollständige Auflösung des unbewußten Materials zurückgeführt, dessen Erlebniszugänglichkeit nicht gelungen sei (Grof 1983). Sie werden nicht als bizarre pharmakologische Nebenwirkungen einer unberechenbaren Substanz interpretiert, sondern als Ausdruck der „Dynamik des Unbewußten" (Grof 1983). Man muß hier anmer-ken, daß auch die Dynamik des Unbewußten ins Unglück führen kann.

3. Auch von verhaltenstherapeutischer Sicht aus wird der Patient-Thera-peuten-Beziehung große Bedeutung beigemessen. „Therapeutische Kontak-te beinhalten eine sehr enge persönliche Beziehung zwischen Klient und The-rapeuten" (Kanfer et al. 1991). Diese Beziehung unterscheidet sich von all-täglichen Interaktionen u. a. dadurch, daß die Beziehung professionaler Art ist, die Kommunikation klar und aufgabenbezogen abläuft, es somit eindeu-tige Einschränkungen hinsichtlich Ort und Zeit sowie Häufigkeit der Begeg-nungen gibt und der Fokus immer auf dem Patienten bzw. auf den Zielen des therapeutischen Prozesses liegt (Kanfer et al. 1991). Hervorgehoben wird auch, daß es für die Therapie förderlich ist, wenn sich der Patient vom The-rapeuten angenommen fühlen und den Therapeuten auch mögen kann (Buckley et al. 1981). Gerade in den letzten Jahren ist diese Patienten-Thera-peuten-Interaktion durch Übergriffe von seiten der Behandler bedroht wor-den. Sexuelle Intimitäten vor wie nach Beendigung der Therapie führen zur

Beeinträchtigung des Patienten (Pope und Vetter 1991, Sonne und Pope 1991). Stark emotional betonte und/oder mit sexuellen Aktivitäten verbundene therapeutische Vorgangsweisen führen zur Annahme des Patienten, geschädigt worden zu sein (Grunebaum 1986). Meist versuchen Therapeuten/Therapeutinnen, ihren Patienten/innen klarzumachen, daß ihnen sexueller Kontakt mit dem Therapeuten helfen würde.

Benowitz (1994) berichtet über die Folgen von sexuellem Kontakt, den 15 Frauen mit ihren Psychotherapeuten/innen gehabt haben. Das Ergebnis war eine posttraumatische Streßstörung; die Patienten litten bis auf eine unter Wut, Mißtrauen und dem Gefühl, verlassen worden zu sein (Benowitz 1994).

4. Auch im sozialen Milieu, in dem sich der Patient bewegt, können Ursachen für einen negativen Effekt von Psychotherapie liegen. Dieses soziale Milieu wird auch häufig als Verursacher der psychischen Störung beim Patienten angeschuldigt. Die wenigen Stunden, die ein Patient pro Woche bei einem Therapeuten zubringt, reichen oft einfach nicht aus, ein Gegengewicht zu den vom Milieu ausgehenden Noxen zu schaffen. Es wurden deshalb auch Wohnheime eröffnet, die den Patienten zumindest im Bereich Wohnen Erleichterung bringen können (Zapotoczky et al. 1982).

Daß der Effekt einiger weniger Behandlungswochenstunden durch das Milieu (Eltern, Geschwister, Freunde, Lehrer etc.) innerhalb kurzer Zeit zunichte gemacht werden kann, ist bei Kindern nachgewiesen worden. Mißhandlungen von Kindern häufen sich nach den Therapiestunden (Winkler et al. 1979). Psychotherapie, falls sie in der Umgebung bekannt wird, kann die Bereitschaft zur Toleranz herausfordern. Dies ist bei manchen Störungen (gerade bei sexuellen Störungen wie der Transsexualität) oft schwierig, da dies den Toleranzanspruch oft bei weitem übersteigt (Crown 1983). Das Milieu wird meist für die Entstehung und Aufrechterhaltung einer psychischen Störung verantwortlich gemacht. Wenn es therapeutisch nicht mitbeeinflußt wird, ändert sich daran nichts; es schädigt dann einfach weiter.

Ausblick

1. Aufgrund seiner Ausbildung wird jedem Therapeuten sein therapeutisches Rüstzeug, seine Haltung und Orientierung vermittelt. Inadäquates Training ist daher eine Hauptursache für negative Effekte. Eine gute Ausbildung sollte auch genügend Flexibilität vermitteln, um Rigidität in der Anwendung von Techniken zu verhindern (Crown 1983), und Verantwortungsgefühl steigern, um Mißbrauch von Techniken hintanzuhalten.

Strupp et al. (1977) haben negative Veränderungen zwischen Therapieabschluß und Follow-up erhoben, indem sie 150 Psychotherapeuten gezielt befragt haben. 70 Antworten erlaubten Rückschlüsse auf die Patienten-Therapeuten-Beziehung. 3–6 % der Patienten hätten negative Effekte durch die Psychotherapie erfahren. Ein Drittel der Psychotherapeuten ließ antitherapeutische Aktivitäten erkennen. Buckley et al. (1981) wandten sich an eine vorselektierte Gruppe von Psychotherapeuten; 21 % dieser Kollegen gaben negative Auswirkungen ihrer Ausbildung an, die sich auf ihre Partnerschaft, ihr destruktives Ausagieren und auf Rückzug bezogen. Daher ist der Selektion und dem Training von Therapeuten größtes Augenmerk zu schenken. Es gibt Persönlichkeitsmerkmale wie sadistische oder narzißtische Störungen, die einer Ausbildung zum Psychotherapeuten entgegenstehen. Es sollte auch der Ausbildungsmodus überlegt werden. Truax und Mitchell (1977) schlagen ein „feedback" vor, wodurch der angehende Therapeut in seiner Wirksamkeit optimiert werde: Er könnte dadurch sein therapeutisches Geschick im Umgang mit Patienten verfeinern und sich auch dem Vergleich mit anderen Therapeuten stellen.

2. Die Psychotherapieforschung muß intensiviert werden. Im speziellen geht es um die Prozeßforschung, weniger um die Erfolgsforschung. Den Therapeuten wie den Therapieforschern sollte nahegelegt werden, einige Begriffe wie Möglichkeiten und Art einer Veränderung präziser zu fassen, als allgemein nur von multiformen Veränderungen zu sprechen. Methodisch bietet sich auch die Einzelfallmethodologie in der Prozeßforschung an (Leitenberg 1977, Huber 1984).

Freud (1950) hat nicht nur die Möglichkeit von negativen Ergebnissen befürchtet, sondern sich auch Gedanken zu deren Milderung gemacht, indem er in seinem Essay „Die endliche und unendliche Analyse" eine weitere Lehranalyse nach 5 Jahren erwogen hat. So meinte er: „das Analysieren wäre der dritte jener unmöglichen Berufe, in denen man des ungenügenden Erfolgs von vornherein sicher sein kann. Die beiden anderen, weit länger bekannten, sind das Erziehen und das Regieren."

Man kann dem nur hinzufügen, daß sich Erzieher und Regierende bis heute meist nicht jenen Ausbildungsordnungen und Kontrollen unterwerfen wie Psychotherapeuten. Von der Bereitschaft zu einer Selbstreflexion der eigenen Ergebnisse ganz zu schweigen.

Literatur

Appelbaum H (1977) Zit. in Strupp et al. (1977)

Aronson H, Weintraub W (1968) Patient Changes During Classical Psychoanalyses as a Function of Initial Status and Duration of Treatment. Psychiatry 31: 369–379

Balsam PD, Bondy AS (1983) The Negative Side Effects of Reward. J Appl Behav Analysis 16: 283–296

Battegay R (1973) Möglichkeiten, Grenzen und Gefahren der Gruppenpsychotherapie. Gruppenpsychother Gruppendyn 7: 115–131

Beck D (1970) Initiale Abbrüche in einer offenen Gruppe. Gruppenpsychother Gruppendyn 2: 215–220

Benowitz M (1994) Comparing the Experiences of Women Clients Sexually Exploited by Female Versus Male Psychotherapists. Special Issue: Bringing Ethics Alive: Feminist Ethics in Psychotherapy Practice. Women and Therapy 15: 69–83

Bergin AE (1972) The Evaluation of Therapeutic Outcomes. In: Garfield L, Bergin AE (Hrsg) Handbook of Psychotherapy and Behaviour Change: An Empirical Analysis. Wiley, Chichester

Bitgood SC, Crowe M, Suarez Y, Peters RD (1980) Immobilisation: Effects and Side Effects on Stereotyped Behaviour in Children. Behav Modification 4: 187–208

Blaser A (1977) Der Urteilsprozeß bei der Indikationsstellung zur Psychotherapie. Huber, Bern

Boakes RA (1979) Interactions Between Type I and Type II Processes Involving Positive Reinforcement. In: Dickinson A, Boakes RA (Hrsg) Mechanisms of Learning and Motivation. Laurence Erlbaum, Hillsdale, NJ

Bruch H (1974) Perils of Behaviour Modification in Treatment of Anorexia nervosa. JAMA 230: 1419–1422

Buckley P, Karasu TB, Charles E (1981) Psychotherapists' View Their Personal Therapy. Psychotherapy: Theory, Research and Practice 18: 299–305

Conte HR, Karasu TB (1990) Malpractice in Psychotherapy: An Overview. Am J Psychother 44: 232–246

Cooper CL (1975) How Psychologically Dangerous Are T-Groups and Encounter Groups. Human Relations 28: 249–260

Crown S (1983) Contraindications and Dangers of Psychotherapy. Br J Psychiatry 142 (11): 436–441

Davison GC (1969) Appraisal of Behaviour Modification Techniques with Adults in Institutional Settings. In: Frank CN (ed) Behaviour Therapy: Appraisal and Status. McGraw-Hill, New York

Dewald PA (1964) Psychotherapy: A Dynamic Approach. Basic Books, New York

Dubovsky SL, Scully JH (1990) Hazards of Long-Term Psychotherapy During Psychiatric Residency. Psychiatry 53: 185–194

Ernst K (1976) Die Ergebnisse der psychotherapeutischen Erfolgskontrolle und ihre Konsequenzen für den praktizierenden Arzt. Schweiz med Wschr 28: 941–945

Forel A (1921) Der Hypnotismus oder die Suggestion und die Psychotherapie, 11. Aufl. Enke, Stuttgart

Freud S (1950) Gesammelte Werke in Einzelbänden, Bd XVI: Werke aus den Jahren 1932–1939. S Fischer, Frankfurt

Furman B, Ahola T (1989) Adverse Effects of Psychotherapeutic Beliefs: An Application of Attribution Theory to the Critical Study of Psychotherapy. Family – Systems – Medicine 7: 183–195

Geyer M, Schwabe Chr (1975) Reaktive Musiktherapie, ein psychotherapeutischer Gruppenvergleich. Psychiatr Neurol Med Psychol 27: 409–417

Göth N (1982) Theoretisch-methodisch-methologische Probleme der gegenwärtigen Forschung in der Psychotherapie. Psychiatr Neurol Med Psychol 34: 229–235

Göth N, Göth J, Weigelin J (1980) Zum Problem der negativen Effekte in der Psychotherapie. Psychiatr Neurol Med Psychol 32: 550–556

Greenberg RP, Pies R (1983) Is Paradoxical Intention Risk-Free? A Review and Case Report. J Clin Psychiatry 44: 66–69

Grof St (1983) LSD-Psychotherapie. Klett-Cotta, Stuttgart

Grunebaum H (1986) Harmful Psychotherapy Experience. Am J Psychother 40: 165–176

Huber H (1984) Entwicklungstendenzen in der Einzelfallstatistik: Eine Standortbestimmung. Psychol Beitr 26: 348–362

Kanfer FH, Phillips JS (1970) Learning Foundations of Behaviour Therapy. Wiley, New York

Kanfer FH (1985) Target Selection for Clinical Change Programs. Behav Assessment 7: 7–20

Kanfer FH, Reinecker H, Schmelzer D (1991) Selbstmanagement-Therapie. Springer, Berlin Heidelberg New York

Kaplan HS, Kohl RN (1972) Adverse Reactions to the Rapid Treatment of Sexual Problems. Psychosomatics 13: 185–190

Kazdin AE (1982) Symptom Substitution, Generalization and Response Covariation: Implications for Psychotherapy Outcome. Psychol Bull 91: 349–365

Kiesler DJ (1977) Experimentelle Untersuchungspläne in der Psychotherapieforschung. In: Petermann F, Schmook C (Hrsg) Grundlagenteste der klinischen Psychologie, Bd 1: Forschungsfragen der klinischen Psychologie. Huber, Bern

Krasner L (1977) Zit. in Strupp H, et al. (1977)

Küfferle B (1988) Group Dynamics as an Emotional Turmoil Precipitating Psychotic Manifestation. Psychopathology 21: 111–115

Lepper MR, Greene D (1978) The Hidden Cost of Reward. Wiley, New York

Leitenberg H (1977) Einzelfallmethodologie in der Psychotherapieforschung. In: Petermann F, Schmook C (Hrsg) Grundlagenteste der klinischen Psychologie, Bd 1: Forschungsfragen der klinischen Psychologie. Huber, Bern

Lieberman MA, Yalom JD, Miles MB (1973) Encounter Groups: First Facts. Basic-Books, New York

Luborsky L, Singer B, Luborsky L (1975) Comparative Studies of Psychotherapies: Is it True, That Everybody Has Won and All Must Have Prizes? Arch Gen Psychiatry 32: 995–1008

Meares RA, Hobson RF (1977) The Persecutory Therapist. Br J Med Psychol 50: 349–359

Müller PG, Crown RE, Cheney CD (1979) Schedule-Induced Locomotor Behavior in Humans. Exp Anal Behav 31: 83–90

Müller-Hegemann D (1978) Grundzüge der Psychotherapie. Fischer, Stuttgart

Palmer JO (1977) In: Strupp H, et al. (1977)

Ploeger A (1966) Auslösung einer Psychose durch verteilte Übertragung. Z Psychother Med Psychol 16: 219–228

Pawlowsky G (1983) Entspannungsmethoden und Bewegungstherapie. Die Heilkunst 96: 24–31

Payk TR (1979) Gruppendynamische Auslöser schizophrener Episoden. Nervenarzt 50: 467–471

Payk TR (1974) Über Therapieschäden. Therapie der Gegenwart 113: 1755–1778

Plutchik R, Conte MR, Karasu TB (1994) Critical Incidents in Psychotherapy. Am J Psychother 48: 75–84

Pope KS, Vetter VA (1991) Prior Therapist-Patient Sexual Involvement Among Patients Seen by Psychologists. Psychotherapy 28: 429–438

Rachmann St (1974) Wirkungen der Psychotherapie. Steinkopff, Darmstadt

Reimer F (1975) Der Psychotherapie-Defekt. Nervenarzt 46: 214–215

Schaffer L, Synne LC, Day J, Rycoff IM, Halperin A (1962) On the Nature and Sources of the Psychiatrist's Experience with the Family of the Schizophrenic. Psychiatry 25: 32–45

Shapiro DH (1982) Overview: Clinical and Physiological Compension of Medication with Other Self-Control Strategies. Am J Psychiatry 139: 267–274

Sifneos PE (1979) Short-Form Dynamic Psychotherapy, Evaluation and Techniques. Plenum Medical, London

Skinner BF (1979) Science and Human Behavior. Free Press, New York

Sonne JL, Pope KS (1991) Treating Victims of Therapist-Patient Sexual Involvement. Special Issue: Psychotherapy with Victims. Psychotherapy 28: 174–187

Strupp HH (1960) Psychotherapists in Action: Explorations of the Therapist's Contribution to the Treatment Process. Grune and Stratton, New York

Strupp H, Hadley SW, Gomes-Schwartz B (1977) Psychotherapy for Better or Worse. The Problem of Negative Effects. Jason-Aronson, New York

Szasz TS (1970) The Manufactures of Madness. A Comparative Study of the Inquisition and the Mental Health Movement. Harper and Row, New York

Terkelsen KG (1983) Schizophrenia and the Family: II. Adverse Effects of Family Therapy. Fam Proc 22: 191–200

Trimborn W (1983) Die Zerstörung des therapeutischen Raumes. Das Dilemma stationärer Psychotherapie bei Borderline-Patienten. Psyche 37: 204–236

Truax CB, Mitchell KM (1977) Forschungsergebnisse über den Zusammenhang zwischen Therapeuteneigenschaften und Therapieverlauf bzw. Therapieerfolg. In: Petermann F, Schmook C (Hrsg) Grundlagenteste der klinischen Psychologie, Bd 2: Ergebnisse der klinischen Psychologie. Huber, Bern

Truax CB (1963) Effective Ingredients in Psychotherapy. J Cous Psychol 10: 256–263

Weber JJ, Elinson J, Moss LB (1965) The Application of Ego-Strength Scales to Psychoanalytic Clinic Records. In: Goldman GS, Shapiro D (eds) Developments in Psychoanalysis at Columbia University. Proceedings of the 20th Anniversary Conference. Columbia Psychology: Clinic for Training and Research, New York

Weintraub W (1977) Zit. in Strupp H, et al. (1977)

Williams DR, Williams H (1969) Automaintenance in the Pigion: Sustained Pecking Despite Contingent Non-Reinforcement. J Exp Anal Behav 12: 511–520

Winkler RC, Ginn D, Miletic R (1979) Child Abuse in the 24 Hours After Psychotherapy Sessions. Med J Anst 1: 239–240

Wolpe J (1977) Zit. in Strupp H, et al. (1977)

Yalom JD, Lieberman M (1971) A Study of Encounter Group. Arch Gen Psychiatry 25: 15–30

Zapotoczky HG, Sachs G, Stellamor M (1982) Patienten in einem Wohnheim – Therapieziele und Verlaufsuntersuchungen. In: Berner P, Zapotoczky HG (Hrsg) 5 Jahre Wohnheim in der Lainzer Straße. Psychiatr Univ Klinik Wien/Sozialamt der Stadt Wien

Korrespondenz: Prof. Dr. med. Hans Georg Zapotoczky, Universitätsklinik für Psychiatrie, Auenbrugger Platz 22, A-8036 Graz, Österreich.

Sinnstufen des psychotherapeutischen Prozesses

Philosophisch-tiefenpsychologische Grundlagen

M. Bürgy

Psychiatrische Universitätsklinik, Heidelberg,
Bundesrepublik Deutschland

Denkvoraussetzungen

Philosophiegeschichtlich kommt es durch die egologische Begründung menschlichen Seins zur Abgrenzung gegen eine kollektiv-metaphysische Wertebegründung und zur Entstehung des psychologischen Subjekts. Die Frage nach dem Sinn wandert von der Theologie und Philosophie in die Psychotherapie, die sich dem in Krankheit aufbrechenden Sinnverlust zu stellen hat. Dabei ist Psychotherapie gezwungen, den historischen Kontext des Nihilismus mitzudenken, in dem sie sich in ihrer Wirksamkeit je vorfindet und bewegt. Schließlich ist der Nihilismus die Kehrseite der Subjektivierung der Metaphysik und laut Nietzsche (1969a) „eine Krankheit des Bewußtseins" durch den cartesischen Glauben an Vernunft und Wissenschaft. Das Sein selbst, in welches das cogito eingebettet ist, bleibt unerörtert. Diesen Tatbestand nennt Heidegger daher Seinsvergessenheit. Der Mensch ist auf sich zurückgeworfen und der Angst der Nichtung durch Krankheit und Tod überantwortet. In der aufbrechenden leiblichen Verletzlichkeit sucht er nicht mehr Heil, sondern Heilung. Über Novalis, Schelling, Schopenhauer und Nietzsche entwickelt sich kompensatorisch eine „philosophische Neigung zum Medizinischen" (Marquard 1987). Es geht nicht mehr um geistige Wahrheit, sondern um Gesundheit, Leben, Macht. So fragt sich beispielsweise Nietzsche (1969b, S 1086): „Warum wurde ich nicht zum mindesten Arzt oder sonst irgendetwas Augen-Aufschließendes?" Der Leib wird Ausdruck eines umfassenderen Selbst, das nicht Ich sagt, sondern Ich tut (Schipperges 1981). Diese Hinwendung zum Selbst wird, an der Schnittstelle von Philosophie und Tiefenpsychologie, zu Beginn unseres Jahrhunderts, zeitgleich von Martin Heidegger und Carl Gustav Jung vollzogen. Beide verbindet an zentraler Stelle ein (psycho-)therapeutisches Interesse in der Frage der Sinnerschließung, als Frage der Einbindung des isolierten Ich-Bewußtseins in den übergeordneten Zusammenhang des Selbst. Für beide bringt der Nihilismus gerade die Entwurzelung des Ich, vom Unbewußten bei Jung bzw. vom Sein bei Heidegger, zu Bewußtsein.

Unter dem Ausschluß der Leibperspektive sehen sie in Nietzsche den Vollender der abendländischen Bewußtseinshybris (Heidegger 1990, Jung 1971a). Sie versuchen daher im Selbstbegriff die Überwindung der rein reflexiven, d. i. Ich-bezüglichen, Bewußtseinskonstitution. Heideggers früher Selbstbegriff korrespondiert, auf der Stufe von „Sein und Zeit", durchaus mit dem ontologischen Daseinsbegriff (Görland 1981), in dem der reflexive Graben zwischen Subjekt und Objekt geschlossen wird. Jungs Begriff vom Selbst muß dagegen erst (mit Jung) weitergedacht und aus dem nur psychologischen Kontext herausgebracht werden. Dies ist an der Leitschiene der Synchronizität, der akausalen, sinnhaften Verklammerung von Selbst und Welt, Innen und Außen möglich (Jung 1971b). Autobiographisch stellt Jung fest: „Der Sinn ist außen wie innen (Jaffé 1984, S 320)". Heidegger formuliert diese ontologische Verankerung des Bewußtseins beispielhaft in der taoistischen „Legende von der Freude der Fische": „Tschuang Tse verweist darin darauf, wie freudig die Fische im Bach aus dem Wasser herausspringen. Sein Gefährte fragt ihn, wie er denn die Freude der Fische erkennen wolle, da er doch kein Fisch sei (…). Der Schluß sagt, wir erkennen die Freude der Fische aus unserer Freude beim Wandern am Bach (Pöggeler 1992, S 394)." In der Stimmung sind, gleichursprünglich mit dem eigen Dasein, Mitsein (Welt) und Mitdasein (der Andere) erschlossen. „Sie kommt weder von Außen noch von Innen, sondern steigt als Weise des In-der-Welt-Seins aus diesem selbst auf (Heidegger 1979, S 136)." Das Selbst ist dabei nicht nur von räumlicher, sondern auch von zeitlicher Offenständigkeit. In der Bestimmung vom Sein her ist es für Heidegger das „transcendens" schlechthin und für Jung der Repräsentant einer transzendenten Ganzheit. Im Übergang vom Ich zum Selbst geht es daher, im Kontext des In-der-Welt-Seins, um die Öffnung für eigene, künftige Seins-Möglichkeiten. Dieser Weg kann als Individuationsprozeß beschrieben werden, den Heidegger und Jung, u. a. gleichermaßen in ihrer Auseinandersetzung mit Hölderlin, beschreiben. Heidegger (1971) folgend dichtet Hölderlin das Wesen der Dichtung und zeigt damit, als „Dichter in dürftiger Zeit", die Formalstruktur der Ankunft des Heiligen, d. i. des Sinns, auf. Jung (1973) beschreibt analog dazu, am Beispiel Hölderlins, die Struktur des Individuationsprozesses als Weg vom Ich zum Selbst. Im folgenden sollen daher die drei Stufen der Individuation, als Stufen des psychotherapeutischen Prozesses, beschrieben werden.

1. Stufe: Die Ich-Identität des Bewußtseins

Heidegger folgend lebt der Mensch primär und zumeist im uneigentlichen Modus des Man; in der alltäglichen und an der Welt befestigten Durchschnittlichkeit. Für sie gilt: „Jeder ist der Andere und Keiner er selbst (Heidegger 1979, S 128)". Der Mensch verbirgt sich damit die Unheimlichkeit des Nichts, die Angst vor zeitlicher Fortentwicklung, letztlich vor dem Tod. Im Man versucht das Dasein, den Charakter des verdinglicht-zeitlos Seienden einzunehmen. In seiner „Ich"-Rede weicht der Mensch seinem eigentlichen Sein-Können aus. Jung beschreibt analog dazu die Ich-Identität des Bewußtseins anhand des Persona-Begriffs. Der Mensch ist, was die anderen meinen, das er sei. Die individuelle Ganzheit ist via projektionem in der Welt und beim anderen. Zugleich sichert sich das Ich so im Kollektiven gegen die auflösende Macht des Unbewußten. Jung und Heidegger folgen hier Hölderlins Beschreibung der Heimat, die durch „Herd", „festen Boden", „gefügte Liebe zu einem Weib" Sicherheit verspricht. Die Heimat des Ich scheint vertraut, ohne es jedoch zu sein.

2. Stufe: Die Auflösung der Ich-Zentrierung

Laut Heidegger (1979, S 275) kann es sein, daß „>Es< ruft, wider Erwarten und gar wider Willen". Der Rufer ist dem Man-selbst unvertraut und unheimlich. Das Nichts ängstigt. Das Dasein wird aus seiner Bedingtheit durch die Welt herausgerissen und auf sich zurückgeworfen. Es erfährt sich als Ausgangspunkt einer neu zu entwickelnden, eigenen Welt. Jung (1971c) nennt dies das Spürbarwerden der projektiven Verbundenheit mit der Welt. Plötzlich ist der Mensch mehr, als er bisher zu sein glaubte. Die Einseitigkeit der Persona wird brüchig und macht einem Chaos ursprünglicher Seinsweisen Platz. Dieser „psychotische Zustand" gehört zur Individuation und koinzidiert mit dem „Tod der Seele". Hölderlin benutzt, wie Jung, das archetypische Bild der Nachtmeerfahrt, als Bild der Ich-Auflösung. Es herrscht ein „heiliges Chaos"; ein Zustand „im Nicht der entflohenen Götter und im Nochnicht des Kommenden (Heidegger 1971, S 47)". Das ist die Keimstätte, an der sich das Leben (d. i. das Ich) wieder erneuern kann (Jung 1973).

3. Stufe: Das Selbst-Bewußtsein

Für Heidegger beinhaltet das Selbst die Realisation dessen, daß das (Ich-)Seiende, angesichts von Nichts und Transzendenz haltlos, entgleitet. Das Selbst, in seiner Offenheit zum Sein, ist das Entgleitenlassende. Es ist der ursprüngliche, phänomenale Boden für die Frage nach dem Ich. Das Ich, als „bergende Ankunft" für „entbergende Überkommnis", ist der Ort, an dem neue Ganzheit sich verfestigen und zum Austrag kommen kann. So kommt auch der Gott in die Philosopie (Heidegger 1954). Analog dazu beschreibt Jung (1971d) in seinen Ausführungen zu James Joyce >Ulysses<, ganz im Gegensatz zur Unschärfe seines gewohnten Selbstbegriffs (Samuels 1989), das Selbst konkret als „losgelöstes, anschauendes Bewußtsein", das „einheitliche Tendenz und strengste Wahl" zeigt. Es korrespondiert mit dem Gefühl der Verbundenheit mit dem Numinosen und einem dem Ich übergeordneten Sinn. Am Beispiel Hölderlins zeigt Jung, daß das Symbol die Transmission der Libido vom Selbst zum Ich gewährleistet. Das Symbol ist Ausdruck des Unbewußten und beeinflußt zugleich durch seinen Sinngehalt das Bewußtsein richtungsweisend. Heidegger (1971) sieht dagegen bei Hölderlin eine „worthafte Stiftung des Seins". Durch das wesentliche Wort wird das Seiende erst zu dem, das es ist. Wort und Symbol sind korrespondierende Begriffe.

Ausblick

Den hier bei Heidegger und Jung herausgearbeiteten, archetypischen Sinn-stufen von Leiden, Tod (Chaos) und Auferstehung folgen aktuell u. a. an der Psychoanalyse orientierte Autoren wie Eliade (1984), Küchenhoff (1989), Erdheim (1995), Haubl (1995), sowie Systemiker wie Lenz et al. (1995): Eingangs erstarrte Verhaltensmuster, die Vertrautheit und Vorhersagbarkeit gewährleisten, werden unter therapeutischer Einflußnahme in eine Phase von Instabilität, Verunsicherung und Chaos überführt. Die Auflösung erweist sich aber als eine Phase der Kreativität. Das zunächst willkürlich erscheinende Chaos ist sinnhaft determiniert. Jung und Heidegger können daher als Wegbereiter eines Individuationsprozesses und einer neu gewonnenen, ontologischen Einbettung und Offenheit begriffen werden.

Literatur

Eliade M (1984) Das Heilige und das Profane. Vom Wesen des Religiösen. Insel, Frankfurt a M

Erdheim M (1995) Die Symbolisierungsfähigkeit und der Antagonismus zwischen Familie und Kultur. In: Schneider G, Seidler GH (Hrsg) Internalisierung und Strukturbildung, S 116–131. Westdeutscher Verlag, Opladen

Görland I (1981) Transzendenz und Selbst. Eine Phase in Heideggers Denken. Klostermann, Frankfurt a M

Haubl R (1995) Kein Fest ohne Narren. Zur Dialektik von Entgrenzung und Begrenzung. In: Ethnopsychoanalyse 4. Arbeit, Alltag, Feste, S 127–147. Brandes & Apsel, Frankfurt a M

Heidegger M (1954) Identität und Differenz. Neske, Pfullingen

Heidegger M (1971) Erläuterungen zu Hölderlins Dichtung. Klostermann, Frankfurt a M

Heidegger M (1979) Sein und Zeit. Niemeyer, Tübingen

Heidegger M (1990) Nietzsches Metaphysik. In: Gesamtausgabe Bd 50, II. Abteilung: Vorlesungen 1919–1944. Klostermann, Frankfurt a M

Jaffé A (Hrsg) (1984) Erinnerungen, Träume, Gedanken von CG Jung. Walter-Verlag, Olten

Jung CG (1971a) Über die Psychologie des Unbewußten. In: Zwei Schriften über analytische Psychologie, GW Bd 7. Walter-Verlag, Olten

Jung CG (1971b) Synchronizität als ein Prinzip akausaler Zusammenhänge. In: Die Dynamik des Unbewußten, GW Bd 8. Walter-Verlag, Olten

Jung CG (1971c) Die Beziehungen zwischen dem Ich und dem Unbewußten. In: Zwei Schriften über analytische Psychologie, GW Bd 7. Walter-Verlag, Olten

Jung CG (1971d) <Ulysses>. Ein Monolog. In: Über das Phänomen des Geistes in Kunst und Wissenschaft, GW Bd 15. Walter-Verlag, Olten

Jung CG (1973) Symbole der Wandlung, GW Bd 5. Walter-Verlag, Olten

Küchenhoff J (1989) Das Fest und die Grenzen des Ich – Begrenzung und Entgrenzung im „vom Gesetz gebotenen Exzeß". In: Haug W, Warning R (Hrsg) Poetik und Hermeneutik XIV. Das Fest, S 99–119. Fink, München

Lenz G, Osterhold G, Ellebracht H (1995) Erstarrte Beziehung – heilendes Chaos. Herder, Freiburg i Br

Marquard O (1987) Transzendentaler Idealismus. Romantische Naturphilosophie. Psychoanalyse. Köln, Dinter

Nietzsche F (1969a) Die fröhliche Wissenschaft. In: Schlechta K (Hrsg) Werke Bd II, S 8–274. Hanser, München

Nietzsche F (1969b) Ecce homo. In: Schlechta K (Hrsg) Werke Bd II, S 1065–1142. Hanser, München

Pöggeler O (1992) Neue Wege mit Heidegger. Alber, Freiburg München

Samuels A (1989) Jung und seine Nachfolger. Klett-Cotta, Stuttgart

Schipperges H (1981) Kosmos Anthropos. Entwürfe zu einer Philosophie des Leibes. Klett-Cotta, Stuttgart

Korrespondenz: Dr. med. Dr. phil. Martin Bürgy, Psychiatrische Klinik, Universität Heidelberg, Voßstraße 4, D-69115 Heidelberg, Bundesrepublik Deutschland.

Verzeichnis der Erstautoren

Adler, Lothar, Dr. med., Thüringisches Landesfachkrankenhaus für Neurologie und Psychiatrie, Pfafferode 102, D-99974 Mühlhausen

Aldenhoff, Josef, Prof. Dr. med., Klinik für Psychiatrie und Psychotherapie der Universität, Niemannsweg 147, D-24105 Kiel

Arolt, Volker, Priv.-Doz. Dr. med., Klinik für Psychiatrie, Medizinische Universität zu Lübeck, Ratzeburger Allee 160, D-23538 Lübeck

Bach, Michael, Univ.-Doz. Dr. med., Klinische Abteilung für Sozialpsychiatrie und Evaluationsforschung, Universitätsklinik für Psychiatrie, Währinger Gürtel 18–20, A-1090 Wien

Backenstraß, Matthias, Dipl.-Psych., Psychiatrische Universitätsklinik, Voßstraße 4, D-69115 Heidelberg

Backhaus, Jutta, Dipl.-Psych., Abteilung für Psychiatrie und Psychotherapie mit Poliklinik, Universitätsklinik für Psychiatrie und Psychosomatik, Hauptstraße 5, D-79104 Freiburg

Bastine, Reiner, Prof. Dr. phil., Psychologisches Institut der Universität, Hauptstraße 47–51, D-69117 Heidelberg

Bauer, Joachim, Prof. Dr. med., Abteilung für Psychiatrie und Psychotherapie mit Poliklinik, Universitätsklinik für Psychiatrie und Psychosomatik, Hauptstraße 5, D-79104 Freiburg

Baumann, Urs, Prof. Dr. phil., Institut für Psychologie, Universität Salzburg, Hellbrunner Straße 34, A-5020 Salzburg

Bergemann, Niels, Dr. med. Dipl.-Psych., Psychiatrische Universitätsklinik, Voßstraße 4, D-69115 Heidelberg

Bilke, Oliver, Dr. med., Poliklinik für Kinder- und Jugendpsychiatrie der Medizinischen Universität, Kahlhorststraße 31, D-23538 Lübeck

Brunner, Romuald M., Dr. med., Abteilung für Kinder- und Jugendpsychiatrie, Psychiatrische Klinik, Universität Heidelberg, Blumenstraße 8, D-69115 Heidelberg

Buchkremer, Gerhard, Prof. Dr. med., Universitätsklinik für Psychiatrie und Psychotherapie, Osianderstraße 24, D-72076 Tübingen

Bürgy, Martin, Dr. med. Dr. phil., Psychiatrische Universitätsklinik, Voßstraße 4, D-69115 Heidelberg

Butollo, Willi, Prof. Dr. phil., Institut für Psychologie, Ludwig-Maximilians-Universität, Leopoldstraße 13, D-80805 München

Ehret, Alfred, Dipl.-Psych., Zentrum für Psychiatrie, Postfach 1280, D-74184 Weinsberg

Eickhoff, Karen, Dipl.-Psych., Abteilung für Psychiatrie und Psychotherapie mit Poliklinik, Universitätsklinik für Psychiatrie und Psychosomatik, Hauptstraße 5, D-79104 Freiburg

Fritzsche, Monica, Dipl.-Psych., Klinik für Psychiatrie und Psychotherapie, Zentralinstitut für Seelische Gesundheit, Postfach 112 120, D-68072 Mannheim

Frommberger, Ulrich, Dr. med. Dipl.-Biol., Abteilung für Psychiatrie und Psychotherapie mit Poliklinik, Universitätsklinik für Psychiatrie und Psychosomatik, Hauptstraße 5, D-79104 Freiburg

Frommer, Jörg, Prof. Dr. med., Psychosomatische Medizin und Psychotherapie, Universitätsklinikum, Leipziger Straße 44, D-39120 Magdeburg

Gaebel, Wolfgang, Prof. Dr. med., Psychiatrische Universitätsklinik, Bergische Landstraße 2, D-40629 Düsseldorf

Geissner, Edgar, Prof. Dr. rer. nat., Fachbereich Sozialwesen, Katholische Fachhochschule Nordrhein-Westfalen, Piusallee 89–93, D-48147 Münster

Gontard, Alexander von, Dr. med., Klinik und Poliklinik für Psychiatrie und Psychotherapie des Kindes- und Jugendalters der Universität, Robert-Koch-Straße 10, D-50931 Köln

Grünherz, Nikolaus, Dr. med., Abteilung für Psychiatrie und Psychotherapie, St. Johannes-Hospital, Hospitalstraße 6–10, D-58099 Hagen

Hand, Iver, Prof. Dr. med., Psychiatrische und Nervenklinik, Universitätskrankenhaus Eppendorf, Martinistraße 52, D-20246 Hamburg

Helmchen, Hanfried, Prof. Dr. med., Psychiatrische Klinik und Poliklinik der Freien Universität, Eschenallee 3, D-14050 Berlin

Hocke, Volker, Dr. med., Psychiatrische Klinik und Poliklinik, Universitäts-Nervenklinik, Füchsleinstraße 15, D-97080 Würzburg

Hodel, Bettina, Dr. phil., Direktion Mitte / West der Universitären Psychiatrischen Dienste Bern, Bolligenstraße 111, CH-3000 Bern 60

Hohagen, Fritz, Priv.-Doz. Dr. med., Abteilung für Psychiatrie und Psychotherapie mit Poliklinik, Universitätsklinik für Psychiatrie und Psychosomatik, Hauptstraße 5, D-79104 Freiburg

Hornung, W. Peter, Priv.-Doz. Dr. med., Klinik und Poliklinik für Psychiatrie und Psychotherapie der Universität, Albert-Schweitzer-Straße 11, D-48129 Münster

Katschnig, Heinz, Prof. Dr. med., Klinische Abteilung für Sozialpsychiatrie und Evaluationsforschung, Universitätsklinik für Psychiatrie, Währinger Gürtel 18–20, A-1090 Wien

Klingberg, Stefan, Dr. phil., Universitätsklinik für Psychiatrie und Psychotherapie, Osianderstraße 24, D-72076 Tübingen

Kraus, Alfred, Prof. Dr. med., Psychiatrische Universitätsklinik, Voßstraße 4, D-69115 Heidelberg

Küchenhoff, Joachim, Prof. Dr. med., Psychiatrische Universitätsklinik, Abteilung Psychotherapie und Psychohygiene, Socinstraße 55A, CH-4051 Basel

Lang, Hermann, Prof. Dr. med. Dr. phil., Institut für Psychotherapie und Medizinische Psychologie der Universität, Klinikstraße 3, D-97070 Würzburg

Lauer, Gernot, Dipl.-Psych., Psychiatrische Universitätsklinik, Voßstraße 4, D-69115 Heidelberg

Lehmkuhl, Gerd, Prof. Dr. med. Dipl.-Psych., Klinik und Poliklinik für Psychiatrie und Psychotherapie des Kindes- und Jugendalters der Universität, Robert-Koch-Straße 10, D-50931 Köln

Linden, Michael, Prof. Dr. med. Dipl.-Psych., Psychiatrische Klinik und Poliklinik der Freien Universität, Eschenallee 3, D-14050 Berlin

Lörch, Bernd, Dipl.-Psych., Psychiatrische Klinik und Poliklinik der Universität, Untere Zahlbacher Straße 8, D-55131 Mainz

Mann, Karl, Prof. Dr. med., Universitätsklinik für Psychiatrie und Psychotherapie, Osianderstraße 24, D-72076 Tübingen

Moggi, Franz, Dr. phil., Stanford University, Center for Health Care Evaluation, VA Palo Alto Health Care System, Menlo Park Division (152), 795 Willow Road, Menlo Park, CA 94025

Neudecker, Annett, Dipl.-Psych., Psychiatrische und Nervenklinik, Universitätskrankenhaus Eppendorf, Martinistraße 52, D-20246 Hamburg

Rad, Michael von, Prof. Dr. med., Abteilung für Psychosomatische Medizin und Psychotherapie, Städt. Krankenhaus München-Harlaching, Sanatoriumsplatz 2, D-81545 München

Renneberg, Babette, Dr. rer. nat., Psychiatrische Universitätsklinik, Voßstraße 4, D-69115 Heidelberg

Resch, Franz, Prof. Dr. med., Abteilung für Kinder- und Jugendpsychiatrie, Psychiatrische Klinik, Universität Heidelberg, Blumenstraße 8, D-69115 Heidelberg

Rohde, Anke, Prof. Dr. med., Funktionsbereich gynäkologische Psychosomatik der Universitätsfrauenklinik, Sigmund-Freud-Straße 25, D-53127 Bonn

Rudolf, Gerd, Prof. Dr. med., Psychosomatische Universitätsklinik, Thibautstraße 2, D-69115 Heidelberg

Rüger, Ulrich, Prof. Dr. med., Klinik und Poliklinik für Psychosomatik und Psychotherapie der Universität, Von-Siebold-Straße 5, D-37075 Göttingen

Sachs, Gabriele, Dr. med. Dr. phil., Klinische Abteilung für Sozialpsychiatrie und Evaluationsforschung, Universitätsklinik für Psychiatrie, Währinger Gürtel 18–20, A-1090 Wien

Schaub, Annette, Dr. phil., Psychiatrische Klinik und Poliklinik der Ludwig-Maximilians-Universität, Nußbaumstraße 7, D-80336 München

Schmeck, Klaus, Dr. med. Dipl.-Psych., Klinik für Psychiatrie und Psychotherapie des Kindes- und Jugendalters der Universität, Deutschordenstraße 50, D-60528 Frankfurt/Main

Schmidt-Degenhard, Michael, Priv.-Doz. Dr. med., Psychiatrische Universitätsklinik, Voßstraße 4, D-69115 Heidelberg

Schmidtke, Armin, Priv.-Doz. Dr. phil., Psychiatrische Klinik und Poliklinik, Universitäts-Nervenklinik, Füchsleinstraße 15, D-97080 Würzburg

Seeger, Gert, Dr. med., Klinik für Psychiatrie und Psychotherapie des Kindes- und Jugend-alters am Zentralinstitut für Seelische Gesundheit, J 5, D-68159 Mannheim

Seidler, Günter H., Dr. med., Psychosomatische Universitätsklinik, Thibautstraße 2, D-69115 Heidelberg

Stetter, Friedhelm, Priv.-Doz. Dr. med., Oberbergklinik für Psychosomatische Medizin, Brede 29, D-32699 Extertal-Laßbruch

Täglich, Petra, Dr. med., Wasserturmanlage 3, D-68766 Hockenheim

Teusch, Ludwig, Priv.-Doz. Dr. med. Dipl.-Psych., Klinik für Allgemeine Psychiatrie, Rheinische Landes- und Hochschulklinik, Virchowstraße 174, D-45147 Essen

Thomasius, Rainer, Priv.-Doz. Dr. med., Psychiatrische und Nervenklinik, Universitäts-krankenhaus Eppendorf, Martinistraße 52, D-20246 Hamburg

Trabert, Werner, Dr. med. Dipl.-Psych., Psychiatrische Universitätsklinik, Philosophen-weg 3, D-07740 Jena

Vauth, Roland, Dr. med. Dipl.-Psych., Abteilung für Psychiatrie und Psychotherapie mit Poliklinik, Universitätsklinik für Psychiatrie und Psychosomatik, Hauptstraße 5, D-79104 Freiburg

Veltrup, Clemens, Dr. phil., Klinik für Psychiatrie, Medizinische Universität zu Lübeck, Ratzeburger Allee 160, D-23538 Lübeck

Voll, Renate, Dr. med., Fachkrankenhaus, Im Spitzerfeld 25, D-69151 Neckargemünd

Zapotoczky, Hans Georg, Prof. Dr. med., Universitätsklinik für Psychiatrie, Auenbrugger Platz 22, A-8036 Graz

SpringerMedizin

P. Hofmann, M. Lux, C. Probst,
M. Steinbauer, J. Taucher,
H.-G. Zapotoczky (Hrsg.)

Klinische Psychotherapie

1997. 42 Abbildungen. X, 392 Seiten.
Broschiert DM 98,–, öS 686,–
ISBN 3-211-82880-X

Das Buch enthält eine Auswahl der besten Beiträge des
Internationalen Kongresses für „Klinische Psychotherapie –
Psychotherapie in der Psychiatrie" im Oktober 1995 in Graz.
Die Beiträge setzen sich mit grundlegend konzeptionellen
Fragestellungen klinischer Psychotherapie, mit konkreten
Beschreibungen einzelner Anwendungsgebiete verschiede-
ner therapeutischer Schulen sowie mit der Darstellung der
Ergebnisse klinischer Studien auseinander. Das Buch bietet
den interessierten Ärzten und Psychotherapeuten einen aktu-
ellen Überblick über das sich rasch entwickelnde Gebiet der
Psychotherapie in der Psychiatrie.

Aus dem Inhalt
• Konzeptionelle Überlegungen
• Therapieansätze
• Psychopharmaka und Psychotherapie
• Psychotherapie in der stationären Psychiatrie
• Psychotherapie bei verschiedenen Krankheitsbildern
• Liaisondienst

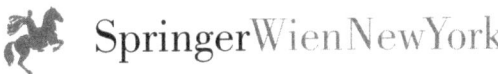

SpringerWienNewYork

Sachsenplatz 4-6, P.O.Box 89, A-1201 Wien, Fax +43-1-330 24 26
e-mail: order@springer.at, Internet: http://www.springer.at
New York, NY 10010, 175 Fifth Avenue • D-14197 Berlin, Heidelberger Platz 3
Tokyo 113, 3-13, Hongo 3-chome, Bunkyo-ku

SpringerMedizin

Hans G. Zapotoczky,
Peter K. Fischhof (Hrsg.)

Handbuch
der Gerontopsychiatrie

1996. 58 z. T. farbige Abbildungen. XVIII, 537 Seiten.
Gebunden DM 148,–, öS 1036,–
ISBN 3-211-82833-8

Die ständige Zunahme der Lebenserwartung und des Anteils
älterer Menschen an der Gesamtbevölkerung sowie die
sprunghafte Entwicklung auf dem Gebiet der Alterspsychiatrie haben die Herausgeber veranlaßt, die neuesten
Ergebnisse dieser Wissenschaft in einem Handbuch zusam-
menzufassen. Angesichts der Tatsache, daß die Alterspsychiatrie eine interdisziplinäre Wissenschaft ist, wird das
Fachgebiet durch eine größere Zahl von Beiträgen kompeten-
ter Autoren dargestellt. In den einzelnen Beiträgen werden
physiologische und psychopathologische Veränderungen, die
sich aufgrund des Alterns ergeben, ebenso ausführlich
behandelt wie Diagnostik, Therapie und Rehabilitation
gerontopsychiatrischer Erkrankungen. Dieses Handbuch
stellt eine umfassende Informationsquelle auf dem Fachgebiet der Alterspsychiatrie dar. Es richtet sich daher an
alle mit gerontopsychiatrischen Problemen beschäftigten
Menschen und damit an Fachärzte, Ärzte für Allgemein-
medizin, in Ausbildung stehende Ärzte, Psychologen sowie
an Studenten der Medizin und Psychologie.

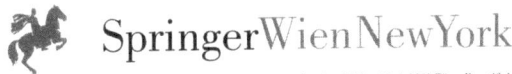

SpringerWienNewYork

Sachsenplatz 4–6, P.O.Box 89, A-1201 Wien, Fax +43-1-330 24 26
e-mail: order@springer.at, Internet: http://www.springer.at
New York, NY 10010, 175 Fifth Avenue • D-14197 Berlin, Heidelberger Platz 3
Tokyo 113, 3-13, Hongo 3-chome, Bunkyo-ku

SpringerPsychotherapie

Maria Steinbauer,
Johann Taucher

Integrative Maltherapie

Eine Brücke zu Patienten mit psychischen Störungen

1997. 167 z.T. farb. Abbildungen. XII, 210 Seiten.
Broschiert DM 69,–, öS 485,–
ISBN 3-211-82887-7

Die „Integrative Maltherapie" beschreibt ein Therapiekonzept für psychiatrische Patienten, das psychotherapeutische, medikamentöse und psychosoziale Therapiestrategien vereint. In diesem Therapiekonzept werden über das kreative Medium Malen neue Zugangswege zum Patienten in der Krisensituation der Erkrankung eröffnet und ein „Klima der Heilung" geschaffen, in dem der Patient aktiv mitwirkt. Zentrales Anliegen des Buches ist eine umfassende Darstellung der Malgruppentherapie als therapeutisch-diagnostischer Prozeß. Struktur und Methode der Malgruppe und ihre Anwendbarkeit auf die verschiedenen psychiatrischen Krankheitsbilder kommen zur Darstellung. So werden Therapieprozeß bzw. Therapieverlauf von Depressionen, schizophrenen Psychosen, Neurosen, psychischen Spätfolgen nach sexuellem Mißbrauch und Vergewaltigung sowie Eßstörungen mit Hilfe von reichhaltigem Bildmaterial beschrieben und anhand von ausführlichen Falldokumentationen in praxisrelevanter Art und Weise sichtbar und erlebbar gemacht.

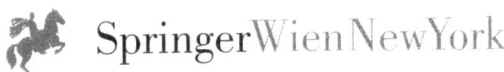 SpringerWienNewYork

Sachsenplatz 4-6, P.O.Box 89, A-1201 Wien, Fax +43-1-330 24 26
e-mail: order@springer.at, Internet: http://www.springer.at
New York, NY 10010, 175 Fifth Avenue • D-14197 Berlin, Heidelberger Platz 3
Tokyo 113, 3-13, Hongo 3-chome, Bunkyo-ku

Springer-Verlag
und Umwelt

ALS INTERNATIONALER WISSENSCHAFTLICHER VERLAG
sind wir uns unserer besonderen Verpflichtung der
Umwelt gegenüber bewußt und beziehen umwelt-
orientierte Grundsätze in Unternehmensentschei-
dungen mit ein.

VON UNSEREN GESCHÄFTSPARTNERN (DRUCKEREIEN,
Papierfabriken, Verpackungsherstellern usw.) verlangen wir, daß sie sowohl beim Herstellungsprozeß
selbst als auch beim Einsatz der zur Verwendung
kommenden Materialien ökologische Gesichtspunkte berücksichtigen.

DAS FÜR DIESES BUCH VERWENDETE PAPIER IST AUS
chlorfrei hergestelltem Zellstoff gefertigt und im
pH-Wert neutral.

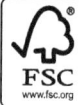

MIX
Papier aus verantwortungsvollen Quellen
Paper from responsible sources
FSC® C105338

If you have any concerns about our products,
you can contact us on
ProductSafety@springernature.com

In case Publisher is established outside the EU,
the EU authorized representative is:
Springer Nature Customer Service Center GmbH
Europaplatz 3, 69115 Heidelberg, Germany

Printed by Libri Plureos GmbH
in Hamburg, Germany